国家卫生健康委员会"十四五"规划教材

全国高等中医药教育教材

供针灸推拿学、康复治疗学等专业用

神经病学

第 3 版

推拿 针灸

主　编　杨文明　王东岩

副主编　华　茜　费智敏　贺　君

编　委　（按姓氏笔画排序）

王东岩（黑龙江中医药大学）　　郑　晖（成都中医药大学）

尹鹭峰（福建中医药大学）　　　赵德喜（长春中医药大学）

石　磊（天津中医药大学）　　　胡　斌（河南中医药大学）

华　茜（北京中医药大学）　　　费智敏（上海中医药大学）

纪孝伟（山东中医药大学）　　　贺　君（广州中医药大学）

杨文明（安徽中医药大学）　　　高伟芳（河北中医学院）

汪　瀚（安徽中医药大学）　　　戚观树（浙江中医药大学）

陈　维（云南中医药大学）　　　董　旭（黑龙江中医药大学）

秘　书　黄　鹏（安徽中医药大学）

人民卫生出版社

·北京·

图书在版编目（CIP）数据

神经病学 / 杨文明，王东岩主编 . —3 版 . —北京：
人民卫生出版社，2021.9（2024.11 重印）
ISBN 978-7-117-31545-6

Ⅰ.①神… Ⅱ.①杨… ②王… Ⅲ.①神经病学 – 医
学院校 – 教材 Ⅳ.①R741

中国版本图书馆 CIP 数据核字（2021）第 188758 号

| 人卫智网 | www.ipmph.com | 医学教育、学术、考试、健康，购书智慧智能综合服务平台 |
| 人卫官网 | www.pmph.com | 人卫官方资讯发布平台 |

神经病学
Shenjingbingxue
第 3 版

主　　编：杨文明　王东岩
出版发行：人民卫生出版社（中继线 010-59780011）
地　　址：北京市朝阳区潘家园南里 19 号
邮　　编：100021
E - mail：pmph @ pmph.com
购书热线：010-59787592　010-59787584　010-65264830
印　　刷：廊坊一二〇六印刷厂
经　　销：新华书店
开　　本：850×1168　1/16　印张：18.5　插页：1
字　　数：485 千字
版　　次：2012 年 6 月第 1 版　2021 年 9 月第 3 版
印　　次：2024 年 11 月第 4 次印刷
标准书号：ISBN 978-7-117-31545-6
定　　价：68.00 元
打击盗版举报电话：010-59787491　E-mail：WQ @ pmph.com
质量问题联系电话：010-59787234　E-mail：zhiliang @ pmph.com

修订说明

为了更好地贯彻落实《中医药发展战略规划纲要(2016—2030年)》《中共中央国务院关于促进中医药传承创新发展的意见》《教育部 国家卫生健康委 国家中医药管理局关于深化医教协同进一步推动中医药教育改革与高质量发展的实施意见》《关于加快中医药特色发展的若干政策措施》和新时代全国高等学校本科教育工作会议精神,做好第四轮全国高等中医药教育教材建设工作,人民卫生出版社在教育部、国家卫生健康委员会、国家中医药管理局的领导下,在上一轮教材建设的基础上,组织和规划了全国高等中医药教育本科国家卫生健康委员会"十四五"规划教材的编写和修订工作。

为做好新一轮教材的出版工作,人民卫生出版社在教育部高等学校中医学类专业教学指导委员会、中药学类专业教学指导委员会和第三届全国高等中医药教育教材建设指导委员会的大力支持下,先后成立了第四届全国高等中医药教育教材建设指导委员会和相应的教材评审委员会,以指导和组织教材的遴选、评审和修订工作,确保教材编写质量。

根据"十四五"期间高等中医药教育教学改革和高等中医药人才培养目标,在上述工作的基础上,人民卫生出版社规划、确定了第一批中医学、针灸推拿学、中医骨伤科学、中药学、护理学5个专业100种国家卫生健康委员会"十四五"规划教材。教材主编、副主编和编委的遴选按照公开、公平、公正的原则进行。在全国50余所高等院校2 400余位专家和学者申报的基础上,2 000余位申报者经教材建设指导委员会、教材评审委员会审定批准,聘任为主编、副主编、编委。

本套教材的主要特色如下:

1. 立德树人,思政教育 坚持以文化人,以文载道,以德育人,以德为先。将立德树人深化到各学科、各领域,加强学生理想信念教育,厚植爱国主义情怀,把社会主义核心价值观融入教育教学全过程。根据不同专业人才培养特点和专业能力素质要求,科学合理地设计思政教育内容。教材中有机融入中医药文化元素和思想政治教育元素,形成专业课教学与思政理论教育、课程思政与专业思政紧密结合的教材建设格局。

2. 准确定位,联系实际 教材的深度和广度符合各专业教学大纲的要求和特定学制、特定对象、特定层次的培养目标,紧扣教学活动和知识结构。以解决目前各院校教材使用中的突出问题为出发点和落脚点,对人才培养体系、课程体系、教材体系进行充分调研和论证,使之更加符合教改实际、适应中医药人才培养要求和社会需求。

3. 夯实基础,整体优化 以科学严谨的治学态度,对教材体系进行科学设计、整体优化,体现中医药基本理论、基本知识、基本思维、基本技能;教材编写综合考虑学科的分化、交叉,既充分体现不同学科自身特点,又注意各学科之间有机衔接;确保理论体系完善,知识点结合完备,内容精练、完整,概念准确,切合教学实际。

4. 注重衔接,合理区分 严格界定本科教材与职业教育教材、研究生教材、毕业后教育教材的知识范畴,认真总结、详细讨论现阶段中医药本科各课程的知识和理论框架,使其在教材中得以凸显,既要相互联系,又要在编写思路、框架设计、内容取舍等方面有一定的区分度。

5. **体现传承,突出特色** 本套教材是培养复合型、创新型中医药人才的重要工具,是中医药文明传承的重要载体。传统的中医药文化是国家软实力的重要体现。因此,教材必须遵循中医药传承发展规律,既要反映原汁原味的中医药知识,培养学生的中医思维,又要使学生中西医学融会贯通,既要传承经典,又要创新发挥,体现新版教材"传承精华、守正创新"的特点。

6. **与时俱进,纸数融合** 本套教材新增中医抗疫知识,培养学生的探索精神、创新精神,强化中医药防疫人才培养。同时,教材编写充分体现与时代融合、与现代科技融合、与现代医学融合的特色和理念,将移动互联、网络增值、慕课、翻转课堂等新的教学理念和教学技术、学习方式融入教材建设之中。书中设有随文二维码,通过扫码,学生可对教材的数字增值服务内容进行自主学习。

7. **创新形式,提高效用** 教材在形式上仍将传承上版模块化编写的设计思路,图文并茂、版式精美;内容方面注重提高效用,同时应用问题导入、案例教学、探究教学等教材编写理念,以提高学生的学习兴趣和学习效果。

8. **突出实用,注重技能** 增设技能教材、实验实训内容及相关栏目,适当增加实践教学学时数,增强学生综合运用所学知识的能力和动手能力,体现医学生早临床、多临床、反复临床的特点,使学生好学、临床好用、教师好教。

9. **立足精品,树立标准** 始终坚持具有中国特色的教材建设机制和模式,编委会精心编写,出版社精心审校,全程全员坚持质量控制体系,把打造精品教材作为崇高的历史使命,严把各个环节质量关,力保教材的精品属性,使精品和金课互相促进,通过教材建设推动和深化高等中医药教育教学改革,力争打造国内外高等中医药教育标准化教材。

10. **三点兼顾,有机结合** 以基本知识点作为主体内容,适度增加新进展、新技术、新方法,并与相关部门制订的职业技能鉴定规范和国家执业医师(药师)资格考试有效衔接,使知识点、创新点、执业点三点结合;紧密联系临床和科研实际情况,避免理论与实践脱节、教学与临床脱节。

本轮教材的修订编写,教育部、国家卫生健康委员会、国家中医药管理局有关领导和教育部高等学校中医学类专业教学指导委员会、中药学类专业教学指导委员会等相关专家给予了大力支持和指导,得到了全国各医药卫生院校和部分医院、科研机构领导、专家和教师的积极支持和参与,在此,对有关单位和个人表示衷心的感谢!希望各院校在教学使用中,以及在探索课程体系、课程标准和教材建设与改革的进程中,及时提出宝贵意见或建议,以便不断修订和完善,为下一轮教材的修订工作奠定坚实的基础。

人民卫生出版社

2021 年 3 月

前　言

本教材第 2 版自 2016 年出版以来迄今已历时 5 年,前两版教材在全国高等中医药院校教学和临床使用中均得到了众多师生的青睐和好评。为适应新时代中医药教育改革和发展要求,准确把握神经病学临床和基础研究的快速发展,人民卫生出版社于 2020 年 9 月在北京召开了全国高等中医药教育本科国家卫生健康委员会"十四五"规划教材主编人会议,正式开启了《神经病学》第 3 版教材的编写工作。

众所周知,21 世纪是"脑的世纪",神经病学已经成为最活跃的研究领域之一,神经病学这门桥梁课程对于临床医疗实践十分重要。本版《神经病学》教材在第 2 版教材的基础上进行了创新和融合,结合中医药院校的课程特点和人才培养要求,坚持遵循"三基""五性"的编写原则,在传授基本理论、基本知识、基本技能的同时,力求体现科学性、先进性和启发性,注重思想性和创新性,将"学生好学、临床好用、教师好教"的编写理念贯穿于全书。

教材编写之际,适逢新型冠状病毒肺炎肆虐全球,在中国的疫情防控中,中医药发挥了重要的不可替代的作用。为增加学生对神经系统传染性疾病的认识,掌握相关防控知识,突显教材的时代性和实用性,在教材第十五章"中枢神经系统感染性疾病"中增加了第六节"流行性脑脊髓膜炎"和第七节"流行性乙型脑炎"。此外,为体现内容的新颖性和创新性,教材纳入了神经病学领域近年来公认且相对成熟的疾病诊疗的新标准、新手段和新方法。

教材编写工作汇聚了来自全国高等中医药院校的 16 位专家。本书的第一、二、七章、附篇第一章由杨文明编写,第三章由董旭编写,第四章由赵德喜编写,第五章由王东岩编写,第六章由戚观树编写,第八章由尹鹭峰编写,第九章、附篇第四章由郑晖编写,第十章由华茜编写,第十一、十二章由贺君编写,第十三章由纪孝伟编写,第十四章由高伟芳编写,第十五章由汪瀚编写,第十六章由陈维编写,第十七章、附篇第四章由胡斌编写,第十八章、附篇第三章由石磊编写,附篇第二章由费智敏编写。

教材编写得到了安徽中医药大学及各兄弟院校的支持和帮助,各位编委认真负责、精心编撰、倾力合作,顺利完成了编写任务,在最后校稿过程中,得到了多位医师的帮助,他们进行了逐字逐句地阅读和校对,在此一并致谢!

鉴于编写时间有限,本教材存在不妥和疏漏之处实属难免,恳请使用本教材的教师、同学和各位同道批评指正,以便再版时修订和完善。

编者
2021 年 3 月

7

目 录

第一章 绪论 ………………………………………………………………………………… 1
    一、神经病学发展简史 …………………………………………………………… 1
    二、神经系统疾病的种类 ………………………………………………………… 1
    三、神经系统受损的症状 ………………………………………………………… 2
    四、神经系统疾病的疗效 ………………………………………………………… 2
    五、神经系统疾病的辅助检查 …………………………………………………… 2

第二章 神经系统疾病的诊断原则 ……………………………………………………… 4
  第一节 定位诊断 …………………………………………………………………… 4
    一、不同部位神经病损的定位特点 ……………………………………………… 4
    二、定位诊断的注意事项 ………………………………………………………… 5
  第二节 定性诊断 …………………………………………………………………… 6
    一、神经系统疾病的分类 ………………………………………………………… 6
    二、定性诊断的注意事项 ………………………………………………………… 7

第三章 周围神经疾病 …………………………………………………………………… 8
  第一节 概述 ………………………………………………………………………… 8
  第二节 脑神经疾病 ………………………………………………………………… 11
    一、三叉神经痛 …………………………………………………………………… 11
    二、特发性面神经麻痹 …………………………………………………………… 14
    三、面肌痉挛 ……………………………………………………………………… 16
  第三节 脊神经疾病 ………………………………………………………………… 17
    一、单神经病及神经痛 …………………………………………………………… 17
    二、多发性神经病 ………………………………………………………………… 23
    三、吉兰 - 巴雷综合征 …………………………………………………………… 24

第四章 脊髓疾病 ………………………………………………………………………… 30
  第一节 概述 ………………………………………………………………………… 30
  第二节 急性脊髓炎 ………………………………………………………………… 31
  第三节 脊髓压迫症 ………………………………………………………………… 34
  第四节 脊髓空洞症 ………………………………………………………………… 38
  第五节 脊髓亚急性联合变性 ……………………………………………………… 40

第六节　脊髓血管病 ………………………………………………………………………… 42

第五章　脑血管疾病 …………………………………………………………………………… 45
　第一节　概述 ………………………………………………………………………………… 45
　第二节　短暂性脑缺血发作 ………………………………………………………………… 46
　第三节　脑梗死 ……………………………………………………………………………… 50
　　一、脑血栓形成 …………………………………………………………………………… 50
　　二、脑栓塞 ………………………………………………………………………………… 60
　　三、腔隙性脑梗死 ………………………………………………………………………… 62
　第四节　脑出血 ……………………………………………………………………………… 64
　第五节　蛛网膜下腔出血 …………………………………………………………………… 70
　第六节　高血压脑病 ………………………………………………………………………… 75
　第七节　颅内静脉窦及脑静脉血栓形成 …………………………………………………… 77

第六章　中枢神经系统脱髓鞘疾病 …………………………………………………………… 81
　第一节　概述 ………………………………………………………………………………… 81
　第二节　多发性硬化 ………………………………………………………………………… 81
　第三节　视神经脊髓炎 ……………………………………………………………………… 87
　第四节　急性播散性脑脊髓炎 ……………………………………………………………… 91
　第五节　脑桥中央髓鞘溶解症 ……………………………………………………………… 92

第七章　运动障碍性疾病 ……………………………………………………………………… 95
　第一节　概述 ………………………………………………………………………………… 95
　第二节　帕金森病 …………………………………………………………………………… 96
　第三节　肝豆状核变性 …………………………………………………………………… 105
　第四节　风湿性舞蹈症 …………………………………………………………………… 111
　第五节　抽动与抽动秽语综合征 ………………………………………………………… 113

第八章　癫痫 ………………………………………………………………………………… 117
　第一节　概述 ……………………………………………………………………………… 117
　第二节　癫痫的临床表现 ………………………………………………………………… 119
　第三节　癫痫的诊断与鉴别诊断 ………………………………………………………… 123
　第四节　癫痫的治疗 ……………………………………………………………………… 126
　第五节　癫痫持续状态 …………………………………………………………………… 129

第九章　头痛 ………………………………………………………………………………… 132
　第一节　概述 ……………………………………………………………………………… 132
　第二节　偏头痛 …………………………………………………………………………… 133
　第三节　紧张性头痛 ……………………………………………………………………… 138
　第四节　低颅压性头痛 …………………………………………………………………… 141

第十章　痴呆 ·· 143
　　第一节　概述 ·· 143
　　第二节　阿尔茨海默病 ·· 144
　　第三节　血管性痴呆 ·· 150
　　第四节　路易体痴呆 ·· 153
　　第五节　额颞叶痴呆 ·· 157

第十一章　神经肌肉接头疾病 ·· 160
　　第一节　概述 ·· 160
　　第二节　重症肌无力 ·· 160
　　第三节　兰伯特 - 伊顿肌无力综合征 ··· 166

第十二章　肌肉疾病 ·· 168
　　第一节　概述 ·· 168
　　第二节　进行性肌营养不良 ··· 169
　　第三节　周期性瘫痪 ·· 172
　　　　一、低钾型周期性瘫痪 ··· 173
　　　　二、高钾型周期性瘫痪 ··· 174
　　第四节　多发性肌炎 ·· 175

第十三章　自主神经系统疾病 ·· 178
　　第一节　概述 ·· 178
　　第二节　雷诺病 ·· 178
　　第三节　红斑性肢痛症 ·· 181

第十四章　睡眠障碍 ·· 183
　　第一节　概述 ·· 183
　　第二节　失眠 ·· 183
　　第三节　发作性睡病 ·· 186
　　第四节　下肢不宁综合征 ·· 190

第十五章　中枢神经系统感染性疾病 ·· 194
　　第一节　概述 ·· 194
　　第二节　病毒感染 ·· 194
　　　　一、单纯疱疹病毒性脑炎 ·· 194
　　　　二、病毒性脑膜炎 ··· 196
　　第三节　细菌感染 ·· 197
　　　　一、化脓性脑膜炎 ··· 197
　　　　二、结核性脑膜炎 ··· 198
　　第四节　真菌感染 ·· 199
　　第五节　朊粒病 ·· 200
　　　　一、克 - 雅病 ··· 201

二、格斯特曼综合征 ··· 202

三、致死性家族型失眠症 ··· 202

第六节　流行性脑脊髓膜炎 ··· 202

第七节　流行性乙型脑炎 ·· 204

第十六章　神经系统其他变性疾病 ·· 208

第一节　运动神经元病 ··· 208

第二节　多系统萎缩 ··· 212

第十七章　神经系统发育异常性疾病 ·· 218

第一节　概述 ··· 218

第二节　脑性瘫痪 ·· 218

第三节　先天性脑积水 ··· 220

第四节　颅颈区畸形 ··· 221

一、扁平颅底 ··· 221

二、颅底凹陷症 ·· 222

三、小脑扁桃体下疝畸形 ··· 223

第十八章　神经系统遗传性疾病 ·· 224

第一节　概述 ··· 224

第二节　遗传性共济失调 ·· 224

第三节　腓骨肌萎缩症 ··· 227

附　篇

第一章　神经病学的临床方法 ·· 232

第一节　病史采集 ·· 232

一、现病史 ·· 232

二、既往史 ·· 233

三、个人史 ·· 233

四、家族史 ·· 233

第二节　神经系统检查 ··· 233

一、一般检查 ··· 233

二、脑神经检查 ·· 234

三、运动系统功能检查 ··· 238

四、感觉系统功能检查 ··· 240

五、反射检查 ··· 241

六、脑膜刺激征检查 ·· 245

七、自主神经系统检查 ··· 245

第二章　神经系统疾病的辅助检查方法 ·· 247

第一节　腰椎穿刺及脑脊液检查 ··· 247

第二节　神经影像检查 ……………………………………………………………………249
第三节　神经电生理检查 …………………………………………………………………252
第四节　血管超声检查 ……………………………………………………………………254
第五节　放射性同位素检查 ………………………………………………………………254
第六节　脑、神经和肌肉活组织检查 ……………………………………………………255
第七节　基因诊断 …………………………………………………………………………256
第八节　神经心理检查 ……………………………………………………………………256

第三章　神经系统疾病的常见症状 ………………………………………………………258
第一节　躯体感觉障碍 ……………………………………………………………………258
第二节　瘫痪 ………………………………………………………………………………262
第三节　肌萎缩 ……………………………………………………………………………263
第四节　步态异常 …………………………………………………………………………263
第五节　不自主运动 ………………………………………………………………………264
第六节　共济失调 …………………………………………………………………………265
第七节　视觉障碍和眼球运动障碍 ………………………………………………………266
　　一、视觉障碍 …………………………………………………………………………266
　　二、眼球运动障碍 ……………………………………………………………………267
第八节　面肌瘫痪 …………………………………………………………………………267
第九节　眩晕 ………………………………………………………………………………268
　　一、系统性眩晕 ………………………………………………………………………268
　　二、非系统性眩晕 ……………………………………………………………………268
第十节　意识障碍 …………………………………………………………………………269
第十一节　失语症、失认症和失用症 ……………………………………………………270
　　一、失语症 ……………………………………………………………………………270
　　二、失认症 ……………………………………………………………………………270
　　三、失用症 ……………………………………………………………………………270
第十二节　晕厥与癫痫发作 ………………………………………………………………271
　　一、晕厥 ………………………………………………………………………………271
　　二、癫痫发作 …………………………………………………………………………271

第四章　神经康复学 ………………………………………………………………………273
第一节　概述 ………………………………………………………………………………273
第二节　脑卒中康复 ………………………………………………………………………274
第三节　脊髓损伤康复 ……………………………………………………………………277

主要参考书目 ………………………………………………………………………………281

第一章

绪　论

01章PPT

PPT 课件

📐 **学习目标**

1. 掌握神经系统疾病的种类、神经系统受损的症状。
2. 熟悉神经系统疾病的辅助检查。
3. 了解神经病学发展简史。

神经病学（neurology）是研究中枢神经系统、周围神经系统及骨骼肌疾病的病因及发病机制、病理、临床表现、诊断、治疗及预防的一门临床医学学科。

一、神经病学发展简史

神经病学是内科学的派生学科，几乎伴随医学的产生而产生，早在公元前 17 世纪就有医学文献对颅骨结构、脑膜、脑的外表面、脑脊液以及颅内压的波动情况进行描述。现代神经病学发展开始于 16 世纪，神经病学（neurology）这个名词首次见于 Thomas Willis 的文献中，由于他对脑底动脉环的描述使该环以他的名字命名至今。20 世纪产生一系列对神经病学具有重大影响的事件使得神经病学在这一时期迅速发展，其中最重要的有：①计算机断层扫描（CT）检查技术的发明，使神经病学家第一次得以观察到活体脑内不同部位的正常和异常形态结构，这是神经病学检查技术的里程碑；②磁共振成像（MRI）技术的广泛应用，使神经病学家能观察到 CT 技术观察不到的脊髓结构及其病变，这种比 CT 技术更准确、更清楚的检查方式能比 CT 技术更早期地发现脑、脊髓病灶，尤其是缺血早期的病灶；③瑞典药理学家 Arvid Carlsson 发现多巴胺的信号转导功能及大脑特定部位多巴胺缺乏可引起帕金森病，使全球数以千万计的帕金森病患者重新获得了正常人的生活，从而促进了有效治疗药物左旋多巴的开发。在 21 世纪，神经科学必将成为最活跃的研究领域，多学科的发展促进着神经病学的发展：神经免疫、神经病理、神经病毒、基因及蛋白质组学领域取得的科技成果，使得人们能够从多层面认识神经系统疾病的病因病理；介入技术及神经影像的广泛应用，更有利于疾病的诊治；基因和蛋白分子水平的研究，促进了神经药物及药理的研发；干细胞技术及对神经网络与功能重建的研究，更为神经系统疾病的治疗提供了新的希望。

二、神经系统疾病的种类

常见的神经系统疾病有：周围神经疾病、脊髓疾病、脑血管疾病、中枢神经系统脱髓鞘疾病、运动障碍性疾病、癫痫、头痛、痴呆、神经肌肉接头疾病、肌肉疾病、自主神经系统疾病、睡眠障碍、中枢神经系统感染性疾病、神经系统其他变性疾病、神经系统发育异常性疾病、神经系统遗传性疾病等。疾病的种类包括感染性疾病、血管性疾病、肿瘤、遗传性疾病、营养与代谢障碍、外伤、中毒、系统性疾病伴发的神经损害、神经变性病、脱髓鞘性疾病、免疫损伤及畸形等。

三、神经系统受损的症状

1. 缺损症状 即正常神经功能减弱或缺失,一般由神经组织受损导致。临床常见的有病灶对侧肢体偏瘫、偏身感觉障碍和失语(主侧半球脑梗死导致);病灶同侧面肌瘫痪(面神经炎引起)等。

2. 刺激症状 即神经功能过度兴奋的表现,一般由神经结构受激惹后产生。临床常见的有部分性运动性发作(大脑皮质运动区刺激性病变引起)、坐骨神经痛(腰椎间盘突出引起)等。

3. 释放症状 即中枢神经系统对低级中枢的控制功能减弱,而使低级中枢的功能表现出来,一般由中枢神经系统受损导致。临床常见的有锥体束征(上运动神经元损害导致,表现为肌张力增高、腱反射亢进和病理征阳性)。

4. 休克症状 即与中枢神经系统功能相关的远隔部位的神经功能短暂缺失,一般由中枢神经系统急性局部性严重病变导致,在休克期过后,机体逐渐出现神经缺损症状及释放症状。临床常见的有脑休克(较大量脑出血急性期,偏瘫肢体呈现肌张力减低、腱反射消失和病理征阴性)、脊髓休克(急性脊髓横贯性病变时,受损平面以下同样表现为弛缓性瘫痪)等。

四、神经系统疾病的疗效

1. 痊愈 大多数较常见的疾病经及时确诊并采取特效或有效的治疗,是可以痊愈的。临床常见的有:大多数脑膜炎、脑炎、营养缺乏性疾病、良性肿瘤、特发性面神经麻痹、吉兰-巴雷综合征、轻症脑出血及脑梗死、轻症脑囊虫病、早期脊髓亚急性联合变性等。

2. 疗效良好 部分神经系统疾病不能根治,但通过有效的药物及其他措施治疗后,可控制疾病的进展,使患者的症状或病情完全得到控制或缓解。临床常见的有:癫痫、帕金森病、三叉神经痛、多发性硬化、重症肌无力、偏头痛和周期性瘫痪等。

3. 疗效差 部分神经系统疾病目前尚无有效的治疗方法,仅能给予对症及支持疗法。包括由恶性肿瘤、神经系统遗传性疾病(弗里德赖希共济失调、脊髓小脑性共济失调、腓骨肌萎缩症)、神经变性病(阿尔茨海默病、运动神经元病、脊髓空洞症等)及朊粒病和艾滋病毒导致的神经系统障碍等。

五、神经系统疾病的辅助检查

神经系统疾病的诊断要求医师熟练掌握神经系统的解剖及生理知识,还需要相关的辅助检查作为依据。辅助检查在神经系统疾病诊断中至关重要,其主要有以下几类:

1. 神经系统影像学检查 包括X线检查、CT诊断、MRI诊断与数字减影血管造影(digital subtraction angiography, DSA)诊断。

2. 神经电生理检查 包括脑电图(electroencephalograhpy, EEG)检查、脑电地形图(brain electrical activity mapping, BEAM)检查、肌电图(electromyography, EMG)检查、周围神经传导速度检查、重复神经刺激(RNS)、诱发电位(EP,包括 VEP、BAEP、SEP、MEP、ERP)等。

3. 神经系统脑超声检查 包括脑超声与脑血管病的经颅多普勒检测。

4. 脑脊液检查 即腰椎穿刺检查。

5. 其他 神经的活组织检查、等电聚焦技术检测脑脊液寡克隆带(OB)、脑脊液细胞学及检测特异性抗体及细胞因子、基因诊断技术(基因突变检测、基因连锁分析、mRNA检测、核酸分子杂交技术、聚合酶链反应、DNA 测序)等。

（杨文明）

复习思考题

1. 神经系统受损的症状有哪些?
2. 神经系统疾病分为哪几类? 列举出几种常见的神经系统疾病。
3. 神经系统疾病的相关辅助检查主要包括哪些?

第二章

神经系统疾病的诊断原则

> **学习目标**
>
> 1. 掌握神经系统疾病定位诊断的步骤和原则;不同部位神经病损的定位特点;神经系统疾病的分类。
> 2. 熟悉定位诊断与定性诊断的注意事项。

神经病学专业性强、涉及面广,并且具有高度的逻辑性和理论性。在神经系统疾病的诊断过程中,医师需遵循定位诊断和定性诊断两大原则。其中,定位即解剖诊断,用以确定病变部位;定性即病因、病理诊断,用以确定病变性质。

第一节　定　位　诊　断

定位诊断(topical diagnosis)即依据神经解剖学及生理病理学等基础理论知识对患者的临床及有关辅助检查资料进行分析与解释,初步确定病变的解剖部位。

定位诊断要遵循以下步骤:首先,要确定病变的损害水平,确定病损是在中枢(脑、脊髓)还是在周围(周围神经、肌肉)。然后,明确病变的具体空间分布:若中枢或周围神经系统某一局限部位发生损害,则为局灶性病变,桡神经麻痹、特发性面神经麻痹、横贯性脊髓炎、脑梗死、脑肿瘤等属于此类;若病变分布于神经系统的两个或两个以上部位,则为多灶性病变(常具有不对称性的特点),多发性硬化、麻风、视神经脊髓炎、多发性脑梗死等属于此类;若病变侵犯脑、周围神经或肌肉等两侧对称的结构,则为弥漫性病变,中毒性或代谢性脑病、多发性神经病、周期性瘫痪等属于此类;若病变选择性地损害某些功能系统或传导束,则为系统性病变,运动神经元病、亚急性联合变性等属于此类。

首发症状常常可提示病变的主要部分或性质,对定位诊断有重要意义,医师必须对此加以重视,如散发性脑炎往往以精神症状为首发症状,脑出血以头痛为首发症状,吉兰 - 巴雷综合征以脑神经麻痹为首发症状等。在定位诊断过程中,医师应尽量用一个局限性的病灶来解释患者的全部临床表现,只有在单个局限病灶无法解释或解释不合理的情况下,才考虑多灶性或弥漫性病变的可能,即遵循一元论的原则。

一、不同部位神经病损的定位特点

(一)中枢神经病变

1. **大脑半球病变**　包括刺激性病损与破坏性病损,前者可出现痫性发作,后者则易出现缺损性神经症状和体征。若额叶病变,可出现精神症状、运动性失语、失写、强握反射和痫性发作等症状;若顶叶病变,可出现中枢性感觉障碍、失读、失用等症状;若颞叶病变,可出现象限性盲、感觉性失语和钩回发作等症状;若枕叶病变,可出现视野缺损、皮质盲及痫性发作(有视觉先兆)等症状;若大脑半球一侧病变,可出现病灶对侧偏瘫(包括中枢性面、舌瘫及肢体瘫)及偏身感觉障碍等症状;若大脑半球弥散性损害,可出现意识障碍、精神症状、肢体瘫痪和感觉障碍等症状。

2. 基底节损害　基底节位于大脑半球深部,该部位损害主要表现为肌张力改变(增高或减低)、运动异常(增多或减少)和震颤等。若苍白球(旧纹状体)病变,可出现肌张力增高、运动减少和静止性震颤等症状;若壳核与尾状核(新纹状体)病变,可出现肌张力减低、运动增多综合征,临床表现为舞蹈症、手足徐动症和扭转痉挛症等。

3. 小脑病变　该部位发生损害,患者常出现共济失调、眼球震颤、构音障碍和肌张力减低等症状。临床上常可根据共济失调发生的不同部位来确定小脑病变部位,躯干的共济失调主要由小脑蚓部病变引起,病灶同侧肢体的共济失调则由小脑半球病变引起。此外,由于代偿机制的发挥,慢性小脑病变的症状不如急性病变明显,由此可以将小脑的血管性及炎性病变(急性病变)与小脑的变性病及肿瘤(慢性病变)区别开来。

4. 脑干病变　若一侧脑干损害,可导致病灶的同侧出现周围性脑神经受损症状,而病灶对侧出现肢体中枢性瘫痪或感觉障碍(交叉性运动 - 感觉障碍);若双侧脑干损害,则表现为意识障碍、四肢瘫、两侧脑神经、锥体束和感觉传导束受损的症状。

5. 脊髓病变　若脊髓一侧损害,可导致布朗 - 塞卡综合征(Brown-Sequard syndrome),出现受损部位以下的对侧痛、温觉消失,病侧受损平面以下的中枢性瘫痪及深部感觉障碍和同侧脊髓后根症状(末梢性麻痹、与病变脊髓节段相应的皮肤区域知觉消失);若脊髓发生横贯性损害,可出现受损平面以下运动、感觉及自主神经功能障碍,表现为完全或不完全性截瘫或四肢瘫、传导束型感觉障碍和大小便功能障碍;若脊髓发生选择性损害,可仅有锥体束和 / 或前角受损的症状和体征,表现为肌萎缩侧索硬化或原发性侧索硬化。根据感觉障碍的最高平面、运动障碍、深浅反射改变和自主神经功能障碍可以大致确定脊髓损害平面。此外,某些疾病具有特殊病变部位,如脊髓亚急性联合变性的病损常位于锥体束和后索,脊髓空洞症的病损常位于后角或前连合等。

(二)周围神经病变

该部位受损可出现相应支配区下运动神经元瘫痪(腱反射减退或消失,肌张力减退以及肌萎缩等)、感觉障碍及自主神经功能障碍等症状。由于周围神经多为混合神经,不同部位的周围神经受损,其出现的症状和体征不尽相同,或以运动症状为主(如桡神经麻痹),或以感觉症状为主(如股外侧皮神经炎),或者感觉、运动和自主神经功能障碍同时出现(如多发性神经病)。

(三)肌肉病变

肌肉病变可出现在肌肉或神经肌肉接头处,其腱反射改变不明显,常无感觉障碍。主要表现为肌无力、肌萎缩、肌痛、假性肥大和肌强直等。

二、定位诊断的注意事项

1. 并非所有体征均具有定位意义　典型的有结核性脑膜炎所致的动眼神经、展神经麻痹,这是由于颅内压增高引起的假性定位症状,不具有定位意义。

2. 病情进展过程中变化的体征不一定能反映真实的病损部位　典型例子为脊髓颈段压迫性病变,其病程之初可先出现胸段脊髓受损的症状和体征,实际上感觉障碍平面可能还没有达到病灶的水平。

3. 注意排除先天性异常的体征　某些患者具有先天性异常的体征,如果医师不仔细询问排除,则可能干扰诊断结果。

4. 不要忽略那些无症状的病损　由于个体体质不同,不同的病损在不同的人体上表现也不一样。有时候辅助检查可以明显确定病灶的病损,但由于患者不出现相应的症状和体征而易被临床医师所忽略,常见于无症状性脑梗死或脑出血。

第二节　定　性　诊　断

定性诊断(etiologic diagnosis),即结合临床检查资料与起病方式、疾病进展演变过程、个人史及家族史,经过分析筛选出可能的病因,以做出病因诊断。

一、神经系统疾病的分类

(一)病因学分类

按病因学分类,可分为感染性疾病、血管性疾病、肿瘤、遗传性疾病、营养与代谢障碍、外伤、中毒及系统性疾病伴发的神经损害。

1. 感染性疾病　大多有感染史,呈急性或亚急性起病,发病后数日至数周内达到病情高峰。患者神经系统症状较弥散,可同时出现脑、脑膜或脊髓损害,常有发热、畏寒、外周血白细胞增加或红细胞沉降率增快等全身感染的症状和体征,血液和脑脊液检查可找到病原学证据。此类疾病经有效治疗后较快好转,部分可留有后遗症,临床常见的有脑炎、脑膜炎、脑脓肿、脑寄生虫病、脊髓灰质炎等。

2. 血管性疾病　发生在脑和脊髓则起病急剧,神经缺损症状在发病后数分钟至数天即达到高峰。该类患者多有卒中危险因素(高血压、糖尿病、心脏病、动脉炎、高脂血症和吸烟等),发病一般伴有头痛、呕吐、意识障碍、肢体瘫痪和失语等症状和体征,辅助检查 CT、MRI 或 DSA 有助于确定诊断。临床常见的有脑出血、蛛网膜下腔出血、脑血栓形成、脑栓塞和其他闭塞性脑血管病(钩体病)等。

3. 肿瘤　大多起病缓慢,病情逐渐加重,常有颅内压增高症状(头痛、呕吐、视神经盘水肿等)与局灶性定位症状和体征(癫痫发作、肢体麻木和瘫痪)。脑脊液检查可有蛋白含量增加,并可发现肿瘤细胞。该类疾病以瘤卒中起病者易误诊为脑卒中,头颅影像检查极有价值。肺癌、乳腺癌、淋巴瘤、白血病常有颅内转移,可通过脑脊液细胞学检查来确定转移瘤的来源。

4. 遗传性疾病　有家族遗传史,除了部分病例可在成年期起病外,多在儿童和青春期起病,病情呈缓慢进行性发展。该病遗传方式多样,常染色体显性遗传病(神经纤维瘤病、脑面血管瘤病等)较易诊断,隐性遗传病(肝豆状核变性)或散发病则不易诊断,未发病的携带者或症状轻微者一般难以发现,通过基因分析有助于诊断。

5. 营养与代谢障碍　通常发病缓慢,但病程较长,出现较固定的神经系统损害症状,常有其他脏器(肝、脾、视网膜、血液和皮肤等)受损的证据。患者有引起营养及代谢障碍的病因,常见的有多发性神经病(维生素 B_1 缺乏)、亚急性联合变性(维生素 B_{12} 缺乏)、肝豆状核变性(铜代谢障碍)等。

6. 外伤　大部分有明显外伤史,起病急,神经系统症状和体征的出现与外伤有密切关系,影像学检查可发现颅骨骨折、脊柱损伤或内脏损伤的证据。少部分患者,尤其是酗酒者和老年人外伤史不明显,较长时间才出现神经症状(外伤性癫病、慢性硬膜下血肿等),遇见此类患者注意不要误诊。

7. 中毒 患者有杀虫剂、灭鼠药、重金属等毒性化学物质接触史,或有药物滥用或长期大量服用药物史,进行毒物或药物分析有助于诊断。

8. 系统性疾病伴发的神经损害 神经系统分布广泛,系统性疾病常伴发神经损害,呈急性、亚急性或慢性起病,常见于内分泌疾病(甲状腺功能亢进或低下、糖尿病)、血液系统疾病(缺铁性贫血)、心血管系统疾病(脑卒中)、呼吸系统疾病(肺性脑病)、肝脏和肾脏疾病(肝性脑病、肾性脑病)、结缔组织疾病、恶性肿瘤和外科损伤等。

(二) 病理学分类

典型的有神经变性病、脱髓鞘性疾病、免疫损伤与畸形。

1. 神经变性病 起病及进展缓慢,症状逐渐加重,一般重复侵犯某一神经组织,临床上常见的有肌萎缩侧索硬化(主要累及上下运动神经元)、阿尔茨海默病(侵犯全脑大脑皮质)、额颞叶痴呆(主要侵犯额叶处大脑皮质)及路易体痴呆(主要累及路易体)等。

2. 脱髓鞘性疾病 呈急性或亚急性起病,病程常表现为复发和缓解交替,病灶分布较弥散。部分病例起病缓慢,呈进行性加重(原发进展型多发性硬化)。

3. 免疫损伤 常见于自身免疫病(风湿热、系统性红斑狼疮、结节性多动脉炎等)、抗原引起的变态反应(预防接种后脑炎)、周围神经的变态反应性疾病(感染后展神经麻痹、感染性多发性神经根神经炎、感染后舌咽神经麻痹等),中枢神经系统脱髓鞘疾病也与自身免疫病有关,如多发性硬化、弥漫性硬化、急性播散性脑脊髓炎等。

4. 畸形 常见于先天性神经疾病。围生期颅内出血、缺血及缺氧性脑病等导致的畸形,患儿出生后即表现嗜睡、激惹、呼吸困难、心律失常、抽搐、姿势异常、角弓反张、瞳孔固定和无反应状态等(中 - 重度病例),部分也可无症状(轻度病例)。先天性神经疾病在患儿的胎儿期已发生,幼童期出现神经症状,可逐渐加重,也可停止发展,临床常见的有先天性脑瘫、婴儿型脊髓性肌萎缩、先天性强直性肌营养不良、先天性或代谢性肌病和脑病等。

二、定性诊断的注意事项

1. 注意疾病的演变过程 疾病是处于不断发展变化当中的,例如脑梗死可转化为出血性脑卒中,脑脓肿也可出现在化脓性脑膜炎的病程后期等。医师需要在疾病不同的演变过程中,抓住其最根本的表现来做出定性诊断,并随时根据病情调整诊疗方案。

2. 合理运用辅助检查 辅助检查有时是提供最主要的临床诊断证据的"金标准",有时候却不用它作为最主要的临床诊断证据而只作为参考使用。临床医师应全面地占有临床资料,包括采集详尽的病史、仔细进行体格检查,重点是神经系统检查,然后根据患者的具体情况进行必要的实验室及其他辅助检查,而不能过分依靠辅助检查。

3. 基础疾病也有助于疾病的定性诊断 基础疾病主要指基础代谢障碍(内分泌失调、糖尿病)、免疫功能低下(艾滋病)和有重大的慢性消耗性疾病(肿瘤)三大类疾病。在分析患者起病状态和疾病进展过程的同时,关注基础疾病将有助于神经系统疾病的定性诊断。

●—————————————————————————————(杨文明)

复习思考题

1. 神经系统疾病定位诊断与定性诊断的区别与联系分别是什么?

2. 神经系统疾病定位诊断的注意事项是什么?

3. 神经系统疾病定性诊断的注意事项是什么?

第三章

周围神经疾病

> **学习目标**
>
> 1. 掌握周围神经病的概念、临床表现、诊断及治疗。
> 2. 熟悉周围神经病的病理、鉴别诊断、辅助检查。
> 3. 了解周围神经病的病因、发病机制及预后。

第一节 概 述

周围神经（peripheral nerve）是指除嗅、视神经以外的脑神经和脊神经及自主神经。周围神经疾病是指各种原因导致周围神经系统结构或功能损害的疾病。

【解剖及生理】

1. 解剖 周围神经中的 10 对脑神经主要分布于头面部。脊神经共 31 对，每一对脊神经都由前根和后根在椎间孔处汇合而成。脊神经包括脊神经根、脊神经节、神经干和神经末梢。自主神经分为交感和副交感神经，分布于内脏、心血管和腺体，主要功能是支配平滑肌、心肌的运动和腺体分泌。

2. 生理 运动神经元、感觉神经元或自主神经元都是由神经细胞组成，而神经细胞是由胞体与突起（树突和轴突）两部分组成，运动神经细胞的胞体位于脑干运动神经核和脊髓灰质前角，感觉神经细胞的胞体位于脑神经的感觉神经节和脊神经后根神经节，自主神经细胞的胞体在自主神经节，三种神经细胞的突起构成周围神经纤维。

周围神经纤维可分为有髓鞘和无髓鞘两种。有髓神经纤维轴索外包绕的髓鞘是由施万细胞（Schwann cell）及其细胞膜构成，每个细胞构成髓鞘形成的节段性结构称为郎飞结（Ranvier node），不同类型神经郎飞结的长度不等（250~1 000pm）。髓鞘起保护轴突及绝缘的作用，神经冲动在郎飞结呈跳跃性传布，有利于神经冲动的快速传导。无髓纤维则是数个轴突包裹在一个施万细胞内，没有髓鞘环绕，神经冲动则沿着神经纤维表面依次传导，因此传导速度较慢。在周围神经系统中，有髓神经纤维多为脑神经和脊神经的运动和深感觉纤维，而传导痛温觉的神经和自主神经多为无髓神经纤维。

神经纤维是周围神经结构的基本组成单位，众多神经纤维集合为神经束，若干神经束组成神经干。神经干外有结缔组织膜称为神经外膜（epineurium），包围神经纤维束的结缔组织称为神经束膜（perineurium）。神经束膜进入神经束内的各神经纤维之间成为神经内膜（endoneurium），它包括胶原纤维、成纤维细胞及基质。周围神经有神经束膜和神经外膜保护，该膜均有滋养动脉发出丰富的交通支，在神经内膜中为毛细血管丛供给营养，由于内皮的紧密连接,使血管中大分子物质不能渗出毛细血管,构成血 - 神经屏障;但此屏障在神经根和神经节处并不存在,故使得这些部位易受某些免疫性或中毒性疾病的侵犯。

【病理】

周围神经病理变化可分为以下四种(图 3-1)。

图 3-1 周围神经病的病理变化形式示意图

1. 沃勒变性(Wallerian degeneration) 是指因各种外伤使轴突断裂后,远端神经纤维发生了一系列变化。不再有轴浆运输提供胞体合成和维持及更新轴突所必要的成分,阻断了对其的营养保护,使神经断端远侧轴突和髓鞘发生变性、解体,其中解体的轴突和髓鞘由施万细胞和巨噬细胞吞噬,并使断端近侧的轴突和髓鞘可有同样的变化,但一般只到最近的1~2 个郎飞结而不再继续,接近胞体的轴突断伤则可使胞体坏死。

2. 轴突变性(axonal degeneration) 是中毒代谢性神经病中最常见的病理改变之一。中毒、感染、维生素缺乏或营养障碍,引起胞体蛋白质合成障碍或轴浆运输阻滞,使远端轴突不能得到必需的营养,出现轴突变性和继发性脱髓鞘,因其变性通常是由远端向近端发展,故称"逆死性(dying back)神经病"。轴突变性后,若向远端蔓延则可导致运动终板变性,而出现支配的肌纤维萎缩。当病因一旦去除或得到改正,轴突即可再生。

3. 神经元变性(neuronal degeneration) 其病变类似于轴突变性,是神经元胞体损害、坏死后,继发轴突丧失及髓鞘破坏。但神经元一旦坏死,可使轴突全长在短时间内变性、解体。临床上将这类疾病称为神经元神经病(neuronopathy)。

4. 节段性脱髓鞘(segmental demyelination) 是髓鞘破坏而轴突保持相对完整的病变。病理表现为神经纤维近端和远端有不规则长短不等的节段性脱髓鞘,施万细胞增殖及吞噬髓鞘碎片。在脱髓鞘性神经病时,病变可不规则分布,但长纤维比短纤维更易于发生传导障碍,所以临床上运动和感觉障碍表现四肢远端受累明显。

周围神经系统与中枢神经系统相比,一个主要的不同是周围神经有比较强的再生能力。不论哪种原因引起的周围神经损伤,只要细胞体是完好的,其神经纤维就能再生。神经元病时神经细胞坏死,不能再生。急性脱髓鞘性神经病髓鞘再生快且较完全。

【病因及发病机制】

1. 病因　①脱髓鞘性:为急性或慢性炎症性脱髓鞘性多发性神经病,也可能是自身免疫性;②营养及代谢性:营养缺乏(慢性酒精中毒、慢性胃肠道疾病及大手术后等),代谢障碍(糖尿病、尿毒症等)及维生素缺乏和恶病质等;③药物及中毒:药物(甲硝唑、呋喃类、异烟肼等)、酒精、有机磷农药和有机氯杀虫剂、化学品及重金属和白喉毒素等;④血管炎性:结节性多动脉炎、系统性红斑狼疮、类风湿关节炎等;⑤遗传性:如各种遗传性运动感觉性神经病、血卟啉病等;⑥嵌压性:腕管综合征。

2. 发病机制　周围神经疾病的发病机制有:①前角细胞和运动神经根受损,可导致运动轴索沃勒变性,如出现后根破坏则可致脊髓后索而不是周围神经的沃勒变性;②结缔组织病变也可压迫周围神经或神经滋养血管而导致周围神经受损;③自身免疫性周围神经病可造成周围小静脉炎症细胞浸润及神经损伤;④中毒性和营养缺乏性病变可选择性损害神经轴索或髓鞘,未受损部分仍可保持完整;⑤遗传性代谢性疾病可因酶系统障碍,使构成髓鞘或轴索的必需成分缺乏,变性疾病使轴索代谢发生障碍而影响周围神经。近年来,轴索运输系统在周围神经疾病发病机制中的重要意义被逐渐认识。

【临床分类】

由于周围神经疾病的病因、受累范围及病程不同,其分类标准尚未统一,单一分类方法很难涵盖所有病种。故根据病程、病因、症状分布等,简单将其概括以下几种:

1. 急性运动麻痹综合征伴各种感觉及自主神经功能障碍(syndrome of acute motor paralysis with variable disturbance of sensory and autonomic function)。

2. 亚急性感觉运动性麻痹综合征(syndrome of subacute sensorimotor paralysis)。

3. 慢性感觉运动性多发性神经病综合征(syndrome of chronic sensorimotor polyneuropathy)。

4. 线粒体病伴发神经病(neuropathy associated with mitochondrial disease)。

5. 再发性或复发性多发性神经病综合征(syndrome of recurrent or relapsing polyneuropathy)。

6. 单神经病或神经丛病综合征(syndrome of mononeuropathy or plexopathy)。

【临床表现】

主要是受损神经支配范围内的运动、感觉、反射和自主神经功能异常。其受损部位和范围随受损神经的分布不同而异,但尚有一些共同的特性。

1. 运动障碍　分为刺激性和麻痹性两类症状。

(1) 刺激症状:①肌束震颤(fasciculation)是静息时由一个或多个神经运动单位自发性放电导致肌肉收缩,呈短暂的单一收缩。可见于正常人;当伴有肌肉萎缩时则为异常,多见于运动神经元或神经根受压的下运动神经元疾病。②肌痉挛(myospasm)是一个或多个运动单位短暂自发的痉挛性收缩,常与邻近运动单位呈交替性间断收缩,可为神经干的刺激性症状,多见于面神经。③痛性痉挛(cramp)是肌肉或肌群短暂的痛性收缩,腓肠肌多见,多为生理性。

(2) 麻痹症状:①肌力减退或丧失,如多发性神经病出现肢体远端肌无力;吉兰-巴雷综合征(GBS)出现四肢瘫痪,近端较重可伴呼吸肌麻痹。②肌萎缩(amyotrophy)是由于轴索变性或神经断伤后,使肌肉失去神经营养作用而出现肌肉萎缩。如一年内能建立神经再支配,则有可能完全恢复。脱髓鞘性神经病虽有肌肉瘫痪,一般无轴索变性,故肌萎缩不明显。

2. 感觉障碍

(1) 感觉缺失(anesthesia):痛觉和温度觉的早期丧失提示小纤维受损,而大的髓鞘纤维损害则出现深感觉丧失和感觉性共济失调。

(2) 感觉异常(paraesthesia):多发性神经病可出现针刺、麻木、触电和束带感等,由于病变部位不同还可出现痛觉过度、灼性神经痛等症状。

(3) 疼痛(pain):单神经可有局部疼痛、压痛及放射痛。以疼痛为主要临床表现的单神经病,称之为神经痛(neuralgia),疼痛如刀割样、挤压样或闪电样。

3. 腱反射减弱或消失　急性多发性神经病早期腱反射可正常,随着病情进展逐渐减低甚至消失;但在小纤维受累的神经病,如酒精中毒性多发性神经病,即使痛、温觉严重丧失,腱反射仍可存在至后期才消失。

4. 自主神经障碍　多种周围神经病均可造成无汗、竖毛障碍、直立性低血压,还可有无泪、无涎、阳痿、膀胱和直肠功能障碍等。

【辅助检查】

1. 神经电生理检查　神经传导速度(nerve conduction velocity,NCV)测定结合肌电图检查对周围神经病的诊断有很大意义:①NCV 测定可协助病变的定位,主要测定运动神经传导速度(motor nerve conduction velocity,MNCV)和感觉神经传导速度(sensory nerve conduction velocity,SNCV)。②发现亚临床型神经病,在出现感觉缺失之前若感觉纤维丧失 30%~40%时,NCV 测定即可异常。③对鉴别轴突变性及脱髓鞘性神经病亦有很大帮助。NCV 减低至正常的 70% 以下,而肌电图无失神经电位,可能是以脱髓鞘为主的神经病。以轴突变性为主的神经病则 NCV 可正常或稍变慢,肌电图可有失神经性改变。④鉴别运动神经病与肌病的肌萎缩。⑤对神经病的预后和治疗原则的确定提供依据。

2. 周围神经组织活检　为侵入性检查,因此应该严格掌握临床指征。一般适用于其他实验室检查仍不能明确病因的多数性单神经病,其亦是神经系统疾病诊断的重要方法之一。

【诊断要点】

1. 确定是否为周围神经病,通过病史和体征与其他相应的疾病进行鉴别。

2. 根据受损神经的分布,确定是单神经病、多数性单神经病还是多发性神经病。

3. 利用病史、体检及辅助检查等各种诊断手段,寻找病因,明确诊断。

【治疗原则】

首先是针对病因治疗;其次对症支持,如给予止痛药物及 B 族维生素等。中医药治疗、理疗也是重要措施之一,有助于预防肌肉挛缩和关节变形。

第二节　脑神经疾病

一、三叉神经痛

原发性三叉神经痛,简称三叉神经痛(trigeminal neuralgia,TN),表现为三叉神经分布区内短暂的、反复发作性剧烈疼痛。三叉神经痛其人群患病率为 182/10 万,年发病率为 3~5/10 万。按病因分为原发性三叉神经痛和继发性三叉神经痛,按疼痛的症状特点可分为典型三叉神经痛和非典型三叉神经痛。

【病因及发病机制】

原发性三叉神经痛病因尚未完全明确,目前有两种认识:①周围学说认为病变位于半月神经节到脑桥间的后根部分,由于多种原因压迫引起局部脱髓鞘而导致疼痛发作;②中枢学说认为三叉神经痛是一种感觉性癫痫样发作,异常放电,部位可能在三叉神经脊束核或脑干。

发病机制可能由于多种致病因素,使半月神经节的感觉根和运动支发生脱髓鞘改变,脱失髓鞘的轴突与相邻轴索纤维间发生短路。因此轻微的痛觉刺激即可通过短路传入中枢，而中枢的传出冲动也可通过短路成为传入冲动，达到一定的总和而造成三叉神经痛发作。

【病理】

三叉神经感觉根切断术活检可见神经节细胞消失、炎症细胞浸润及多数纤维节段性脱髓鞘，神经鞘膜不规则增厚、扭曲、变形或消失。电镜下可见郎飞结附近轴突内集结大量线粒体，提示可能与神经组织受机械性压迫有关。

【临床表现】

本病发病年龄在 28~89 岁,70%~80% 在 40 岁以上,女性略多于男性,大多局限于三叉神经一支或两支分布区,以下颌支最多见,其次为上颌支,多为单侧(图 3-2)。

1. 发作性疼痛　疼痛发作前无预兆,为三叉神经分布区内突然发生闪电样、短暂而剧烈的疼痛,持续数秒或 1~2 分钟。突发突止,间歇期如常人,少数仍有烧灼感,昼重夜轻。发作早期,发作次数较少,可数日发作 1 次,大多病情可逐渐加重,疼痛次数增多,由 1 日数次至 1 分钟多次,以致终日不止。发作呈周期性,持续数周、数月或更长,缓解期也可数天至数年不等,随着病情加重少有

图 3-2 三叉神经头面部皮肤分布

自愈。因恐惧疼痛而不敢洗脸、剃须、刷牙、进食,故面部及口腔卫生差,由疼痛而出现面色憔悴、情绪低落甚至精神抑郁。有些患者因营养性障碍而出现面部局部皮肤粗糙、眉毛脱落、角膜水肿,甚至咀嚼肌萎缩等。

2. 扳机点及诱发　在病侧三叉神经分布区内,如患者口角、鼻翼、颊部或舌部为敏感区,轻触可诱发疼痛,称为扳机点或触发点。有的在发作时不敢做咀嚼动作,严重病例可因疼痛出现面肌反射性抽搐,口角牵向患侧,并伴有面红、流泪及流涎,称"痛性抽搐(tic douloureux)"。

3. 体征　神经系统检查一般无阳性体征。

【实验室检查】

1. MRI　是诊断继发性 TN 的首选工具。如不能进行 MRI 检查,三叉神经反射测试有助于区别原发性 TN 和继发性 TN。

2. 诱发电位　检测三叉神经传入损伤。

【诊断及鉴别诊断】

1. 诊断要点　典型的原发性三叉神经痛根据疼痛发作部位、性质及面部扳机点,神经系统无阳性体征,一般不难诊断。

2. 鉴别诊断

(1) 牙痛:三叉神经痛易误诊为牙痛,故患者常有拔牙史。牙痛为持续性钝痛,大多数局限于牙龈部,因进冷、热食物加剧。X 线检查可发现牙病、肿瘤等有助鉴别。

(2) 继发性三叉神经痛:表现为颜面持续性疼痛伴感觉减退、角膜反射迟钝,且伴有三叉神经麻痹,或合并其他脑神经麻痹。如多发性硬化、延髓空洞症、原发性或转移性颅底肿瘤等。

(3) 舌咽神经痛:较少见,多见于年轻女性。局限于扁桃体、舌根、咽及耳道深部等部位即舌咽神经分布区的发作性剧烈疼痛,性质类似三叉神经痛。可因吞咽、讲话、咳嗽、呵欠等诱发。在咽喉、舌根、扁桃体窝处可有触发点。用 4% 可卡因或 1% 丁卡因喷涂于局部可阻

止发作。

（4）蝶腭神经痛：主要表现为颜面深部持续性疼痛，疼痛可放射至鼻根、颧骨、眼眶深部、耳、乳突及枕部等，疼痛呈烧灼样、持续性、无明显规律性，封闭蝶腭神经节有效。

3. 区别原发性三叉神经痛和继发性三叉神经痛，建议参考以下几点：

（1）三叉神经反射性电生理学检测可能有助于诊断原发性三叉神经痛。

（2）存在三叉神经感觉减退或双侧同时起病可能为继发性三叉神经痛，但是因其特异性较差，不存在上述特征的患者也不能排除继发性三叉神经痛。

（3）影像学检查（MRI、CT等）有助于确诊继发性三叉神经痛。

【治疗】

治疗原则应以止痛为目的，三叉神经痛首选药物治疗，无效或失效时，可以用神经阻滞疗法或手术治疗。继发性三叉神经痛者应针对病因治疗。

1. 药物治疗　一线治疗药物包括卡马西平和奥卡西平。卡马西平（carbamazepine）是首选药物，被认为是 TN 初始药物治疗的黄金标准。建议用于 TN 的长期治疗，首次剂量为 0.1g，每日 2 次。以后每日增加 0.1g，最大剂量不超过 1.0g/d。疼痛停止后可考虑逐渐减量，确定最低有效量作为维持剂量服用，有效维持量一般为 0.6~0.8g/d，有效率可达 70%~80%。不良反应有眩晕、嗜睡、恶心等，停药后多可消失。如出现皮疹、共济失调、再生障碍性贫血、昏迷等症状时要立即停药。当卡马西平无效时，可考虑改用苯妥英钠（phenytoin sodium）。上述两药无效时可试用氯硝西泮（clonazepam）。40%~50% 病例可有效控制，25% 疼痛明显减轻。不良反应有嗜睡和步态不稳，老年患者偶见短暂性精神错乱，停药后消失。可同时辅助应用大剂量维生素 B_{12}。奥卡西平治疗原发性三叉神经痛有效，建议用于 TN 的长期治疗。加巴喷丁、拉莫三嗪、匹莫齐特可以用于原发性三叉神经痛的辅助治疗。A 型肉毒杆菌可用于 TN 的中期治疗。在急性疼痛加重时可使用静脉注射磷酸肌醇和利多卡因。

2. 封闭治疗　服药无效者或有明显副作用、拒绝手术或不适于手术治疗者，可试行无水乙醇或甘油加入维生素 B_{12} 等直接注入三叉神经分支或半月神经节内封闭，使之发生凝固性坏死，阻断神经传导。阻滞疗法简易安全，但疗效不持久。

3. 经皮半月神经节射频电凝疗法　在 X 线监视下或 CT 引导下将射频电极针经皮肤刺入三叉神经节。这样可选择性地破坏三叉神经半月神经节后无髓鞘纤维，疗效达 90% 以上。适用于年老体弱，有系统性疾病、不能耐受手术者。

4. 心理治疗　TN 患者不仅患有严重的疼痛，还可能伴有抑郁、焦虑等其他因素，建议为患者提供心理和护理支持。

5. 外科治疗　适用于药物和神经阻滞治疗无效者。主要手术方法有：①微血管减压术；②颅内、外三叉神经周围支切断术；③三叉神经感觉根部分切断术；④三叉神经脊髓束切断术；⑤伽马刀治疗。

6. 中医药治疗　中医辨证治疗，临床中应用川芎、白芷、羌活、赤芍等，以祛风活血通络；针刺患者的疼痛部位，取相应穴位治疗如太阳、四白、下关，并可配合谷、太冲等。常规针刺，亦可配合电针。

📖 **知识链接**

三叉神经痛各种外科手术适应证

1. 微血管减压术适应证

（1）诊断明确的原发性三叉神经痛。

(2) 药物治疗无效的原发性三叉神经痛。

(3) 射频热凝、球囊压迫、伽马刀治疗无效的原发性三叉神经痛。

(4) 微血管减压术后复发的典型原发性三叉神经痛。

(5) 青少年起病的典型原发性三叉神经痛。

2. 经皮三叉神经半月神经节射频温控热凝术及 Meckel's 囊球囊压迫术治疗适应证

(1) 年龄 >70 岁。

(2) 全身情况较差(心、肺、肝、肾、代谢性疾病等)。

(3) 已行微血管减压术后无效或者疼痛复发者。

(4) 拒绝开颅手术者。

(5) 带状疱疹后遗症。

(6) 鼻咽癌相关性三叉神经痛。

3. 伽马刀治疗适应证

(1) 年龄 >70 岁,糖尿病、高血压、心脏病等慢性病患者及身体一般情况差,不能耐受手术者。

(2) 害怕或拒绝开颅手术、担心出现手术并发症的患者。

(3) 继发性三叉神经痛,原发病灶已处理,或原发肿瘤较小者。

(4) 经其他外科方法治疗后无效或再次复发的患者。

(5) 药物治疗效果不满意或不能耐受药物不良反应的患者。

(6) 凝血功能差,有出血倾向的患者。

二、特发性面神经麻痹

特发性面神经麻痹(idiopathic facial nerve palsy)又称为面神经炎(facial neuritis)或贝尔麻痹(Bell palsy),是茎乳孔内面神经急性非特异性炎症所致的周围性面瘫。

【病因及发病机制】

病因目前尚不完全清楚。部分患者可能因风吹或受凉及病毒(带状疱疹病毒)感染后发生局部神经营养血管痉挛,导致面神经缺血、水肿及面神经管内受压等。

【病理】

早期病理改变主要为面神经水肿和不同程度的髓鞘脱失,在茎乳孔内和面神经管内最明显;严重者可表现为轴索变性。

【临床表现】

1. 通常急性起病,多在 3 天内达高峰。病前常有病毒感染等前驱症状和风吹、受凉病史,病初可有患侧外耳道、耳后乳突区或下颌角后疼痛。可见于任何年龄、季节,无性别差异。

2. 多为单侧面部表情肌瘫痪 表现为周围性面瘫,患侧额纹消失,不能皱额蹙眉;眼裂不能闭合或闭合不全,闭眼时,患侧眼球向外上方转动并露出白色巩膜,称 Bell 现象;病侧鼻唇沟变浅,口角下垂,示齿时口角被牵向健侧;不能做噘嘴和吹口哨动作,鼓腮时患侧口角漏气(图 3-3)。

3. 若病变波及鼓索神经,除上述症状外,尚可有同侧舌前 2/3

图 3-3 左侧面神经麻痹:患侧正常沟纹变浅,眼裂变大

味觉减退或消失;镫骨肌支以上部位受累时,因镫骨肌瘫痪,可出现同侧听觉过敏;膝状神经节受累时,除面瘫、味觉障碍和听觉过敏外,还有同侧唾液、泪腺分泌障碍,耳内及耳后疼痛,外耳道及耳郭部位带状疱疹,称疱疹性膝状神经节炎(Hunt 综合征)。个别患者可出现口唇和颊部的不适感。当出现瞬目减少、迟缓、闭目不拢时,可继发同侧角膜或结膜损伤。

【诊断及鉴别诊断】

1. 诊断要点　①急性起病,通常 3 天左右达到高峰;②单侧周围性面瘫,伴或不伴耳后疼痛、舌前 2/3 味觉减退、听觉过敏、泪液或唾液分泌异常;③排除继发原因。

2. 鉴别诊断

(1) 吉兰 - 巴雷综合征(Guillain-Barré syndrome):多为双侧性面瘫,少数亦有单侧起病。可伴有肢体对称性下运动神经元损害的症状和体征,肌电图(EMG)和 NCV 提示周围神经受累及脑脊液(CSF)蛋白 - 细胞分离现象。

(2) 耳源性面神经麻痹:常见的包括中耳炎、乳突炎、迷路炎、腮腺炎或腮腺肿瘤、下颌化脓性淋巴结炎等局部炎症所致的周围性面神经麻痹,原发病的病史和相应症状及体征有助于诊断。

(3) 颅后窝病变:脑桥小脑角占位性病变、转移瘤、颅底脑膜炎和其他原因的炎性病变等均可引起周围性面瘫。如桥 - 小脑角综合征,该病除了面神经麻痹外,还伴有三叉神经及听神经损害。影像学和 CSF 的检查结果有助于明确诊断。

【治疗】

治疗原则是改善循环,减轻面神经局部水肿和炎症反应,促进神经功能恢复。

1. 药物治疗

(1) 糖皮质激素:对于所有无禁忌证的 16 岁以上患者,急性期尽早口服使用糖皮质激素治疗,可以促进神经损伤的尽快恢复,改善预后。口服泼尼松或泼尼松龙治疗,30~60mg/d,连续 5 日,之后于 5 日内逐步减量至停用。注意补钙、补钾及保护胃黏膜。

(2) 抗病毒药物:不推荐单独使用抗病毒治疗,建议联合激素治疗中重度面神经麻痹。可以选择阿昔洛韦或伐昔洛韦,如阿昔洛韦口服每次 0.2~0.4g,每日 3~5 次,或伐昔洛伟口服每次 0.5~1.0g,每日 2~3 次,疗程 7~10 日。

(3) 神经营养剂:维生素 B_1 和甲钴胺。

(4) 其他:亦可加用脱水剂、血管扩张药以减轻水肿,改善微循环。

2. 眼部保护　当患者存在眼睑闭合不全时,应重视对患者眼部的保护。可根据情况选择滴眼液或膏剂防止眼部干燥,合理使用眼罩保护,特别是在睡眠中眼睑闭合不拢时尤为重要。

3. 物理治疗　急性期在茎乳孔附近可行超短波透热疗法、热敷和红外线照射等,有助于水肿减轻和炎症的消退。恢复期做碘离子透入疗法等。

4. 中医药治疗　由风邪所致宜用中药牵正散,以祛风通络、温经散寒治疗;建议专科医生针刺取翳风、牵正、太阳、地仓、颊车等头面部穴位并配曲池、合谷等穴。

5. 康复治疗　可以尽早开展面部肌肉康复治疗。可面对镜子练习皱眉、闭眼、鼓腮、吹口哨和皱额等动作。也可以行自我面部肌肉按摩,每日数次,每次 5~10 分钟。

6. 手术治疗　病后 2 年仍未恢复者,可考虑面神经、副神经、面神经 - 舌下神经或面神经 - 膈神经吻合术,但效果难以确定。严重面瘫患者也可行面部整容手术。

7. 其他治疗　若后遗面肌抽搐者可行肉毒素 A 多点注射。

【预后】

大多数特发性面神经麻痹预后良好。大部分患者在发病后 2~4 周开始恢复,3~4 个月后完全恢复。面肌完全麻痹的患者,一般需 2~8 个月甚至 1 年时间恢复。部分患者可遗留面肌无力、面肌联带运动、面肌痉挛或鳄鱼泪现象。

三、面肌痉挛

面肌痉挛(facial spasm)亦称为面肌抽搐,是指一侧或双侧面部肌肉(眼轮匝肌、表情肌、口轮匝肌)反复发作的阵发性、不自主抽搐,情绪激动或紧张时加重,严重时可出现睁眼困难、口角歪斜以及耳内抽动样杂音。

【病因及发病机制】

本病病因未明,故称为原发性面肌痉挛。磁共振断层血管造影显示面神经受压达 2/3,提示本病的发生与面神经通路受到机械性刺激或压迫有关,常由椎 - 基底动脉或静脉、听神经瘤、脑干梗死等所致。近年来有文献报道大多数面肌痉挛有错行血管压迫面神经根,提示与三叉神经痛有类似发病基础,少数患者也可由面神经麻痹恢复不完全导致。面肌痉挛的发病机制推测为面神经异位兴奋或伪突触传导所致。

【临床表现】

多数中年以后起病,女性较多。起病初期多为眼轮匝肌间歇性抽搐,后逐渐缓慢向口角、整个面肌扩展,重者眼轮匝肌抽动致使睁眼困难。严重时可累及同侧颈阔肌,每次抽动数秒至数分钟。精神紧张、疲劳、自主运动时加重,情绪稳定、安静状态下减轻,睡眠时消失,无疼痛。神经系统检查除面肌阵发性抽动外,无其他阳性体征。晚期少数患者可有面肌轻度无力和萎缩。

面肌痉挛包括典型面肌痉挛和非典型面肌痉挛两种:典型面肌痉挛是指痉挛从眼睑开始,并逐渐向下发展累及面颊部表情肌等下部面肌;而非典型面肌痉挛是指痉挛从下部面肌开始,并逐渐向上发展,最后累及眼睑及额肌。临床上绝大多数都是典型面肌痉挛。

【辅助检查】

肌电图(EMG)检查可显示肌纤维震颤和肌束震颤波。当刺激面神经后患侧面肌可出现 10~65Hz 同步阵发性急促动作电位,而阵挛抽动者可见 100~300Hz 的动作电位。在面肌痉挛患者中,EMG 可记录到一种高频率的自发电位(最高每秒可达 150 次),异常肌反应(abnormal muscle response,AMR)是面肌痉挛特有的异常肌电反应,AMR 阳性支持面肌痉挛诊断。影像学检查包括 CT 和 MRI,用以明确可能导致面肌痉挛的颅内病变,另外三维时间飞越法磁共振血管成像(3D-TOF-MRA)还有助于了解面神经周围的血管分布。

【诊断及鉴别诊断】

1. 诊断　面肌痉挛的诊断主要依赖于特征性的临床表现。对于缺乏特征性临床表现的患者需要借助辅助检查予以明确,包括电生理、影像学检查及卡马西平治疗试验。

2. 鉴别诊断

(1)双侧眼睑痉挛:表现为双侧眼睑反复发作的不自主闭眼,双侧眼睑往往同时起病,常伴睁眼困难和眼泪减少,随着病程延长,症状始终局限于双侧眼睑。

(2)Meige 综合征:患者多以双侧眼睑反复发作的不自主闭眼起病,随着病程延长,逐渐出现眼裂以下面肌不自主抽动,且肌肉痉挛的范围会向下扩大,甚至累及颈部、四肢和躯干肌肉。

(3)咬肌痉挛:为单侧或双侧咀嚼肌痉挛,患者可出现不同程度的上下颌咬合障碍、磨牙和张口困难,三叉神经运动支病变是可能的原因之一。

(4)面瘫后遗症:表现为同侧面部表情肌活动受限,同侧口角不自主抽动以及口角与眼睑的联带运动,依据确切的面瘫病史可以鉴别。

笔记栏

【治疗】

1. 药物治疗 ①面肌痉挛治疗的常用药物包括卡马西平、奥卡西平以及安定等。其中，卡马西平成人最高剂量不应超过 1 200mg/d。备选药物为苯妥英钠、巴氯芬、氯硝西泮、托吡酯、加巴喷丁及氟哌啶醇等。②药物治疗可减轻部分患者的面肌抽搐。③药物治疗常用于发病初期、无法耐受手术或者拒绝手术者，以及作为术后症状不能缓解者的辅助治疗。对于临床症状轻、药物疗效显著，且无药物不良反应的患者可长期应用。④药物治疗期间应注意可有肝肾功能损害、头晕、嗜睡、白细胞减少、共济失调、震颤等不良反应，如发生药物不良反应即刻停药。

2. 肉毒素 A（BTX-A）局部注射 是目前治疗面肌抽搐的有效方法，安全、简便易行。主要应用于不能耐受手术、拒绝手术、手术失败或术后复发、药物治疗无效或药物过敏的成年患者。在痉挛明显部位注射 BTX-A，3~5 天起效，疗效可持续 3~6 个月。不良反应有短暂眼睑下垂、视觉模糊、流涎等，数日可消失。

3. 手术治疗 应用上述方法疗效不佳者，如有血管压迫所致面肌痉挛，可采用面神经微血管减压术，周围神经切断术也可有效。

4. 中医药治疗 针刺治疗取穴以面颊局部为主，如太阳、颧髎、攒竹、合谷、颊车，并结合中医辨证配太溪、三阴交、曲池等。

第三节 脊神经疾病

脊神经疾病（spinal nerve diseases）是指由各种原因引起的脊神经支配区的疾病。根据病因分为创伤、嵌压、感染、中毒、营养障碍、遗传等；根据起病形式分为急性、亚急性、慢性等；根据受损部位分为神经节、神经根、神经丛、神经干和神经末梢；根据临床特点分为运动性、感觉性、混合性及自主神经性等；根据损伤范围分为单神经病、多发性神经病等。治疗为病因及对症治疗，必要时可行手术治疗。

一、单神经病及神经痛

单神经病（mononeuropathy）是单一神经受损所出现的支配区运动、感觉功能缺失的症状及体征。神经痛（neuralgia）是指受损神经分布区出现疼痛。临床表现取决于受累神经，其共同症状为受累神经分布区感觉、运动及自主神经功能障碍，腱反射减弱或消失。肌电图和神经传导速度测定有助于诊断。

（一）桡神经麻痹

桡神经（radial nerve）起于臂丛后束，由 C_5~T_1 的神经根纤维组成，其运动支主要支配前臂伸肌（肱三头肌、肘肌），腕部伸肌（桡侧腕伸、尺侧腕伸肌），手指的伸肌（指总伸肌、拇长展肌、拇长伸肌、拇短伸肌）及前臂全部伸肌。主要功能：伸肘、伸腕及伸指；感觉支主要支配前臂背面及手背桡侧面感觉。

【病因】

桡神经是臂丛神经中最易受外伤的一支，病因甚多，可因腋部或上肢受压，感染，肩关节脱臼，肱骨中段骨折，上肢贯通伤，铅、砷、乙醇中毒，手术时上臂长时间过度外展或新生儿脐带绕上臂及前斜角肌压迫等造成。

【临床表现】

桡神经麻痹主要表现为运动障碍，典型症状是垂腕，因不能伸腕和伸指，前臂不能旋后，由于伸肌瘫痪而出现腕下垂。损伤部位不同,临床表现也不同。①高位(腋部)损伤:是由腋下桡神经发出肱三头肌分支以上受损,产生完全性桡神经麻痹,上肢各伸肌完全瘫痪,造成肘、腕、掌指关节均不能伸直,前臂伸直时不能旋后,手通常处于旋前位;②肱骨中 1/3 损伤:是肱三头肌分支以下部位损伤,肱三头肌功能正常;③前臂中 1/3 以下损伤:仅有伸指功能丧失而无腕下垂,因伸腕肌的分支已在前臂上部分出。如损伤在腕关节附近,因各运动支均已发出,可仅有感觉障碍而无运动症状。桡神经的感觉支分布区因与邻近神经重叠,所以感觉减弱区通常只限于拇指和第 1、2 掌骨间隙背面极小部分的"虎口区"(图3-4)。

图 3-4　桡神经损伤感觉分布及腕下垂

【诊断】

根据肘、腕、指不能伸直,拇指不能伸直外展,出现垂腕,手背桡侧及第 1、2 掌骨间隙背面感觉减退,临床诊断不难。

【治疗】

主要为病因治疗及营养神经。桡神经有良好的再生能力,治疗后功能恢复较其他上肢神经为佳。

中医药治疗中,针刺治疗亦应首选,根据部位及辨证选取相应穴位,如肩髃、臂臑、手三里、外关、合谷等穴。

(二)正中神经麻痹

正中神经(medial nerve)由臂丛内侧束及外侧束的中间支在腋动脉前方合并组成,由 $C_6 \sim T_1$ 神经根纤维组成,其运动支主要支配前臂旋前并屈曲(旋前圆肌),支配腕部屈肌(桡侧腕屈肌、掌长肌),支配手指屈肌(各指屈肌、拇对掌肌、拇短屈肌)等几乎前臂所有屈肌及大鱼际肌。主要功能:支配前臂旋前、屈腕、屈指。感觉支主要支配手掌桡侧面(拇指、食指、中指及环指桡侧一半),及中节、远节背侧面的皮肤感觉。

【病因】

外伤、骨折或脱臼、腋和腕部受压、神经炎、颈肋等。由于正中神经在腕部位置最为表浅,易被锐器戳伤或利器切割伤,并常伴屈肌腱受损。

【临床表现】

功能障碍主要表现为握力及前臂旋前功能丧失。当上臂受损致完全性正中神经麻痹,表现为前臂不能旋前,腕外展屈曲不能,拇、食、中指不能屈曲,拇指不能对掌、外展及屈曲,握拳无力。肌肉萎缩尤以大鱼际肌最明显,手掌扁平;拇指内收紧靠食指,呈"猿手"样。前臂中 1/3 或下 1/3 损伤时,运动障碍仅限于拇指外展、屈曲和对掌等(图 3-5)。

图 3-5　正中神经损伤后"猿手"

感觉障碍表现为感觉支所支配的手掌桡侧、桡侧三指和环指的桡侧一半感觉减弱或消失,因正中神经有丰富的交感神经纤维,故损伤后常合并灼性神经痛。

腕管综合征(carpal tunnel syndrome,CTS)是临床最常见的正中神经损伤。正中神经通过腕横韧带下方腕管处受压。常见于中年女性及妊娠期。原因很多,许多疾病如糖尿病、类风湿关节炎、肾衰竭、甲状腺功能低下致内环境改变、腕管水肿而发病,手腕部反复用力或创伤如腕部的慢性劳损、腕管内鞘膜囊肿、腕骨骨折等也可致病。主要临床表现为桡侧三指的感觉异常如麻木、针刺、烧痛感,逐渐出现大鱼际肌萎缩,使拇指外展、对掌功能受损(图 3-6)。

图 3-6　腕管综合征

【诊断】

根据临床表现为正中神经支配区运动感觉障碍及神经电生理检测,诊断不难。

【治疗】

主要为病因治疗及营养神经。腕管综合征治疗包括腕关节制动,用夹板固定腕关节于中间位,避免活动诱发,局部理疗,服用吲哚美辛、布洛芬等非甾体抗炎药,亦可在腕管内注射泼尼松龙0.5ml 加 2% 的普鲁卡因 0.5ml,每周 1 次,4~6 次为一个疗程。若2 次以上无效,肌电图示鱼际肌有失神经支配时可切开腕横韧带松解神经。

中医药治疗亦首选针刺治疗,可取肩髃、臂臑、曲池、手三里、外关、合谷等穴。

(三)尺神经麻痹

尺神经(ulnar nerve)发自臂内侧束,由 C_8~T_1 神经根纤维组成,支配尺侧腕屈肌、指深屈肌尺侧半、小鱼际肌、骨间肌、蚓间肌、拇收肌、小指对掌屈肌等。主要功能:屈腕使手向尺侧倾斜,小指外展、对掌及屈曲等。感觉支主要支配腕以下手内侧及小指、环指尺侧半皮肤。

【病因】

尺神经损伤常见于外伤、压迫、炎症、骨折、麻风等,尺神经在肱骨内上髁后方及尺骨鹰嘴处神经走行最为表浅,是各种外伤等损伤的常见部位。

【临床表现】

功能障碍主要表现为手部小肌肉萎缩、无力、运动丧失,影响手指的精细动作。小鱼际肌、部分大鱼际肌和骨间肌萎缩。由于尺侧腕屈肌麻痹,桡侧腕屈肌拮抗致手偏向桡侧;拇收肌麻痹、拇展肌拮抗致拇指处于外展位;屈肌减退、伸肌过度收缩使手掌指关节过伸,末节屈曲呈"爪形手"。前臂中 1/3 和下 1/3 受损伤时,仅见手部小肌肉麻痹。感觉障碍主要见于手背尺侧、小鱼际肌、小指和环指尺侧半感觉减退或消失。尺神经不完全性损伤可以引起患肢烧灼样痛(图 3-7)。

图 3-7　尺神经损伤"爪形手"

【诊断】

根据特殊的损害体征——"爪形手"和感觉障碍,临床诊断不难。

【治疗】

主要针对病因治疗,也可使用神经营养药及类固醇类药物,辅以理疗,加强功能锻炼。

中医药治疗以针刺治疗为主,穴位为肩髃、曲池、手三里、外关、合谷等。

(四)腓总神经麻痹

腓总神经(common peroneal nerve)起自 L_4~S_1 神经根,为坐骨神经的一个重要分支。从大腿下 1/3 处的坐骨神经分出后,在腘窝处发出腓肠外侧皮神经,支配小腿外侧面感觉。绕腓骨颈外侧,穿过腓骨长肌至腓骨颈的前面,分为腓浅神经及腓深神经,前者支配腓骨长肌及腓骨短肌;后者支配胫骨前肌、踇长伸肌、踇短伸肌及趾短伸肌,并分出皮支到 1、2 趾间背侧。主要功能是足背屈、外展、内收及伸趾等。

【病因】

腓总神经在绕腓骨颈部时易受外伤或外力压迫损伤,如外科手术、腓骨头骨折等,糖尿病、铅中毒、结节性动脉炎及滑囊炎等也可致腓总神经麻痹。

【临床表现】

腓总神经麻痹典型症状是足下垂,足趾不能背屈及外展,翘趾及伸足外翻,足下垂呈马蹄内翻足,走路呈跨阈步态,小腿前外侧及足背包括第 1 趾间隙感觉障碍(图 3-8)。

图 3-8　钩状足(胫神经损伤)与"马蹄"内翻足(腓总神经损伤)

【诊断】

根据病史及典型的垂足、肌肉瘫痪及其感觉障碍分布范围,辅以神经系统检查及肌电图诊断不难。但需注意与坐骨神经病变等的鉴别。

【治疗】

早期治疗尤其重要。首先是病因治疗,因创伤性损伤有手术条件者可考虑手术治疗。继发于结缔组织疾病或糖尿病的要积极治疗原发病。由局部压迫引起的必须立即解除。除进行病因治疗外,可加用神经营养剂、足量 B 族维生素、电刺激、理疗等促进神经功能的恢复。

中医药治疗以针刺治疗为主,可取阳陵泉、足三里、解溪、太冲等穴。

（五）胫神经麻痹

胫神经(tibial nerve)起自 $L_4 \sim S_2$ 神经根,腘窝上角从坐骨神经分出后,由小腿后方直线下行,支配腓肠肌、比目鱼肌、胫骨后肌、趾长屈肌、𬌗长屈肌及足的全部短肌。主要功能:屈膝、足跖屈、内翻及足趾跖屈等。

【临床表现】

胫神经受损,足和足趾屈曲不能,屈膝及足内收受限,跟腱反射及跖反射均减低或消失。足外翻外展状,骨间肌瘫痪致足趾爪形姿势,行走时足跟着地出现"钩状足"。感觉障碍在小腿后面、足底、足外侧缘等,偶有足趾和足心疼痛、烧灼感。

【诊断】

诊断根据病因、临床主要表现及神经电生理检查,可确诊。

【治疗】

针对病因治疗,急性期可用皮质类固醇、神经营养剂、B 族维生素、神经生长因子等。肢体畸形明显,保守治疗无效者可行手术矫正。

中医药治疗以针刺治疗为主,取肾俞、阳陵泉、足三里、委中、承山等穴。

（六）枕神经痛

枕神经痛(occipital neuralgia)是枕大、枕小、耳大神经分布区出现疼痛的总称。三对神经分别来自 C_2、C_3,支配枕部皮肤。

【病因】

常因风寒及感冒引起,有颈椎病、颈椎结核、外伤、骨关节炎、颈枕部肌炎、硬脊膜炎、脊髓肿瘤和转移瘤等,多为继发性神经损害,有时病因不明确。

【临床表现】

临床表现为一侧后枕部甚至包括项部的持续性钝痛,向头顶(枕大神经)、乳突部(枕小神经)或外耳(耳大神经)放散,呈针刺样、刀割样或烧灼样疼痛,患者痛时不敢转头,头颈部有时处于僵直状态。查体:枕大神经出口处有压痛、枕大神经分布区痛觉过敏或减退。

【诊断】

根据病症及病史不难诊断,但要查找原发病灶。

【治疗】

首先是病因治疗,也可用止痛、镇静及神经营养剂、局部封闭、理疗等治疗,效果不佳可选用局部神经阻滞术。

中医药治疗,以川芎、白芷、细辛、延胡索等祛风通络活血;针刺治疗,重点在疼痛局部取穴,取风池、翳风、完骨、合谷等穴。

(七)臂丛神经痛

臂丛由 $C_5 \sim C_8$ 及 T_1 脊神经前支组成,有时 T_2 也参与,主要支配上肢感觉及运动,臂丛神经纤维所组成的神经根和神经干病变时常产生神经支配区疼痛,故称为"臂丛神经痛"。分为原发性和继发性两类。

【病因】

由多种病因引起。臂丛神经痛通常分为原发性和继发性两类,以后者多见。原发性臂丛神经痛无明确病因,可能是一种变态反应性疾病,与病毒感染、疫苗接种、分娩、外科手术等有关。继发性臂丛神经痛按其病损部位可分为根性臂丛神经痛和干性臂丛神经痛:根性痛常见病因有颈椎病、颈椎间盘突出、颈椎结核、骨折、脱位、颈髓肿瘤等;干性痛常见病因有外伤、胸廓出口综合征、锁骨骨折、肺沟瘤、转移性癌肿等。

【临床表现】

原发性臂丛神经痛多见于成年人,急性或亚急性起病,病前或发病初期可有发热、乏力、肌肉酸痛等全身症状,逐渐出现肩、上肢疼痛,几日内就出现上肢无力,反射减弱及感觉障碍。继发性臂丛神经痛主要表现为肩、上肢不同程度的针刺样、烧灼样或酸胀样疼痛,始于肩、颈部,向同侧上肢放射,持续性或阵发性加剧,夜间或上肢活动时明显,臂丛分布区运动、感觉障碍,局限性肌萎缩,腱反射减弱或消失。病程长者有自主神经功能障碍。臂丛神经牵拉试验呈阳性。疼痛多在 1~2 周内消失,功能可在 6~8 周恢复正常。

【诊断】

根据临床表现可分为:①上干损伤:肩关节不能外展、上举,肘关节不能屈曲。腕关节和手功能正常。肩外侧、上臂和前臂桡侧皮肤感觉障碍。②下干损伤:手指和拇指不能屈曲和伸直,拇指不能对掌、对指,手不能合拢和分开。肩、肘、腕关节功能正常。手和前臂尺侧感觉障碍。③根性损伤:上肢瘫痪,无任何运动功能,皮肤感觉障碍。

结合肌电图、神经传导速度等辅助检查诊断,可确诊。需注意与肩周炎、肩关节周围神经炎等鉴别。

【治疗】

首要是病因治疗,其次可辅以消炎镇痛药,如布洛芬、荷包牡丹碱等,与镇静类药如艾司唑仑同时服用效果较好。为减轻神经根水肿和止痛可用 2% 普鲁卡因与泼尼松龙痛点局部封闭。根据情况可试用局部理疗、颈椎牵引及 B 族维生素等综合治疗。

中医药治疗,应用桂枝加葛根汤加用活血化瘀药治疗,以通络止痛。针刺取颈部夹脊穴,推拿颈肩背及一侧上肢部,用㨰法、按法、揉法、拿法、拔伸法、拔伸旋转法、搓拿法等。

（八）坐骨神经痛

坐骨神经痛（sciatic neuralgia）是指沿坐骨神经通路即腰部、臀部、大腿后、小腿后外侧和足外侧的疼痛综合征。坐骨神经发自骶丛，由 L_4~S_3 神经根组成，为全身最长最粗大的神经，自梨状肌下孔出骨盆腔后分布于整个下肢。坐骨神经是大腿肌后群、小腿肌及足底肌的运动神经，也是小腿和足的重要感觉神经。

【病因及发病机制】

原发性坐骨神经痛，又称坐骨神经炎，临床少见，病因未明，主要是坐骨神经的间质炎症，寒冷、潮湿多为诱因，侵犯周围神经外膜导致间质性神经炎，常伴有肌炎或纤维组织炎。

继发性坐骨神经痛，临床常见，是坐骨神经通路受周围组织病变的压迫或刺激所致，根据受损部位可分为根性和干性坐骨神经痛两类。根性坐骨神经痛多见，其病变主要由椎管内疾病（脊髓、马尾炎症、腰骶及椎管内肿瘤、外伤、血管畸形等）及脊柱本身的疾病（腰椎间盘突出、椎管狭窄、腰椎骨关节病、脊柱结核、肿瘤等）引起。其中以腰椎间盘突出最为多见。干性坐骨神经痛的病变主要在椎管外部，常为腰骶神经丛和神经干邻近的病变，由骶髂关节病、髋关节炎及半脱位、盆腔肿瘤、妊娠子宫压迫、臀部注射部位不当等引起。

【临床表现】

本病多见于成年人，以青壮年多见，单侧居多。

1. 根性坐骨神经痛　起病多为急性或亚急性，少数为慢性。开始常有背部酸痛或腰部僵硬感，典型的疼痛是自腰部向一侧臀部及大腿后面、腘窝、小腿外侧和足背放散，烧灼样或刀割样，发作性加剧，夜间更甚。咳嗽、打喷嚏、用力排便时疼痛加重并呈放射性。患者常取特殊的减痛姿势，将患肢微屈并卧向健侧，仰卧起立时将患侧膝关节屈曲，坐下时健侧臀部先着力，站立时身体重心偏向健侧，日久造成脊柱侧弯向患侧，保持特有的姿势。病变水平腰椎棘突或横突常有压痛，叩击痛及放射痛。检查时直腿抬高试验（Lasegue sign）阳性；颏胸试验阳性。L_4、L_5 棘突旁、骶髂旁、腓肠肌处等有压痛点。小腿外侧和足背可有针刺、发麻并伴有轻微感觉减退，出现足和足趾运动功能受损，踝反射减弱或消失。腰骶部 X 线片、CT、MRI、椎管造影有助于脊柱、椎管内疾病的诊断。

2. 干性坐骨神经痛　起病较缓慢，少数为急性。疼痛部位主要沿坐骨神经通路，腰部症状不明显。也同样有根性坐骨神经痛的减痛姿势。沿坐骨神经走行可有下列明显的压痛点：①坐骨孔点：在坐骨孔的上缘，相当于在平尾骨点外侧约 6cm 处（秩边穴处）；②臀点：坐骨结节与股骨大粗隆之间（环跳穴处）；③腘点：腘窝横线中点（委中穴处）；④腓骨点：腓骨小头之下（阳陵泉穴处）；⑤踝点：足外踝之后（昆仑穴处）。Lasegue 征常为阳性。小腿外侧和足背感觉障碍比根性者略为明显，长时间出现坐骨神经支配区的肌肉松弛，并有轻度肌萎缩，踝反射常减退或消失。B 超可发现盆腔相关疾病，EMG 及 NCV 对坐骨神经损害的部位、程度及预后有意义。

【诊断及鉴别诊断】

1. 诊断要点　根据病史、疼痛的分布，加剧或减轻疼痛的特殊姿势，直腿抬高试验阳性，踝反射减弱及影像学检查诊断一般不难。但为了确定其病因，区分根性和干性坐骨神经痛，要注意根性和干性坐骨神经痛的区别是前者在咳嗽、用力时疼痛加剧，且呈放射性，腰椎横突和棘突压痛及叩击痛明显，痛点压痛不明显或轻微，坐骨神经牵拉症状较轻，肌力减退和腱反射消失；干性的压痛点压痛明显，坐骨神经牵拉症状明显，要注意感染性坐骨神经炎、骨盆内疾病、臀部肿瘤或损伤。必要时可进行 CSF、X 线摄片、CT 或 MRI 等检查。

2. 鉴别诊断

（1）急性腰肌扭伤：有明显的外伤史，腰部局部疼痛明显，压痛点在腰部两侧，无放射痛。

（2）腰肌劳损、臀部纤维组织炎、髋关节炎：有下背部、臀部及下肢疼痛，但疼痛、压痛局限不扩散，无感觉障碍、肌力减退等，踝反射一般正常。可行 X 线平片或 MRI 检查。

（3）梨状肌综合征：多因下肢外展位时扭伤，局部肌肉痉挛压迫坐骨神经产生臀部疼痛，臀肌可有萎缩，臀肌深部可触及索状肌束并有压痛，踝反射正常。

【治疗】

1. 病因治疗　积极查找病因，针对不同病因采取不同治疗方案。

2. 对症治疗　①急性期应卧硬板床休息；②应用消炎止痛药物或糖皮质激素口服；③应用 B 族维生素治疗。

3. 理疗　防寒冷和潮湿，局部可进行热敷、透热疗法、离子透入。

4. 中医药治疗　本病属中医"痹证"，风寒型用乌头汤加减、湿热型用四妙丸加减、瘀血型用桃红四物汤加减。针刺取委中、肾俞、大肠俞、环跳、阿是穴等。推拿治疗取腰阳关、大肠俞、环跳、委中等穴及腰臀部和下肢后外侧。手法采用㨰法、按法、揉法、点压、扳法、背法等。

5. 手术治疗　疗效不佳或慢性复发病例可考虑手术治疗。

二、多发性神经病

多发性神经病（polyneuropathy），又称末梢性神经病，也称为周围神经炎或末梢神经炎。病因很多，是肢体远端多发性神经损害。主要表现为四肢远端对称性感觉、运动和自主神经功能障碍。

【病因】

引起多发性神经病的原因很多。

1. 中毒　①药物：呋喃类药物、异烟肼等；②化学品：苯胺、有机氯杀虫剂、有机磷农药等；③重金属：砷、铅、汞、磷等。

2. 代谢及内分泌障碍　糖尿病、尿毒症、痛风、黏液性水肿、血卟啉病、淀粉样变性、肢端肥大症及恶病质等。

3. 营养障碍　B 族维生素（维生素 B_1、烟酸、维生素 B_{12}）缺乏、妊娠、慢性酒精中毒及胃肠道的慢性疾病和术后。

4. 感染　①细菌毒素，如白喉、破伤风、细菌性痢疾等；②周围神经的直接感染如麻风、带状疱疹等；③伴发或继发于各种急性和慢性感染，如流行性感冒、麻疹、水痘、腮腺炎、猩红热等。

5. 感染后或变态反应　急性炎症性脱髓鞘性神经根神经病、血清注射或疫苗接种后等。

6. 结缔组织疾病　如红斑狼疮、结节性多动脉炎、类风湿关节炎、干燥综合征等。

7. 遗传　遗传性运动感觉神经病、进行性肥大性多发性神经病、遗传性感觉性神经根神经病等。

8. 其他及原因不明　癌瘤性、慢性进行性或复发性多发性神经病。

【病理】

病理改变主要为周围神经轴突变性、节段性脱髓鞘及神经元变性等。最常见的病理改变是轴突变性，自远端逐渐向近端发展，表现为逆死性神经病；如药物、化学品、重金属、酒精中毒、代谢障碍性疾病等。节段性脱髓鞘损害，轴突一般不受累，常见于吉兰 - 巴雷综合征、铅中毒等。神经元变性主要损害脊髓前角细胞或后根神经节细胞，常见于遗传性运动感觉神经病。

【临床表现】

病因不同,起病和病程各不相同,按病程可分为急性、亚急性、慢性、复发性。周围神经的损伤,常是完全性的,神经损伤的共同表现是肢体远端呈对称性分布的感觉、运动和自主神经障碍。

1. 感觉障碍　受累肢体远端早期可出现感觉异常,如针刺、蚁走、烧灼感、触痛和感觉过度等,随病程进展,出现肢体远端对称性深浅感觉减退或缺失,呈手套-袜套样分布。

2. 运动障碍　肢体呈下运动神经元性瘫,远端对称性无力,为轻瘫或全瘫。肌张力低,腱反射减弱或消失。肌肉萎缩,可出现垂腕与垂足。后期伴挛缩及畸形。

3. 自主神经障碍　肢体末端皮肤对称性菲薄、干燥、变冷、苍白或青紫,多汗或无汗,指(趾)甲粗糙、松脆,甚至溃烂,竖毛障碍,高血压及直立性低血压等。

实验室 CSF 检查一般正常,个别患者 CSF 蛋白含量轻度升高。EMG 为神经源性损害,NCV 可有不同程度的减慢。神经组织活检可见周围神经节段性髓鞘脱失或轴突变性。

【诊断及鉴别诊断】

1. 诊断要点　根据临床主要表现肢体远端手套-袜套样分布的对称性感觉障碍,末端明显的弛缓性瘫痪,自主神经障碍,EMG 及 NCV 和神经组织活检的改变,诊断并不困难。但多发性神经病的病因,要根据病史、病程、特殊症状及相关实验室检查综合分析确定。

2. 鉴别诊断

(1)周期性瘫痪:多发于壮年,四肢近端无力,无感觉障碍,病情迅速恢复,多钾盐治疗有显效。

(2)急性脊髓炎:截瘫或四肢瘫,传导束性感觉障碍、锥体束征和括约肌功能障碍。

【治疗】

1. 病因治疗　针对病因采用不同方法,糖尿病者应注意控制血糖;药物所致者需立即停药,除加大输液量、利尿、通便外,应予大剂量维生素 B_6 治疗;乙醇中毒者需戒酒,并应用大剂量维生素 B_1 肌内注射;重金属及化学品中毒应立即脱离中毒环境,及时应用特殊解毒剂治疗;尿毒症性可行血液透析或肾移植;结缔组织疾病及变态反应性疾病可应用糖皮质激素治疗;营养缺乏代谢障碍及感染所致,应积极治疗原发病。

2. 一般治疗　急性期应卧床休息,适当增加营养,勤翻身,随时按摩瘫痪肢体,早日做被动或主动锻炼,防止肌肉萎缩。有垂手、垂足时可用夹板或支架固定于功能位置,以防止肢体发生挛缩或畸形。恢复期可用理疗及穴位注射等,以促进肢体功能恢复。

各种原因引起的多发性神经病,均应早期足量地应用维生素 B_1、维生素 B_2、维生素 B_6、维生素 B_{12} 及维生素 C 等。尚可根据病情选用 ATP、辅酶 A、地巴唑、肌苷等药物。疼痛剧烈者可选用止痛剂、卡马西平、苯妥英钠或阿米替林。

3. 中医药治疗　中医认为本病是寒湿侵袭,湿热浸淫而致脉络痹阻,病变日久,寒凝血瘀,故方剂应用黄芪桂枝五物汤、二妙散、真武汤等治疗;针刺上肢取肩髃、曲池、外关、合谷、八邪等穴,下肢取环跳、阳陵泉、足三里、解溪、八风等穴。

三、吉兰-巴雷综合征

吉兰-巴雷综合征(Guillain-Barré syndrome,GBS)是一类免疫介导的急性炎症性周围神经病。临床特征为急性起病,症状多在 2 周左右达高峰,表现为多发神经根及周围神经损害,常有脑脊液蛋白-细胞分离现象,病程多呈单时相自限性,静脉注射免疫球蛋白(intravenous immunoglobulin,IVIg)和血浆置换(PE)治疗有效。

该病包括急性炎性脱髓鞘性多发性神经病(acute inflammatory demyelinating polyneuropathy,

AIDP)、急性运动轴突性神经病(acute motor axonal neuropathy,AMAN)、急性运动感觉轴突性神经病(acute motor sensory axonal neuropathy,AMSAN)、米勒 - 费希尔综合征(Miller-Fisher syndrome,MFS)和急性感觉神经病(acute sensory neuropathy,ASN)等亚型。AIDP 是 GBS 中最常见的类型,也称经典型 GBS,主要病变为多发神经根和周围神经的运动和感觉神经节段性脱髓鞘。年发病率为 0.4~2.5/10 万。任何年龄都可发病,发病无季节差异。

【病因及发病机制】

病因尚未明确。部分患者病前有非特异性病毒感染或疫苗接种史,还可能与巨细胞病毒、EB 病毒、肺炎支原体、乙型肝炎病毒、HIV 感染有关。以腹泻为前驱症状的患者空肠弯曲菌(campylobacter jejuni,CJ)感染率可高达 85%,常引起急性运动轴索型神经病。此外,白血病、淋巴瘤、器官移植后免疫抑制剂的应用或患有系统性红斑狼疮、桥本甲状腺炎等自身免疫病者常合并 GBS。

多项研究提示,GBS 的发病具有体液与细胞双重免疫的特点。该病是自身免疫调节失衡,由细胞 / 体液免疫参与引起的免疫介导的周围神经病。免疫致病因子可能存在于患者血液中,主要是抗周围神经髓鞘抗体或对髓鞘有毒性的细胞因子。

【病理】

病变位于神经根、神经节和周围神经及脑神经,偶可累及脊髓,以神经根、神经干和神经丛的改变最为明显。病理变化为周围神经组织小血管淋巴细胞、巨噬细胞浸润,神经纤维脱髓鞘,严重病例可继发轴突变性(轴突型 GBS)。在恢复过程中,髓鞘修复,但淋巴细胞浸润可持续存在。脑神经核细胞和前角细胞亦退行性变。肌肉呈现失神经性萎缩。

思政元素

求 真 务 实

"健康所系,性命相托",医生担负着救死扶伤的神圣使命,清代名医叶天士曾云:"医可为而不可为,必天资敏悟,读万卷书,而后可借术以济世。不然,鲜有不杀人者,是以药饵为刀刃也。"因此,一名合格的医生,必须具备求真务实的医学科学精神,正如新安名医程国彭所说:"思贵专一,不容浅尝者问津;学贵沉潜,不容浮躁者涉猎。"医生应当有一种打破砂锅问到底的精神,遇到医学难题和困惑时要追本求源,不能人云亦云。中国工程院院士李春岩,正是用实践笃行着这种严谨的治学态度。19 世纪 70 年代到 90 年代,李春岩医生在诊治 GBS 患者时,凭借着扎实而丰富的临床经验、科学而严密的分析,惊奇地发现,该地区患者的肌电图表现与欧美国家报道的病例不一致,而且部分患者的神经病理改变也与经典医学教科书的记载相悖。因此,李春岩医生带领其团队,通过对 300 余例 GBS 患者神经电生理学及 25 例尸体解剖资料进行研究,发现 GBS 不仅存在着急性炎症性脱髓鞘性病变,尚有一种以急性原发性运动神经轴索变性为特征的病理改变,是 GBS 的一种新的亚型,并正式命名为 AMAN。另外,他们通过采取 700 余份标本,经过千余次的培养,从患者粪便中培养出空肠弯曲菌,并利用该菌及菌体成分脂多糖成功诱发出 AMAN 的动物模型。李春岩这一开创性的研究成果,一经发表,立即引起国内外学术界的轰动,进一步揭开了 GBS 的神秘面纱。李春岩医生的上述研究于 1994 年和 2004 年获河北省科学技术进步奖一等奖,1996 年获国家科学技术进步奖二等奖。我们所有医生,在探索疾病的道路上,都要有像李春岩院士一样求真务实的精神,才能成为一名医学大家。

笔记栏

【临床表现】

1. 前驱事件　发病前 4 周常有呼吸道或胃肠道感染等前驱症状,少数患者有疫苗接种史。

2. 起病　急性起病,单相病程。大部分患者的病情在 2 周内达到高峰,几乎所有患者的病情均在 4 周内达到高峰。

3. 症状和体征

(1) 运动障碍:弛缓性肢体肌肉无力是 AIDP 的核心症状。瘫痪肢体对称性无力,多数患者肌无力从下肢开始逐渐累及躯干肌、上肢和脑神经,数日内逐渐加重,少数患者病初呈非对称性。肢体呈弛缓性瘫痪,肌张力正常或降低,腱反射减弱或消失,而且经常在肌力仍保留较好的情况下,腱反射已明显减低或消失,无病理反射;如对称性肢体无力 10~14 天内从下肢上升到躯干、上肢或累及脑神经,称为 Landry 上升性麻痹。严重病例发病后迅速出现四肢瘫痪,呼吸麻痹危及生命。

(2) 感觉障碍:发病时患者可有肢体远端感觉异常,如烧灼感、麻木、蚁走感和刺痛等。下肢疼痛或酸痛,神经干压痛或牵拉痛,可先于或与运动症状同时出现但感觉障碍相对较轻,呈手套 - 袜套样分布。少数患者可出现腓肠肌压痛,偶有克尼格征(Kernig sign)和 Lasegue 征阳性等神经根刺激体征。

(3) 脑神经障碍:部分患者有不同程度的脑神经运动功能损害症状,多为双侧,其中以面部或延髓部肌肉无力常见,且可能作为首发症状就诊;少数患者有张口困难,伸舌不充分和力弱以及眼外肌麻痹。严重者出现颈肌和呼吸肌无力,导致呼吸困难。

(4) 自主神经功能障碍:可见肢体出汗,皮肤潮红,手足肿胀,肢端皮肤干燥,营养障碍,心动过速等。罕见括约肌功能障碍和血压降低。

【实验室检查】

(1) 脑脊液(CSF)检查:①CSF 蛋白细胞分离是 GBS 的特征之一,多数患者在发病几天内蛋白含量正常,2~4 周内蛋白可有不同程度升高,但较少超过 1.0g/L;白细胞计数一般 $<10 \times 10^6$/L;糖及氯化物正常。②部分患者 CSF 抗神经节苷脂抗体阳性。③部分患者 CSF 可有寡克隆区带。

(2) 神经电生理:主要根据运动神经传导测定,判断周围神经是否存在脱髓鞘性病变,在非嵌压部位出现传导阻滞或异常波形离散对诊断脱髓鞘病变更有价值。常选择一侧正中神经、尺神经、胫神经和腓总神经进行测定。神经电生理检测结果必须与临床相结合进行解释。电生理改变的程度与疾病严重程度相关,在病程的不同阶段,电生理改变特点也会有所不同。

神经电生理诊断标准:

1) 运动神经传导:至少有 2 根运动神经存在下述参数中的至少 1 项异常。①远端潜伏期较正常值延长 25% 以上;②运动神经传导速度较正常值减慢 20% 以上;③F 波潜伏期较正常值延长 20% 以上和 / 或出现率下降等,F 波异常往往是最早出现的电生理改变;④运动神经部分传导阻滞:周围神经近端与远端比较,复合肌肉动作电位(compound muscle action potential,CMAP)负相波波幅下降 20% 以上,时限增宽 <15%;⑤异常波形离散:周围神经近端与远端比较,CMAP 负相波时限增宽 15% 以上。当 CAMP 负相波波幅不足正常值下限的 20% 时,检测传导阻滞的可靠性下降。远端刺激无法引出 CAMP 波形时,难以鉴别脱髓鞘和轴索损害。

2) 感觉神经传导:感觉神经传导速度明显减慢,常伴有感觉神经动作电位波幅下降,部分患者可见腓肠神经感觉传导正常,而正中神经感觉传导异常的现象。

3) 针电极肌电图:单纯脱髓鞘病变 EMG 通常正常,如果继发轴索损害,在发病 10 天至

2 周后 EMG 可出现异常自发电位。随着神经再生则出现运动单位电位时限增宽、波幅增高、多相波增多,大力收缩时运动单位募集减少。

(3) 神经活体组织检查:神经活检并非诊断 AIDP 所必需,主要用于不典型患者的鉴别诊断。腓肠神经活体组织检查可见有髓纤维脱髓鞘,少数患者可见吞噬细胞浸润,小血管周围偶有炎症细胞浸润。剥离单纤维可见节段性脱髓鞘。

【诊断及鉴别诊断】

1. 诊断标准 ①常有前驱感染史,急性起病,进行性加重,多在 4 周左右达高峰。②对称性肢体和延髓支配肌肉、面部肌肉无力,重症者可有呼吸肌无力,四肢腱反射减弱或消失。③伴感觉异常和自主神经功能障碍。④CSF 蛋白 - 细胞分离现象。⑤电生理检查提示运动神经传导远端潜伏期延长、传导速度减慢、F 波异常、传导阻滞、异常波形离散等。⑥病程有一定自限性。

2. 鉴别诊断 如果出现以下表现,则一般不支持 GBS 的诊断:①显著、持久的不对称性肢体肌无力。②以膀胱或直肠功能障碍为首发症状或持久的膀胱和直肠功能障碍。③CSF 单核细胞数超过 $50 \times 10^6/L$。④CSF 出现分叶核白细胞。⑤存在明确的感觉障碍平面。

需要与以下主要疾病进行鉴别:

(1) 周期性瘫痪:迅速出现的四肢弛缓性瘫,无感觉障碍和脑神经损害,脑脊液正常,通常血清钾离子浓度低,并有低钾性心电图改变,可有反复发作史。补钾治疗有效。

(2) 脊髓灰质炎:起病时多有发热,体温尚未完全恢复正常时出现肢体瘫痪,常累及一侧下肢,无感觉障碍及脑神经受累。CSF 检查蛋白及细胞正常,偶见细胞稍有增多。肌电图呈失神经改变。

(3) 重症肌无力(myasthenia gravis, MG):四肢近端无力,但起病较慢,无感觉障碍,症状有波动,新斯的明试验及疲劳试验阳性,CSF 正常。

(4) 慢性炎性脱髓鞘性多发性神经病(CIDP):病情在 4 周后仍进展,或复发 2 次以上的患者,需要注意与急性起病的 CIDP 相鉴别。

附:米勒 - 费希尔综合征(MFS)

以眼肌麻痹、共济失调和腱反射消失为主要临床特点。

1. 临床特点 ①任何年龄和季节均可发病。②前驱症状:腹泻和呼吸道感染等,以 CJ 感染常见。③急性起病,病情在数天至数周内达到高峰。④多以复视起病,也可以肌痛、四肢麻木、眩晕和共济失调起病。相继出现对称或不对称性眼外肌麻痹,部分患者有眼睑下垂。⑤可有躯干或肢体共济失调,腱反射减弱或消失,肌力正常或轻度减退。

2. 实验室检查 ①CSF 检查:同 AIDP。②血清免疫学检查:部分患者血清中可检测到空肠弯曲菌抗体。大多数 MFS 患者血清 GQ1b 抗体阳性。③神经电生理检查:感觉神经传导测定可见动作电位波幅下降,传导速度减慢;运动神经传导和 EMG 一般无异常。电生理检查不是诊断 MFS 的必要条件。

【治疗】

1. 一般治疗

(1) 心电监护:有明显自主神经功能障碍者应予心电监护;如果出现直立性低血压、高血压、心动过速、心动过缓、严重心脏传导阻滞、窦性停搏时,须及时采取相应措施。对于存在心动过缓的患者,需评估安装临时心脏起搏器的指征。

(2) 呼吸道管理:有呼吸困难和延髓支配肌肉麻痹的患者应注意保持呼吸道通畅,尤其注意加强吸痰及防止误吸。对病情进展快,伴有呼吸肌受累者,应该严密观察病情;若有明显呼吸困难,肺活量和血氧分压降低显著时,应尽早行气管插管或气管切开,机械辅助通气。

（3）营养支持：延髓支配肌肉麻痹者有吞咽困难和饮水呛咳，需给予鼻饲营养。合并有消化道出血或胃肠麻痹者，则给予静脉营养支持。

（4）其他对症处理：患者如出现尿潴留，需留置尿管；对有神经性疼痛的患者，适当应用药物缓解疼痛；如出现肺部感染、泌尿系感染、压疮或下肢深静脉血栓形成，应及时给予相应处理，以防止病情加重。若语言交流困难和肢体肌无力严重而出现抑郁时，特别是使用气管插管呼吸机支持时，应给予心理支持治疗，必要时口服抗抑郁药物。

2. 免疫治疗

（1）治疗药物：GBS 治疗中可选择的免疫治疗药物包括免疫球蛋白静脉注射（intravenous immunoglobulin，IVIg）和血浆置换（plasma exchange，PE），两者均有效且疗效无差异。IVIg：推荐有条件者尽早应用。400mg/（kg·d），每日 1 次，静脉滴注，连续 3~5 日。PE：每次血浆置换量为 30~50ml/kg，在 1~2 周内进行 3~5 次。PE 的禁忌证主要是严重感染、心律失常、心功能不全、凝血系统疾病等；其不良反应为血流动力学改变，可能造成血压变化、心律失常，使用中心导管可引发气胸和出血以及可能合并败血症。

（2）启动免疫治疗的原则：GBS 发病后尽早采用免疫治疗，可有助于控制疾病进展，减少残疾。建议尽早启动免疫治疗。IVIg 为治疗 GBS 的首选，对于急性重症的 GBS 患者，在有条件的单位可选择 PE。免疫治疗的启动，应兼顾多种因素综合考虑，包括患者治疗时的病程、病情严重程度、疾病发展趋势、个人意愿等。IVIg 治疗后不建议再使用 PE，因后者会将近期输入的 IgG 清除。

（3）糖皮质激素：曾经是治疗 GBS 的主要药物，但国外多项临床试验结果均显示单独应用糖皮质激素治疗 GBS 无明确疗效，糖皮质激素和 IVIg 联合治疗与单独应用 IVIg 治疗效果亦无显著差异。因此，国外的 GBS 指南均不推荐应用糖皮质激素治疗。但在我国，由于各种不同因素的限制，一些无法接受 IVIg 或 PE 治疗的患者仍在应用糖皮质激素，尤其对早期或重症患者。

3. 神经营养　B 族维生素治疗，包括维生素 B_1、维生素 B_{12}（甲钴胺、氰钴胺）、维生素 B_6 等。

4. 康复治疗　病情稳定后，早期进行正规的神经功能康复锻炼，以预防失用性肌萎缩和关节挛缩。

知识链接

慢性炎性脱髓鞘性多发性神经病（chronic inflammatory demyelinating polyneuropathy，CIDP）的诊断

1. 慢性进展性、阶梯样加重，反复、对称性四肢远端和近端无力伴感觉障碍，发病至少 2 个月，脑神经可受累，四肢腱反射减弱或丧失。

2. CSF 检查　蛋白 - 细胞分离，蛋白含量波动在 0.75~2g/L，病情严重程度与 CSF 蛋白含量呈正相关。

3. 电生理检查　早期行 EMG 检查显示神经传导速度减慢，F 波潜伏期延长。

4. 腓肠神经活检　见反复节段性脱髓鞘与再生形成的"洋葱头样"改变。

【预后】

大部分 GBS 患者病情在 2 周内达到高峰，继而持续数天或数周后开始恢复，少数患者

在病情恢复过程中出现波动。多数患者神经功能在数周至数月内基本恢复,少数遗留持久的神经功能障碍。GBS 病死率在 3% 左右,主要死于呼吸衰竭、感染、低血压、严重心律失常等并发症。

(董 旭)

复习思考题

1. 什么是周围神经病?
2. 三叉神经痛的临床表现及治疗有哪些?
3. 三叉神经痛需与哪些疾病进行鉴别诊断?
4. 特发性面神经麻痹与中枢性面瘫的不同点有哪些?
5. 哪些损伤易出现腕管综合征?
6. 脊神经病如何分类?
7. 多发性神经病的病因有哪些?
8. AIDP 的临床特点是什么?
9. AIDP 的治疗原则是什么?

第四章

脊 髓 疾 病

学习目标

1. 掌握脊髓损害的临床表现,包括不完全性脊髓损害和脊髓横贯性损害;掌握本章疾病的临床表现、诊断及治疗。

2. 熟悉本章疾病的病理、辅助检查及鉴别诊断。

3. 了解本章疾病的病因、发病机制及预后。

第一节 概　　述

脊髓是由原始神经管进化发展而来,是脑干向下延伸的部分,是中枢神经系统传入和传出的主要通路,也是脊髓反射的中枢。

脊髓的上端于枕骨大孔水平与延髓相接,下端至第一腰椎下缘形成脊髓圆锥。脊髓自上而下分为 31 个节段发出 31 对脊神经,包括颈(C)神经 8 对,胸(T)神经 12 对,腰(L)神经 5 对,骶(S)神经 5 对,尾(Co)神经 1 对。脊髓呈前后稍扁的圆柱形,全长粗细不等,有颈膨大(C_5~T_2)和腰膨大(L_1~S_2)两个膨大部,分别发出支配上肢及下肢的神经根。

脊髓由三层结缔组织被膜包裹,最外层为硬脊膜,硬脊膜与脊椎骨膜间隙为硬膜外腔,其中含静脉丛和脂肪组织;最内层为软脊膜;硬脊膜与软脊膜间为蛛网膜,蛛网膜与硬脊膜间隙为硬膜下腔,其间无特殊结构;蛛网膜与软脊膜间隙为蛛网膜下腔,与颅内蛛网膜下腔相通,其间充满脑脊液。

脊髓内部由灰质和白质组成,分别含有大量神经细胞核团和上下行传导束,为各种运动和感觉的初级中枢和重要的反射中枢。

【脊髓损害的临床表现】

主要为运动障碍、感觉障碍、括约肌功能障碍及其他自主神经功能障碍,前两者对脊髓病变水平的定位很有帮助。

1. 不完全性脊髓损害前角损害　主要表现为相应节段支配的肌肉萎缩,腱反射消失,无感觉障碍和病理反射,常伴有肌束震颤;后角损害主要表现为同侧节段性痛、温觉消失,触觉保留的分离性感觉障碍;侧角损害主要表现为血管舒缩障碍,泌汗障碍和营养障碍;中央管附近损害主要表现为双侧对称性的节段分离性感觉障碍,痛温觉减弱或消失,触觉保留。脊髓半侧损害可引起脊髓半切综合征,即布朗 - 塞卡综合征(Brown-Sequard syndrome),主要表现为同侧上运动神经元瘫痪、深感觉障碍、对侧痛温觉障碍等。

2. 脊髓横贯性损害　在受累节段以下双侧上运动神经元瘫痪、感觉全部缺失、括约肌功能丧失。严重横贯性损害急性期呈现脊髓休克（spinal shock），一般持续 2~4 周后，反射活动逐渐恢复，转变为中枢性瘫痪。判定脊髓横贯性损害平面主要依据感觉障碍平面、反射改变及节段性症状，如根痛或根性分布感觉障碍、病变节段会发生肌肉弛缓性瘫痪和萎缩、腱反射缺失等。高颈段（C_1~C_4）、颈膨大（C_5~T_2）、胸段（T_3~T_{12}）、腰膨大（L_1~S_2）、脊髓圆锥（S_3~S_5）、尾节各脊髓节段和马尾损害分别有不同的症状。

【脊髓疾病的定性】

各种脊髓疾病所引起的脊髓损害常具有特殊的好发部位，因此，确定了病变在脊髓横断面上的位置及其所在解剖层次以后，就可以大体上推测出病变的性质，再通过临床的特殊检查及实验室检查进而确立病因诊断。

1. 从病变所在脊髓横断面上的位置来判断 ①后根：神经纤维瘤、神经根炎（带状疱疹等）、椎间盘后突、继发性椎管狭窄；②后根及后索：脊髓肿瘤、脊髓痨、多发性硬化、脊髓血管性病变；③后索及脊髓小脑束：遗传性共济失调症；④后根、后索及侧索：亚急性联合变性、结核性脊膜脊髓炎；⑤侧索及前角：肌萎缩侧索硬化、后纵韧带骨化、颈椎病；⑥前角及前根：脊髓灰质炎、流行性乙型脑脊髓炎、脊髓前动脉综合征；⑦脊髓中央灰质及前角：脊髓空洞症、脊髓血肿、脊髓过伸性损伤、髓内肿瘤；⑧脊髓半切：脊髓髓外肿瘤、脊髓损伤、脊柱结核；⑨脊髓横切：急性脊髓炎、脊髓出血、脊髓外伤、横贯性脊髓炎、脊髓压迫症晚期、硬脊膜外脓肿、转移癌、结核等。

2. 从病变所在解剖层次上来判断 ①髓内病变：脊髓炎、脊髓血管病、血管畸形、代谢或维生素缺乏导致的脊髓病变、脊髓空洞症、室管膜瘤、星形细胞瘤、血管网织细胞瘤；②髓外硬脊膜内病变：神经鞘瘤、脊膜瘤；③髓外硬脊膜外病变：脊索瘤、转移癌、脂肪血管瘤、脓肿等。

第二节 急性脊髓炎

急性脊髓炎（acute myelitis）又称急性横贯性脊髓炎（acute transverse myelitis，ATM），是指各种感染后引起自身免疫反应所致的急性横贯性脊髓炎性病变，以病损水平以下肢体瘫痪、传导束性感觉障碍和尿便障碍为特征。

【病因】

本病病因不明，包括不同的临床综合征，可分为感染后脊髓炎、疫苗接种后脊髓炎、脱髓鞘性播散性脊髓炎、坏死性脊髓炎和副肿瘤性脊髓炎等。多数患者出现脊髓症状前 1~4 周有上呼吸道感染、发疹、腹泻等病毒感染症状，但在病变神经组织未分离出病毒，脑脊液亦未检出抗体。因此，一般认为，与病毒感染直接致病相比，免疫反应诱发起病可能更为重要。

【病理】

本病可累及脊髓的任何节段，胸段（T_3~T_5）最为常见（其原因为该处的血流供应不如他处丰富，易于受累），其次为颈段和腰段。病损为横贯性，亦有局灶性和多灶融合或多个节段病灶散在于脊髓内。肉眼观察受损节段脊髓质地肿胀，严重者变软，软脊膜充血或有炎性渗出物；横切面可见受累脊髓灰白质界限不清，有点状出血。镜下可见软脊膜和脊髓内血管扩张、充血，血管周围炎症细胞浸润，以淋巴细胞和浆细胞为主。灰质内神经细胞肿胀、碎裂、消失，尼氏体溶解；白质中髓鞘脱失、轴突变性，病灶中可见神经胶质细胞增生。脊髓严重损害时可软化形成空腔。

【临床表现】

1. 可发病于任何年龄,青壮年较常见,无性别差异。全年散在发病,以秋冬和冬春季发病较多。发病前数天或 1~2 周常有发热、发疹、上呼吸道感染或腹泻病史,或有过劳、外伤及受凉等诱因。

2. 急性起病,常在数小时至 2~3 天内发展到完全性截瘫。首发症状多为双下肢,尤其远端麻木、无力,进行性加重并迅速上升,病变部位神经根痛或病变节段束带感,进而发展为脊髓完全性横贯性损害,胸髓最常受累。典型表现是:

(1) 运动障碍:急性起病,进展迅速,早期常呈脊髓休克,表现为四肢瘫或双下肢弛缓性瘫痪,肌张力减低、腱反射消失、病理反射阴性、腹壁反射及提睾反射消失。脊髓休克期可为数日至数周或更长,多为 2~4 周,取决于脊髓损害程度及并发症影响。若脊髓损害严重,或合并肺部及尿路感染、压疮者休克期较长。至恢复期肌张力逐渐增高,腱反射活跃,出现病理反射,肢体肌力由远端开始逐渐恢复。

(2) 感觉障碍:病变节段以下所有感觉丧失,在感觉消失平面上缘有一感觉过敏区或束带样感觉异常,随病情恢复,感觉平面逐步下降,但较运动功能恢复慢,也不明显。

(3) 自主神经功能障碍:早期表现为尿潴留,无膀胱充盈感,呈无张力性神经源性膀胱,膀胱可因充盈过度而出现充盈性尿失禁;随着脊髓功能的恢复,膀胱容量缩小,尿液充盈到 300~400ml 时即自主排尿,称反射性神经源性膀胱。损害平面以下无汗或少汗、皮肤脱屑及水肿、指甲松脆和角化过度等。病变水平以上,可有发作性的出汗过度,皮肤潮红,反射性心动过缓等,称自主神经反射异常。

【辅助检查】

1. 实验室检查 伴有发热的患者,外周血象可有轻度的白细胞增高,多数正常。脑脊液压力正常,个别急性期脊髓水肿严重者可有升高,外观无色透明,压颈试验通畅;CSF 细胞数正常或增高,淋巴细胞为主;蛋白含量正常或轻度增高,糖、氯化物正常。

2. 电生理检查 ①视觉诱发电位(visual evoked potential, VEP)正常,可与视神经脊髓炎及多发性硬化鉴别;②下肢体感诱发电位(somatosensory evoked potential, SEP)波幅可明显减低;③运动诱发电位(motor evoked potentia, MEP)异常,可作为判断疗效及预后的指标;④肌电图可呈失神经改变。

3. 影像学检查 脊柱 X 线正常。脊髓 MRI 典型改变是病变部脊髓增粗,病变节段髓内片状或斑点状病灶,呈 T_1 低信号、T_2 高信号,常为多发,或有融合,强度不均;治愈可恢复正常(图 4-1、图 4-2)。但也有脊髓 MRI 始终未显示异常者。

【诊断及鉴别诊断】

1. 诊断根据 病前感染史、急性起病,迅速出现脊髓横贯性损害的临床表现,结合脑脊液和 MRI 检查,诊断并不困难。

2. 鉴别诊断 需与以下引起急性肢体瘫痪的疾病鉴别:

(1) 视神经脊髓炎:除有脊髓炎的症状外,还有视力下降或 VEP 异常,病变范围常超过 3 个脊髓节段,水通道蛋白 4 抗体检测阳性。视神经病变可出现在脊髓症状之前、同时或之后。

(2) 脊髓血管病:①缺血性:脊髓前动脉闭塞综合征容易和急性脊髓炎相混淆,病变水平相应部位出现根痛,短时间内出现截瘫、尿便障碍,但感觉障碍表现为痛温觉缺失、深感觉保留,即脊髓前 2/3 综合征。②出血性:脊髓出血,多由外伤或脊髓血管畸形引起。起病急骤,迅速出现剧烈背痛、截瘫和括约肌功能障碍。CSF 为血性,脊髓 CT 可见出血部位高密度影,脊髓 DSA 可发现脊髓血管畸形。

(3) 急性脊髓压迫症:脊髓结核或转移癌,均可引起病变椎体骨质破坏、塌陷,压迫脊髓

图 4-1 T$_1$WI 示 T$_{10}$~L$_2$ 椎体水平脊髓局限性增粗,呈低信号

图 4-2 T$_2$WI 示 T$_{10}$~L$_2$ 椎体水平脊髓局限性增粗,呈较高信号

出现急性横贯性损害。病变脊柱棘突常有明显突起或后凸成角畸形,脊柱结核常有低热、纳差、消瘦、精神萎靡、乏力等全身中毒症状及其他结核病灶,脊柱 X 线可见椎体破坏、椎间隙变窄及椎旁寒性脓肿阴影等典型改变。转移性肿瘤以老年人多见,X 线可见椎体破坏,能找到原发灶可确诊。

(4) 急性炎症性脱髓鞘性多发性神经病:肢体呈弛缓性瘫痪,末梢型感觉障碍,可伴脑神经损害,括约肌功能障碍少见,即使出现一般也在急性期数天至 1 周内恢复。

(5) 急性硬脊膜外脓肿:有化脓性病灶及感染病史,病变部位有压痛,椎管有梗阻现象,外周血及脑脊液白细胞增高,脑脊液蛋白含量明显升高,MRI 有助于诊断。

【治疗】

本病无特效治疗,主要包括减轻脊髓损害、预防并发症和早期康复训练。

1. 一般治疗　加强护理,防止并发症是保证功能恢复的前提。

(1) 勤翻身、拍背,改善肺泡通气量,防止坠积性肺炎;瘫痪肢体及足应保持功能位,防止肢体痉挛及关节挛缩。

(2) 在骶尾部、足跟及骨隆起处放置气圈,保持皮肤干燥清洁,经常按摩皮肤及活动瘫痪肢体。

(3) 排尿障碍者应行无菌导尿,留置尿管,用 0.9% 生理盐水或 0.02% 呋喃西林进行膀胱冲洗,鼓励患者多饮水,预防尿路感染;高位脊髓炎吞咽困难者应留置胃管。

2. 药物治疗

(1) 皮质类固醇:急性期可采用大剂量甲泼尼龙短程冲击疗法,500~1 000mg 静脉滴注,每日 1 次,连用 3~5 次有可能控制病情发展;也可用地塞米松 10~20mg 静脉滴注,每日 1 次,7~14 日为一疗程;使用上述两药后可改用泼尼松口服,40~60mg/d,维持 4~6 周后或随病情好转逐渐减量停药。

(2) 大剂量免疫球蛋白:成人用量 0.4g/(kg·d),一般每日用量为 20g 左右,儿童用量 200~400mg/(kg·d),静脉滴注,每日 1 次,连用 3~5 日为一疗程。

(3) 维生素 B 族:有助于神经功能恢复。常用维生素 B$_1$ 100mg,肌内注射;维生素 B$_{12}$ 500~1 000μg,每日 1~2 次,肌内注射或静脉给药。

(4) 抗生素:用于预防和治疗泌尿道或呼吸道感染;抗病毒可用阿昔洛韦、更昔洛韦等。

(5) 其他:α-甲基酪氨酸(AMT)可对抗酪氨酸羟化酶,减少去甲肾上腺素(NE)合成,预防出血性坏死的发生。急性期可选择血管扩张药如烟酸、尼莫地平、丹参,神经营养药如三磷酸腺苷、细胞色素C、胞磷胆碱亦可选用,可能有益于促进恢复。

3. 康复治疗　早期的康复治疗与训练有助于肢体功能恢复。瘫痪肢体保持功能位,被动活动与按摩,防止肢体及关节挛缩;当部分肌力恢复时应鼓励患者主动活动。

4. 中医药治疗　本病属于中医"痿证"范畴,急性期中医药及针灸治疗可作为有效治疗手段,恢复期及后遗症期则应着重于针灸配合中药治疗,意在滋补肝肾、强筋壮骨、疏通经络。急性期的针灸治疗,重在通闭开窍,缩短脊髓休克时间,可选用徐氏十三鬼穴治疗。恢复期则重用督脉、华佗夹脊电针与膀胱经、阳明经穴,配合运用芒针、穴位注射等;久病患者则多重用灸法或火针疗法,可使肢体肌力、感觉及括约肌功能明显改善,促进患者的康复。

【预后】

预后与病情严重程度及并发症有关。若无严重并发症,通常3~6个月可基本恢复,生活自理。肢体完全性瘫痪者发病6个月后EMG仍为失神经改变,MRI显示髓内广泛性信号改变、病变范围多于10个节段或下肢MEP无电反应者预后不良。合并压疮、肺或泌尿系感染时常影响病情恢复,遗留后遗症,部分患者可死于并发症。急性上升性脊髓炎和高颈段脊髓炎预后较差,可在短期内死于呼吸循环衰竭。

> ### 📖 知识链接
>
> 急性脊髓炎中的危重型
>
> 急性上升性脊髓炎(acute ascending myelitis)是急性脊髓炎的危重型,其脊髓受累节段呈上升性,起病急骤,病变常在数小时或1~2日内迅速上升至延髓,瘫痪由下肢迅速波及上肢或延髓支配肌群,出现吞咽困难、构音障碍、呼吸肌瘫痪,甚至导致死亡。

第三节　脊髓压迫症

脊髓压迫症(compressive myelopathy),又称为压迫性脊髓病,是指由于椎骨或椎管内的占位性病变而引起的脊髓受压综合征。随着病情的进展,脊髓、脊神经根及脊髓血管不同程度受累,出现不同程度的脊髓半切或横贯性损害及椎管阻塞等特征性综合征。

【病因及发病机制】

1. 病因　①肿瘤:最常见,约占1/3以上,绝大多数源于脊髓组织及邻近结构,如神经鞘膜瘤、脊膜瘤、髓内恶性胶质瘤等,其次为来自肺、乳房、肾脏和胃肠道等的转移瘤,以及淋巴瘤和白血病等。②炎症:如化脓性炎症、结核和寄生虫血行播散,邻近组织蔓延及直接种植(医源性)引起椎管或脊柱急性脓肿、慢性肉芽肿、脊髓蛛网膜炎及蛛网膜囊肿等。③脊柱外伤:如骨折、脱位及椎管内血肿形成。④脊柱退行性病变:如椎间盘脱出症、后纵韧带钙化和黄韧带肥厚等。⑤先天性疾病:如颅底凹陷症、寰椎枕化、颈椎融合畸形等,脊髓血管畸形可造成硬膜外及硬膜下血肿。一般急性脊髓压迫症多源于脊柱旁或硬膜外病因,慢性脊髓压迫症多源于髓内或硬膜下病因。⑥血液疾病:血小板减少症等存在凝血机制障碍的患者,腰椎穿刺后可致硬膜外血肿,致使脊髓受压。

2. 发病机制　脊髓受压早期可通过移位、排挤脑脊液及表面静脉的血液得到代偿,外形虽有明显改变,但神经传导路径并未中断,可不出现神经功能受损;后期代偿可出现骨质吸收,使局部椎管扩大,此时多有明显的神经系统症状与体征。脊髓受压产生病变的性质和速度影响其代偿机制发挥的程度,急性压迫通常无充分代偿的时机,脊髓损伤严重;慢性受压时能充分发挥代偿机制,病情相对较轻,预后较好。病变部位对损伤后果亦有影响,如髓内病变直接侵犯神经组织,症状出现较早;髓外硬膜外占位性病变由于硬脊膜阻挡,对脊髓压迫比硬膜内病变轻。如动脉受压而供血不足,可引起脊髓变性萎缩;静脉受压导致淤血,引起脊髓水肿。

【临床表现】

1. 急性脊髓压迫症　病情进展迅速,脊髓功能常于数小时至数日内完全丧失,多表现脊髓横贯性损害,出现病损平面以下的运动、感觉、自主神经功能缺失的症状和体征,常出现脊髓休克。

2. 慢性脊髓压迫症　呈缓慢进行性发展。髓内压迫性病变,神经根刺激征不明显,可早期出现尿便障碍及受损节段分离性感觉障碍。髓外压迫性病变,通常表现为:①根痛期:神经根痛及脊膜刺激症状;②脊髓部分受压期:表现脊髓半切综合征;③完全受压期:出现脊髓横贯性损害。三期的表现并非绝对孤立,常可相互重叠。

(1) 神经根症状:表现为根痛或局限性运动障碍。病变刺激引起后根分布区自发性疼痛,常如电击、烧灼、刀割或撕裂样,用力、咳嗽、排便等增加胸、腹腔压力的动作可触发或加剧疼痛,体位改变可使症状减轻或加重,有时可表现相应节段的"束带感",神经根症状可随病情进展由一侧、间歇性变为两侧、持续性。检查可发现感觉过敏带,后期为节段性感觉障碍。脊髓腹侧病变使前根受压,早期出现运动神经根刺激症状,表现其支配肌群肌束颤动,以后出现肌无力或肌萎缩。根性症状对于判定病变水平很有价值。

(2) 感觉障碍:脊髓丘脑束受损产生对侧较病变水平低 2~3 个节段以下的躯体痛、温觉减退或缺失,受压平面高者症状明显。由于感觉传导纤维在髓内有一定的排列顺序,故髓内、髓外病变感觉障碍的水平及发生次序不同,髓内病变早期为病变节段支配区分离性感觉障碍,累及脊髓丘脑束时感觉障碍自病变节段向下发展,鞍区($S_3~S_5$)感觉保留至最后才受累,称为"马鞍回避";髓外病变感觉障碍常自下肢远端开始向上发展至受压节段,此特征有助于髓内外病变的鉴别。后索受压可产生病变水平以下同侧深感觉缺失。晚期出现脊髓横贯性损害,病变水平以下各种感觉缺失。

(3) 运动障碍:一侧或双侧锥体束受压引起病变以下同侧或双侧肢体痉挛性瘫痪,表现肌张力增高、腱反射亢进及病理征阳性。初期双下肢呈伸直样痉挛性瘫,晚期多呈屈曲样痉挛性瘫。脊髓前角及前根受压可引起病变节段支配肌肉弛缓性瘫痪,伴有肌束颤动和肌萎缩。急性脊髓损害早期表现脊髓休克,病变水平以下肢体呈弛缓性瘫。

(4) 反射异常:受压节段因后根、前根或前角受累而出现病变节段腱反射减弱或消失,锥体束受损则损害水平以下同侧腱反射亢进、病理反射阳性、腹壁反射和提睾反射消失。脊髓休克时各种反射均不能引出。

(5) 自主神经症状:髓内病变较早出现括约肌功能障碍,病变在圆锥以上早期出现尿潴留和便秘,晚期出现反射性膀胱;马尾、圆锥病变出现尿便失禁。病变水平以下因血管运动和泌汗功能障碍,可见少汗、无汗、皮肤干燥及脱屑,指(趾)甲失去光泽,皮下组织松弛,容易发生压迫性溃疡(压疮)。

(6) 脊膜刺激症状:多由硬膜外病变引起,表现为脊柱局部自发痛、叩击痛、活动受限,颈部抵抗和直腿抬高试验阳性等。

【辅助检查】

适当的辅助检查,有助于确定病变的节段、性质及压迫程度。

1. 脑脊液(CSF)检查 CSF 动力学变化、CSF 常规及 CSF 生化检查对判定脊髓压迫症及程度很有价值。如压迫性病变造成脊髓蛛网膜下腔完全阻塞时,在阻塞水平以下测压力很低,甚至测不出;部分性阻塞或未阻塞者,压力正常甚至增高。压颈试验可证明有无椎管梗阻,但试验正常不能排除梗阻。椎管严重梗阻时 CSF 蛋白含量明显增高而细胞数正常,即蛋白-细胞分离;蛋白含量超过 10g/L 时,CSF 呈黄色,流出后可自动凝结,称为弗鲁安综合征(Froin syndrome)。一般梗阻越完全、时间越长、梗阻平面越低,蛋白含量越高。怀疑硬脊膜外脓肿时,切忌在脊柱压痛部位及其附近进行腰椎穿刺,以防将病原菌带入蛛网膜下腔,造成化脓性感染。

2. 影像学检查 ①脊柱 X 线摄片可发现脊柱骨折、脱位、错位、结核、骨质增生及椎管狭窄,肿瘤可出现椎弓根间距增宽、椎弓根变形、椎间孔扩大、椎体后缘凹陷或骨质破坏等;②椎管造影可显示脊髓梗阻界面,椎管完全梗阻时,上行造影只显示压迫性病变的下界,下行造影显示病变的上界;③CT 及 MRI 能显示脊髓压迫的影像,尤其是 MRI 能清晰显示解剖层次、椎管内软组织病变轮廓,可提供脊髓病变部位、上下缘界线及性质等有价值的信息;④核素扫描能较准确判断阻塞的部位,而且患者的痛苦和不良反应均较少。

【诊断及鉴别诊断】

1. 诊断 首先要明确脊髓损害为压迫性或非压迫性;而后确定受压部位及平面,病变是髓内、髓外硬膜内或髓外硬膜外;最后确定压迫性病变的病因及性质。

(1)病变纵向定位:根据脊髓各节段病变特征确定。早期节段性症状如根痛、感觉减退区、腱反射改变和肌萎缩、棘突压痛及叩击痛,尤以感觉平面最具有定位意义,脊髓造影和 MRI 可辅助定位。

(2)病变横向定位:区分髓内、髓外硬膜内、髓外硬膜外病变,有助于判断病变性质(表 4-1)。

表 4-1 髓内、髓外硬膜内及髓外硬膜外病变的鉴别

症状	髓内病变	髓外硬脊膜内病变	髓外硬脊膜外病变
早期症状	多为两侧	自一侧,很快进展为双侧	多从一侧开始
根性痛	少见,部位不明确	早期常有,剧烈,部位明确	早期可有
感觉障碍	分离性	传导束性,开始多为一侧	多为双侧传导束性
痛温觉障碍	自上向下发展,头侧重	自下向上发展,尾侧重	双侧自下向上发展
脊髓半切综合征	少见	多见	可有
节段性肌无力和萎缩	早期出现,广泛明显	少见,局限	少见
锥体束征	不明显	早期出现,多从一侧开始	较晚出现,多为双侧
括约肌功能障碍	早期出现	晚期出现	较晚期出现
棘突压痛、叩痛	无	较常见	常见
椎管梗死	晚期出现,不明显	中期出现,明显	较早期出现,明显
脑脊液蛋白增高	不明显	明显	较明显
脊柱 X 线平片改变	无	可有	明显
脊髓造影充盈缺损	梭形膨大	杯口状	锯齿状
MRI 检查	脊髓梭形膨大	髓外肿块及脊髓移位	硬膜外肿块及脊髓移位

(3)确定病因和病变性质:病变的部位和发展速度有助于脊髓压迫症病因和病变性质的

判定。一般髓内或髓外硬膜内病变以肿瘤最常见；髓外硬膜外压迫多为椎间盘脱出症，腰段、颈下段多见；外伤、转移瘤亦较多见。急性压迫多为外伤、硬膜外脓肿，外伤性硬膜外血肿症状、体征进展迅速，脓肿常伴有炎症特征；转移瘤发展较快，根痛及骨质破坏明显。

2. 鉴别诊断

（1）急性脊髓炎：急性起病，病前有发热、全身不适等前驱症状，脊髓损害症状在数小时至数日内达到高峰，呈横贯性脊髓损伤体征，以上诸症皆为主要鉴别点。急性期 CSF 蛋白含量可增高，椎管偶有梗阻，MRI 可见病变节段脊髓水肿增粗，酷似髓内肿瘤，但随着病情好转，脊髓水肿可完全消退，此点有助于鉴别。

（2）脊髓空洞症：起病隐匿，病程长，病变多位于下颈段与上胸段，表现病变水平以下分离性感觉障碍、下肢锥体束征，根痛少见，皮肤营养改变明显。腰椎穿刺无梗阻现象，CSF 检查一般正常，MRI 可显示脊髓内长条形空洞。

（3）脊髓亚急性联合变性：起病多呈慢性。出现脊髓后索、侧索及周围神经损害体征。血清中维生素 B_{12} 缺乏、有恶性贫血者可确定诊断。

【治疗】

1. 脊髓压迫症的治疗原则是尽快去除脊髓受压的病因，可行手术治疗者应及早进行，如切除椎管内占位性病变、椎板减压术及硬脊膜囊切开术等。

2. 急性脊髓压迫的手术治疗尤需抓紧时机，力争在起病 6 小时内减压。硬脊膜外脓肿应紧急手术并给予足量抗生素，脊柱结核在根治术的同时进行抗结核治疗，恶性肿瘤或转移瘤可酌情进行手术，术后需进行放疗或化疗，不宜手术者可考虑放疗和化疗。

3. 防治并发症和对症治疗　长期卧床者应防治肺炎、压疮、泌尿系感染和肢体挛缩等并发症，剧烈根痛可给予止痛药。

4. 康复治疗　解除压迫后，应尽早对瘫痪肢体进行积极的康复治疗及功能锻炼。

5. 中医药治疗　针灸可用于脊柱退行性病变，如颈椎间盘脱出症、腰椎间盘脱出症、后纵韧带钙化和黄韧带肥厚等引起的脊髓压迫症的治疗。临床多以疏通督脉、足太阳膀胱经之气为主，常取督脉、华佗夹脊和足太阳膀胱经穴，扶督脉之阳，助膀胱经之气。

【预后】

脊髓压迫症预后的决定因素很多，如病变的性质、解除压迫的可能性及程度，如髓外硬膜内肿瘤多为良性，手术彻底切除预后良好，髓内肿瘤预后较差；受压时间的长短及脊髓功能障碍程度也有重要影响，通常受压时间越短，脊髓功能损害越小，恢复可能性越大，但急性压迫者因不能充分发挥代偿功能，预后较差。

🔍 **知识链接**

脊髓压迫的病理演变过程

脊髓压迫后，受压脊髓局部可出现广泛的病理变化，致使神经功能障碍，有学者通过对颈椎管狭窄患者尸体脊髓的研究发现颈脊髓压迫早期，脊髓灰质内主要表现为神经元的萎缩，白质损伤以原发性脱髓鞘为主，这种脱髓鞘改变被认为是可逆的，在解除压迫后有望恢复正常功能；随着压迫的加重和病程的延长，逐渐出现运动神经元坏死、囊性变和轴索变性，这是一个不可逆的病理过程，减压后脊髓功能不能恢复。慢性脊髓压迫最终将导致不可逆的损伤。因此，尽早解除压迫因素是目前公认的治疗慢性脊髓压迫症的最有效方法。

第四节 脊髓空洞症

脊髓空洞症(syringomyelia)是脊髓中央部形成空洞性病变的一种慢性进行性脊髓变性疾病。病变多位于颈、胸髓,亦可累及延髓,称为延髓空洞症(syringobulbia)。典型临床表现是节段性分离性感觉障碍、病变节段支配区肌萎缩及营养障碍等。

【病因及发病机制】

确切病因及发病机制尚不清楚,目前较普遍的观点是,脊髓空洞症并非单一病因引起的疾病,而是由多种致病因素所致的综合征。

1. 先天性发育异常 有人认为本病由于胚胎期脊髓神经管闭合不全或脊髓内先天性神经胶质增生导致脊髓中心变性所致。由于本病常合并扁平颅底、小脑扁桃体下疝、脊柱裂、脑积水、颈肋、弓形足等畸形,故亦有认为脊髓空洞症是脊髓先天性发育异常所致。

2. 脑脊液动力学异常 颈枕区先天性异常影响 CSF 从第四脑室进入蛛网膜下腔,因脑室内压力搏动性增高并不断冲击脊髓中央管,使之逐渐扩大,最终导致与脊髓中央管相通的交通型脊髓空洞。

3. 脊髓血液循环异常 脊髓肿瘤囊性变、脊髓损伤、脊髓炎伴中央管软化扩张、蛛网膜炎等可引起脊髓血液循环异常,造成脊髓缺血、坏死、软化,形成空洞,其所致的继发性脊髓空洞症多为非交通型。

【病理】

脊髓外形呈梭形膨大或萎缩变细,基本病理改变是空洞形成和胶质增生。空洞壁不规则,由环形排列的胶质细胞及纤维组成。空洞内有清亮液体填充,成分与 CSF 相似,也可为黄色液体,提示蛋白含量增高。空洞最常见于脊髓颈段,可向脑干或胸髓扩展,腰髓较少受累,偶有多发空洞而互不相通。大多数病变首先侵犯灰质前连合,然后对称或不对称地向后角和前角扩展,呈 U 字形分布,最后扩展到该水平的绝大部分。如空洞形成已久,周围胶质细胞增生及肥大,星形细胞形成 1~2mm 厚的致密囊壁,空洞周围有时可见异常血管,管壁呈透明变性。延髓空洞通常呈纵裂状,多为单侧,有些可伸入脑桥,空洞可阻断内侧丘系交叉纤维,累及舌下神经核、迷走神经核。

【临床表现】

发病年龄通常为 20~30 岁,偶尔发生于儿童期或成年以后,男女比例约为 3:1。起病隐匿,病程不规律,缓慢进展。

1. 感觉障碍 因空洞常始于中央管背侧灰质一侧或双侧后角底部,最早症状常为相应支配区自发性疼痛。继而出现节段性分离性感觉障碍,表现为单侧或双侧的手部、臂部或一部分颈部、胸部的痛温觉丧失,典型呈短上衣样分布,而触觉及深感觉相对正常。晚期当空洞扩展至后索和脊髓丘脑束,则出现空洞水平以下传导束性各种感觉障碍。

2. 运动障碍 前角细胞受累出现相应节段肌萎缩、肌束颤动、肌张力减低和腱反射减弱或消失,空洞位于颈膨大,可致双手肌肉明显萎缩,呈"鹰爪"样。空洞水平以下出现锥体束征,提示病变侵及 C_8~T_2 侧角,出现同侧 Horner 征。空洞内发生出血则病情可突然恶化。

3. 神经营养性障碍及其他症状 关节痛觉缺失可引起关节磨损、萎缩和畸形、关节肿大、活动度增加、运动时有摩擦音而无痛觉,即夏科特(Charcot)关节,是本病特征之一。皮肤营养障碍可见皮肤增厚、过度角化,皮肤及手指苍白。痛觉消失区的表皮烫伤、割伤,造成顽固性溃疡及瘢痕形成,甚至指、趾节末端无痛性坏死、脱落,称为 Morvan 征。晚期可有神经源性膀胱和尿便失禁。

4. 延髓空洞症 很少单独发生,常为脊髓空洞的延伸,多不对称,故症状和体征多为单侧性。空洞累及延髓,三叉神经脊束核受损可出现面部痛温觉减退或缺失,呈洋葱皮样分布,从外侧向鼻唇部发展;累及疑核则可产生吞咽困难和饮水呛咳等延髓性麻痹症状;累及舌下神经核则伸舌偏向患侧、同侧舌肌萎缩及肌束颤动;累及面神经核出现周围性面瘫;前庭小脑通路受累可出现小脑性眩晕、眼震和步态不稳。

【辅助检查】

1. 影像学检查

(1) MRI 是确诊本病的首选方法(图 4-3、图 4-4),脊髓和脑的矢状位可清楚地显示空洞的位置、大小、范围,以及是否合并 Arnold-Chiari 畸形等,有助于鉴别其原发性或继发性,选择手术适应证和设计手术方案。

图 4-3 T$_1$WI 示脊髓空洞水样低信号,脊髓增粗　　图 4-4 T$_2$WI 示脊髓空洞水样高信号,脊髓增粗

(2) 延迟脊髓 CT 扫描(DMCT)可清晰显示出高密度的空洞影像。

(3) X 线检查可发现脊柱侧弯或后突畸形、隐性脊柱裂、颈枕区畸形和 Charcot 关节等骨骼畸形。

2. 脑脊液常规及动力学检查无特征性改变,空洞较大时可引起椎管部分梗阻、CSF 蛋白含量增高。

【诊断及鉴别诊断】

1. 诊断根据 多在青壮年期发病,起病隐匿,缓慢进展,常合并其他先天性畸形,出现节段性分离性感觉障碍、肌无力和肌萎缩、皮肤和关节营养障碍,延迟 CT 扫描或 MRI 发现脊髓空洞可确诊,不难做出诊断。

2. 鉴别诊断

(1) 脊髓肿瘤:脊髓腔梗阻时 CSF 蛋白量可增高。但肿瘤病变节段短,进展较快,膀胱功能障碍出现较早,锥体束征多为双侧,可发展为横贯性损害,营养性障碍少见,MRI 可确诊。

(2) 脊髓型颈椎病:亦可出现手及上肢肌萎缩,但不显著。常见根痛、感觉障碍呈根性分布,颈部活动受限。颈椎 X 片、CT 和 MRI 检查可资鉴别。

(3) 肌萎缩侧索硬化:多中年起病,为上、下运动神经元同时受累,严重肌无力、肌萎缩与腱反射亢进、病理反射并存,无感觉障碍和营养障碍,MRI 检查无特异性改变。

(4) 脑干肿瘤:多为青少年发病,病程较短,早期临床常见脑神经损害的症状,晚期可出现交叉瘫等脑桥病变特征,一般无延髓症状、体征。MRI 检查可鉴别。

【治疗】

本病进展缓慢,常可迁延数十年之久。目前尚无特效疗法。

1. 手术治疗 对空洞较大、伴有椎管梗阻者可行上颈段椎板切除减压术,合并颈枕区畸形及小脑扁桃体下疝者可考虑枕骨下减压、手术矫治颅骨及神经组织畸形;张力性空洞可行脊髓切开及空洞—蛛网膜下腔分流术。

2. 对症处理 可给予 B 族维生素、ATP、辅酶 A、肌苷等;伴有疼痛者可给予镇痛剂;痛觉消失者应防止外伤、烫伤或冻伤;辅助被动运动、按摩等,以防止关节挛缩。

3. 中医药治疗 中医认为本病多由肝、肾、脾三脏亏虚,气血不足,髓海不充,肌肉筋脉失养所致。针灸治疗取背俞穴、夹脊穴及手足阳明经穴为主,针刺多用补法。脾肾阳虚型可加灸法,瘀血阻络型可加梅花针浅刺。

【预后】

脊髓空洞症病程进展缓慢,可达数十年,目前尚无特殊有效的治疗手段。针灸能缓解各种类型脊髓空洞症所表现的疼痛及改善其萎缩的肌肉,并能解除患病后出现的部分运动、感觉功能障碍,但疗程较长。

🔍 **知识链接**

脊髓空洞症的分型

根据 Barnett 的分型,脊髓空洞症临床上可分为四型:

1. 脊髓空洞伴第四脑室正中孔堵塞和中央管扩大 合并 I 型 Arnold-Chiari 畸形或由后颅窝囊肿、肿瘤、蛛网膜炎等所致第四脑室正中孔阻塞。

2. 特发性脊髓空洞症。

3. 继发性脊髓空洞症 脊髓肿瘤、外伤、脊髓蛛网膜炎和硬脊膜炎所致。

4. 单纯性脊髓积水或伴脑积水。

第五节 脊髓亚急性联合变性

脊髓亚急性联合变性(subacute combined degeneration of spinal cord,SCD)是由于维生素 B_{12} 缺乏引起的神经系统变性疾病,病变主要累及脊髓后索、侧索及周围神经,严重时大脑白质及视神经亦可受累。临床表现为双下肢深感觉缺失、感觉性共济失调、痉挛性截瘫及周围神经病变等,常伴有贫血的临床征象。

【病因及发病机制】

本病与维生素 B_{12} 缺乏有关,维生素 B_{12} 是核蛋白合成及髓鞘形成所必需的辅酶,缺乏会引起髓鞘合成障碍而导致神经及精神受损;因维生素 B_{12} 还参与血红蛋白的合成,白种人常合并恶性贫血,我国相对少见,但可合并其他类型贫血。正常人维生素 B_{12} 日需求量仅为 $1\sim2\mu g$,摄入的维生素 B_{12} 必须与胃底腺壁细胞分泌的内因子结合成稳定复合物,才不被肠道细菌利用而在回肠远端吸收,维生素 B_{12} 摄取、吸收、结合与转运的任一环节发生障碍均可引起缺乏；这一过程还与唾液中 R 蛋白、转运维生素蛋白有关；内因子分泌的先天性缺陷、萎缩性胃炎、胃大部切除术后、小肠原发性吸收不良、回肠切除、血液中运钴胺蛋白缺乏等是导致维生素 B_{12} 吸收不良的常见病因。一氧化二氮（N_2O，笑气）的滥用或职业暴露也可造成维生素 B_{12} 缺乏。此外，由于叶酸代谢与维生素 B_{12} 代谢有关，叶酸缺乏也可产生神经症状。

【病理】

本病病理改变主要发生在脊髓后索及锥体束，可不同程度地累及脑与脊髓白质、视神经和周围神经，大脑可见轻度萎缩，脊髓切面显示白质脱髓鞘改变；镜下髓鞘肿胀、空泡形成及轴突变性。起初病变为散在分布，以后融合成海绵状坏死灶，伴有不同程度胶质细胞增生。常见周围神经病变，可为脱髓鞘和轴突变性。

【临床表现】

1. 多于中年以后（40~60 岁）起病，男女无明显差异；呈亚急性或慢性临床经过，病情渐进性发展。多数患者在神经症状出现之前有贫血表现，如疲乏无力、倦怠、腹泻和舌淡等，伴血清维生素 B_{12} 降低，部分患者神经症状先于贫血。

2. 首发症状常表现为足趾和手指末端对称性刺痛、麻木和烧灼感等持续性感觉异常，可有对称性的手套、袜套样感觉减退，下肢较重，感觉异常可向上延伸至躯干，胸腹部有束带感。有些患者屈颈时可出现阵发性由脊背向下肢放射的针刺感，即莱尔米特征（Lhermitte sign）。亦可出现精神症状，如易激惹、多疑、情绪不稳、注意力不集中、定向力障碍，继而出现智能减退甚至痴呆。少数患者晚期伴有视神经损害，表现为暗点、视力减退或失明，体检可出现视乳头萎缩，早期无症状患者视觉诱发电位 P100 潜伏期延长。

3. 运动障碍常跟随感觉异常后出现，早期症状为双下肢无力、发硬及手动作笨拙，行走不稳，踩棉花感，可见步态蹒跚、基底增宽；检查双下肢振动觉、位置觉障碍，远端明显，龙贝格征（Romberg sign）阳性。后期可出现双下肢不完全痉挛性瘫，检查可见下肢肌张力增高、腱反射亢进、病理征阳性；周围神经病变较重则表现肌张力减低、腱反射减弱，但病理征常为阳性。晚期可出现括约肌功能障碍。部分患者可出现大小便障碍、直立性低血压、阳痿等症状。

【辅助检查】

1. 血常规及骨髓涂片可表现为不同程度的巨幼细胞贫血；应用维生素 B_{12} 治疗后，网织红细胞上升，同时，骨髓中巨幼红细胞转变成正常形态的红系细胞时即可判断为维生素 B_{12} 缺乏；血清维生素 $B_{12}<148pmol/L（200ng/L）$ 有助于诊断。

2. 脑脊液多正常，少数可有蛋白轻度增高。

3. 注射组胺做胃液分析可发现有抗组胺性胃酸缺乏；内因子抗体、抗胃壁细胞抗体、胃蛋白酶原及胃泌素测定可明确维生素 B_{12} 缺乏的病因，为 SCD 早期诊断提供依据。

4. MRI 可示脊髓呈对称性 T_2WI 高信号，矢状位表现为垂直方向上节段异常信号，轴位表现为"反兔耳征"或"倒 V 征"，多数有强化。

5. 血清甲基丙二酸和同型半胱氨酸水平升高有助于诊断维生素 B_{12} 水平不足，两者敏感度均很高，特异度以甲基丙二酸更优。

6. 诱发电位检查有助于判定亚临床病灶位置；肌电图检查可显示神经传导速度减慢。

【诊断及鉴别诊断】

1. 诊断根据 中年以后发病，脊髓后索、锥体束及周围神经受损的神经系统症状与体征，合并贫血，结合上述辅助检查，维生素 B_{12} 治疗后神经症状改善可确诊。

2. 鉴别诊断 缺乏贫血的实验室检查证据时，须与非恶性贫血型联合系统变性、脊髓压迫症、多发性硬化及周围神经病鉴别。

（1）非恶性贫血型联合系统变性（combined system disease of non-pernicious anemia type）：是一种累及脊髓后索和侧索的内生性脊髓疾病，与恶性贫血无关。本综合征与亚急性联合变性的区别在于整个病程中皮质脊髓束的损害较后索损害出现早且明显，进展缓慢，有关病理和病因所知甚少。

（2）脊髓压迫症：脊髓压迫症多有神经根痛和感觉障碍平面。脑脊液动力学试验呈部分梗阻或完全梗阻，脑脊液蛋白升高，椎管造影及 MRI 检查可作鉴别。

（3）多发性硬化：起病较急，可有明显的缓解复发交替的病史，一般不伴有对称性周围神经损害。首发症状多为视力减退，可有眼球震颤、小脑体征、锥体束征等，MRI、脑干诱发电位有助于鉴别。

（4）周围神经病：可类似脊髓亚急性联合变性中的周围神经损害，但无病理征，亦无后索或侧索的损害表现，无贫血及维生素 B_{12} 缺乏的证据。

【治疗】

1. 维生素 B_{12} 的补充治疗　一旦确诊或拟诊本病，即应立即给予维生素 B_{12} 治疗，否则可造成不可逆性神经损害。肌内注射的初始剂量为 1 000μg/d，连续 4 周，或病情不再进展之后可调整为每次 1 000μg，每周 2~3 次；2~3 个月后，每月 1 000μg 维持或改为口服治疗。如果不能耐受肌内注射治疗，则给予口服治疗，初始剂量为 1 000~2 000μg/d，4 周后改为50~150μg/d。肌内注射或口服治疗持续时间取决于维生素 B_{12} 的缺乏原因。如果原因不可逆转，则治疗应持续终身。合用维生素 B_1 对周围神经受损者效果更好。内因子抗体和 / 或抗胃壁细胞抗体阳性者需要长期大量肌内注射维生素 B_{12} 治疗。

2. 病因治疗

（1）萎缩性胃炎胃液中缺乏游离胃酸，可服用胃蛋白酶合剂或饭前服稀盐酸合剂 10ml，每日 3 次。

（2）贫血患者可用铁剂，如硫酸亚铁每次 0.3~0.6g 口服，每日 3 次；或 10% 枸橼酸铁铵溶液，每次 10ml 口服，每日 3 次。有恶性贫血者，应积极排查胃部肿瘤性病变，治疗建议叶酸每次 5~10mg 与维生素 B_{12} 联合应用，每日 3 次，不予单独使用叶酸，否则会加重精神症状。

3. 加强瘫痪患者的护理，加强瘫痪肢体的功能锻炼，辅以针灸、康复及理疗疗法。

4. 中医药治疗　中医认为该病的主要病因病机是脾胃虚弱，运化失司，致气血不足，肝肾失养，肢体失于温煦、濡养而致。针灸治疗以头针治疗为主，常取顶颞后斜线。周围神经病变较重，如肌张力减低者，取手、足阳明经穴和夹脊穴为主。多用补法，配合灸法治疗。

【预后】

本病如不经治疗，症状会持续进展，病后 2~3 年可致死亡。如能在发病后 3 个月内积极治疗，常可获得完全恢复，故早期确诊、及时治疗是改善本病预后的关键。若充分治疗 6~12 个月后仍有神经功能障碍，进一步改善的可能性较小。

第六节　脊髓血管病

脊髓血管病（vascular diseases of the spinal cord）分为缺血性、出血性及血管畸形三大类。其发病率远低于脑血管疾病，但因脊髓内结构紧密，较小的血管损害就可造成严重的后果。

【病因及发病机制】

由心肌梗死、心脏停搏、主动脉破裂、主动脉造影、胸腔和脊柱手术等引起的严重低血压,以及脊髓动脉粥样硬化、梅毒性动脉炎、肿瘤、蛛网膜粘连均可导致缺血性脊髓病;外伤是椎管内出血最主要的原因,自发性出血多见于脊髓动静脉畸形、血管瘤、血液病、抗凝治疗和肿瘤等;脊髓血管疾病常作为其他疾病的并发症,易被原发病所掩盖。脊髓血管畸形是先天性血管发育异常,以病变压迫、盗血、血栓形成及出血等导致脊髓功能受损。约 1/3 患者可合并相应脊髓节段皮肤血管瘤、颅内血管畸形和脊髓空洞症等。

【病理】

脊髓对缺血的耐受力较强,轻度间歇性供血不足不会造成脊髓明显损害,完全缺血 15 分钟以上方可造成脊髓不可逆损伤。脊髓前动脉血栓形成最常见于颈、胸段,该段是血供的薄弱区;脊髓后动脉左、右各一,故其血栓形成非常少见。脊髓梗死可导致神经细胞变性、坏死,灰白质软化,组织疏松,血管周围淋巴细胞浸润;晚期血栓机化,被纤维组织取代,并有血管再通。脊髓内出血常侵及数个节段,中央灰质者居多;脊髓外出血形成血肿或血液进入蛛网膜下腔,出血灶周围组织水肿、瘀血及继发神经变性。脊髓血管畸形可发生于脊髓的任何节段,无特别好发的部位,是由扩张纤曲的异常血管形成网状血管团及其上下方的供养动脉和引流静脉组成。

【临床表现】

1. 缺血性脊髓血管病

(1)脊髓短暂性缺血发作:类似短暂性脑缺血发作,发作突然,持续时间短暂,不超过 24 小时,恢复完全,不遗留任何后遗症。间歇性跛行和下肢远端发作性无力是本病的典型临床表现,行走一段距离后单侧或双侧下肢沉重、无力甚至瘫痪,休息或使用血管扩张药后缓解;或仅有自发性下肢远端发作性无力,反复发作,可自行缓解,间歇期症状消失。

(2)脊髓梗死:呈卒中样起病,脊髓症状常在数分钟或数小时达到高峰。因发生闭塞的供血动脉不同而出现:①脊髓前动脉综合征:脊髓前动脉供应脊髓前 2/3 区域,易发生缺血性病变,以中胸段或下胸段多见,首发症状常为突然出现病损水平相应部位的根性痛或弥漫性疼痛,起病时表现为弛缓性瘫痪,脊髓休克期过后转变为病变水平以下痉挛性瘫痪;感觉障碍为传导束型,痛温觉缺失而深感觉保留,尿便障碍较明显。②脊髓后动脉综合征:脊髓后动脉极少闭塞,即使发生也因有良好的侧支循环而症状较轻且恢复较快;表现为急性根痛,病变水平以下深感觉缺失和感觉性共济失调,痛温觉和肌力保存,括约肌功能常不受影响。③中央动脉(沟连合动脉)综合征:病变水平相应节段的下运动神经元性瘫痪、肌张力减低、肌萎缩,一般无感觉障碍和锥体束损害。

2. 出血性脊髓血管病 包括硬脊膜外出血、硬脊膜下出血、脊髓内出血和脊髓蛛网膜下腔出血。前两者主要表现为脊髓受压的症状,患者出现截瘫及感觉障碍,症状迅速加重且范围进行性扩大。均可骤然出现剧烈的背痛、截瘫、括约肌功能障碍、病变水平以下感觉缺失等急性横贯性脊髓损害表现。硬膜下血肿比硬膜外血肿少见得多。脊髓蛛网膜下腔出血起病急骤,表现为颈背痛、脑膜刺激征和截瘫等;脊髓表面血管破裂所致也可只出现背痛,无脊髓受压表现。

3. 脊髓血管畸形 动脉性及静脉性罕见,绝大多数为动静脉畸形,多见于胸腰段,其次为中胸段,颈段少见。多在 45 岁前发病,约半数在 14 岁前发病,男女之比为 3∶1。缓慢起病者多见,亦可为间歇性病程,有症状缓解期,类似于多发性硬化。部分患者以运动障碍为主,兼有上下运动神经元受累的体征,类似于肌萎缩侧索硬化。突然发病者系由畸形血管破裂所致,多以急性疼痛为首发症状,出现脑膜刺激征、不同程度的截瘫、根性或传导束性分布的感觉障碍。如脊髓半侧受累,可表现脊髓半切综合征,括约肌功能障碍早期表现为尿便困难,晚期则失禁,也有少数患者表现为单纯脊髓蛛网膜下腔出血。

【辅助检查】

1. 脑脊液检查　在脊髓蛛网膜下腔出血时脑脊液呈血性;椎管梗阻时脑脊液蛋白量增高,压力低。

2. CT 和 MRI 可显示脊髓局部增粗、出血、梗死,增强后可以发现血管畸形。脊髓造影可确定血肿部位,显示脊髓表面血管畸形的位置和范围,但不能区别病变类型。

3. 选择性脊髓动脉造影对脊髓血管畸形的诊断最有价值,可明确显示畸形血管的大小、范围、类型及与脊髓的关系,有助于治疗方法的选择。

【诊断及鉴别诊断】

1. 诊断　脊髓血管病的临床表现较复杂,缺乏特异性检查手段,特别是缺血性病变的诊断有一定难度。常依据动脉硬化、外伤、血压波动等,配合脊髓影像学和脑脊液检查明确诊断。

2. 鉴别诊断　其他原因引起的间歇性跛行:①下肢血管性间歇性跛行:表现为皮温低、足背动脉搏动减弱或消失,超声多普勒检查有助于鉴别;②马尾性间歇性跛行:由于腰椎椎管狭窄所致,常有腰骶区疼痛,症状行走后加重,休息后减轻或消失,腰前屈时症状可减轻,后仰时则加重,感觉症状较运动症状重。

【治疗】

1. 缺血性脊髓血管病的治疗原则与缺血性卒中相似,可应用血管扩张药及促进神经功能恢复的药物,低血压者应予纠正血压,疼痛明显者可给予镇静止痛剂。

2. 硬膜外或硬膜下血肿应紧急手术以清除血肿,解除对脊髓的压迫;其他类型椎管内出血应针对病因治疗,并使用脱水剂、止血剂等。脊髓血管畸形可根据情况行血管结扎、切除或介入栓塞治疗。

3. 截瘫患者应加强护理,防止并发症,如压疮和尿路感染。

4. 中医药治疗　中医认为本病多为脏腑功能失调,或气血素虚,加之劳倦内伤、饮食不节致瘀血阻滞,痰浊内蕴,或气血两虚,肝肾亏损,致使肌肉筋脉失荣,肢体痿软瘫痪。

针灸应尽早介入,对患者肢体的功能康复有较大帮助。针灸治疗可选用十三鬼穴。恢复期则取督脉、足阳明经穴为主,足少阳、足少阴、足厥阴经穴为辅。补泻兼施,可适当用灸法。

【预后】

脊髓血管病预后一般较差。有研究认为,患者脊髓功能受损持续时间对预后的判断有一定帮助,如果从发病开始的 24 小时内没有发生明显恢复,则临床症状有较大改善的可能性很小。

(赵德喜)

复习思考题

1. 脊髓节段与脊椎相对应的关系如何?
2. 急性脊髓炎的诊断依据有哪些?
3. 急性脊髓炎的鉴别诊断有哪些?
4. 髓内病变、髓外硬膜下病变及硬膜外病变三者之间鉴别的要点是什么?
5. 脊髓空洞症的临床特征有哪些?
6. 脊髓亚急性联合变性的临床特征有哪些?

第五章

脑血管疾病

> **学习目标**
>
> 1. 掌握脑血管病的概念、分类、评估步骤、临床表现、诊断、鉴别诊断及治疗。
> 2. 熟悉本章疾病的发病机制、辅助检查。
> 3. 了解本章疾病的流行病学、预后。

第一节 概 述

脑血管疾病(cerebrovascular disease,CVD)是指由各种原因导致的急、慢性脑血管病变的总称。脑卒中(stroke),俗称中风,是指由于急性脑循环障碍所致的局限或全面性脑功能缺损症状,或称急性脑血管病事件,包括脑梗死、脑出血和蛛网膜下腔出血等。

CVD 是神经系统的常见病及多发病,具有发病率、致残率、死亡率和复发率高的特点。已成为我国城市和农村人口的第一位致残和死亡原因,且发病有逐年增多的趋势。以国内近年相关疾病流行病学调查数据推算,我国现有脑卒中存活者 1 100 余万,每年有超过 240 万新发脑卒中病例,并持续以 8.7% 的速度增长。脑卒中发病率男性高于女性,男:女约为(1.3~1.7):1。脑卒中发病率、患病率和死亡率随年龄增长而增加,75 岁以上者发病率是 45~54 岁的 5~8 倍,最新数据显示,脑卒中患病率在 60~64 岁人群中最高,且发病呈年轻化发展趋势,寒冷季节发病率明显增高。我国脑卒中的发病有北方高于南方、西部高于东部的特征。每年死亡病例约为 110 万。

【脑血管疾病分类】

根据神经功能缺损持续时间或病理性质的不同,脑血管疾病有多种分类方法。如按神经功能缺损缺失及持续时间分类,可分为短暂性脑缺血发作、脑卒中、进行性卒中和完全性卒中。根据 2015 年发布的《中国脑血管疾病分类》,将 CVD 分为 13 类。

【脑血管疾病的危险因素】

脑血管病的危险因素分为可干预与不可干预两大类。年龄、性别、种族及遗传因素等是不可干预的危险因素。可干预因素包括高血压、心脏病、糖尿病、吸烟、酗酒、血脂异常、颈动脉狭窄、肥胖、高同型半胱氨酸血症、代谢综合征、睡眠呼吸暂停综合征、缺乏体育活动、饮食营养不合理、口服避孕药等。其中,高血压是卒中最重要的危险因素。

【脑血管疾病的诊断与评估步骤】

脑血管病的诊断原则与其他疾病类似,包括病史、体格检查和实验室检查。根据突然发病、迅速出现局部或全脑损害的症状及体征,颅脑 CT、CTA、MRI 或 MRA、DSA 及 CSF 等检

查发现相应的病灶或相关的疾病证据,结合常有的脑卒中危险因素,一般较容易做出诊断。可采取以下的诊断分析步骤:

1. 是卒中还是其他疾病　重视发病形式、发病时间,同时注意排除脑外伤、中毒、癫痫后状态、瘤卒中、高血压脑病、低血糖昏迷、高血糖昏迷、脑部炎症,以及躯体重要脏器功能严重障碍引起的脑部病变。进行必要的辅助检查。

2. 是哪一类型的卒中　是出血性还是缺血性卒中,根据起病方式、临床表现结合必要的影像学检查来确定。除非有其他原因不能检查或患者条件不允许搬动,所有疑为卒中的患者都应尽快进行头部影像学(CT 或 MRI)检查,观察有无脑梗死、脑出血或蛛网膜下腔出血。

3. 缺血性卒中者是否有溶栓治疗指征　发病时间是否在有效时间窗内,有无溶栓适应证。脑梗死患者进行溶栓之前必须进行相应的影像学(CT 或 MRI)检查。

【治疗】

脑卒中患者应尽早、尽可能收入脑卒中单元,以挽救生命、降低残疾、预防复发和提高生活质量。一般治疗措施包括:维持生命功能、防治并发症等。治疗和管理措施包括:脑卒中单元、溶栓治疗、抗血小板聚集治疗、细胞保护治疗、血管内治疗、外科手术治疗和康复治疗等。对脑卒中危险因素的早期发现和早期干预是减少其复发的关键。

第二节　短暂性脑缺血发作

短暂性脑缺血发作(transient ischemic attack,TIA)基于时间的定义:TIA 是由于血管原因所致的突发性局限性神经功能(脑/脊髓或视网膜)障碍,症状持续时间一般 <1 小时,最长持续时间 <24 小时,且没有明确责任病灶。最新研究表明,如症状持续 1 小时以上,绝大部分神经影像学检查均可发现对应的脑部小梗死灶。基于组织学的定义:TIA 是由脑、脊髓或视网膜缺血所引起的短暂性神经功能障碍,不伴有急性梗死。

目前我国 TIA 的诊治领域"低估、误判"现象严重,TIA 占脑血管病住院构成比仅为 6%,远低于发达国家 30% 左右的比例。中国成人 TIA 流行病学研究显示,其知晓率仅为 3.12%(样本量 9.8 万,162 家全国代表性社区流行病学调查)。中国人口标化 TIA 患病率高达 2.4%,据此推算中国 TIA 现患人群数量高达 1 000 万 ~1 200 万。

【病因及发病机制】

TIA 的发病与动脉粥样硬化、动脉狭窄、心脏病、血液成分改变及血流动力学变化等多种病因及途径有关,主要的发病机制有:①微栓子学说;②在颅内动脉有严重狭窄的情况下,血压的波动可使原来靠侧支循环维持的脑区发生一过性缺血;③血液黏度增高等血液成分改变,如纤维蛋白原含量增高也与 TIA 的发病有关;④无名动脉或锁骨下动脉狭窄或闭塞所致的椎动脉-锁骨下动脉盗血也可引发 TIA。

【临床表现】

1. 临床特点

(1)突然起病,好发于中老年人(50~70 岁),男性多于女性;患者多伴有高血压、动脉粥样硬化、糖尿病或高血脂等脑血管病危险因素。

(2)局灶性脑、脊髓或视网膜功能障碍的症状。

(3)持续时间短暂,多在 1 小时内缓解,最长持续时间 <24 小时。

(4)恢复完全,不遗留神经功能缺损体征。

（5）多有反复发作的病史。

2. 常见不同类型 TIA 的临床症状

（1）颈内动脉系统 TIA：多表现为单眼（同侧）或大脑半球症状。视觉症状表现为一过性黑矇、视野中有黑点等。大脑半球症状多为一侧面部或肢体的无力或麻木，可以出现失语、认知及行为功能的改变。

其中：①大脑中动脉（middle cerebral artery，MCA）供血区缺血可出现对侧肢体的单瘫、轻偏瘫、面瘫和舌瘫，可伴有偏身感觉障碍和对侧同向性偏盲。优势半球受损常出现失语和失用。非优势半球受损可出现空间定向障碍。②大脑前动脉（anterior cerebral artery，ACA）供血区缺血可出现人格和情感障碍、对侧下肢无力等。③颈内动脉（internal carotid artery，ICA）主干 TIA 主要表现为眼动脉交叉瘫（病侧单眼一过性黑矇、失明和／或对侧偏瘫及感觉障碍），Horner 交叉瘫（病侧 Horner 征、对侧偏瘫）。

（2）椎 - 基底动脉系统 TIA：最常见的表现是眩晕、平衡障碍、眼球运动异常和复视。可有单侧或双侧面部、口周麻木，单独出现或伴有对侧肢体瘫痪、感觉障碍，呈现典型或不典型的脑干缺血综合征。

椎 - 基底动脉系统 TIA 还可出现下列几种特殊表现的临床综合征：①跌倒发作（drop attack）：表现为患者转头或仰头时，下肢突然失去张力而跌倒，无意识丧失，常可很快自行站起，常为下部脑干网状结构缺血所致。②短暂性全面遗忘症（transient global amnesia，TGA）：发作时出现短时间记忆丧失，患者对此有自知力，持续数分钟至数十分钟。发作时对时间、地点定向障碍，但谈话、书写和计算能力正常。是大脑后动脉颞支缺血累及边缘系统的颞叶海马、海马旁回和穹窿所致，其具体发作原因不详。③双眼视力障碍发作：双侧大脑后动脉距状支缺血导致枕叶视皮质受累，引起暂时性皮质盲。

【辅助检查】

目的在于明确诊断、确定 TIA 的病因，并寻找可干预的危险因素以及判断预后。

1. 颅脑 CT 和 MRI 颅脑 CT 平扫及普通 MRI 检查大多正常。

2. 超声检查 ①颈动脉超声检查：作为 TIA 患者的一个基本检查手段，常可显示动脉硬化斑块。②经颅彩色多普勒超声：是发现颅内大血管狭窄的有力手段。能发现严重的颅内血管狭窄、判断侧支循环情况、进行栓子监测、在血管造影前评估脑血液循环的状况。③超声心动图：与传统的经胸心脏超声相比，经食管超声心动图（TEE）提高了心房、心房壁、房间隔和升主动脉的可视性，可发现房间隔的异常（房间隔的动脉瘤、未闭的卵圆孔、房间隔缺损）、心房附壁血栓、二尖瓣赘生物以及主动脉弓动脉粥样硬化等多种心源性栓子来源。

3. 脑血管造影

（1）计算机体层血管成像（CTA）和磁共振血管成像（MRA）：是无创性血管成像新技术，但是不如 DSA 提供的血管情况详尽，且可导致对动脉狭窄程度的判断过度。

（2）选择性动脉导管脑血管造影（数字减影血管造影，DSA）：是评估颅内外动脉血管病变最准确的诊断手段（金标准）。但脑血管造影价格较昂贵，且有一定的风险，其严重并发症的发生率约为 0.5%~1.0%。

4. 其他检查 对小于 50 岁的人群，或未发现明确原因的 TIA 患者，或是少见部位出现静脉血栓、有家族性血栓史的 TIA 患者应做血栓前状态的特殊检查。如发现血红蛋白、红细胞比容、血小板计数、凝血酶原时间或部分凝血酶原时间等常规检查异常，须进一步检查其他的血凝指标。血常规和生化检查也是必要的，神经电生理学检查可能发现轻微的脑功能损害。

【诊断及鉴别诊断】

多数 TIA 患者就诊时临床症状已不显著，故诊断多依据病史。

1. 诊断要点

(1)发病突然,中老年患者多见。

(2)局灶性脑、脊髓或视网膜功能障碍的症状,符合颈内动脉或椎-基底动脉系统及其分支缺血表现。

(3)持续时间短暂,恢复完全,不遗留神经功能缺损体征。症状一般持续10~15分钟,多在1小时内,最长不超过24小时。

(4)多有反复发作的病史。

2. 鉴别诊断

(1)癫痫的部分性发作:特别是单纯部分性发作,常表现为持续数秒至数分钟的肢体抽搐或麻木针刺感,症状从躯体的一处开始,并按皮质的功能区向周围扩展。部分性癫痫多为症状性,可有脑电图异常,颅脑CT或MRI检查可能发现脑内局灶性病变。

(2)梅尼埃病:以阵发性眩晕伴恶心、呕吐为主,多伴有耳聋、耳鸣及耳内胀满感等临床表现。发作性眩晕、恶心、呕吐与椎-基底动脉TIA相似,但每次发作持续时间往往超过24小时,伴有耳鸣、耳阻塞感,反复发作后听力减退等症状,除眼球震颤外,无其他神经系统定位体征。发病年龄多在50岁以下。

(3)心脏疾病:阿-斯综合征(Adams-Stokes syndrome)、严重心律失常如室上性心动过速、多源性室性期前收缩、室性心动过速或室颤、病态窦房结综合征等,可因阵发性全脑供血不足出现头昏、晕倒和意识丧失,但常无神经系统局灶性症状和体征,动态心电图监测、超声心动图检查常有异常发现。

(4)其他:脑内肿瘤、低血糖等也可出现类似TIA发作的表现。基底动脉型偏头痛,常有后循环缺血发作,应注意排除。

知识链接

TIA早期卒中风险分层工具为ABCD评分系统。

ABCD评分系统(分)

	指标	ABCD得分	ABCD2得分	ABCD3得分	ABCD3-I得分
年龄(A)	>60岁	1	1	1	1
血压(B)	收缩压>140mmHg 或舒张压>90mmHg	1	1	1	1
临床症状(C)	单侧无力	2	2	2	2
	不伴无力的言语障碍	1	1	1	1
症状持续时间(D)	≥60分钟	2	2	2	2
	10~59分钟	1	1	1	1
糖尿病(D)	有	—	1	1	1
双重(7天内)TIA发作(D)	有	—	—	2	2
影像学检查(I)	同侧颈动脉狭窄≥50%	—	—	—	2
	DWI检查出现高信号	—	—	—	2
总分		0~6	0~7	0~9	0~13

不同 ABCD 评分系统采用的不同风险分层分值(分)

ABCD 评分系统	低危	中危	高危
ABCD	0~2	3~4	5~6
ABCD2	0~3	4~5	6~7
ABCD3	0~3	4~5	6~9
ABCD3-I	0~3	4~7	8~13

注:目前认为应用 ABCD2 评分法进行 TIA 患者的卒中风险分层效能最好。

【治疗】

TIA 是缺血性卒中的高危因素,需对其积极进行分层评价及治疗,整个治疗应尽可能个体化。治疗目的是消除病因、减少及预防复发、保护脑功能。

1. 控制危险因素　有效控制高血压、糖尿病、高脂血症、血液系统疾病、心律失常等危险因素。应使患者血压控制在 BP<140/90mmHg 水平(脑低灌注引起者除外)。糖尿病患者伴高血压者血压宜控制在 BP<130/85mmHg。控制胆固醇 <5.2mmol/L,低密度脂蛋白(low density lipoprotein,LDL)<2.58mmol/L,强化降脂≤1.8mmol/L,目前认为 LDL 与脑卒中的发生密切相关。对颈动脉有明显动脉粥样硬化斑块、狭窄(>70%)或血栓形成,影响脑内供血并有反复 TIA 者,可行颈动脉内膜剥离术、颅内外动脉吻合术或血管内介入治疗等。

2. 药物治疗

(1) 抗血小板聚集治疗:可减少微栓子形成,减少 TIA 复发。①阿司匹林(aspirin)50~300mg/d,餐后服用;②小剂量阿司匹林(25mg)加双嘧达莫缓释剂(200mg)的复合制剂(片剂或胶囊),每日 2 次;③氯吡格雷(clopidogrel)75mg/d,可用于高危人群或对阿司匹林不能耐受者;④TIA 频繁发作时,可考虑选用静脉滴注的抗血小板聚集药物,如奥扎格雷等。

(2) 抗凝治疗:不作为 TIA 的常规治疗,但对于伴发房颤和冠心病的 TIA 患者或 TIA 患者经抗血小板聚集治疗,症状仍频繁发作者,可考虑选用抗凝剂,如肝素、低分子肝素或华法林。华法林的目标剂量是维持国际标准化比值(INR)在 2.0~3.0。新型口服抗凝剂(达比加群、利伐沙班、阿哌沙班以及依度沙班)可作为华法林的替代药物,选择何种药物应考虑个体化因素。

(3) 降纤治疗:对不适合溶栓并经过严格筛选的脑梗死患者,特别是高纤维蛋白血症者可选用降纤治疗。

(4) 脑保护治疗:缺血再灌注使钙离子大量内流引起细胞内钙超载,可加重脑组织损伤,可用钙离子通道拮抗剂(如尼莫地平、氟桂利嗪等)。

(5) 中医药治疗:对合并抗血小板聚集剂禁忌证或抵抗性的老年 TIA 患者可选用活血化瘀类中药治疗。

3. TIA 的外科治疗　对有颈动脉或椎 - 基底动脉严重狭窄(>70%)的 TIA 患者,经抗血小板聚集治疗和 / 或抗凝治疗效果不佳或病情有恶化趋势者,可酌情选择血管内介入治疗、动脉内膜切除术或动脉搭桥术治疗。

【预后】

不同病因的 TIA 患者预后不同。未经治疗或治疗无效的病例,部分发展为脑梗死,部分继续发作,部分可自行缓解。TIA 患者发生卒中的概率明显高于一般人群。一次 TIA 发作后,1 个月内脑卒中发生率为 4%~8%,一年内为 12%~13%,5 年内为 24%~29%。TIA 频繁发作者 48 小时内发生缺血性脑卒中的概率可达 50%。表现为大脑半球症状的 TIA 和伴有颈动脉狭窄的患者有 70% 的人预后不佳,2 年内发生卒中的概率是 40%。椎 - 基底动脉系统 TIA 发生脑梗死比例较少。相比较而言,孤立单眼视觉症状的患者预后较好;年轻 TIA 患者发生卒中的危险较低。

第三节　脑　梗　死

脑梗死(cerebral infarction),又称缺血性脑卒中,是指各种原因所致脑部血液供应障碍,导致脑组织缺血、缺氧性坏死,出现相应神经功能缺损。脑梗死是 CVD 的最常见类型,约占全部 CVD 的 70%。依据脑梗死的发病机制和临床表现,通常将脑梗死分为脑血栓形成(cerebral thrombosis)、脑栓塞(cerebral embolism)、腔隙性脑梗死(lacunar cerebral infarction)。

一、脑血栓形成

脑血栓形成是脑梗死最常见的类型,约占全部脑梗死的 60%,是在各种原因引起的血管壁病变基础上,脑动脉主干或分支动脉管腔狭窄、闭塞或血栓形成,引起脑局部血流减少或供血中断,使脑组织缺血、缺氧性坏死,出现局灶性神经系统症状和体征。

【病因及发病机制】

血管壁病变、血液成分和血流动力学改变是引起脑梗死的主要原因。

1. 动脉硬化　是本病基本病因,特别是脑动脉粥样硬化,其斑块导致管腔狭窄或血栓形成。可见于颈内动脉和椎 - 基底动脉系统任何部位,以动脉分叉处多见。

2. 动脉炎　如结缔组织病、抗磷脂抗体综合征及细菌、病毒、螺旋体感染均可导致动脉炎症,使管腔狭窄或闭塞。

3. 其他　少见原因包括药源性(如可卡因、苯基乙丙胺);血液系统疾病(如红细胞增多症、血小板增多症等);脑淀粉样血管病、烟雾病、肌纤维发育不良和颅内外(颈动脉和椎动脉)夹层动脉瘤等。

【病理】

闭塞血管内可见动脉粥样硬化或血管炎改变、血栓形成或栓子。脑缺血性病变的病理分期:①超早期(1~6 小时):病变脑组织变化不明显,可见部分血管内皮细胞、神经细胞及星形胶质细胞肿胀,线粒体肿胀空化;②急性期(6~24 小时):缺血区脑组织苍白伴轻度肿胀,神经细胞、胶质细胞及内皮细胞呈明显缺血改变;③坏死期(24~48 小时):大量神经细胞脱失,胶质细胞坏变,中性粒细胞、淋巴细胞及巨噬细胞浸润,脑组织明显水肿;④软化期(3 日 ~3 周):病变脑组织液化变软;⑤恢复期(3~4 周后):液化坏死脑组织被吞噬清除,胶质细胞增生,脑小血管增多,小病灶形成胶质瘢痕,大病灶形成中风囊,此期持续数月至 2 年。

急性脑梗死病灶由中心坏死区及周围的缺血性半暗带(ischemic penumbra)组成。坏死区中脑细胞死亡,但缺血性半暗带由于存在侧支循环,尚有大量存活的神经元。如果能在短时间内,迅速恢复缺血性半暗带血流,该区脑组织损伤是可逆的,神经细胞可存活并恢复功能。缺血性半暗带脑细胞损伤的可逆性是缺血性脑卒中患者溶栓治疗的病理学基础。但缺血性半暗带区脑组织损伤的可逆性是有时间限制的,故溶栓治疗的时间窗一般不超过 6 个小时。

【临床特征】

动脉粥样硬化性脑梗死多见于中老年,动脉炎性脑梗死以中青年多见。

1. 多数在安静或睡眠中发病,部分病例在发病前可有 TIA 发作。

2. 病情多在几小时或几天内达到高峰,部分患者症状可进行性加重或波动。

3. 临床表现取决于梗死灶的大小和部位,主要为局灶性神经功能缺损的症状和体征,如偏瘫、偏身感觉障碍、失语、共济失调等,部分可有头痛、呕吐、昏迷等全脑症状。

【不同脑血管闭塞的临床症状】

1. 颈内动脉闭塞 严重程度差异较大,主要取决于侧支循环状况。颈内动脉闭塞发生在颈内动脉分叉后,30%~40% 的病例可无症状。症状性闭塞可出现单眼一过性黑矇,偶见永久性失明(视网膜动脉缺血)或 Horner 征(颈上交感神经节后纤维受损)。远端大脑中动脉血液供应不良,可以出现对侧偏瘫、偏身感觉障碍和 / 或同向性偏盲等,优势半球受累可伴失语症。非优势半球受累可有体象障碍。体检可闻及颈动脉搏动减弱或血管杂音。

2. 大脑中动脉闭塞

(1) 主干闭塞:导致"三偏"症状,即病灶对侧偏瘫(包括中枢性面舌瘫和肢体瘫痪)、偏身感觉障碍及偏盲。可伴有头、眼向病灶侧凝视。优势半球受累出现失语症。非优势半球受累出现体象障碍。重者出现意识障碍。

(2) 皮质支闭塞:①上部分支闭塞导致病灶对侧面部、上下肢瘫痪和感觉缺失,但下肢瘫痪较上肢轻,而且足部不受累。头、眼向病灶侧凝视程度轻。伴 Broca 失语(优势半球)和体象障碍(非优势半球)。通常不伴意识障碍。②下部分支闭塞较少单独出现,导致对侧同向性偏盲或上象限盲,伴 Wernicke 失语(优势半球),急性意识模糊状态(非优势半球),无偏瘫。

(3) 深穿支闭塞:最常见的是纹状体内囊梗死。表现为对侧中枢性均等性轻偏瘫、对侧偏身感觉障碍,可伴对侧同向性偏盲。优势半球病变出现皮质下失语,表现为自发性言语受限,音量小,语调低,持续时间短暂。

3. 大脑前动脉闭塞

(1) 分出前交通动脉前主干闭塞:可因对侧动脉的侧支循环代偿不出现症状,但当双侧动脉起源于同一个大脑前动脉主干时,就会造成双侧大脑半球的前、内侧梗死,导致截瘫、二便失禁、意志缺失、运动性失语综合征和额叶人格改变等。

(2) 分出前交通动脉后大脑前动脉远端闭塞:导致对侧足和下肢感觉运动障碍,而上肢和肩部瘫痪轻,面部和手部不受累。感觉丧失主要是辨别觉丧失,而有时不出现。可以出现尿失禁(旁中央小叶受累)、淡漠、反应迟钝、欣快和缄默等(额极与胼胝体受损),对侧出现强握及吸吮反射和痉挛性强直(额叶受损)。

(3) 皮质支闭塞:导致对侧中枢性下肢瘫,可伴感觉障碍(胼周和胼缘动脉闭塞);对侧肢体短暂性共济失调、强握反射及精神症状(眶动脉及额极动脉闭塞)。

(4) 深穿支闭塞:导致对侧中枢性面舌瘫、上肢近端轻瘫。

4. 大脑后动脉闭塞

(1) 单侧皮质支闭塞:引起对侧同向性偏盲,上部视野较下部视野受累常见,黄斑区视力不受累(黄斑区的视皮质代表区为大脑中、后动脉双重供应)。优势半球受累可出现失读(伴或不伴失写)、命名性失语、失认等。

(2) 双侧皮质支闭塞:可导致完全型皮质盲,有时伴有不成形的视幻觉、记忆受损(累及颞叶)、不能识别熟悉面孔(面容失认症)等。

(3) 大脑后动脉起始段的脚间支闭塞:可引起中脑中央和下丘脑综合征,包括垂直性凝视麻痹、昏睡甚至昏迷;旁正中动脉综合征,主要表现是同侧动眼神经麻痹和对侧偏瘫,即 Weber 综合征(病变位于中脑基底部,动眼神经和皮质脊髓束受累);同侧动眼神经麻痹和对侧共济失调、震颤,即 Claude 综合征(病变位于中脑被盖部,动眼神经和小脑上脚);同侧动眼神经麻痹和对侧不自主运动和震颤,即 Benedikt 综合征(病变位于中脑被盖部,动眼神经、红核和小脑上脚)。

(4) 大脑后动脉深穿支闭塞:丘脑穿通动脉闭塞产生红核丘脑综合征,表现为病灶侧舞蹈样不自主运动、意向性震颤、小脑性共济失调和对侧偏身感觉障碍;丘脑膝状体动脉闭塞产生丘脑综合征(丘脑的感觉中继核团梗死),表现为对侧深感觉障碍、自发性疼痛、感觉过度、轻偏瘫、共济失调、手部痉挛和舞蹈 - 手足徐动症等。

5. 椎 - 基底动脉闭塞　血栓性闭塞多发生于基底动脉中部,栓塞性通常发生在基底动脉尖。基底动脉或双侧椎动脉闭塞是危及生命的严重脑血管事件,引起脑干梗死,出现眩晕、呕吐、四肢瘫痪、共济失调、肺水肿、消化道出血、昏迷和高热等。

(1) 闭锁综合征(locked-in syndrome):基底动脉的脑桥支闭塞致双侧脑桥基底部梗死,临床表现为面颊、咽喉及舌肌麻痹,不能讲话和吞咽,面无表情;不能转头及耸肩,四肢瘫;但意识清楚,听力正常,能感知疼痛,偶有偏身感觉障碍;仅能通过视、听及眼球运动示意和交流,反射性前庭眼反射(玩偶现象)可保留。易误诊为昏迷。

(2) 米亚尔 - 居布勒综合征(Millard-Gubler syndrome):又称脑桥腹外侧综合征。基底动脉短旋支闭塞,表现为病灶侧展神经、面神经周围性麻痹,对侧中枢性偏瘫,有时可伴对侧中枢性舌瘫。

(3) 福维尔综合征(Foville syndrome):又称脑桥旁正中综合征。基底动脉旁中央支闭塞,同侧周围性面瘫、对侧偏瘫和双眼向病变同侧同向运动不能。

(4) 基底动脉尖综合征(top of the basilar syndrome):由于基底动脉尖分叉处闭塞,常累及基底动脉尖端分出的两对小脑上动脉和大脑后动脉,闭塞后导致眼球运动障碍及瞳孔异常、觉醒和行为障碍,可伴有记忆力丧失、对侧偏盲或皮质盲。中老年患者,突发意识障碍,并出现瞳孔改变、动眼神经麻痹、垂直凝视麻痹,运动和感觉障碍较轻,应想到该综合征的可能,如有皮质盲或偏盲、严重记忆障碍更支持。CT 及 MRI 显示双侧中脑、丘脑、枕叶和颞叶多发病灶可确诊。

(5) 瓦伦贝格综合征(Wallenberg syndrome):又称延髓背外侧综合征。由小脑后下动脉或椎动脉供应延髓外侧的分支动脉闭塞所致,表现为:①眩晕、恶心、呕吐及眼震(前庭神经核);②吞咽困难、构音障碍、同侧软腭低垂及咽反射消失(舌咽、迷走神经,疑核);③病灶侧共济失调(绳状体或小脑);④Horner 征(交感神经下行纤维);⑤交叉性偏身感觉障碍,即同侧面部痛、温觉缺失(三叉神经脊束核),对侧偏身痛、温觉减退或丧失(脊髓丘脑侧束)。

6. 特殊类型的脑梗死　常见以下几种类型:

(1) 大面积脑梗死:通常由颈内动脉主干、大脑中动脉主干闭塞或皮质支完全性卒中所致,表现为病灶对侧完全性偏瘫、偏身感觉障碍及向病灶对侧凝视麻痹。病程呈进行性加重,易出现明显的脑水肿和颅内压增高征象,甚至发生脑疝死亡。

(2) 分水岭脑梗死:是由相邻血管供血区交界处或分水岭区局部缺血导致,也称边缘带脑梗死,多因血流动力学原因所致。典型病例发生于颈内动脉严重狭窄或闭塞伴全身血压降低时,亦可源于心源性或动脉源性栓塞。常呈卒中样发病,症状较轻,纠正病因后病情易得到有效控制。可分为皮质前型、皮质后型及皮质下型。

(3) 出血性脑梗死:是由于脑梗死灶内的动脉自身滋养血管同时缺血,导致动脉血管壁损伤、坏死,在此基础上如果血管腔内血栓溶解或其侧支循环开放等原因使已损伤血管血流得到恢复,则血液会从破损的血管壁漏出,引发出血性脑梗死。常见于大面积脑梗死后。

(4) 多发性脑梗死:指两个或两个以上不同供血系统脑血管闭塞引起的梗死,一般由反复多次发生脑梗死所致。

【辅助检查】

1. 实验室检查 血液化验包括血常规、血流变、血生化（包括血脂、血糖、肾功能、血电解质）检测。这些检查有利于发现脑梗死的危险因素。对鉴别诊断也有价值。

2. 神经影像学检查 可以直观显示脑梗死的范围、部位、血管分布、有无出血及病灶的新旧等。

（1）颅脑 CT：是最方便、快捷和常用的影像学检查手段，发病后应尽快进行 CT 检查。虽早期有时不能显示病灶，但对排除脑出血至关重要。多数病例发病 24 小时后逐渐显示低密度梗死灶。发病后 2~15 日可见均匀片状或楔形的明显低密度灶（图 5-1）。CT 的模糊效应：脑梗死 2~3 周，CT 平扫显示病灶等密度，与正常实质难以辨别，成为"模糊效应"，这是因为此时期脑水肿消失而吞噬细胞浸润，组织密度增大所致。大面积脑梗死有脑水肿和占位效应，出血性梗死呈混杂密度。颅脑 CT 缺点是对脑干、小脑部位病灶及较小梗死灶分辨率差。

图 5-1 CT 扫描示低密度脑梗死病灶

（2）颅脑 MRI：可清晰显示缺血性梗死、脑干、小脑梗死、静脉窦血栓形成等。梗死灶 T_1 呈低信号、T_2 呈高信号（图 5-2）。出血性梗死时 T_1 像有高信号混杂。标准的 MRI 序列对发病几小时的脑梗死不敏感，弥散加权成像（DWI）（图 5-3）可显示早期（发病 2 小时内）缺血病变组织的大小、部位，甚至可显示皮质下、脑干和小脑的小梗死灶。为疾病早期的诊断、治疗提供重要信息。

图 5-2 MRI 显示脑梗死

A. T_1 加权像；B. T_2 加权像

（3）DSA、CTA 和 MRA：可以发现血管狭窄、闭塞及其他血管病变，如动脉炎、烟雾病（又称脑底异常血管网病）、动脉瘤和动静脉畸形等，为卒中的血管内治疗提供依据。其中，DSA 是脑血管病变检查的"金标准"，缺点为有创、费用高、技术条件要求高。

3. 经颅多普勒超声(TCD)　通过检测颅内外动脉的血流速度、血流方向、形态、频谱等,TCD可较准确地反映脑动脉的狭窄、痉挛、闭塞等状态,但不能完全代替DSA。TCD、颈动脉彩超(CDFI)可作为脑血管病高危患者筛查和脑血管病的定期检测。

4. 超声心动图检查　可发现心脏附壁血栓、心房黏液瘤和二尖瓣脱垂,对脑梗死同类型间鉴别诊断有意义。

图5-3　DWI显示脑桥梗死

【诊断及鉴别诊断】

1. 诊断要点

(1) 急性起病。

(2) 局灶神经功能缺损(一侧面部或肢体无力或麻木,语言障碍等),少数为全面神经功能缺损。

(3) 症状或体征持续时间不限(当影像学显示有责任缺血性病灶时),或持续24小时以上(当缺乏影像学责任病灶时)。

(4) 排除非血管性病因。

(5) 颅脑CT/MRI排除脑出血。

知识链接

急性缺血性脑卒中诊断流程

第一步,是否为脑卒中? 排除非血管性疾病。

第二步,是否为缺血性脑卒中? 进行颅脑CT/MRI检查,排除出血性脑卒中。

第三步,卒中严重程度? 根据神经功能缺损量表评估,常用量表有:①中国脑卒中患者临床神经功能缺损程度评分量表(1995);②美国国立卫生研究院卒中量表(NIHSS),是目前国际上最常用的量表;③斯堪的纳维亚脑卒中量表(SSS)。

第四步,能否进行溶栓治疗? 核对适应证和禁忌证(见溶栓部分相关内容)。

第五步,病因分型? 参考TOAST标准,结合病史、实验室、脑病变和血管病变等影像检查资料确定病因分型。

---

2. 鉴别诊断

(1) 脑出血:脑梗死有时与小量脑出血的临床表现相似,但后者多为活动中起病、病情进展快,发病当时血压明显升高常提示脑出血,颅脑CT检查发现出血灶可明确诊断。

(2) 脑栓塞:起病急骤,无前驱症状,局灶性体征在数秒至数分钟达到高峰,且多表现为完全性卒中。可发生于任何年龄,以青壮年多见。大多数患者伴有风湿性心脏病、冠心病和严重心律失常等,或存在心脏手术、长骨骨折、血管内介入治疗等栓子来源病史。

(3) 颅内占位性病变:颅内肿瘤、硬膜下血肿和脑脓肿可呈卒中样发病,出现偏瘫等局灶性体征,颅内压增高征象不明显时易与脑梗死混淆,需提高警惕,CT或MRI检查有助于确诊。

🔍 **知识链接**

OCSP 分型和 TOAST 分型

（一）OCSP 分型

牛津郡社区卒中规划（Oxfordshire community stroke project，OCSP）内容如下：

1. 全前循环梗死（TACI） 表现为三联征，即完全大脑中动脉闭塞的表现：①大脑较高级神经活动障碍（意识障碍、失语、失算、空间定向力障碍等）；②同向偏盲；③对侧三个部位（面、上肢与下肢）的运动和 / 或感觉障碍。

2. 部分前循环梗死（PACI） 有以上三联征中的两个，或只有高级神经活动障碍（失语），或感觉运动缺损较 TACI 局限。

3. 后循环梗死（POCI） 表现为各种程度的椎 - 基底动脉综合征：①同侧脑神经瘫痪及对侧感觉运动障碍（交叉性体征）；②双侧感觉运动障碍；③双眼协同活动及小脑功能障碍，无长束征或视野缺损。

4. 腔隙性梗死（LACI） 表现为各种腔隙综合征。常见有纯运动卒中、纯感觉卒中、手笨拙 - 构音障碍综合征、共济失调性轻偏瘫。另有一部分无临床表现，仅在 CT 或 MRI 诊断。

此分型法的最大优点是不依赖于辅助检查，根据临床表现（全脑症状和局灶脑损害症状）可迅速分类，并同时能提示闭塞血管和梗死灶的大小及部位：①TACI：多为 MCA 近段主干，少数为颈内动脉虹吸段闭塞引起的大片脑梗死；②PACI：MCA 远段主干、各级分支或 ACA 及分支闭塞引起的大小不等的梗死；③POCI：脑干、小脑梗死；④LACI：基底节或脑桥小穿通支病变引起的小腔隙灶。

（二）TOAST 分型

目前国际上广泛应用的是 TOAST（the trial of org 10172 in acute stroke treatment，TOAST）分型，即急性卒中治疗低分子肝素试验。

1. 大动脉动脉硬化（large artery atherosclerosis，LAA） 颅内、外大动脉或皮质分支因明显粥样硬化狭窄，或有血管闭塞的临床表现或影像学表现。

2. 心源性栓塞（cardioembolism） 由心源性栓子所致。

3. 小动脉闭塞（small-artery occlusion） 此类亦被称为腔隙性脑梗死。

4. 其他明确病因（stroke of other determined cause） 除以上 3 种明确的病因，由其他少见病因所致的脑梗死。

5. 不明原因型（stroke of undetermined cause） 经临床检查后未发现明显病因患者，不能确诊者。

【治疗】

强调早期诊断、早期治疗、早期康复和早期预防再发。患者应在脑卒中单元（stroke unit，SU）中接受治疗，以最大限度地提高治疗效果和改善预后。

治疗原则包括：①超早期治疗：力争发病后尽早选用最佳治疗方案；②个体化治疗：根据患者年龄、缺血性卒中类型、病情严重程度和基础疾病等采取最适当的治疗；③整体化治疗：采取针对性治疗的同时，进行支持疗法，对症治疗和早期康复治疗，对卒中危险因素及时采取预防性干预。

（一）一般治疗

主要为对症治疗,包括维持生命体征。主要针对以下情况进行处理。

1. 呼吸与吸氧 ①必要时吸氧,应维持氧饱和度 >94%。气道功能严重障碍者应给予气道支持(气管插管或切开)及辅助呼吸。②无低氧血症的患者不需常规吸氧。

2. 心脏监测与心脏病变处理 脑梗死后 24 小时内应常规进行心电图检查,根据病情,有条件时进行持续心电监护 24 小时或以上,以便早期发现阵发性心房纤颤或严重心律失常等心脏病变;避免或慎用增加心脏负担的药物。

3. 体温控制 ①对体温升高的患者应寻找和处理发热原因,如存在感染应给予抗生素治疗,非感染性发热则不推荐使用抗生素进行治疗。②对体温 >38℃的患者应给予退热措施。

4. 血压控制 ①准备溶栓者,血压应控制在收缩压 <180mmHg、舒张压 <100mmHg。②缺血性脑卒中后 24 小时内血压升高的患者应谨慎处理。应先处理紧张焦虑、疼痛、恶心呕吐及颅内压增高等情况。血压持续升高,收缩压 ≥200mmHg 或舒张压 ≥110mmHg,或伴有严重心功能不全、主动脉夹层、高血压脑病的患者,可予降压治疗,并严密观察血压变化。可选用拉贝洛尔、尼卡地平等静脉药物,避免使用引起血压急剧下降的药物。③卒中后若病情稳定,血压持续 ≥140/90mmHg,无禁忌证,可于起病数天后恢复使用发病前服用的降压药物或开始启动降压治疗。④卒中后低血压很少见,原因有主动脉夹层、血容量减少以及心输出量减少等。应积极寻找和处理原因,必要时可采用扩容升压措施。可静脉输注 0.9% 氯化钠溶液纠正低血容量,处理可能引起心输出量减少的心脏问题。

5. 血糖控制 脑梗死急性期高血糖较常见,可以是原有糖尿病的表现或应激反应,应常规检查血糖和糖化血红蛋白。①血糖超过 10mmol/L 时可给予胰岛素治疗,应加强血糖监测,血糖值可控制在 7.7~10mmol/L。②血糖低于 3.3mmol/L 时,可给予 10%~20% 葡萄糖口服或注射治疗。目标是达到正常血糖。

6. 营养支持 应重视脑梗死后液体及营养状况评估,必要时给予补液和营养支持。正常经口进食者无须额外补充营养;不能正常经口进食者可鼻饲,持续时间长者可行胃造口管饲补充营养。

（二）特异性治疗

包括超早期溶栓治疗、抗血小板聚集治疗、抗凝治疗、降纤治疗、脑神经保护治疗和外科治疗等。

1. 改善脑血循环

（1）溶栓:是目前最重要的恢复血流措施,常用药物包括重组组织型纤溶酶原激活物(rt-PA)和尿激酶(UK)。

1）静脉溶栓:包括应用 rt-PA 和 UK。静脉溶栓的适应证、禁忌证及监护:3 小时内静脉溶栓的适应证、禁忌证、相对禁忌证见表 5-1;3~4.5 小时内静脉溶栓的适应证、禁忌证、相对禁忌证及补充内容见表 5-2;6 小时内 UK 静脉溶栓的适应证、禁忌证见表 5-3;静脉溶栓的监护及处理见表 5-4。

①对缺血性脑卒中发病 3 小时内和 3~4.5 小时的患者,应按照适应证和禁忌证(表 5-1、表 5-2)严格筛选患者,尽快静脉给予 rt-PA 溶栓治疗。使用方法:rt-PA 0.9mg/kg(最大剂量为 90mg)静脉滴注,其中 10% 在最初 1 分钟内静脉推注,其余持续滴注 1 小时,用药期间及用药 24 小时内应严密监护患者。②如没有条件使用 rt-PA,且发病在 6 小时内,可参照表 5-3适应证和禁忌证严格选择患者,考虑静脉给予 UK。使用方法:UK100 万 ~150 万 IU,溶于生理盐水 100~200ml,持续静脉滴注 30 分钟,用药期间应如表 5-4 严密监护患者。③不推荐在

表 5-1 3 小时内 rt-PA 静脉溶栓的适应证、禁忌证及相对禁忌证

适应证

1. 有缺血性卒中导致的神经功能缺损症状

2. 症状出现 <3 小时

3. 年龄 ≥18 岁

4. 患者或家属签署知情同意书

禁忌证

1. 近 3 个月有重大头颅外伤史或卒中史

2. 颅内出血（包括脑实质出血、脑室出血、蛛网膜下腔出血、硬膜下/外血肿等）

3. 近 1 周内有在不易压迫止血部位的动脉穿刺

4. 既往有颅内出血病史

5. 颅内肿瘤,动静脉畸形,动脉瘤

6. 近期有颅内或椎管内手术

7. 血压升高:收缩压 ≥180mmHg,或舒张压 ≥100mmHg

8. 活动性内脏出血

9. 急性出血倾向,包括血小板计数低于 100×10^9/L 或其他情况

10. 48 小时内接受过肝素治疗（APTT 超出正常范围上限）

11. 已口服抗凝剂者 INR>1.7 或 PT>15 秒

12. 目前正在使用凝血酶抑制剂或 X a 因子抑制剂,各种敏感的实验室检查异常（如 APTT、INR、血小板计数、ECT、TT 或恰当的 X a 因子活性测定等）

13. 血糖 <2.8mmol/L 或 >22.22mmol/L

14. 近期内有大型外科手术

15. 主动脉弓夹层

16. 近期有胃肠或泌尿系统出血

17. 颅脑 CT 提示多脑叶梗死（低密度影 >1/3 大脑半球）

相对禁忌证

下列情况需谨慎考虑和权衡溶栓的风险与获益（即虽然存在一项或多项相对禁忌证,但并非绝对不能溶栓）:

1. 轻型非致残性卒中

2. 症状迅速改善的卒中

3. 惊厥发作后出现的神经功能损害症状（与此次卒中发生相关）

4. 颅外段颈部动脉夹层

5. 近期有严重的外伤

6. 近 3 个月内有心肌梗死史

7. 妊娠

8. 痴呆

9. 既往遗留较重神经功能障碍

10. 未破裂且未经过治疗的动静脉畸形、颅内小动脉瘤（<10mm）

11. 少量脑出血

12. 使用违禁药物

13. 类卒中

表 5-2　3~4.5 小时内 rt-PA 静脉溶栓的适应证、禁忌证和相对禁忌证

适应证	禁忌证
1. 缺血性卒中导致的神经功能缺损	同表 5-1
2. 症状持续 3~4.5 小时	相对禁忌证(在表 5-1 基础上另行补充如下)
3. 年龄≥18 岁	1. 使用抗凝药物 INR≤1.7,PT≤15 秒
4. 患者或家属签署知情同意书	2. 严重卒中(NIHSS 评分 >25 分)

注:NIHSS:美国国立卫生研究院卒中量表;INR:国际标准化比值。

表 5-3　6 小时内 UK 静脉溶栓的适应证及禁忌证

适应证	禁忌证
1. 有缺血性卒中导致的神经功能缺损症状	同表 5-1
2. 症状出现 <6 小时	
3. 年龄 18~80 岁	
4. 意识清楚或嗜睡	
5. 颅脑 CT 无明显早期脑梗死低密度改变	
6. 患者或家属签署知情同意书	

表 5-4　静脉溶栓的监护及处理

1. 患者收入重症监护病房或脑卒中单元进行监护
2. 定期进行血压和神经功能检查,静脉溶栓治疗中及结束后 2 小时内,每 15 分钟进行一次血压测量和神经功能评估;然后每 30 分钟 1 次,持续 6 小时;以后每小时 1 次直至治疗后 24 小时
3. 如出现严重头痛、高血压、恶心或呕吐,或神经症状体征恶化,应立即停用溶栓药物并行颅脑 CT 检查
4. 如收缩压≥180mmHg 或舒张压≥100mmHg,应增加血压监测次数,并给予降压药物
5. 鼻饲管、导尿管及动脉内测压管在病情许可的情况下应延迟安置
6. 溶栓 24 小时后,给予抗凝药或抗血小板药物前应复查颅脑 CT/MRI

临床试验以外使用其他溶栓药物。④溶栓患者的抗血小板或特殊情况下溶栓后还需抗凝治疗者,应推迟到溶栓 24 小时后开始。

2)血管内介入治疗:包括动脉溶栓、血管内机械取栓、血管成形和支架术。

动脉溶栓是指在 DSA 的监视下,通过血管内介入技术,将溶栓药物经导管直接注入血栓闭塞处,以达到血管再通的效果。与静脉溶栓相比,该技术能提高溶栓药物的浓度,增大药物与栓子的接触面积,在减少溶栓药物用量的同时提高治疗效率。

血管内机械取栓是近年来急性脑梗死治疗最重要的进展,是指在 DSA 的监视下,通过血管内介入技术,使用特定装置(可回收支架或血栓抽吸系统)除去血管内栓子,以达到血管再通的目的。近年来研究表明:血管内取栓可明显改善急性脑梗死患者的预后。

血管成形和支架术即急诊颈动脉内膜剥脱术(CEA)和颈动脉支架置入术(CAS)。CEA 或 CAS 临床治疗颈动脉狭窄,可改善脑血流的灌注,以促进急性脑梗死患者功能的恢复。

(2)抗血小板聚集:常用阿司匹林、氯吡格雷。①不符合溶栓适应证且无禁忌证的缺血性脑卒中患者应在发病后尽早给予口服阿司匹林 150~300mg/d。急性期后可改为预防剂量(50~300mg/d)。②溶栓治疗者,阿司匹林等抗血小板药物应在溶栓 24 小时后开始使用。③对不能耐受阿司匹林者,可考虑选用氯吡格雷等抗血小板聚集治疗。

(3)抗凝:主要包括肝素、低分子肝素、类肝素、口服抗凝剂和凝血酶抑制剂等。对大多

数急性缺血性脑卒中患者,不推荐无选择地早期进行抗凝治疗。特殊情况下溶栓后还需抗凝治疗的患者,应在 24 小时后使用抗凝剂。

(4)降纤:对不适合溶栓并经过严格筛选的脑梗死患者,特别是高纤维蛋白血症者可选用降纤治疗,当纤维蛋白原降至 130mg/dl 以下时增加出血倾向。常用药物有降纤酶、巴曲酶、安克洛酶等。

(5)扩容:对一般缺血性脑卒中患者,不推荐扩容。对于低血压或脑血流低灌注所致的急性脑梗死如分水岭梗死可考虑扩容治疗,但应注意可能加重脑水肿、心功能衰竭等并发症,此类患者不推荐使用扩血管治疗。

(6)扩张血管:对一般缺血性脑卒中患者,不推荐扩血管治疗。目前缺乏血管扩张药能改善缺血性脑卒中临床预后的大样本高质量随机对照试验证据,需要开展更多临床试验。

(7)其他改善脑血循环药物:在临床工作中,依据随机对照试验结果,个体化应用丁基苯酞、人尿激肽原酶。

2. 神经保护 脑保护剂包括自由基清除剂、阿片受体阻断剂、电压门控钙通道阻滞剂、兴奋性氨基酸受体阻断剂和镁离子等。常用药物有依达拉奉、胞磷胆碱、脑蛋白水解物、吡拉西坦等。缺血性脑卒中起病前已服用他汀类药物的患者,可继续使用他汀类药物治疗。

3. 其他疗法 高压氧和亚低温,疗效和安全性还有待证实。

思政元素

大医当精诚

唐代伟大的医学家孙思邈在千余年前撰写了著名的《大医精诚》一文,千余年来被历代先贤医家作为行医规范来遵守。科技发展日新月异,社会变化时过境迁,但其内容思想同样应被我们现代中医药高校大学生奉为圭臬。其文核心为:精、诚二字。精:是要医者必须有精湛的医术,更要有"博极医源,精勤不倦"的精神,才能把治病救人这件"至精至微之事"做到极致。诚:是要医者有高尚的医德,对待患者应满怀热忱,不仅要有"见彼苦恼,若己有之"的父母之心,更要有"饥渴疲劳,一心赴救"的赤子之心。新时代的医学生,当以成为大医为自己的职业目标,而精诚二字则是开启这段光辉旅程的密匙。

4. 中医中药 本病在中医学中属"中风"的范畴,风、火、痰、瘀是其主要病因。中药治疗中风病,根据辨证论治,在急性期以醒神开窍、化痰通腑、平肝息风为主要治法,临床中常用羚角钩藤汤、涤痰汤、天麻钩藤饮、镇肝熄风汤等;在恢复期以益气活血、育阴通络为主要治法,临床多选用补阳还五汤、育阴通络汤等。针灸治疗本病,可以按照软瘫期、痉挛期和恢复期的不同特点和治疗原则选用不同的治疗方法,如醒脑开窍针刺法、头针疗法等。

(三)急性期并发症的处理

1. 脑水肿与颅内压增高 治疗目标是降低颅内压、维持足够脑灌注和预防脑疝发生。可应用 20% 甘露醇、呋塞米、甘油果糖、注射用七叶皂苷钠和白蛋白。

2. 梗死后出血(出血转化) ①症状性出血转化:停用抗栓治疗等致出血药物;②对需要抗栓治疗的患者,可于症状性出血转化病情稳定后 10 天至数周后开始抗栓治疗,应权衡利弊;对于再发血栓风险相对较低或全身情况较差者,可用抗血小板药物代替华法林。

3. 癫痫 不推荐预防性应用抗癫痫药;孤立发作 1 次或急性期癫痫发作控制后不建议

长期使用抗癫痫药物;脑卒中后 2~3 个月后再发的癫痫,建议按癫痫常规治疗进行长期药物治疗;卒中后癫痫持续状态,建议按癫痫持续状态治疗原则处理。

4. 吞咽困难　于患者进食前采用饮水试验进行吞咽功能评估;吞咽困难短期内不能恢复者可早期安鼻胃管进食,吞咽困难长期不能恢复者可行胃造口进食。

5. 肺炎　早期评估和处理吞咽困难及误吸问题,对意识障碍患者应特别注意预防肺炎;疑有肺炎的发热患者应给予抗生素治疗,但不推荐预防性使用抗生素。

6. 排尿障碍与尿路感染　对排尿障碍进行早期评估和康复治疗,记录排尿日记;尿失禁者应尽量避免留置尿管,可定时使用便盆或便壶,白天每 2 小时 1 次,晚上每 4 小时 1 次;尿潴留者应测定膀胱残余尿,排尿时可在耻骨上施压加强排尿。必要时可间歇性导尿或留置导尿;有尿路感染者应给予抗生素治疗,但不推荐预防性使用抗生素。

7. 深静脉血栓形成(deep vein thrombosis,DVT)和肺栓塞(pulmonary embolism,PE)　瘫痪重、年老及心房颤动者发生 DVT 的比例更高,DVT 最重要的并发症为 PE。应鼓励患者尽早活动,下肢抬高;避免下肢静脉输液(尤其是瘫痪侧)。对有发生 DVT 和 PE 风险且无禁忌证者,可给予低分子肝素或普通肝素,有抗凝禁忌者给予阿司匹林治疗;可联合加压治疗和药物预防 DVT,不推荐常规单独使用加压治疗,但对有抗栓禁忌的缺血性卒中患者,推荐单独应用加压治疗预防 DVT 和 PE;对于无抗凝和溶栓禁忌的 DVT 或 PE 患者,首先建议肝素抗凝治疗,症状无缓解的近端 DVT 或 PE 患者给予溶栓治疗。

8. 营养不良和情感障碍　脑梗死后由于吞咽困难、呕吐等原因可引起脱水、营养不良等问题,甚至可导致水电解质的紊乱。临床上对营养状态不佳患者应及时补充营养及电解质,预防避免因营养不良导致病情加重。对卒中后出现焦虑、抑郁等症状的患者应及时进行干预,必要时请心理科专业医师协助诊治。

(四)早期康复

卒中后在病情稳定的情况下应尽早开始坐、站、走等活动。卧床者病情允许时应注意良姿位摆放。应重视语言功能、运动功能、吞咽功能、心肺功能、尿便功能和心理等多方面的综合康复训练,目的是尽量恢复日常生活自理能力。

【预后】

本病的病死率约为 10%,致残率达 50% 以上。存活者中 40% 以上可复发,且复发次数越多,病死率和致残率越高。

知识链接

什么是脑卒中单元

脑卒中单元(stroke unit)是一种组织化管理住院脑卒中患者的医疗模式,以专业化的脑卒中医师、护士和康复人员为主,进行多学科合作,为脑卒中患者提供系统综合的规范化管理,包括药物治疗、肢体康复、语言训练、心理康复、健康教育等。

二、脑栓塞

脑栓塞(cerebral embolism)是指各种栓子随血流进入颅内动脉使血管腔急性闭塞,引起相应供血区脑组织缺血坏死及功能障碍,约占脑梗死的 15%~20%。其中房颤引发的心源性栓子脱落导致的脑栓塞已经成为 80 岁以上老年人脑梗死的首要病因。

【病因及发病机制】

根据栓子来源可分为心源性、非心源性和来源不明性三种。

1. 心源性 占脑栓塞的60%~75%,栓子在心内膜和瓣膜产生,脱落后入脑致病。主要见于心房颤动、心脏瓣膜病、心肌梗死、心房黏液瘤、二尖瓣脱垂、心内膜纤维变性、先天性心脏病或瓣膜手术等附壁血栓形成。

2. 非心源性 指源于心脏以外的栓子随血流进入脑内造成脑栓塞。常见的原因有动脉粥样硬化斑块脱落性栓塞、脂肪栓塞、空气栓塞、癌栓塞等。

3. 来源不明 少数病例查不到栓子来源。

【病理】

栓子常停止于颅内血管的分叉处或其他管腔的自然狭窄部位,常见于颈内动脉系统,其中大脑中动脉尤为多见,特别是上部的分支最易受累,而椎 - 基底动脉系统少见。

脑栓塞病理改变与脑血栓形成基本相同,但由于栓塞性梗死发展较快,没有时间建立侧支循环,因此栓塞性脑梗死较血栓性脑梗死明显,病变范围大。脑栓塞引起的脑组织坏死分为缺血性、出血性和混合性梗死,其中出血性更常见,约占30%~50%,可能由于栓塞血管内栓子破碎向远端前移,恢复血流后栓塞区缺血坏死的血管壁在血压作用下发生出血。除脑梗死外,还可发现身体其他部位如肺、脾、肾、肠系膜、四肢、皮肤和巩膜等栓塞证据。

【临床表现】

1. 一般特点 脑栓塞可发生于任何年龄,以青壮年多见。多在活动中急骤发病,无前驱症状,局灶性神经体征在数秒至数分钟达到高峰,多表现为完全性卒中。大多数患者伴有风湿性心脏病、冠心病和严重心律失常等,或存在心脏手术、长骨骨折、血管内介入治疗等栓子来源病史。

2. 血管栓塞的临床表现 不同部位血管栓塞会造成相应的血管闭塞综合征。与脑血栓形成相比,脑栓塞易导致多发性梗死,并容易复发和出血。病情波动较大,病初严重,部分病例因血流的再通,临床症状可迅速缓解;部分病例因并发出血,临床症状可急剧恶化;部分病例因栓塞再发,稳定或一度好转的局灶性体征可再次加重。如因感染性栓子栓塞所致,并发颅内感染者,多病情危重。

【辅助检查】

1. 神经影像学检查 颅脑 CT 和 MRI 检查可显示缺血性梗死或出血性梗死改变,合并出血性梗死高度支持脑栓塞诊断。颅脑 CT 检查在发病后 24~48 小时内可见病变部位呈低密度改变,发生出血性梗死时可见低密度梗死区出现 1 个或多个高密度影。MRA 可发现颈动脉狭窄或闭塞。

2. 脑脊液检查 一般压力正常,压力增高提示大面积梗死,如非必要尽量避免行此项检查。出血性梗死脑脊液可呈血性或镜下红细胞;感染性脑栓塞如亚急性细菌性心内膜炎产生含细菌栓子,脑脊液细胞数明显增多,早期中性粒细胞为主,晚期淋巴细胞为主;脂肪栓塞者脑脊液可见脂肪球。

3. 心电图检查 应常规检查,作为确定心肌梗死和心律失常的依据。脑栓塞作为心肌梗死首发症状并不多见,更需注意无症状性心肌梗死;阵发性心房颤动有时需要较长时间的连续动态心电图检测才有可能被发现。超声心动图检查可证实是否存在心源性栓子,颈动脉超声检查可评价颈动脉管腔狭窄程度及动脉硬化斑块情况,对证实颈动脉源性栓塞有一定意义。

【诊断及鉴别诊断】

1. 诊断要点

(1)多为急骤起病,数秒至数分钟达到高峰。多数无前驱症状。

（2）一般意识清楚或有短暂性意识障碍。

（3）有颈动脉系统和 / 或椎 - 基底动脉系统的症状和体征。

（4）既往有栓子来源的基础疾病，如心脏病、动脉粥样硬化、严重的骨折等病史。

2. 鉴别诊断　应注意与血栓性脑梗死、脑出血鉴别，极迅速的起病过程和栓子来源可提供脑栓塞的诊断证据。

【治疗】

1. 脑栓塞的治疗　与脑血栓形成治疗原则基本相同，主要是改善循环、减轻脑水肿、防止出血、减少梗死范围。注意在合并出血性梗死时，应停用溶栓、抗凝和抗血小板药，防止出血加重。

2. 针对原发病的治疗　有利于脑栓塞病情控制和防止复发。对感染性栓塞应使用抗生素，并禁用溶栓和抗凝治疗，防止感染扩散；对脂肪栓塞，可采用肝素、5% 碳酸氢钠及脂溶剂，有助于脂肪颗粒溶解；有心律失常者，予以纠正；空气栓塞者可进行高压氧治疗。

3. 抗凝治疗　房颤或有再栓塞风险的心源性疾病、动脉夹层或高度狭窄的患者可用肝素预防再栓塞或栓塞继发血栓形成。最近研究证据表明，脑栓塞患者抗凝治疗导致梗死区出血很少给最终转归带来不良影响，治疗中要定期检测凝血功能并调整剂量。抗凝药物用法见前述，抗血小板药物阿司匹林也可试用。本病由于易并发出血，因此溶栓治疗应严格掌握适应证。

【预后】

脑栓塞预后与被栓塞血管大小、栓子数目及栓子性质有关。脑栓塞急性期病死率为5%~15%，多死于严重脑水肿、脑疝、肺部感染和心力衰竭。心肌梗死所致脑栓塞预后较差，存活的患者多遗留严重后遗症。如栓子来源不能消除，10%~20% 的脑栓塞患者可能在病后1~2 周内再发，再发病死率高。

三、腔隙性脑梗死

腔隙性脑梗死（lacunar cerebral infarction）是指大脑半球或脑干深部的小穿通动脉，在长期高血压基础上，血管壁发生病变，最终管腔闭塞，导致缺血性微梗死，缺血、坏死和液化的脑组织由吞噬细胞移走形成空腔，故称为腔隙性脑梗死。主要累及脑的深部白质、基底节、丘脑和脑桥等部位，形成腔隙状梗死灶。部分病例的病灶位于脑内的相对静区，无明显的神经缺损症状，放射学检查或尸检时才得以证实，故称为静息性梗死或无症状性梗死。腔隙性脑梗死占全部脑梗死的 20%~30%。

【病因及发病机制】

主要病因为高血压导致小动脉及微小动脉壁脂质透明变性，管腔闭塞产生腔隙性病变；有资料认为，舒张压增高对于多发性腔隙性脑梗死的形成更为重要。病变血管多为直径100~200μm 的深穿支，多为终末动脉，侧支循环差，如豆纹动脉、丘脑穿通动脉及基底动脉旁中央支。高血压性小动脉硬化引起管腔狭窄时，继发血栓形成或脱落的栓子阻断血流，会导致供血区的梗死。多次发病后脑内可形成多个病灶。

【病理】

腔隙性脑梗死灶呈不规则圆形、卵圆形或狭长形，直径在 0.2~20mm，多为 3~4mm。病灶常位于脑深部核团。大体标本可见腔隙为含液体小腔洞样软化灶；镜下可见腔内有纤细的结缔组织小梁、吞噬细胞和微血管瘤，病变血管可见透明变性、玻璃样脂肪变性、玻璃样小动脉坏死、血管壁坏死和小动脉硬化等。

【临床表现】

1. 一般特点　本病多见于中老年患者，男性多于女性，半数以上病例有高血压病史，突然或逐渐起病,出现偏瘫或偏身感觉障碍等局灶症状。通常症状较轻、体征单一、预后较好,一般无头痛、颅内压增高和意识障碍表现,许多患者并不出现临床症状而由头颅影像学检查发现。

2. 常见的腔隙综合征　Fisher根据临床和病理学资料,将本病归纳为21种临床综合征,其中常见的5种如下所述:

(1) 纯运动性轻偏瘫:是最常见类型,约占60%,病变多位于内囊、放射冠或脑桥。表现为对侧面部及上下肢大体相同程度轻偏瘫,无感觉障碍、视觉障碍和皮质功能障碍如失语等。常常突然发病,数小时内进展,许多患者遗留受累肢体的笨拙或运动缓慢。

(2) 纯感觉性卒中:较常见,特点是偏身感觉缺失,可伴感觉异常,如麻木、烧灼或沉重感、刺痛、僵硬感等;病变主要位于对侧丘脑腹后外侧核。

(3) 共济失调性轻偏瘫:病变对侧轻偏瘫伴小脑性共济失调,偏瘫下肢重于上肢(足踝部明显),面部最轻,共济失调不能用无力来解释,可伴锥体束征。病变位于脑桥基底部、内囊或皮质下白质。

(4) 构音障碍手笨拙综合征:约占20%,起病突然,症状迅速达高峰,表现为构音障碍、吞咽困难、病变对侧中枢性面舌瘫、面瘫侧手无力和精细动作笨拙(书写时易发现),指鼻试验不准,轻度平衡障碍,病变位于脑桥基底部、内囊前肢及膝部。

(5) 感觉运动性卒中:以偏身感觉障碍起病,再出现轻偏瘫,病灶位于丘脑腹后核及邻近内囊后肢,是丘脑膝状体动脉分支或脉络膜后动脉丘脑支闭塞所致。

腔隙状态(lacunar state)是本病反复发作引起多发性腔隙性脑梗死,累及双侧皮质脊髓束和皮质脑干束,出现严重精神障碍、认知功能下降、假性延髓麻痹、双侧锥体束征、类帕金森综合征和尿便失禁等。

【辅助检查】

颅脑CT可见内囊、基底节区、皮质下白质单个或多个圆形、卵圆形或长方形低密病灶,边界清晰,无占位效应(图5-4)。MRI呈T_1低信号、T_2高信号,可较CT更为清楚地显示腔隙性脑梗死病灶。CSF和脑电图常无阳性发现。

图5-4　CT显示腔隙性脑梗死病灶

【诊断要点及鉴别诊断】

1. 诊断要点

(1) 中老年发病,多由于高血压、糖尿病等慢性疾病导致动脉硬化而引起,呈急性或亚急性起病。

(2) 局灶性神经功能缺损症状,多无意识障碍。

(3) 颅脑 CT 或 MRI 检查证实有与神经功能缺失一致的脑部腔隙病灶。

2. 鉴别诊断 需与小量脑出血、感染、囊虫病、烟雾病(moyamoya disease)、脑脓肿、颈动脉颅外段闭塞、脱髓鞘病和转移瘤等鉴别。

【治疗】

与脑血栓形成治疗类似。主要是控制脑血管病危险因素,尤其要强调积极控制高血压。可以应用抗血小板药物如阿司匹林,也可用钙离子拮抗剂如尼莫地平等治疗,目前没有证据表明抗凝治疗有效。

【预后】

本病一般预后良好,死亡率和致残率较低,但复发率相对较高。

第四节 脑 出 血

脑出血(intracerebral hemorrhage,ICH)是指原发性非外伤性脑实质内出血,脑出血在脑卒中各亚型中发病率仅次于缺血性脑卒中,居第 2 位。人群中脑出血的发病率为每年(12~15)/10 万人,在我国占所有住院卒中患者的 25%~55%,急性期病死率为 35%~55%,是急性脑血管病中最高的。脑出血发病凶险,病情变化快,致死致残率高,超过 70% 的患者发生早期血肿扩大或累及脑室,3 个月内的死亡率为 20%~30%,早期、积极与合理的救治可以改善患者的临床转归。

【病因及发病机制】

1. 病因 高血压是原发性脑出血最常见的危险因素,其他危险因素还包括年龄、种族、吸烟、酗酒和低胆固醇血症等。脑出血可分为原发性脑出血(80%~85%)和继发性脑出血(15%~20%)。①原发性脑出血主要指高血压性脑出血,少数为脑淀粉样变性及不明原因的脑出血,患者 50% 以上由高血压引起,30% 由脑淀粉样血管变性引起。②继发性脑出血是指继发于以下原因的脑出血,如动脉瘤、动静脉畸形(AVM)、口服抗凝药物治疗(OAT)、抗血小板聚集治疗、凝血障碍等引起。

2. 发病机制 颅内动脉具有中层肌细胞和外层结缔组织少、外弹力层缺失的特点,长期高血压可使脑细小动脉发生玻璃样变性、纤维素样坏死,甚至形成微动脉瘤或夹层动脉瘤,故当血压骤然升高时易导致血管破裂出血。尤其是豆纹动脉与旁正中动脉等深穿支动脉,自脑底部的动脉直角发出,承受血流冲击的压力较高,所以易导致血管破裂出血,故又称其为出血动脉。非高血压性脑出血,由于其病因不同,故发病机制各异。

【病理】

血肿中心充满血液或紫色葡萄浆状血块,周围水肿,并有炎症细胞浸润。血肿较大时引起颅内压增高,可使脑组织和脑室移位、变形,重者形成脑疝。急性期后血块溶解,吞噬细胞清除含铁血黄素和坏死脑组织,胶质增生,小出血灶形成胶质瘢痕,大出血灶形成中风囊。脑出血好发部位为壳核、丘脑、尾状核头部、中脑、脑桥、小脑、皮质下白质即脑叶、脑室等。

【临床表现】

好发年龄为 50~70 岁,男性略多于女性,冬春两季发病率较高,多有高血压病史。脑出血的临床表现取决于出血的位置、体积和出血速度。临床特点:①多在情绪激动或活动中突然发病;②出现局灶性神经功能缺损症状,常伴有头痛、呕吐,可伴有血压增高、意识障碍和脑膜刺激征。发病后病情常于数分钟至数小时内达到高峰。

不同部位脑出血的临床表现特点如下：

1. 基底节出血

(1) 壳核出血：是最常见的脑出血，约占 50%~60%，出血经常波及内囊。典型表现为"三偏"，即病灶对侧偏瘫、偏身感觉缺失和同向性偏盲。还可出现双眼球向病灶对侧侧视不能，优势半球受累可有失语。若出血偏于内囊外侧，主要损害外囊部位，则多无意识障碍，偏瘫等症状也较轻。

(2) 尾状核头出血：较少见，多由高血压动脉硬化和血管畸形破裂所致，一般出血量不大，多经侧脑室前角破入脑室。常有头痛、呕吐、颈强直、精神症状，神经系统功能缺损症状并不多见，故临床酷似蛛网膜下腔出血。

2. 丘脑出血 约占 ICH 病例的 10%~15%。常见表现：①丘脑性感觉障碍：对侧半身深浅感觉减退，感觉过敏或自发性疼痛。通常感觉障碍重于运动障碍，且深感觉障碍重于浅感觉障碍。②对侧肢体瘫痪，多为下肢重于上肢。③丘脑性失语：言语缓慢而不清、重复言语、发音困难、复述差，朗读正常。④丘脑性痴呆：记忆力减退、计算力下降、情感障碍、人格改变。⑤眼球运动障碍：眼球向上注视麻痹或凝视鼻尖、眼球偏斜或分离性斜视、眼球会聚障碍和无反应性小瞳孔等特征性眼征。⑥其他：小量丘脑出血致丘脑中间腹侧核受累，可出现运动性震颤和帕金森综合征样表现；累及丘脑底核或纹状体可呈偏身舞蹈 - 投掷样运动。

3. 脑叶出血 约占脑出血的 5%~10%，常由脑动静脉畸形、血管淀粉样病变、血液病等导致。出血以顶叶最常见，其次为颞叶、枕叶、额叶，也称为皮质下白质出血。

(1) 额叶出血：前额痛、呕吐、痫性发作较多见；出现对侧偏瘫、共同偏视、精神障碍；优势半球出血时可出现运动性失语。

(2) 顶叶出血：偏瘫较轻，而偏侧感觉障碍显著；对侧下象限盲；优势半球出血时可出现混合性失语。

(3) 颞叶出血：表现为对侧中枢性面舌瘫及上肢为主的瘫痪；对侧上象限盲；优势半球出血时可出现感觉性失语或混合性失语；可有颞叶癫痫、幻嗅、幻视。

(4) 枕叶出血：对侧同向性偏盲，并有黄斑回避现象，可有一过性黑矇和视物变形；多无肢体瘫痪。

4. 脑干出血 约占脑出血的 10%，绝大多数为脑桥出血，偶见中脑出血，延髓出血极为罕见。

(1) 脑桥出血：突然头痛、呕吐、眩晕、复视、眼球不同轴、交叉性瘫痪或偏瘫、四肢瘫等。出血量较大时，患者很快进入意识障碍、针尖样瞳孔、去大脑强直、呼吸障碍，多迅速死亡，并可伴有高热、大汗、应激性溃疡等；出血量较少时可无意识障碍，表现为一些典型的综合征，如 Foville 综合征、Millard-Gubler 综合征和闭锁综合征等。

(2) 中脑出血：少见，常有头痛、呕吐和意识障碍，表现为：①突然出现复视、眼睑下垂；②一侧或两侧瞳孔扩大、眼球不同轴、水平或垂直眼震、同侧肢体共济失调，也可表现为韦伯综合征（Weber syndrome）或贝内迪克特综合征（Benedikt syndrome）；③严重者很快出现意识障碍、去大脑强直。

(3) 延髓出血：更为少见，临床表现为：①突然意识障碍，血压下降，呼吸节律不规则，心律失常，继而死亡；②轻者可表现为不典型的 Wallenberg 综合征。

5. 小脑出血 约占脑出血的 10%。主要表现为：①起病急骤，突发眩晕、呕吐、后头部疼痛，无偏瘫；②有眼震、站立和行走不稳、肢体共济失调、肌张力降低及颈项强直；③颅脑 CT 扫描示小脑半球或蚓部高密度影及四脑室和脑干可受压；④重症者迅速昏迷，呼吸节律不整或突然停止,常因急性枕骨大孔疝死亡。

6. 脑室出血 约占脑出血的 3%~5%,分为原发性和继发性脑室出血。原发性脑室出血多由脉络丛血管或室管膜下动脉破裂出血所致,继发性脑室出血是指脑实质出血破入脑室。轻者仅表现头痛、呕吐、脑膜刺激征阳性,无局限性神经体征。大量出血表现为:①突然头痛、呕吐,迅速进入昏迷或昏迷逐渐加深;②双侧瞳孔缩小,四肢肌张力增高,病理反射阳性,早期出现去大脑强直,脑膜刺激征阳性;③常出现丘脑下部受损的症状及体征,如上消化道出血、中枢性高热、大汗、应激性溃疡、急性肺水肿、血糖增高、尿崩症等;④脑脊液压力增高,呈血性。

7. 垂体出血 主要表现为:①头痛最常见,伴有恶心、呕吐;②视力下降,视野缺损,眼肌麻痹;③体温改变,表现为高热;④内分泌改变,包括皮质醇减低、甲状腺功能减退、神经垂体分泌抗利尿激素减少等。

【辅助检查】

1. 颅脑 CT 平扫 影像学检查是 ICH 诊断的重要手段,尤其是颅脑 CT(图 5-5~ 图 5-9)检查,是诊断 ICH 首选的重要方法,可准确、清楚地显示出血的部位、出血量大小、血肿形态、占位效应、是否破入脑室或蛛网膜下腔及周围脑组织受损的情况,是疑似脑出血患者首选的影像学检查方法。颅脑 CT 扫描示血肿灶多呈圆形或卵圆形均匀高密度区,边界清楚,CT 值

图 5-5 CT 显示顶叶出血

图 5-6 CT 显示丘脑出血

图 5-7 CT 显示脑桥出血

图 5-8 CT 显示小脑出血

为 50~80Hu，1 周后血肿周围有环形增强，血肿吸收后呈低密度或囊性变。临床可采用简便易行的多田公式，根据 CT 影像估算出血量。方法如下：

血肿量 =0.5× 最大面积长轴(cm)× 最大面积短轴(cm)× 层面数，扫描厚层 1cm。

2. MRI 和 MRA 检查　对发现结构异常，明确脑出血的病因很有帮助。对检出脑干和小脑的出血灶及监测脑出血的演进过程优于 CT 扫描，对急性脑出血诊断不及 CT。

3. 数字减影血管造影(DSA)　脑出血患者一般不需要进行 DSA 检查，除非疑有血管畸形、血管炎或烟雾病需外科手术或血管介入治疗时才考虑进行。DSA 可清楚显示异常血管和造影剂外漏的破裂血管及部位。

图 5-9　CT 显示壳核出血

4. 脑脊液检查　脑出血患者一般无须进行腰椎穿刺检查，以免诱发脑疝形成，如需排除颅内感染和蛛网膜下腔出血，可谨慎进行。无血性脑脊液亦不能排除脑出血。

5. 其他检查　所有脑出血患者应行心电图检查。还包括血常规、血液生化、凝血功能和胸部 X 线摄片检查。

【诊断及鉴别诊断】

1. 诊断标准　根据突然发病、剧烈头痛、呕吐、出现神经功能障碍等临床症状体征，结合颅脑 CT 等影像学检查，ICH 一般不难诊断。标准如下：

(1) 急性起病。

(2) 出现局灶神经功能缺损症状(少数为全面神经功能缺损)，常伴有头痛、呕吐、血压升高及不同程度意识障碍。

(3) 颅脑 CT 或 MRI 显示出血灶。

(4) 排除非血管性脑部病因。

知识链接

中老年患者在活动中或情绪激动时突然发病，迅速出现局灶性神经功能缺损症状以及头痛、呕吐等颅内高压症状应考虑脑出血的可能，结合颅脑 CT 检查，可以迅速明确诊断。

脑出血的诊断流程：

第一步，是否为脑卒中？

第二步，是否为脑出血？行颅脑 CT 或 MRI 以明确诊断。

第三步，脑出血的严重程度？根据格拉斯哥昏迷量表(GCS)或 NIHSS 量表评估。

第四步，脑出血的分型：应结合病史、体征、实验室检查、影像学检查等确定。

2. 鉴别诊断　应与其他类型的脑血管疾病如急性脑梗死、蛛网膜下腔出血相鉴别；对发病突然、迅速昏迷且局灶体征不明显者，应注意与引起昏迷的全身性疾病如中毒(酒精中毒、镇静催眠药物中毒、一氧化碳中毒)及代谢性疾病(低血糖、肝性脑病、肺性脑病和尿毒症

笔记栏

等)鉴别;对有头部外伤史者应与外伤性颅内血肿相鉴别。

【治疗】

治疗原则为安静卧床、脱水降颅压、调整血压、防止继续出血、加强护理、防治并发症,以挽救生命,降低死亡率、残疾率和减少复发。主要内科治疗如下。

1. 一般治疗 脑出血患者在发病后的最初数天病情往往不稳定,应常规予以持续生命体征监测、神经系统评估、持续心肺监护,包括袖带血压监测、心电图监测、氧饱和度监测。脑出血患者的吸氧、呼吸支持及心脏病的处理原则同脑梗死的一般治疗。

2. 颅内压增高的处理 积极控制脑水肿、降低颅内压(ICP)是脑出血急性期治疗的重要环节。治疗应当是一个平衡和逐步的过程,从简单的措施开始,如抬高床头、镇痛和镇静。可选用:①甘露醇:通常125~250ml,每6~8小时一次,疗程7~10天;如有脑疝形成征象可快速加压静脉滴注或静脉推注。冠心病、心肌梗死、心力衰竭和肾功能不全者宜慎用。②甘油果糖:500ml静脉滴注,每日1~2次,3~6小时滴完,其脱水、降颅压作用较甘露醇缓和,用于轻症患者、重症患者的病情好转期和肾功能不全患者。③利尿剂:呋塞米较常用,每次20~40mg,每日2~4次静脉注射,常与甘露醇交替使用可增强脱水效果,用药过程中应注意监测肾功能和水电解质平衡。④10%人血白蛋白:50~100ml静脉滴注,每日1次,对低蛋白血症患者更适用,可提高胶体渗透压,作用较持久。脱水剂用药期间宜监测ICP、血浆渗透压,部分重症病例需要监测中心静脉压。不建议应用激素治疗减轻脑水肿。如脑出血患者出现严重脑积水(脑室扩大),且药物脱水治疗无明显效果的情况下,可考虑行脑室引流,以挽救生命。

3. 血压管理 应综合管理脑出血患者的血压,分析血压升高的原因,再根据血压情况决定是否进行降压治疗;将收缩压控制在140mmHg以下,可以降低血肿扩大的发生率而不增加不良反应事件,但对3个月的病死率和致残率没有明显改善。脑出血早期以及血肿清除术后应立即使用药物迅速控制血压,但也要避免长期严重高血压患者血压下降过快、过低可能产生的脑血流量下降。如因脑缺血反应(Cushing's reaction,又称库欣反应)或中枢性原因引起的异常血压升高,则要针对病因进行治疗,不宜单纯盲目降压。

4. 血糖管理 血糖值可控制在7.7~10.0mmol/L的范围内。应加强血糖监测并相应处理:血糖超过10mmol/L时可给予胰岛素治疗;血糖低于3.3mmol/L时,可给予10%~20%葡萄糖口服或注射治疗。目标是达到正常血糖水平。应当注意低血糖可导致脑缺血损伤及脑水肿,严重时导致不可逆损害。需密切监测,尽早发现,及时纠正。

5. 体温管理 脑出血患者早期可出现中枢性发热,特别是在大量脑出血、丘脑出血或脑干出血者。有临床研究结果提示经血管诱导轻度低温对严重脑出血患者安全可行,可以阻止出血灶周脑水肿扩大;发病3天后,可因感染等原因引起发热,此时应该针对病因治疗。

6. 药物治疗 ①止血治疗:重组Ⅶa因子(recombinant factor Ⅶa,rFⅦa),由于止血药物治疗脑出血临床疗效尚不确定,且可能增加血栓栓塞的风险,不推荐常规使用。②其他药物:神经保护剂、中药制剂的疗效与安全性尚需开展更多高质量临床试验进一步证实。

7. 病因治疗 使用抗栓药物发生脑出血时,应立即停药;对口服抗凝药物(华法林)相关脑出血,静脉应用维生素K₁、新鲜冻干血浆和凝血酶原复合物(PCC)各有优势,可根据条件选用。对新型口服抗凝药物(达比加群、阿哌沙班、利伐沙班)相关脑出血,目前缺乏快速有效的拮抗药物;不推荐rFⅦa单药治疗口服抗凝药相关脑出血;对普通肝素相关脑出血,推荐使用硫酸鱼精蛋白治疗;对溶栓药物相关脑出血,可选择输注凝血因子和血小板治疗。目前尚无有效药物治疗抗血小板相关的脑出血;对于使用抗栓药物发生脑出血的患者,何时、如何恢复抗栓治疗需要进行评估,权衡利弊,结合患者具体情况决定。

8. 并发症治疗

（1）痫性发作:脑出血,尤其是脑叶出血,更易引起痫性发作,出血后 2 周内发病率在 2.7%~17.0%。有痫性发作者应给予抗癫痫药物治疗;疑似为癫痫发作者,应考虑持续脑电图监测。如监测到痫样放电,应给予抗癫痫药物治疗;不推荐预防性应用抗癫痫药物;脑卒中后 2~3 个月再次出现痫性发作的患者应接受长期、规律的抗癫痫药物治疗。

（2）深静脉血栓形成（DVT）和肺栓塞（PE）的防治:脑出血患者发生 DVT 和 PE 的风险很高。卧床患者应注意预防 DVT。如疑似患者,可进行 D- 二聚体检测及多普勒超声检查;鼓励患者尽早活动、腿抬高;尽可能避免下肢静脉输液,特别是瘫痪侧肢体;可联合使用弹力袜加间歇性空气压缩装置预防 DVT 及相关栓塞事件;对易发生 DVT 的高危患者,证实出血停止后可考虑皮下注射小剂量低分子肝素或普通肝素预防 DVT,但应注意出血的风险。

9. 中医药治疗 脑出血后,可根据患者具体病情进行中医药治疗。病急性期应治其标,当以祛邪为主,常用平肝息风、清化痰热、化痰通络、活血通络、醒神开窍等治疗方法。根据证型不同,可予天麻钩藤饮、星蒌承气汤、补阳还五汤、镇肝熄风汤等进行加减化裁。闭、脱两证以开窍醒神和扶正固脱、救阴固阳之法,可予安宫牛黄丸、涤痰汤等进行加减化裁。在恢复期及后遗症期,多为虚实夹杂,治宜扶正祛邪,常用滋阴息风、益气活血等法,可用补阳还五汤等加减化裁。针灸在脑出血患者神经功能恢复中具有极大的优势,可根据患者具体的症状取穴治疗。

脑出血患者只要生命体征保持平稳、病情不再反复,应该及早进行康复治疗,以使患者生活质量得以提升。

🖥 知识链接

脑出血的外科治疗

外科手术以其快速清除血肿、缓解颅高压、解除机械压迫的优势成为高血压脑出血治疗的重要方法。

1. 脑实质出血 以下临床情况,可个体化考虑选择外科手术或微创手术治疗:①出现神经功能恶化或脑干受压的小脑出血者,无论有无脑室梗阻致脑积水的表现,都应尽快手术清除血肿;不推荐单独脑室引流而不进行血肿清除。②对于脑叶出血超过 30ml 且距皮质表面 1cm 范围内的患者,可以考虑标准开颅术清除幕上血肿或微创手术清除血肿。③发病 72 小时内、血肿体积 20~40ml、GCS≥9 分的幕上高血压脑出血患者,在有条件的医院,经严格选择后可应用微创手术联合或不联合溶栓药物液化引流清除血肿。④40ml 以上重症脑出血患者由于血肿占位效应导致意识障碍恶化者,可考虑微创手术清除血肿。⑤病因未明确的脑出血患者行微创手术前应行血管相关检查排除血管病变,规避和降低再出血风险。

2. 脑室出血 可见于 45% 的自发性脑出血患者。目前缺乏足够循证医学证据推荐治疗脑室出血的手术治疗方法。脑室内运用 rt-PA 治疗方法的有效性有待进一步研究。

3. 脑积水 对伴有意识障碍的脑积水患者可行脑室引流以缓解颅内压增高。

【预后】

首次脑出血后患者复发的风险为 2.1%~3.7%。脑出血死亡率为 40% 左右,脑水肿、颅内压增高和脑疝形成是致死的主要原因。预后与出血量、出血部位及有无并发症有关。脑干、丘脑和大量脑室出血预后较差。

第五节　蛛网膜下腔出血

蛛网膜下腔出血(subarachnoid hemorrhage,SAH)是多种原因所致脑底部或脑、脊髓表面的血管破裂,血液直接进入蛛网膜下腔引起的急性出血性脑血管病。年发病率为 5~20/10 万,约占急性脑卒中的 10%。

临床上通常将蛛网膜下腔出血分为自发性与外伤性两类。自发性又分为原发性和继发性两种。由于软脑膜血管破裂,血液直接流入蛛网膜下腔者,称为原发性蛛网膜下腔出血;由于脑实质出血,血液穿破脑组织而流入脑室及蛛网膜下腔者,称为继发性蛛网膜下腔出血。本节只介绍原发性蛛网膜下腔出血。

【病因及发病机制】

1. 病因　颅内动脉瘤是最常见的病因,占 50%~80%;其次为脑血管畸形,约占 10%;也可见于高血压性动脉硬化、动脉炎、烟雾病、结缔组织病、血液病等。约 10% 患者病因不明。

2. 发病机制

(1) 动脉瘤:与遗传和先天性发育缺陷有关。80% 患者大脑动脉环[又称威利斯环(Willis circle)]动脉壁弹力层及中膜发育异常或受损,由于动脉壁粥样硬化、高血压和血涡流冲击等因素影响,动脉壁弹性减弱,管壁薄弱处逐渐向外膨胀突出,形成囊状动脉瘤,在一定条件下破裂出血。

(2) 脑动静脉畸形:是发育异常形成的畸形血管团,血管壁薄弱处于破裂临界状态,激动或不明诱因可导致破裂。

(3) 其他:如肿瘤或转移癌直接侵袭血管,引起血管壁病变,最终导致破裂出血。

【病理】

血液进入蛛网膜下腔后,主要沉积在脑底池和脊髓池中,如鞍上池、脑桥小脑脚池、环池、小脑延髓池和终池中,呈紫红色。出血量大时可形成薄层血凝块覆盖于颅底血管、神经和脑表面,蛛网膜呈无菌性炎症反应及软膜增厚,导致脑组织与血管或神经粘连。脑实质内广泛白质水肿,皮质可见多发斑片状缺血灶。此外,血液进入蛛网膜下腔,直接刺激血管或血细胞破坏释放儿茶酚胺、5-羟色胺等多种缩血管物质,引起继发性脑血管痉挛,严重者发生脑梗死。

【临床表现】

1. 一般症状　SAH 以中、青年发病居多,起病突然(数秒或数分钟内发生),多数患者发病前有明显诱因(剧烈运动、过度疲劳、用力排便、情绪激动等)。临床表现主要取决于出血量、积血部位、脑脊液循环受损程度等。轻者可没有明显临床症状和体征,重者可突然昏迷甚至死亡。主要症状包括:

(1) 头痛:突发的、异常剧烈的全头痛是 SAH 的典型表现,患者常描述为"所经历的最剧烈的头疼",头疼不缓解或进行性加重,多伴发一过性意识障碍和恶心、呕吐。

(2) 脑膜刺激征:常于发病后数小时出现颈强、Kernig 征和 Brudzinski 征等脑膜刺激征,

3~4周后消失。

(3)眼部症状:20%患者眼底可见玻璃体下片状出血,发病1小时内即可出现,是急性颅内压增高和眼静脉回流受阻所致,对诊断具有提示作用。此外,眼球活动障碍也可提示动脉瘤所在的位置。

(4)精神症状:约25%的患者可出现精神症状,如欣快、谵妄和幻觉等,常于起病后2~3周内自行消失。

(5)其他症状:部分患者可以出现脑心综合征、消化道出血、急性肺水肿和局限性神经功能缺损症状等。

2. 常见并发症

(1)再出血:是SAH主要的急性并发症。高龄、高血压和高分级患者易发生再出血。临床表现:在经治疗病情稳定好转的情况下,再次发生剧烈头痛、恶心呕吐、痫性发作、昏迷甚至去大脑强直发作,颈强直、Kernig征加重,复查脑脊液为鲜红色。是SAH致死的主要原因。

(2)脑血管痉挛:通常发生在出血后第1~2周,表现为病情稳定后再出现神经系统定位体征和意识障碍,腰椎穿刺或颅脑CT检查无再出血表现,TCD检测大脑中动脉血流流速峰值>200cm/s和/或平均流速>120cm/s或DSA可确诊。痉挛严重程度与出血量相关,可导致约1/3以上病例脑实质缺血,是死亡和致残的重要原因。病后3~5天开始发生,5~14天为迟发性血管痉挛高峰期,2~4周逐渐消失。

(3)脑积水:是动脉瘤性SAH重要并发症之一,对预后有直接影响。①急性非交通性脑积水(hydrocephalus):起病1周内,15%~20%的患者发生急性脑积水,多发生于Hunt-HessⅢ级以上患者,由于血液进入脑室系统和蛛网膜下腔形成血凝块阻碍脑脊液循环通路所致。主要表现为急性颅内压增高和意识障碍。轻者出现嗜睡、思维缓慢、短时记忆受损、上视受限、展神经麻痹、下肢腱反射亢进等体征,确诊依赖于颅脑CT,表现为急性脑室扩张和脑室周围低密度区。严重者可造成颅内高压,甚至脑疝。②正常颅压脑积水:发生于SAH发病数周后,表现为隐匿出现的痴呆、步态异常和尿失禁。

(4)其他:5%~10%的患者发生癫痫发作,部分患者发生低钠血症。

【辅助检查】

1. 颅脑CT 颅脑CT平扫是诊断SAH的首选方法,CT显示蛛网膜下腔内高密度影可以确诊SAH(图5-10)。根据CT结果可以初步判断或提示颅内动脉瘤的位置。动态CT检查还有助于了解出血的吸收情况,有无再出血、继发脑梗死、脑积水及其程度等。CT增强可发现大多数动静脉畸形和大的动脉瘤。

2. 脑脊液(CSF)检查 通常颅脑CT检查已确诊SAH者,腰椎穿刺不作为临床常规检查。而对于CT检查无阳性发现、疑似SAH者,需行CSF检查时,应严格掌握腰椎穿刺时机。从患者出现头痛到接受腰椎穿刺的时间至少要6个小时,最好在发病12个小时后进行操作。须注意腰椎穿刺有诱发脑疝形成的风险,颅内压过高时腰椎穿刺是相对

图5-10 蛛网膜下腔出血

禁忌证。肉眼均匀一致的血性CSF、压力增高,可提供SAH诊断的重要证据。最初,CSF中

笔记栏

红细胞与白细胞数比例与外周血相同(700∶1),但几天后血液引起无菌性化学性脑膜炎导致 CSF 淋巴细胞增多,48 小时内白细胞可达数千,出血后 4~8 日 CSF 糖降低。

3. DSA 是诊断颅内动脉瘤最有价值的方法,是诊断自发性 SAH 的"金标准",阳性率达 95%。可以清楚显示动脉瘤的位置、大小、与载瘤动脉的关系、有无血管痉挛等。条件具备、病情许可时应争取尽早行全脑 DSA 检查以确定出血原因和决定治疗方法、判断预后。但由于 DSA 可加重神经功能损害,如脑缺血、动脉瘤再次破裂出血等,因此造影时机宜避开脑血管痉挛和再出血的高峰期,即出血 3 天内或 3 周后进行为宜。约 5% 首次 DSA 检查阴性的患者 1~2 周后再次 DSA 检查可检出动脉瘤;一般认为,中脑周围出血若首次 DSA 检查阴性,则可不必再行 DSA 检查,因其多为非动脉瘤性 SAH。

4. 颅脑 MRI 主要用于发病 1~2 周后,CT 不能提供 SAH 证据时采用。SAH 急性期 MRI 检查可能诱发再出血。MRA 可检出脑干小动静脉畸形,对直径 3~15mm 动脉瘤检出率达 84%~100%。由于空间分辨率较差,不能清晰地显示动脉瘤颈和载瘤动脉。

5. 经颅多普勒超声(TCD) 动态检测颅内主要动脉流速是及时发现脑血管痉挛倾向和痉挛程度的最灵敏方法。

6. 其他 血常规、凝血功能和肝、肾功能等检查有助于寻找其他出血原因;心电图可显示 T 波高尖或明显倒置、PR 间期缩短和出现高 U 波等异常。

【诊断及鉴别诊断】

1. 诊断要点

(1) 起病急,多在情绪激动或突然用力等情况下发病。

(2) 爆发性剧烈头痛,持续不能缓解或进行性加重;多伴有恶心、呕吐;可有短暂的意识障碍及烦躁、谵妄等精神症状,少数出现癫痫发作。

(3) 主要体征:脑膜刺激征明显,眼底可见玻璃膜下出血,少数可有局灶性神经功能缺损的征象,如轻偏瘫、失语、动眼神经麻痹等。

(4) CT 证实脑池和蛛网膜下腔高密度征象或腰椎穿刺检查示压力增高和血性脑脊液。

2. 鉴别诊断

(1) 脑出血:也可出现血性脑脊液,但此时应有明显局灶性体征如偏瘫、失语等。原发性脑室出血与重症 SAH 患者临床上难以鉴别,小脑出血、尾状核头出血等因无明显的肢体瘫痪临床上也易与 SAH 混淆,但 CT 和 DSA 检查可以鉴别。

(2) 颅内感染:细菌性、真菌性、结核性和病毒性脑膜炎等均可有头痛、呕吐及脑膜刺激征,故应注意与 SAH 鉴别。SAH 后发生化学性脑膜炎时,CSF 白细胞增多,易与感染混淆,但后者发热在先。SAH 脑脊液黄变和淋巴细胞增多时,易与结核性脑膜炎混淆,但后者 CSF 糖、氯降低,颅脑 CT 正常。

(3) 脑肿瘤:约 1.5% 的脑肿瘤可发生瘤卒中,形成瘤内或瘤旁血肿合并 SAH;癌瘤颅内转移、脑膜癌病或中枢神经系统白血病也可见血性 CSF,但根据详细的病史、CSF 检出瘤 / 癌细胞及颅脑 CT 可以鉴别。

(4) 其他:某些老年患者头痛、呕吐均不明显,而以突然出现的精神障碍为主要症状,加之病史叙述不清晰,故临床工作中应予注意。

【治疗】

急性期治疗的目的是防止再出血,降低颅内压,防治继发性脑血管痉挛,减少并发症,寻找出血原因、治疗原发病和预防复发。

知识链接

动脉瘤性 SAH 患者 Hunt-Hess 临床分级

分级	Hunt-Hess 分级法
0 级	未见破裂动脉瘤
I 级	无症状或有轻度头痛、颈项强直
II 级	中度至重度头痛、颈硬,脑神经麻痹
III 级	轻度局灶性神经障碍,嗜睡或意识错乱
IV 级	昏迷,中度至重度偏瘫,去大脑强直早期
V 级	深昏迷,去大脑强直,濒死

1. 一般处理及对症治疗

(1)保持生命体征稳定:SAH 患者应急诊住院监护治疗,密切监测生命体征和神经系统体征;保持气道通畅,维持稳定的呼吸、循环系统功能。

(2)降低颅内压:床头抬高 15°~20°,适当限制液体入量、防止低钠血症、过度换气等都有助于降低颅内压。临床上主要是用脱水剂,常用的有 20% 甘露醇、呋塞米、甘油果糖或甘油氯化钠,也可以酌情选用白蛋白。颅内高压征象明显并有脑疝形成趋势者,可行颞下减压术和脑室引流,挽救患者生命。

(3)纠正水电解质平衡紊乱、贫血及低血容量:注意液体出入量平衡。适当补液补钠、调整饮食和静脉补液中晶体胶体的比例可以有效预防低钠血症。低钾血症也较常见,及时纠正可以避免引起或加重心律失常。部分患者会在发病过程中出现贫血、低血容量等情况,从而导致迟发型脑缺血(delayed cerebral ischemia,DCI)。故应定期复查血常规,并加以对症治疗。

(4)对症治疗:烦躁者予镇静药,头痛予镇痛药,注意慎用阿司匹林等可能影响凝血功能的非甾体抗炎药,或吗啡、哌替啶等可能影响呼吸功能的药物。痫性发作时可以短期采用抗癫痫药物如地西泮、卡马西平或者丙戊酸钠。

(5)加强护理:就地诊治,避免搬动和过早离床,减少探视,减少情绪波动、避免声光刺激。给予高纤维、高能量饮食,保持尿便通畅。意识障碍者可予鼻胃管,小心鼻饲,慎防窒息和吸入性肺炎。尿潴留者留置导尿,注意预防尿路感染。采取勤翻身、肢体被动活动、气垫床等措施预防压疮、肺不张和 DVT 等并发症。如果 DSA 检查证实不是颅内动脉瘤引起的,或者颅内动脉瘤已行手术夹闭或介入栓塞术,没有再出血危险,可以适当缩短卧床时间。

(6)防治癫痫:癫痫是蛛网膜下腔出血患者常见的并发症,癫痫的持续状态又是 SAH 致死的主要原因。故应紧密监测、积极防治,但不推荐早期使用抗癫痫药物预防性治疗。

2. 防治再出血

(1)安静休息,避免用力和情绪刺激:绝对卧床 4~6 周,镇静、镇痛,避免引起血压及颅压增高的诱因,如用力排便、咳嗽、喷嚏、情绪激动、疼痛及恐惧等,出现上述情况可针对性应用通便、镇咳、镇静、止痛药等,以免诱发动脉瘤再破裂。

(2)调控血压:去除疼痛等诱因后,如果平均动脉压 >125mmHg 或收缩压 >180mmHg,可在血压监测下使用短效降压药物使血压下降,保持血压稳定在正常或者起病前水平。可选用钙离子通道阻滞剂、β 受体阻滞剂或 ACEI 类等。

（3）抗纤溶药物：为了防止动脉瘤周围的血块溶解引起再度出血，可用抗纤维蛋白溶解剂，以抑制纤维蛋白溶解原的形成。常用：①6-氨基己酸（EACA）4~6g 加于 0.9% 生理盐水 100ml 静脉滴注，15~30 分钟内滴完，再以 1g/h 剂量静滴 12~24 小时；之后再以 24g/d，持续 3~7 天，逐渐减量至 8g/d，维持 2~3 周。肾功能障碍者慎用，注意 DVT、脑缺血等不良反应，需同时联合应用钙拮抗剂。②氨甲苯酸（PAMBA）0.1~0.2g 溶于 5% 葡萄糖溶液或生理盐水中缓慢静注，每日 2~3 次。③巴曲酶（reptilase）：每次 2kU，5~10 分钟生效，作用持续 24 小时。需要注意的是，抗纤溶治疗可以降低再出血的发生率，但同时也增加 CVS 和脑梗死的发生率，建议与钙离子通道阻滞剂（如尼莫地平）同时使用。

（4）外科手术：动脉瘤性 SAH，Hunt-Hess 分级≤Ⅲ级时，早期多行手术夹闭动脉瘤或者介入栓塞。

3. 防治脑动脉痉挛及脑缺血

（1）维持正常血压和血容量：血压偏高给予降压治疗；在动脉瘤处理后，血压偏低者，首先应去除诱因如减或停脱水和降压药物；予胶体溶液（白蛋白、血浆等）扩容升压；必要时使用升压药物如多巴胺静滴。上述方法也称 3H 疗法（triple-H therapy），即扩血容量、稀释血液和升高血压疗法预防血管痉挛，应在排除脑梗死和颅内高压，并已夹闭动脉瘤之后进行。

（2）早期使用尼莫地平：常用剂量 10~20mg/d，静脉滴注 1mg/h，共 10~14 天，注意其低血压的副作用。

（3）腰椎穿刺放脑脊液或脑脊液置换术：用于 SAH 后脑室积血扩张或形成铸型出现急性脑积水、经内科保守治疗症状加剧、伴有意识障碍，或老年患者伴有严重心、肺、肾等器官功能障碍而不能耐受开颅手术者。每次释放脑脊液 10~20ml，每周 2 次，可以促进血液吸收，缓解头痛，减少脑血管痉挛。注意有诱发颅内感染、再出血及脑疝的危险，应严格掌握适应证。尽管此法应用多年，但仍缺乏大规模、多中心、随机、对照研究资料支持。

4. 防治脑积水

（1）药物治疗：轻度的急、慢性脑积水都应先行药物治疗，给予乙酰唑胺等药物减少脑脊液分泌，酌情选用甘露醇、呋塞米等。

（2）脑室穿刺脑脊液外引流术：脑脊液外引流术适用于 SAH 后脑室积血扩张或形成铸型出现急性脑积水经内科治疗后症状仍进行性加剧，有意识障碍者；或患者年老，心、肺、肾等内脏严重功能障碍，不能耐受开颅手术者。紧急脑室穿刺外引流术可以降低颅内压、改善脑脊液循环，减少梗阻性脑积水和脑血管痉挛的发生，可使 50%~80% 的患者临床症状改善，引流术后尽快夹闭动脉瘤。脑脊液外引流术可与脑脊液置换术联合应用。

（3）脑脊液分流术：慢性脑积水多数经内科治疗可逆转，如内科治疗无效或脑室脑脊液外引流效果不佳，CT 或 MRI 见脑室明显扩大者，要及时行脑室 - 心房或脑室 - 腹腔分流术，以防加重脑损害。

5. 病变血管的处理

（1）血管内介入治疗：介入治疗无须开颅和全身麻醉，对循环影响小，近年来已经广泛应用于颅内动脉瘤治疗。术前须控制血压，使用尼莫地平预防血管痉挛，行 DSA 检查确定动脉瘤部位及大小形态，选择栓塞材料行瘤体栓塞或者载瘤动脉的闭塞术。颅内动静脉畸形（AVM）有适应证者也可以采用介入治疗闭塞病变动脉。

（2）外科手术：目的是根除病因、防止复发。动脉瘤的消除是防止动脉瘤性 SAH 再出血的最佳办法。需要综合考虑动脉瘤的复杂性、手术难易程度、患者临床情况的分级等以决定手术时机。动脉瘤性 SAH 倾向于早期手术（3 天内）；夹闭动脉瘤，一般 Hunt-Hess 分级≤Ⅲ级时多主张早期手术，Ⅳ、Ⅴ级患者经药物保守治疗情况好转后可行延迟性手术（10~14 天）。

对 AVM 反复出血者、年轻患者、病变范围局限和曾有出血史的患者首选显微手术切除。

【预后】

SAH 预后与病因、出血部位、出血量、有无并发症及是否得到适当治疗有关。动脉瘤性 SAH 死亡率高,约 12% 的患者到达医院前死亡,20% 死于住院后,2/3 的患者可存活,但其中一半患者会遗留永久性残疾,主要是认知功能障碍。未经外科治疗者约 20% 死于再出血,死亡多在出血后最初数日。90% 的颅内 AVM 破裂患者可以恢复,再出血风险较小。

第六节 高血压脑病

高血压脑病(hypertensive encephalopathy),是指在高血压病程中因血压急剧、持续升高导致的急性脑循环障碍综合征。发病时常有明显的血压升高,特别是舒张压,常伴有头痛、呕吐、意识障碍、抽搐、视神经盘水肿等症状和体征。任何类型高血压只要血压显著升高,均可引起高血压脑病。

【病因及发病机制】

1. 病因 主要病因:①原发性高血压:占高血压脑病发病率的 1% 左右,高血压病史较长,有明显脑血管硬化者更易发生。既往血压正常而突然出现高血压的疾病,如急进性高血压和急性肾小球肾炎患者也可发生。②继发性高血压:如妊娠高血压综合征、肾小球肾炎性高血压、肾动脉狭窄、嗜铬细胞瘤等血压中等程度增高,也有发生高血压脑病的可能。③某些药物或食物诱发高血压脑病:少见情况下,高血压患者应用单胺氧化酶抑制剂的同时,又服用萝芙木类、甲基多巴或节后交感神经抑制剂,也会引起与高血压脑病相似的症状。进食富含胺类的食物也可诱发高血压脑病。④颈动脉内膜剥离术后:高度颈动脉狭窄患者行颈动脉内膜剥离术后,脑灌注突然增加,亦可引起高血压脑病。

2. 发病机制 高血压脑病的发病机制尚未完全阐明,有两种学说:①脑血管过度调节或脑小动脉痉挛学说:动脉压极度增高,脑小动脉痉挛,使流入脑毛细血管的血流量减少,导致脑缺血,毛细血管渗透性增高和破裂;②脑血管自动调节崩溃学说:即血压达到一定上限时,自动调节机制破坏,结果脑血流量增加,血浆渗出增高和发生毛细血管坏死,点状出血与脑水肿。

【病理】

主要病理改变是弥漫性脑水肿,脑重量增加可超过正常的 20%~30%。脑外观苍白,脑回变平,脑沟变浅,脑室变小,脑浅表部位动脉、毛细血管和静脉扩张,脑血管周围间隙[又称菲 - 罗间隙(Virchow-Robin space)]扩大,脑切面呈白色,可有瘀点状出血或微小狭长的裂隙状出血及腔隙性病损等。脑小动脉管壁玻璃样变性使血管内皮增厚,外膜增生,血管腔狭窄或阻塞,导致纤维蛋白性血栓和脑实质微梗死,形成本病特有的小动脉病(arteriolopathy),血管壁纤维素样坏死严重可破裂,发生多数瘀点或脑内出血。颅内压增高或视网膜动脉压增高阻碍静脉回流,可导致视网膜动脉纤维素样坏死、出血或梗死及永久性视力丧失。

【临床表现】

急骤起病,病情发展非常迅速。本病常因过度劳累、紧张和情绪激动所诱发,大多数患者具有头痛、抽搐和意识障碍三大特征,即高血压脑病三联征。

1. 发病年龄 与病因有关,平均为 40 岁左右,急性肾小球肾炎引起者多见于儿童或青年,慢性肾小球肾炎则以青少年及成年多见,子痫常见于年轻妇女,恶性高血压 30~50 岁最多见。

2. 头痛 常是高血压脑病的早期症状,多数为明显的全头痛或额枕部疼痛,伴有恶心、呕吐。咳嗽、活动用力时头痛明显,当血压下降后头痛可缓解。

3. 抽搐发作 是高血压脑病的常见症状,可为全身性或部分性发作,可反复多次发作,甚至形成癫痫持续状态。因抽搐而脑缺氧加重脑水肿,致使颅内压进一步升高,达到一定压力时,可形成脑疝致死。

4. 意识障碍 可表现为嗜睡及至昏迷,精神错乱亦有发生。

5. 血压显著升高 舒张压达 16kPa(120mmHg)以上,平均动脉压常在 20.0~26.7kPa(150~200mmHg)之间。

6. 颅内压增高 由脑水肿引起。患者剧烈头痛,喷射性呕吐,视神经盘水肿,视网膜动脉痉挛并有火焰样出血和动脉痉挛以及绒毛状渗出物。

7. 其他脑功能障碍的症状 如失语、偏瘫等。

【辅助检查】

1. 眼底 视网膜动脉痉挛,视网膜出血和渗出,视神经盘水肿。

2. 脑脊液检查 压力增高(诊断已明确时禁做),偶可正常,细胞数正常,极少数患者有少量红细胞,蛋白轻微增高。

3. 实验室检查 除非伴肾病或尿毒症,尿常规通常无蛋白、红细胞、白细胞及管型等,血尿素氮正常。

4. 颅脑 CT 可见因脑水肿所致的弥漫性白质密度降低。

5. 脑电图 可见弥散慢波和 / 或癫痫性放电。

【诊断及鉴别诊断】

1. 诊断要点

(1) 血压突然升高,以舒张压升高为主。舒张压达 16kPa(120mmHg)以上,平均动脉压常在 20.0~26.7kPa(150~200mmHg)之间。

(2) 伴严重头痛,意识障碍且往往有抽搐或其他短暂的神经系统局灶症状、眼底改变等。

(3) 经积极降压治疗后,症状可迅速好转或大部分缓解。

(4) 颅脑 CT 扫描可见因脑水肿所致的弥漫性白质密度降低。

(5) 排除高血压性脑出血、SAH、颅内占位性病变等。

2. 鉴别诊断

(1) 蛛网膜下腔出血:也可有突发的剧烈头痛、呕吐、脑膜刺激症状,部分患者也可有血压增高,但意识障碍通常较轻,极少出现偏瘫,且脑脊液呈均匀血性等特点,可与高血压脑病鉴别。

(2) 颅内占位性病变:虽有严重头痛,但为缓慢出现,非突然发生,其他颅内压增高症状和局灶性神经体征亦是进行性加重;血压虽可升高,但不及高血压脑病增高明显。如临床疑为颅内肿瘤,可通过 CT、MRI 及增强等检查加以确诊。

【治疗】

治疗原则:尽快降低血压,控制抽搐,减轻脑水肿,降低颅内压。

1. 迅速降血压 一般应争取使血压迅速降至 21.3/13.3kPa(160/100mmHg)左右或接近患者平时血压水平。①硝普钠:是高血压脑病的首选药物,降压作用快,半衰期短,疗效可靠,静滴立即生效,停药后作用很快消失。用法:30~100mg 加入 5% 葡萄糖溶液 500ml,静滴,每分钟 10~30 滴,但在用药过程中应注意监测血压,严重肝肾功能衰竭及心功能不全者应慎用。②二氮嗪:对小动脉平滑肌有扩张作用,降压迅速有效,2~5 分钟发挥最大降压作用。用法:首次用 150~300mg 加入 5% 葡萄糖溶液 40~60ml,静滴,每分钟 1~2ml。一般滴药数分钟内生效,持续 6~8 小时。必要时 2 小时后可再重复注射 1 次。③利血平:1~2mg 肌内注射,每日 1~2 次,本药起效慢而平稳,适于快速降压后的血压维持。

2. 降低颅内压 控制脑水肿,可用 20% 甘露醇 250ml 快速静滴,每 6~8 小时 1 次,也可用 10% 甘油果糖 500ml 静滴或静脉推注呋塞米等。

3. 控制抽搐 抽搐严重者可给予地西泮 10~20mg 缓慢静注,必要时 30 分钟后再注 1 次,直至抽搐停止。若兴奋躁动可用 10% 水合氯醛溶液保留灌肠或给予氯丙嗪等。

4. 加强护理,维持水、电解质平衡 对抽搐和昏迷患者要加强护理,保持呼吸道通畅,避免外伤,同时还应注意水和电解质平衡及必要的营养补充。

第七节 颅内静脉窦及脑静脉血栓形成

颅内静脉和静脉窦血栓形成(cerebral venous and sinus thrombosis,CVST)是指由多种病因引起的以脑静脉回流受阻,常伴有脑脊液吸收障碍导致颅内高压为特征的特殊类型脑血管病,在脑血管病中占 0.5%~1.0%。

由于脑静脉系统血栓形成远较脑动脉血栓少见,临床表现又极易与良性颅内压增高、颅内占位病变、缺血或出血性卒中、脑脓肿、脑炎、代谢性脑病等多种疾病相混淆,故以往对本病存在较多的误诊、漏诊。随着神经影像学的发展,尤其是 CT、MRI 和磁共振静脉成像(magnetic resonance venography,MRV)的临床应用,为及时、正确诊断提供了无创且可靠的检查手段。

【病因与分类】

CVST 的病因多与凝血机制异常、血流动力学异常、感染、脱水等有关,极少数与外伤、硬膜穿刺有关,另有部分病例病因不明。近年来,对本病遗传学的研究认为活性蛋白 C 抵抗(APC-R)是重要的危险因素。

根据病因可分为感染性和非感染性两类,前者常继发于头面部或其他部位化脓性感染灶,故又称化脓性静脉血栓形成或血栓性静脉炎及静脉窦炎;后者的发生多与高凝状态、血液瘀滞及管壁损伤有关,常见于衰竭、脱水、产褥期、服用避孕药以及颅脑外伤、内科多种疾病的患者;也有不明原因者。

根据血栓部位可区分为皮质静脉血栓形成、深静脉血栓形成和硬膜窦血栓形成。后者又可分为海绵窦、上矢状窦、横窦、乙状窦等血栓形成,临床上以上矢状窦血栓形成较为多见,也有数窦血栓并存者。单纯的皮质静脉血栓形成罕见,多为硬膜窦血栓扩展所致。

【临床表现】

颅内静脉系统血栓的临床表现主要取决于血栓的性质、大小及部位等,与脑动脉血栓形成相比较,具有起病形式多种、病情病程多变、临床表现多样等特点。但共同的常见临床表现包括颅内高压症状、卒中症状以及脑病的症状。

1. 海绵窦血栓形成

(1) 多继发于眶周、鼻及面部"危险三角区"的化脓性感染。患者可有面部疖肿挤压史。

(2) 常急性起病,多有全身感染中毒症状。

(3) 眶内静脉回流受阻而致眶周、眼睑及结膜水肿、眼球突出。还可出现眼睑下垂、眼球活动受限或固定,瞳孔散大、光反射消失,病侧额、颊部痛觉减退、角膜反射消失。发病早期病变居一侧,不久可波及对侧,但仍多以始发侧为重。

(4) 由感染引起者,脑脊液可见白细胞增高等炎性改变。

笔记栏

2. 上矢状窦血栓形成

(1) 多为非感染性,以产褥期妇女、婴幼儿及老年患者居多。

(2) 急性或亚急性起病。

(3) 以颅内压增高为主症,早期即可出现头痛、呕吐、视神经盘水肿。婴儿呕吐可呈喷射状,前囟膨隆及其周围静脉怒张、颅缝分离。可有不同程度的意识障碍,嗜睡甚至昏迷。也可有癫痫发作(部分或全身)或精神症状。

3. 横窦、乙状窦血栓形成

(1) 多有化脓性中耳炎、乳突炎病史。

(2) 可有全身感染、局部乳突区周围水肿、静脉曲张的表现。

(3) 主症为颅内压增高,多无局灶性神经定位体征。若血栓累及颈内静脉,则有颈静脉增粗、压痛;如累及颈静脉孔附近舌咽、迷走、副神经,则可表现为颈静脉孔综合征(饮水呛咳、声音嘶哑、同侧胸锁乳突肌与斜方肌无力)。

(4) 腰椎穿刺检查示脑脊液压力增高,可呈炎性改变。

4. 直窦血栓形成

(1) 多为非炎性,病情进展快,迅速累及大脑大静脉和基底静脉。

(2) 导致小脑、脑干、丘脑、基底节等深部结构受损,临床少见但病情危重。

(3) 多为急性起病,主要表现为无感染征象的高热、意识障碍、颅内高压、癫痫发作、脑疝等,常很快进入深昏迷、去大脑强直、去皮质状态甚至死亡,部分以突发幻觉、精神行为异常为首发症状。

(4) 存活者多遗留有手足徐动、舞蹈样动作等锥体外系症状。

5. 单纯脑静脉血栓形成 多表现为皮质局部水肿或出血,导致局灶性神经功能障碍(如癫痫),临床易误诊为肿瘤等占位病变。

【辅助检查】

临床疑似病例宜及时行神经影像学检查,以期尽早确诊。

1. 影像学检查 对临床疑似脑静脉系统血栓患者的确诊,有赖于影像学检查的支持。

(1) 颅脑 CT 扫描:为诊断本病的首选影像学方法,具有特异性征象"束带征""高密度三角征""Detal 征",还可以明确显示静脉窦血栓的伴随征象,结合临床体征可拟诊本病。但是,临床上高度怀疑为颅内静脉系统血栓的患者,即使行颅脑 CT 扫描是正常的,也要尽早行 MRI 和 MRV 检查,以免延误诊断和治疗。

(2) 颅脑 MRI:既可直接显示颅内静脉(窦)内的血栓,又能反映血栓的病理基础及演变过程,对颅内静脉系统血栓所致的脑实质病变,MRI 也比 CT 更敏感、更准确,对颅内静脉系统血栓的早期诊断具有重要价值。颅内静脉系统血栓的 MRI 成像包括两部分:①脑静脉(窦)内血栓的 MRI 成像;②脑实质病变的 MRI 成像。

(3) 脑磁共振静脉成像(MRV):MRV 诊断颅内静脉系统血栓的直接征象为:发育正常的脑静脉(窦)高血流信号缺失或表现为边缘模糊且不规则的、较低的血流信号,前者代表血栓充盈整个脑静脉(窦)腔,血管完全梗阻;后者说明尚有部分血流通过,可能系窦内血栓未填满整个窦腔,或为梗阻后的部分再通。间接征象为梗阻处静脉侧支循环形成和其他引流静脉异常扩张。

MRI 和 MRV 技术相结合,在绝大多数情况下都能做出脑静脉窦血栓形成的准确诊断,这是诊断颅内静脉系统血栓最敏感、准确和便捷的方法。与脑血管造影相比,MRV 显示下矢状窦等较小静脉窦的能力不如 DSA,不能显示静脉窦血栓形成后静脉回流的改道及代偿循环的血流方向。

（4）DSA：是 CVST 诊断的"金标准"，但不是常规和首选的检查手段。作为有创检查，可以显示静脉窦血栓形成的部位、范围，以及静脉异常回流和代偿循环的情况，具有目前 CT 和 MRI 甚至 MRV 所不能替代的作用。但是 DSA 不能显示血栓本身，亦不能显示静脉窦血栓形成继发的脑组织的病理改变及其程度；其创伤性和可能加重患者的颅内高压进一步影响了其及时应用。

2. 其他检查　血液和脑脊液检查对颅内静脉系统血栓形成本身的诊断虽无特异性，但炎症改变对感染性患者却有定性的意义，其细菌培养及药物敏感试验有助于查出病原菌及指导临床用药。与凝血机制相关的血液学检查有利于发现患者有无高凝状态及监测抗栓治疗。对非感染性血栓形成的患者，为确定病因尚应进行其他检查，特别是内分泌、血液、免疫及肿瘤性疾患，如毒性甲状腺肿、真性红细胞增多症、血小板增多症、蛋白 C 及蛋白 S 或抗凝血酶Ⅲ缺乏、系统性红斑狼疮、白塞病及各种癌肿等疾病的相关检查，但仍有约 20% 的病例一时难以查出确切病因，则应追踪随访。

【诊断及鉴别诊断】

1. 诊断要点

（1）急性或亚急性起病，伴有或不伴有意识障碍。

（2）临床表现多样，主要为颅内压增高、癫痫发作和神经功能缺损。

（3）颅脑 CT 直接征象和间接征象提示颅内静脉系统血栓，脑 MRV 显示颅内静脉窦显影不良，DSA 显示颅内静脉窦显影不良。

（4）腰椎穿刺 CSF 压力增高，常规、生化检查能排除其他疾病。

（5）排除良性颅内压增高等。

2. 鉴别诊断　矢状窦血栓形成需要与良性颅内压增高、颅内肿瘤、脑蛛网膜炎、子痫等鉴别；海绵窦血栓形成需要与眼眶内或球后蜂窝织炎、颈内动脉海绵窦瘘、蝶骨嵴脑膜瘤等鉴别；横窦和乙状窦血栓形成需要与颅内肿瘤、乳突炎伴发的其他颅内并发症等鉴别。

【治疗】

1. 抗血栓治疗　及时针对血栓本身的抗凝、溶栓治疗，有利于解除静脉闭塞、恢复血流再通，是获取最佳疗效、改善预后的最有效措施。①抗凝：普通肝素/低分子肝素或华法林（每日监测 APTT、INR）。②溶栓：rt-PA 或 UK。

2. 病因治疗　针对炎症性和非炎症性两类疾病进行治疗。

（1）对感染性血栓形成应积极控制感染及处理原发病灶。抗生素的应用，应强调及早用药、合理选药、剂量足够及疗程宜长的原则。临床一经确认，即应尽早用药，因血栓完全堵塞后，药物不易抵达，难以发挥疗效；由于本病的致病菌甚多，针对性的治疗应在脓液、血液及脑脊液等细菌培养及药物敏感试验后选择用药，但在尚未查明致病菌种前，宜多种抗生素联合或用广谱抗生素治疗；为确保有效地控制感染，剂量要足够；为根除残余感染、防止复发，疗程宜长，一般 2~3 个月，或在局部或全身症状消失后再继续用药 2~4 周。应注意药物副作用。在抗生素应用的基础上，彻底清除原发病灶，如疖肿切开排脓、乳突根治术等。

（2）对非感染性血栓形成也应在针对原发疾患治疗的基础上，尽力纠正脱水、增加血容量、降低血黏度、改善脑血液循环。

3. 对症治疗　①有脑水肿颅内高压者，应积极行脱水降颅压治疗，常用甘露醇快速静脉滴注，可加利尿剂辅助脱水。应注意血黏度、电解质及肾脏功能，也可用乙酰唑胺抑制脑脊液分泌，颅压过高危及生命时可行颞肌下减压术；②癫痫发作者行抗癫痫治疗；③高热患者应予以物理降温；④维持水电解质平衡；⑤对意识障碍的患者应加强基础护理及支持治疗，

笔记栏

并预防并发症。

（王东岩）

复习思考题

1. 颈内动脉系统和椎 - 基底动脉系统 TIA 常见的、特征性及可能出现的症状是什么？
2. 脑血栓治疗 3 小时内静脉溶栓禁忌证是什么？
3. 腔隙性脑梗死最常见的五种临床类型及其表现是什么？
4. 脑出血与脑血栓形成应如何进行临床鉴别？
5. 壳核、丘脑、脑桥、小脑和脑叶出血的特征性临床表现是什么？
6. 脑出血的治疗原则是什么？
7. 蛛网膜下腔出血常见的病因是什么？急性期有哪些重要的并发症？

第六章

中枢神经系统脱髓鞘疾病

PPT 课件

📝 **学习目标**

1. 掌握本章疾病的临床表现、影像学特征(尤其是磁共振的影像特征)、诊断。
2. 熟悉本章疾病的病变分布及分类、病理、鉴别诊断、治疗原则及预后。
3. 了解本章疾病的病因、发病机制。

第一节 概　　述

中枢神经系统(central nervous system,CNS)脱髓鞘疾病(demyelinative disease)是一组脑和脊髓髓鞘破坏或脱失为主要特征的疾病,包括遗传性和获得性两大类。

遗传性中枢神经系统脱髓鞘疾病主要是由于遗传因素引起的神经髓鞘磷脂代谢紊乱,统称为脑白质营养不良,包括异染色性脑白质营养不良等,比较罕见,临床表现各异,确诊需要病理、酶学或基因检查。

获得性中枢神经系统脱髓鞘疾病又可分为继发性和原发性两类。前者包括缺血-缺氧性疾病(如 CO 中毒后迟发性脑病)、营养缺乏性疾病(如亚急性联合变性)、脑桥中央髓鞘溶解症等。后者是临床上通常所指的中枢神经系统脱髓鞘疾病,包括多发性硬化、视神经脊髓炎、急性播散性脑脊髓炎等。常见的临床症状有肢体麻木、无力、视力下降、大小便障碍等。本章将逐一介绍。

第二节 多发性硬化

多发性硬化(multiple sclerosis,MS)是一种免疫介导的中枢神经系统炎性脱髓鞘性疾病,病变主要累及白质。MS 以亚急性起病多见,病灶具有时间和空间多发的特点,与绝大多数患者的临床表现相一致,每次发作的部位可相同或不同。

【病因及发病机制】

MS 病因及发病机制迄今不明,目前资料支持 MS 是遗传易患个体与环境因素相互作用而发生的自身免疫性疾病。可能与以下因素有关。

1. 病毒感染与自身免疫反应　MS 可能与儿童期接触的某种环境因素,如病毒感染有关,曾高度怀疑嗜神经病毒如麻疹病毒、腮腺炎病毒、人类嗜 T 淋巴细胞病毒 I 型等,但从未在 MS 患者脑组织证实或分离出病毒。目前认为 MS 是自身免疫性疾病,这一观点通过成功地复制出实验性变态反应性脑脊髓炎（experimental allergic encephalo-myelitis，EAE）动物模型而得到认同。

2. 遗传因素　MS 有遗传倾向，两同胞可同时患病。约 15% 的 MS 患者有一个患病的亲属。患者的一级亲属患病风险较一般人群高 12~15 倍。异卵双生者患病一致率为 5%~15%，同卵双生者可高达 25%~50%。提示遗传因素在 MS 发病中起重要作用。

3. 环境因素　MS 发病有区域性，高危地区包括美国北部、加拿大、冰岛、英国、北欧、澳洲的塔斯马尼亚岛和新西兰南部。一般发病率随纬度增高而呈递增趋势，可能与区域寒冷有关。目前，我国尚缺乏 MS 流行病学调查资料，曾经认为与日本相似，在我国并不少见。

【病理】

MS 病理特点为炎性脱髓鞘，进展阶段主要为神经元变性；病变可累及大脑半球、视神经、脊髓、脑干和小脑，以白质受累为主。病灶多位于脑室周围。

1. 肉眼观　在脑的冠状切面，常可见脑室系统扩大，白质内有大小不一、形态各异的灰色斑块，急性期斑块境界欠清，呈暗灰色或深红色，可见局限性轻度肿胀；慢性期陈旧斑块呈浅灰色，境界清楚。病灶可发生在脑的任何部位，但以白质，尤其是脑室系统周围最明显。小脑、脑干、脊髓及视神经可见类似病灶。

2. 显微镜下观　急性病灶髓鞘崩解和脱失，轴突相对完好，灶内有大量格子细胞。星形细胞一般不增生。小血管可有充血及少量环状出血。有些血管周围可见淋巴细胞及浆细胞等浸润，甚至形成血管套。慢性病灶表现为轴突崩解，神经细胞减少，星形细胞增多，神经胶质形成硬化斑。

【临床表现】

MS 好发于青壮年，发病年龄多在 20~40 岁，女性多见。MS 病变在空间及时间上的多发性构成了 MS 临床经过及其症状和体征的多样性。

1. 诱因及前驱症状　前者包括感冒、发热、感染、外伤、手术、拔牙、妊娠、分娩、过劳、精神紧张、药物过敏和寒冷等。后者包括疲劳、体重减轻、肌肉和关节隐痛等。

2. 起病形式　以急性/亚急性起病多见，隐匿起病仅见少数病例。

3. 临床特征　空间上的多发性是指病变部位的多发，MS 患者的大脑、脑干、小脑、脊髓及视神经等可同时或相继受累，故其临床症状和体征多种多样。往往是患者的体征多于症状，MS 患者主诉单侧症状，而体检发现存在双侧的体征。少数患者在整个病程中呈现单病灶征象。时间上的多发性是指病程呈现出缓解-复发的过程，复发次数可达十余次或数十次，每次复发通常会残留部分症状和体征，逐渐积累而使病情加重。少数病例呈单相病程或缓慢阶梯式进展，无明显缓解期。MS 患者症状体征的主要特点如下：

（1）运动障碍：最常见，约 80% 的患者有运动障碍。大约一半的患者以一个或多个肢体无力为首发症状。运动障碍一般下肢比上肢明显，表现为偏瘫、截瘫或四肢瘫，两侧往往不对称。早期腱反射正常，以后可发展为亢进，腹壁反射消失，病理反射阳性。

（2）感觉障碍：浅感觉障碍表现为肢体、躯干或面部针刺麻木感，肢体发冷、蚁走感、瘙痒感以及烧灼样疼痛、定位不明确的感觉异常，甚至感觉缺失。疼痛感可能与脊髓神经根部的脱髓鞘病灶有关，具有显著特征性。亦可有深感觉障碍和 Romberg 征。

（3）眼部症状：表现为急性视神经炎或球后视神经炎，多为急性单眼视力下降，亦可短时间内两眼先后受累。眼底检查早期视乳头正常或可见水肿，后期可见视神经萎缩。可有视野缺损，表现为双颞侧或同向性偏盲等。约 1/3 的病例有眼外肌麻痹及复视。眼球震颤多为水平性、水平加旋转性或垂直性。病变侵犯内侧纵束时引起核间性眼肌麻痹，侵犯脑桥旁正中网状结构时导致一个半综合征。有时出现瞳孔不规则、缩小，甚至对光反射消失，亦可见 Horner 征。

(4) 其他脑神经症状:面神经麻痹多为中枢性,是由大脑半球白质或皮质脑干束病损所致,少数为周围性。脑桥病变时可出现耳聋、耳鸣、眩晕、呕吐等;延髓或两侧大脑半球病变时可出现构音障碍、吞咽困难、饮水呛咳等表现,前者为延髓麻痹,后者为假性延髓麻痹。病变侵及三叉神经髓内纤维时可出现面部感觉缺失或三叉神经痛。面偏侧痉挛少见。

(5) 共济失调:20%~40% 的 MS 患者有不同程度的共济运动障碍,但 Charcot 三联征(眼震、意向性震颤和吟诗样语言)仅见于部分晚期患者。

(6) 发作性症状:强直痉挛、感觉异常、构音障碍、共济失调、疼痛不适是较常见的 MS 发作性症状。其中,局限于肢体或面部的强直性痉挛,常伴放射性异常疼痛,亦称痛性痉挛。屈颈时诱发刺痛感或闪电样感觉,自后颈部沿脊柱向下放射至大腿或达足部,称为 Lhermitte 征,是因屈颈时脊髓局部的牵扯力和压力升高,脱髓鞘的脊髓颈段后索受激惹引起。两者往往同时存在。2%~3% MS 患者可有一次或反复的痫性发作。

(7) 精神症状:可表现为抑郁、淡漠、嗜睡、强哭强笑、反应迟钝、易怒和脾气暴躁,部分患者出现欣快、兴奋、重复语言、猜疑和被害妄想等。也可出现记忆力减退、认知障碍。

(8) 膀胱直肠功能障碍:出现尿频、尿急、尿失禁或尿潴留等,提示脊髓受损。部分 MS 患者还可出现原发性或继发性性功能障碍。有的 MS 患者出现肠道功能紊乱,如便秘及大便失禁。

MS 可伴有周围神经损害和多种其他自身免疫性疾病,如类风湿关节炎、干燥综合征、重症肌无力等。MS 合并其他自身免疫性疾病是由于机体的免疫调节障碍引起多个靶点受累。

总之,MS 病灶散在多发,临床表现多样,症状和体征不能用单一病灶所能解释,常为 CNS 及视神经病变的不同组合构成其临床症状谱。

【临床分型】

(一) MS 的临床分型

按照病程类型,国际通用的 MS 分为 4 型。

1. 复发缓解型 MS(relapsing remitting MS,RRMS) 是 MS 的最常见病程类型,80%~85% 的 MS 患者最初为本类型,疾病表现为明显的复发 - 缓解过程,每次发作均可基本恢复,不遗留或仅留下轻微后遗症。随着病程的进展,50% 以上患者在 10~15 年最终发展为继发进展型 MS。

2. 继发进展型 MS(secondary progressive MS,SPMS) 表现为在复发 - 缓解阶段后,疾病复发后不再完全缓解,并遗留部分后遗症,疾病呈缓慢进行性加重的过程。

3. 原发进展型 MS(primary progressive MS,PPMS) 约 10% 患者起病即表现为本类型,病程持续 1 年以上,临床没有明显的复发 - 缓解过程,疾病呈缓慢进行性加重。

(二) MS 其他少见临床类型

1. 良性型 MS(benign MS) 在 MS 患者中,小部分病例在发病 15 年内几乎不遗留任何神经系统症状及体征。本型病例的预后只是回顾性的研究结果,目前临床上无法做出早期预测。

2. 恶性型 MS(malignant MS) 又名暴发型 MS(fulminant MS),亦称 Marburg 变异型 MS(Marburg variant MS),呈暴发性起病,常在短时间内迅速达到高峰,常导致严重神经功能受损甚至死亡。

【辅助检查】

1. 血液 急性期或疾病的活动期,血液中 T 细胞数减少,T_S 细胞功能下降,T_H/T_S 升高。血清髓鞘碱性蛋白增高,出现抗磷脂抗体,肿瘤坏死因子升高。

2. 脑脊液(CSF)检查

(1) CSF 外观正常,压力偶可升高。常有白细胞增多,一般在 15×10^6/L 以内,急性起病或恶化的病例可轻至中度增高,通常不超过 50×10^6/L,以单核细胞增高为主。约 40% MS 患者 CSF 蛋白轻度增高。

(2) IgG 鞘内合成检测:MS 的 CSF-IgG 增高主要为 CNS 内合成,是 CSF 重要的免疫学检查。①CSF-IgG 指数:是 IgG 鞘内合成的定量指标,见于约 70% 以上 MS 患者,测定这组指标也可计算 CNS 24 小时 IgG 合成率,两者意义相似;②CSF-IgG 寡克隆带(oligoclonal bands, OB):是 IgG 鞘内合成的定性指标,OB 阳性率可达 95% 以上,但应同时检测 CSF 和血清,只有 CSF 中存在 OB 而血清缺如才支持 MS 诊断;③MS 患者 CSF 可检出 MBP、PLP、MAG 和 MOG 等抗体。

3. 诱发电位 包括视觉诱发电位(VEP)、脑干听觉诱发电位(BAEP)和体感诱发电位(SEP)等,50%~90% 的 MS 患者可有一项或多项异常。主要表现为峰潜伏期延长、波幅降低、波形异常等。

4. 颅脑 CT 检查 急性期显示脑部边界清楚或不清楚的多发、大小不一的低密度病灶,多位于脑室周围、脑干及小脑等部位,病灶可强化。急性期过后病灶仍呈低密度表现,但边界清楚,不被强化。晚期显示脑沟、脑池、脑室扩大等脑萎缩改变。

5. 颅脑 MRI 检查 分辨率高,可识别无临床症状的病灶。可见大小不一类圆形的 T_1WI 低信号、T_2WI 高信号病灶(图 6-1),常位于侧脑室前角与后角周围、半卵圆中心及胼胝体,或为融合病灶,多位于侧脑室体部;脑干、小脑和脊髓可见斑点状不规则 T_1WI 低信号及 T_2WI 高信号斑块。活动性病灶可见强化。病程长的 MS 患者可伴脑室系统扩张、脑沟增宽等脑白质萎缩征象。

图 6-1 MS 的颅脑 MRI 表现

双侧大脑半球白质区多发斑片状异常信号影,T_1WI 呈低信号(A),T_2WI 呈高信号(B)

【诊断及鉴别诊断】

1. 诊断要点 MS 的诊断主要依靠临床病灶的空间多发性和临床病程的时间多发性,结合辅助检查的特异性表现,并除外引起此类病灶的其他疾病。

国际 MS 诊断专家组提出的 MS 诊断标准,即 McDonald 诊断标准(表 6-1),在 MRI 空间多发、时间多发的证据、脑脊液检查的诊断价值等方面进行了进一步的改良。新版标准更符合临床实际,易于临床操作。

表 6-1　MS McDonald 诊断标准(2017 年)

临床表现	MS 诊断所需附加条件
≥2 次发作;有≥2 个客观临床证据的病变	无
≥2 次发作;1 个(并且有明确的历史证据证明以往的发作涉及特定解剖部位的一个病灶)	无
≥2 次发作;具有 1 个病变的客观临床证据	通过不同 CNS 的临床发作或 MRI 检查证明了空间多发性
1 次发作;具有≥2 个病变的客观临床证据	通过额外的临床发作,或 MRI 检查证明了时间多发性,或具有脑脊液寡克隆带的证据
1 次临床发作;存在 1 个病变的客观临床证据	通过不同 CNS 部位的临床发作或 MRI 检查证明了空间多发性,并且通过额外的临床发作,或 MRI 证明了时间多发性,或具有脑脊液寡克隆带的证据
提示 MS 隐匿的神经功能障碍进展(PPMS)	疾病进展 1 年(回顾性或前瞻性)和具备以下 3 项中的 2 项: (1) 脑病变的空间多发证据;MS 特征性的病变区域(室周、皮质/近皮质或者幕下)存在≥1 个 T_2WI 病灶; (2) 脊髓 MRI 多发证据(2 个或 2 个以上 T_2WI 高信号病灶); (3) 脑脊液异常发现(等电聚焦电泳显示寡克隆区带)

知识链接

临床孤立综合征

　　临床孤立综合征(clinically isolated syndrome,CIS)指 CNS 首次发生的、单时相的、单病灶或多病灶的炎性脱髓鞘疾病综合征。大致可以分为:①病变在时间和空间上均为孤立;②病变在时间上孤立发生,而空间上可以多发;③病变在同一部位反复发生,即空间上是孤立的,而时间上多发。

　　临床上既可表现为孤立的视神经炎、脑干脑炎、脊髓炎或某个解剖部位受累后的症状、体征(通常不包括脑干脑炎以外的其他脑炎),亦可出现多部位同时受累的复合临床表现。常见的有视力下降、肢体麻木、肢体无力、大小便障碍等。随着 MRI 在 MS 中的应用发现,>50% 的 CIS 患者最终发展为 MS,其中运动系统受累的 CIS 者发展为 MS 的可能性是没有受累者的 2 倍。急性期大剂量的激素冲击治疗能加快 CIS 患者临床功能恢复。CIS 的临床表现与预后密切相关,只有感觉症状、临床症状完全缓解、5 年后仍没有活动障碍以及 MRI 表现正常者往往预后良好。

　　2. 鉴别诊断

　　(1) 急性播散性脑脊髓炎(ADEM):多发生在感染、疫苗接种后,起病急且凶险,常伴有意识障碍、高热、精神症状等,病程比较短,呈自限性及单相病程。

　　(2) 颅内恶性淋巴瘤:也可在 MRI 上显示脑室旁与 MS 斑块类似的病灶,部分患者对类固醇治疗有反应性,但此病无缓解,CSF-OB 缺如。必要时活检加以证实。

　　(3) 结缔组织病:系统性红斑狼疮、脑动脉炎、干燥综合征(Sjögren syndrome,SS)、神经白塞病等可有类似 MS 的表现。这些疾病往往有其他器官受累的表现,通过详尽的病史、血清标记物检查等可进行鉴别。

　　(4) 颈椎病脊髓型:与 MS 脊髓型有类似表现,脊髓 MRI 检查有助于鉴别。

（5）其他：如颅内血管畸形伴多次出血发作、腔隙性脑梗死等。应通过病史、MRI 及 DSA 等进行鉴别。

【治疗】

MS 治疗原则为早期治疗，在遵循循证医学证据的基础上，结合患者的经济条件和意愿，进行合理治疗。

（一）MS 的急性期治疗

以减轻恶化期症状、缩短病程、改善残疾程度和防治并发症为主要目标。有客观神经缺损证据的功能残疾症状方需治疗。轻微感觉症状无须治疗，一般休息或对症处理后即可缓解。

首选治疗方案为大剂量甲泼尼龙冲击治疗，对病情严重者或对激素治疗无效者也可试用血浆置换或静脉注射大剂量免疫球蛋白治疗。

1. 糖皮质激素（glucocorticoids） 激素治疗的原则为大剂量、短疗程，不主张小剂量长时间应用。甲泼尼龙：①对于病情较轻者，从 1g/d 开始，静脉滴注 3~4 小时，共 3~5 天后停药。②如症状改善不明显，可改为口服醋酸泼尼松或泼尼松龙 60~80mg，每日 1 次，每 2 天减 5~10mg，直至停药，原则上总疗程不超过 3~4 周。若在激素减量的过程中，病情再次加重或出现新的体征和 / 或出现新的 MRI 病灶，可再次使用甲泼尼龙冲击治疗。激素治疗的大部分不良反应，如电解质紊乱、血糖异常、上消化道出血等是可以预防的。此外，应尽量控制激素的疗程，以预防长期使用激素引起的骨质疏松、股骨头坏死等并发症。

2. 血浆置换（plasma exchange，PE） 又称血液净化，包括淋巴细胞清除、特异性淋巴细胞去除、免疫活性物质去除等。一般不作为急性期的首选治疗，仅在急性重症患者或其他方法无效时作为一种可以选择的治疗手段。

3. 免疫球蛋白 作为一种可选择的二线或三线治疗手段，只能用于对一二线疾病调节药物治疗不耐受或处于妊娠或产后阶段的患者。静脉注射大剂量免疫球蛋白 0.4g/（kg·d），连续用 5 天为 1 个疗程，5 天后如果没有疗效，不再继续使用；如果有疗效且疗效明显时，可继续每周使用 1 天，连用 3~4 周。

（二）MS 的缓解期治疗

以控制疾病进展为主要目标，推荐使用疾病修正疗法（disease modifying therapy，DMT）治疗。

1. 干扰素 -β（interferon-β） 干扰素 -β 为治疗 RRMS 及伴随有复发过程 SPMS 的一线药物。干扰素治疗 MS 是通过其免疫调节作用经多重机制实现，其中包括对细胞因子的调节、抑制细胞迁移进入脑内、抑制 T 细胞的活化、抑制其他炎症 T 细胞等。干扰素 -β 治疗能降低 RRMS 患者或有很高风险发展成为 MS 的 CIS 患者的发作次数。对于极有可能发展为 CDMS 的 CIS、已确诊为 RRMS 或者有复发的 SPMS 患者，如果有条件即应使用干扰素 -β 治疗。

2. 特立氟胺 为 DMT 治疗的一线药物，能减少 RRMS 患者发作次数。建议早期、长期使用，中国患者常用剂量为 14mg，每日 1 次。常见不良反应为腹泻、呕吐等，重度肝损伤患者不应给予特立氟胺治疗，妊娠或计划妊娠患者禁用。

3. 免疫抑制剂 米托蒽醌是治疗 MS 的二线药物。美国食品药品管理局（FDA）于 2000 年批准其适用于重症 RRMS 患者或 SPMS、PRMS 患者。使用时应注意监测其心脏毒性，应用总累积剂量不能超过 $100mg/m^2$。

4. 单克隆抗体 阿仑珠单抗可用于已确诊的复发型 MS 患者，主要不良反应为输液反应、感染和自身免疫性疾病。

5. 其他免疫抑制剂　无条件应用,或对上述一二线治疗无效的 RRMS 及有复发 SPMS、PRMS 患者,在充分估价其疗效 / 风险比的前提下,可审慎地应用以下免疫抑制剂治疗。常用药物:硫唑嘌呤、环磷酰胺、甲氨蝶呤、环孢素 A 等。硫唑嘌呤推荐剂量为 1~2mg/(kg·d),每日 1~2 次,长期口服。用药期间需严密监测血常规及肝、肾功能,出现异常时应立即停药。

（三）MS 的对症治疗

1. 疼痛　①痛性痉挛:可用卡马西平、加巴喷丁、巴氯芬等药物;②对比较剧烈的三叉神经痛、神经根性疼痛患者,还可应用其他抗癫痫药物;③慢性疼痛、感觉异常等:可用阿米替林、选择性 5- 羟色胺 / 去甲肾上腺素再摄取抑制剂（SNRI）等。

2. 其他　①抑郁、焦虑:可用选择性 5- 羟色胺再摄取抑制剂（SSRI）、SNRI 类药物,以及心理辅导治疗;②乏力、疲劳:可选用莫达非尼、金刚烷胺;③震颤:可应用盐酸苯海索、盐酸阿罗洛尔等药物;④膀胱直肠功能障碍:配合药物治疗或借助导尿等处理;⑤性功能障碍:可用改善性功能药物;⑥肢体及语言功能障碍:功能康复训练;⑦认知障碍:可用胆碱酯酶抑制剂等。

（四）中医药治疗

1. 中医治疗　本病在中医学中属"痿证""喑痱""骨繇""眩晕""视物昏渺"等范畴,其病因病机极其复杂,以气血内虚,脏腑功能失调为基础,加之内伤外感,劳倦色欲而发。主要有脾肾阳虚证,肝肾阴虚证,痰湿化热证,气虚血瘀证,脾胃虚弱证。分别予温补脾肾之右归丸、金匮肾气丸、地黄饮子加减;滋补肝肾、填精补髓之左归丸、六味地黄丸、二黄汤加减;清热化痰、健脾和胃之黄连温胆汤加减;益气活血、化瘀通络之补阳还五汤加减;健脾益气之四君子汤加减。

2. 针刺疗法　本病病位在"脑"与"髓",与肝、脾、肾密切相关,临床多采用醒脑开窍针法,取肩髃、曲池、足三里、夹脊穴或局部穴位针刺治疗,也可采用穴位注射。艾条或艾炷施灸亦有一定疗效,取穴中脘、足三里、肝俞、肾俞等。

知识链接

干细胞移植治疗 MS

自体造血干细胞移植:可以对 MS 患者的异常免疫功能进行相对完全的清除,使其免疫系统得到重建,进而使 MS 患者产生长期免疫耐受,达到临床缓解,但只有在其他治疗手段无效的情况下才考虑应用。远期疗效仍不清楚。

【预后】

MS 不同临床类型的病程及预后迥异。大多数 MS 患者预后较乐观,存活期可长达 20~30 年;少数于病后数月或数年内死亡;极少数急性型病情进展迅速,于病后数周死亡。

第三节　视神经脊髓炎

视神经脊髓炎（neuromyelitis optica,NMO）,又称德维克病（Devic disease）,是一种选择性损伤视神经和脊髓的自身免疫性炎性脱髓鞘性疾病,由 Devic 于 1894 年首次描述。临床上多以严重的视神经炎(optic neuritis,ON)和纵向延伸的长节段横贯性脊髓炎(longitudinally extensive transverse myelitis,LETM)为特征性表现,呈急性或亚急性起病。传统概念的NMO被认为病变局限于视神经和脊髓,随着研究发现还包括一些非视神经和脊髓表现。因此,2015年国际NMO诊断小组(IPND)制定了新的视神经脊髓炎谱系疾病(NMOSD)诊断标准,将NMO和NMOSD统一命名为NMOSD。为便于理解,本章节仍采用NMO名称。由于NMO和MS的临床表现有许多相似之处,两者容易混淆,但两者的临床经过、血清学、神经影像学、免疫学等方面均不同。

【病因及发病机制】

NMO的病因及发病机制尚不清楚。发病可能与感染有关,因在发病过程中,约1/3患者有非特异性感染史,半数患者有低热、血及脑脊液白细胞增多。另外,可能与内因、遗传及种族差异有关。目前认为NMOSD主要是与水通道蛋白4抗体(AQP4-IgG)有关的自身免疫性疾病。

【病理】

NMO主要累及视神经、视交叉和脊髓(胸段与颈段),也可累及延髓最后区、丘脑、下丘脑等,破坏性病变明显。病理改变为脱髓鞘、急性轴突损伤、血管周围炎症细胞浸润、胶质细胞增生不显著。最终有坏死空洞形成。

【临床表现】

1. 发病以青壮年居多,平均年龄39岁,儿童和老年人发病少见,女性明显高于男性。

2. 前驱症状 发病前可有低热、咽痛、头痛、头晕、恶心、呕吐、腹痛、腹泻、全身不适等症状。

3. 起病方式 大多呈急性或亚急性起病,少数呈慢性进行性,也有部分患者视神经与脊髓症状起病缓急不同。视神经与脊髓症状常常先后出现,但也可同时出现。在视神经方面,两侧也可先后或同时受累。也有一侧视神经受累→脊髓受累→另一侧视神经受累这样的发病模式。多为单病程,也可有缓解-复发。

4. 眼部症状 整个病程中仅有单眼受累者很少见。急性起病者在数小时或数日内患眼视力部分或全部丧失,伴眼球疼痛,眼球运动或按压时明显,或有前额部疼痛。偶见缓慢进行性视力减退者。视野改变以中央暗点、生理性盲点扩大及向心性视野缩小为多见。眼底早期可见视乳头水肿,晚期可见视乳头萎缩。球后视神经炎患者早期眼底正常,晚期出现视乳头萎缩。大部分患者视力在数日或数周后恢复。

5. 脊髓症状 表现为播散性、不完全横贯性、脊髓半离断或上升性脊髓炎的特征,出现相应的运动、感觉及括约肌功能障碍。约1/3复发型急性脊髓炎常伴有Lhermitte征、阵发性强直性痉挛和神经根痛,但单相病程患者常很少发生。体征常呈不对称和不完全性。颈髓受累时可合并Horner征。

6. 其他表现 累及延髓后部可表现为顽固性呃逆、恶心、呕吐;累及大脑白质可出现淡漠、认知下降、头痛等。

【辅助检查】

1. 血液 急性期白细胞增多,以单核细胞为主;红细胞沉降率加快;血清总补体可升高;血清水通道蛋白4抗体可阳性。

2. 脑脊液 压力及外观一般正常。病变发作期脑脊液内细胞数增多,以淋巴细胞为主,通常不超过100×10^6/L,约1/3的单相病程及复发型患者单核细胞(mononuclear cell,MNC)>50×10^6/L;脑脊液蛋白正常或轻度增高,当出现椎管部分阻塞时可明显升高。脑脊液糖含量正常或偏低。脑脊液蛋白电泳可检出寡克隆Ig带,但检出率较低。

3. 诱发电位 多数患者有 VEP 及 SEP 异常,少数患者有 BAEP 异常。VEP 的异常主要表现为 P100 潜伏期延长,波幅降低等。

4. MRI ①脊髓:见条索状长 T_1、长 T_2 信号,或弥漫性融合病灶,超过 3 个脊柱节段,病灶多位于胸段、颈段或颈胸段(图 6-2),初发病灶及复发病灶可强化。②视神经:T_2WI 显示视神经眶内段及球内段增粗,信号稍增高,周边鞘膜增厚,可强化。

图 6-2 NMO 的颈髓 MRI 表现:颈髓 MRI 矢状位 T_2WI 示 C_2~T_1 椎体水平颈髓增粗,呈大片高信号改变

> **知识链接**
>
> 神经影像学的研究与 NMO 诊断
>
> 长期以来将发病时视神经以外脑内发现病灶的病例排除在 NMO 诊断之外。然而,近年的研究,尤其是神经影像学的研究表明 NMO 多数患者脑内可出现无症状病灶。在一项对 60 例符合 NMO 诊断标准病例的回顾分析中,30 名患者最初脑部 MRI 正常,随后的复查中,一半患者脑内陆续发现病灶,大多数病灶较小,位于皮质下白质多见,无特异性,不符合 MS 诊断标准。国内报道 25 例 NMO 患者入院时行 MRI 检查,19 例发现脑内病灶。

【诊断及鉴别诊断】

1. 诊断 根据患者急性起病,双侧同时或相继发生的视神经炎、急性横贯性或播散性脊髓炎的临床表现,结合 MRI 显示视神经和脊髓病灶,诱发电位异常,血清 NMO-IgG 阳性等可作出临床诊断。NMO Wingerchuk 诊断标准见表 6-2。与 1999 年版 Wingerchuk 标准相比,2006 年版去掉了次要支持条件,保留必需标准和支持标准的前 2 条,将支持标准中第 3 条脑脊液细胞数变化改为血清 NMO-IgG 阳性,确定诊断需要必需标准和至少 2 条支持标准。使诊断 NMO 的敏感性及特异性均有明显提高。2015 年 IPND 提出新的成人 NMOSD 诊断标准,比较复杂,为便于操作,本书仍采用 2006 年标准。

表 6-2　NMO Wingerchuk 诊断标准(2006 年修订)

必需标准
1. 视神经炎
2. 急性脊髓炎
支持标准
1. 初次发病时脑部 MRI 检查阴性
2. 脊髓 MRI 显示长 T_2 信号病灶连续达到 3 个或 3 个以上椎体节段
3. 血清 NMO-IgG 阳性

2. 鉴别诊断

(1) 视神经炎:多损害单眼,而 NMO 常两眼先后受累,并有脊髓病损或明显缓解 - 复发表现。对于以视神经损害为首发表现的 NMO 患者应注意随访。

(2) 急性脊髓炎:大多数 患者病前有感染史,急性起病,呈横贯性脊髓损害表现,病程中无缓解 - 复发,无视神经损害表现。

(3) 多发性硬化:NMO 与 MS 的鉴别有时比较困难。往往需要通过血清学、CSF 及 MRI 检查才能进行鉴别。NMO 患者的血清 NMO-IgG 常常为阳性,脑脊液 MNC>50×10^6/L。90% 以上的 MS 患者可见 CSF-IgG、OB 阳性。头部 MRI 在 NMO 初期常正常,MS 常有典型病灶;NMO 脊髓纵向融合病灶超过 3 个脊椎节段,常见脊髓肿胀,并可增强,MS 脊髓病变极少超过 1 个脊椎节段。

(4) 亚急性脊髓视神经病:多见于小儿,先有腹痛、腹泻等腹部症状,神经症状以感觉异常为主,常呈对称性,无复发,多无运动障碍,CSF 无明显异常。

【治疗】

(一)西医治疗

NMO 的急性期治疗与 MS 的治疗相仿。首选甲泼尼龙大剂量冲击疗法,500~1 000mg/d,静脉滴注,连用 3~5 日,后改用泼尼松口服逐渐减量至停药,近期有效率可达 80%。糖皮质激素治疗无效的患者考虑 PE、IVIg 冲击治疗。缓解期主要通过抑制免疫达到降低复发率,延缓残疾累积的目的,需长期用药。一线药物包括硫唑嘌呤、吗替麦考酚酯、甲氨蝶呤等;二线药物可选用环磷酰胺、米托蒽醌等,不建议使用干扰素 -β。

(二)中医药治疗

1. 中医治疗　本病在中医学中属"视歧""视物昏渺""青盲""痿证""眩晕"等范畴,其病因病机与多发性硬化相似,以气血内虚,脏腑功能失调为基础,加之内伤外感,劳倦色欲而发。主要有肝经湿热证,阴虚火旺证,脾胃虚弱证,分别予清利肝胆湿热之龙胆泻肝汤合三妙丸;滋补肝肾、清热明目之杞菊地黄丸;健脾养胃之参苓白术散。

2. 针刺疗法　本病病位在"脑"与"髓",与肝、脾、肾密切相关,临床多采用华佗夹脊穴、项针或局部取穴针刺治疗。也可穴位注射治疗。

【预后】

NMO 的临床表现较 MS 严重,多因连续的发作而加剧。复发型 NMO 预后差,多数患者呈阶梯式进展,发生全盲或截瘫等后遗症,约 1/3 患者死于呼吸衰竭,约 2/3 患者可存活 5 年以上。单相型患者病情常重于复发型,但长期预后往往较复发型患者好,绝大多数患者可存活 5 年以上。

第四节 急性播散性脑脊髓炎

急性播散性脑脊髓炎(acute disseminated encephalomyelitis,ADEM)是广泛累及脑和脊髓白质的急性炎症性脱髓鞘疾病。发生在疫苗接种后,称为接种后脑脊髓炎;发生在感染性疾病(尤其是出疹性疾病)后,称为感染后脑脊髓炎;诱因不明者称为特发性脑脊髓炎。病情爆发、凶险、病理改变有明显的白质坏死、出血者称为急性坏死性出血性脑脊髓炎,往往病情严重、死亡率高。

【病因及发病机制】

ADEM的发生虽然与病毒感染和疫苗接种有关,但确切病因至今不明。认为ADEM可能为人类受到病毒感染或疫苗接种后,或接受外来蛋白质后的一种自身免疫反应。其发病可能由于某些病原体的氨基酸序列和人体中枢神经系统髓鞘蛋白的氨基酸序列结构相似,机体产生抗自身髓鞘的免疫细胞克隆,与中枢神经系统髓鞘多肽片断发生交叉反应所致。

【病理】

脑的外观除充血肿胀外,一般无其他异常,切面可见大脑半球白质内片状无色病灶。显微镜下主要表现静脉周围出现炎性脱髓鞘,轴索也有破坏,但程度较轻。脱髓鞘区可见小神经胶质细胞,血管周围有炎症细胞浸润形成血管袖套。病变散布于中枢神经系统,以白质损害为主。急性坏死性出血性脑脊髓炎患者可见血管壁坏死及纤维蛋白渗出、血管周围组织坏死、大片水肿等。

【临床表现】

该病可发生于任何年龄,但多见于儿童和青壮年,多为散发,无季节性。感染或疫苗接种后1~2周起病,伴发于出疹性疾病者常见于皮疹后2~4日发病。患者常在斑疹消退、症状改善时,突然出现高热、头昏、头痛、恶心、呕吐、全身酸痛,很快出现大脑、脑干、小脑、脊髓等受损的症状、体征,如嗜睡、精神异常、痫性发作、偏瘫、偏盲、视力障碍、共济失调、震颤和舞蹈样动作、脑膜刺激征、截瘫及四肢瘫等。严重病例可迅速出现深昏迷和去大脑强直发作,甚至死亡。

【辅助检查】

1. 外周血白细胞增多,红细胞沉降率加快。CSF压力正常或略高,细胞数正常或轻中度增多,以淋巴细胞为主,蛋白含量正常或轻度增高,糖与氯化物正常。急性坏死性出血性脑脊髓炎CSF则以多核细胞为主,红细胞常见,蛋白轻度至中度增高,以IgG增高为主,可发现寡克隆带。

2. EEG 常见弥漫性的θ和δ波,常常两侧不对称,亦可见棘波和棘-慢复合波。

3. 颅脑CT CT显示白质内弥散性多灶性大片或斑片状低密度区,急性期呈明显增强效应。

4. 颅脑MRI 病灶在脑和脊髓白质不对称性分布,呈多发圆形、椭圆形、不规则形,少数呈肿瘤样,T_2WI(图6-3)、FLAIR上呈高

图6-3 ADEM的颅脑MRI表现:MRI矢状位T_2WI示额顶叶白质区多发斑片状及条状高信号影,顶叶部分病灶与侧脑室垂直

信号，T_1WI 上呈低信号，可强化。

【诊断及鉴别诊断】

1. 诊断　目前尚无公认的诊断标准。根据急性或亚急性起病，病前多有感染或疫苗接种史、有脑实质及脊髓损害的症状和体征、脑脊液正常或轻度异常、脑电图示不同程度弥漫性或局限性慢波、MRI 示多发散在病灶、排除其他原因可作出临床诊断。

2. 鉴别诊断

(1) 单纯疱疹病毒性脑炎：有时鉴别较难。本病患者 MRI 显示的病灶多局限于大脑颞叶、额叶，脑脊液检查单纯疱疹病毒抗体滴度增高等有助于鉴别。

(2) 多发性硬化(MS)：ADEM 易误诊为首次发作的 MS。MS 一般无前期感染史，症状、体征以局灶的神经功能损害为主，全脑症状损害不明显。呈多相病程，反复发作为本病的特征之一，而 ADEM 是单相病程。

【治疗】

(一) 西医治疗

应用大剂量甲泼尼龙冲击疗法和大剂量丙种球蛋白是当前主要的治疗方法。给予ADEM 患者皮质类固醇大剂量冲击治疗 3~5 天后，逐渐减量并维持 8~14 周，在疗效欠佳时可联合应用 IVIg 或 PE。

(二) 中医药治疗

1. 中医治疗　本病在中医学中属"痉证""痿证""痿躄""挛急"等范畴，其病因病机为感受风寒湿热之邪，壅阻经络，气血不畅，或肝肾阴虚，筋脉失养。主要有肺热津伤证，湿热浸淫证，脾胃亏虚证，肝肾亏损证，分别予清热养阴、润燥生津之清燥救肺汤；清热化湿之加味二妙散；健脾益气之补中益气汤；滋肾柔肝、强筋壮骨之虎潜丸。

2. 针刺疗法　本病病位在"脑"与"髓"，与肝、脾、肾密切相关，临床多采用醒脑开窍针法及华佗夹脊穴针刺治疗。可配合穴位注射治疗。

【预后】

本病来势虽凶，但多数患者预后良好，多为单相病程。有惊厥发作、昏迷、脊髓受损患者预后较差。病死率约为 10%~20%。存活者常遗留明显的功能障碍，儿童恢复后常伴精神发育迟滞或癫痫发作等。

第五节　脑桥中央髓鞘溶解症

脑桥中央髓鞘溶解症(central pontine myelinolysis，CPM)是以脑桥基底部对称性脱髓鞘为病理特征的疾病。多在电解质紊乱、营养不良等疾病的基础上发病。

【病因及发病机制】

病因不明。半数以上的患者为酒精中毒晚期，也可见于肾衰透析后、肝功能衰竭、肝移植后、淋巴瘤及癌症晚期、营养不良、败血症、急性出血性胰腺炎和严重烧伤等。一般认为低钠血症时脑组织处于低渗状态，过快补充高渗盐水、纠正低钠血症使血浆渗透压迅速升高，引起脑组织脱水和血 - 脑屏障破坏，有害物质透过血 - 脑屏障可导致髓鞘脱失。

【病理】

本病的病理特点是脑桥基底部呈对称分布的神经纤维脱髓鞘，病灶边界清楚，直径可为数毫米或占据整个脑桥基底部，也可累及被盖部。镜下显示神经细胞和轴突相对完好，可见吞噬细胞和星形细胞反应。

笔记栏

【临床表现】

本病为散发，任何年龄均可发生，儿童病例也不少见。患者常为慢性酒精中毒晚期或常伴严重威胁生命的疾病。往往在原发病基础上突发四肢瘫痪，咀嚼、吞咽及言语障碍，眼震及眼球凝视障碍等，可呈缄默及完全或不完全闭锁综合征。

【辅助检查】

1. 脑干听觉诱发电位（BAEP）　常有异常，有助于确定脑桥病变，但不能确定病灶范围。

2. MRI　可发现脑桥基底部特征性蝙蝠翅膀样病灶，呈对称分布 T_1 低信号、T_2 高信号，无增强效应，往往在临床表现 1~2 周后才显示病变。

3. 血液化验常可发现低钠血症。

【诊断及鉴别诊断】

1. 诊断　慢性酒精中毒、严重全身性疾病和低钠血症纠正过快的患者，突然出现四肢瘫痪、假性延髓性麻痹，数日内迅速进展为闭锁综合征，应高度怀疑 CPM 可能，MRI 有助于确诊。

2. 鉴别诊断　本病应与脑桥基底部梗死、肿瘤和多发性硬化等鉴别。MRI 显示 CPM 无显著占位效应，病灶对称，不符合血管分布特征，随病情好转可恢复正常。

🔍 **知识链接**

脑桥外髓鞘溶解症（extrapontine myelinolysis，EPM）

EPM 和 CPM 合称为渗透性髓鞘溶解（osmotic myelinolysis，OM）。CPM 首先由 Adams 详细描述报道。1962 年，人们认识到髓鞘溶解不一定局限在脑桥，于是产生了 EPM 的概念。它的病因及发病机制与 CPM 类似。病变受累的部位包括尾状核、豆状核、丘脑、颞叶、顶叶、额叶、枕叶等，可同时累及脑桥。防治同 CPM。

【治疗】

（一）西医治疗

1. 以支持及对症治疗为主，积极处理原发病。纠正低钠血症应缓慢，不用高渗盐水。限制液体入量，急性期可用甘露醇、呋塞米等治疗脑水肿。

2. 早期用大剂量糖皮质激素冲击治疗有可能抑制本病进展，可试用高压氧和血浆置换。

（二）中医药治疗

1. 中医治疗　本病在中医学中属"中风""痿证""喑痱"等范畴，其病因病机极其复杂，择其要者，多与饮食失节、久病亏虚，加之外感之邪而成。其病机为风、火、痰、瘀等闭塞经脉，扰动神明，或因脏腑虚损，气血阴津不足，经脉、脑府失养。表现为痰湿化热证，予清热化痰、健脾和胃之黄连温胆汤；表现为脾胃虚弱证，予健脾益气之四君子汤；表现为肝肾阴虚证，予滋补肝肾、填精补髓之左归丸；后期常表现为气虚血瘀证，则予以益气活血、化瘀通络之补阳还五汤等。

2. 针刺疗法　本病病位在"脑"与"髓"，与脾、肝、肾密切相关，临床多采用以醒脑开窍、滋补肝肾为主，疏通经络为辅的治疗方法。以醒脑开窍针刺法、华佗夹脊穴或局部取穴针刺治疗，并随症加减穴位。

笔记栏

【预后】

多数 CPM 患者预后极差,死亡率极高,可于数日或数周内死亡。少数存活者遗留痉挛性四肢瘫等严重神经功能障碍,偶有完全康复的患者。

(戚观树)

复习思考题

1. 什么是 MS? 其主要的临床特征是什么?
2. 什么是 NMO? 与 MS 如何鉴别?
3. 什么是 ADEM? 如何与 MS 鉴别?
4. 中枢神经系统脱髓鞘疾病急性期如何治疗?

第七章

运动障碍性疾病

学习目标

1. 掌握锥体外系的概念、组成,神经环路的组成和功能;掌握本章疾病的临床表现、诊断及治疗。

2. 熟悉本章疾病的病理、鉴别诊断、辅助检查。

3. 了解本章疾病的病因、发病机制和预后。

第一节 概 述

运动障碍性疾病(movement disorders),又称锥体外系疾病(extrapyramidal diseases),主要表现为随意运动调节功能障碍,肌力、感觉功能不受影响。

锥体外系是运动系统的一个重要组成部分,包括锥体系以外的所有运动神经核及运动传导束。锥体外系调节上、下运动神经元的功能,与锥体系共同调节肌张力、协调随意运动和维持身体姿势。当锥体外系损伤时,主要表现为肌张力变化和不自主运动等。

【基底节及其神经环路】

锥体外系的主要组成部分是基底神经节,简称基底节(basal ganglia),是大脑皮质下一组灰质核团,包括尾状核、壳核、苍白球、杏仁核、黑质和丘脑底核等。壳核与苍白球合称豆状核,苍白球属于旧纹状体,尾状核和壳核属于新纹状体,旧纹状体和新纹状体总称纹状体。基底节具有复杂的纤维联系,主要构成三个重要的神经环路:①皮质-皮质环路:大脑皮质-尾状核-内侧苍白球-丘脑-大脑皮质;②黑质-纹状体环路:黑质与尾状核、壳核间往返联系纤维;③纹状体-苍白球环路:尾状核、壳核-外侧苍白球-丘脑底核-内侧苍白球。在皮质-皮质环路中有直接通路(纹状体-内侧苍白球/黑质网状部)和间接通路(纹状体-外侧苍白球-丘脑底核-内侧苍白球/黑质网状部)。环路是基底节实现运动调节功能的解剖学基础,直接通路和间接通路的活动平衡对实现正常运动功能至关重要。

【病理基础】

黑质-纹状体多巴胺通路变性导致基底节输出过多,丘脑-皮质反馈活动受到过度抑制,使皮质运动功能易化作用受到削弱,产生以强直-少动为主要表现的帕金森病。纹状体、丘脑底核病变可导致基底节输出减少,丘脑-皮质反馈对皮质运动功能易化作用过强,产生以不自主运动为主要表现的舞蹈症、投掷症。因此,基底节递质生化异常和环路活动紊乱是产生各种运动障碍症状的主要病理基础。运动障碍性疾病无论药物或外科治疗,原理都是基于对递质异常和环路活动紊乱的纠正。

【症状分类】

基底节病变所表现的姿势与运动异常被称作锥体外系症状,大致分为三类,即肌张力异常(过高或过低)、运动迟缓、异常不自主运动(震颤、舞蹈症、投掷症、手足徐动症等)。根据临床特点,运动障碍性疾病分为肌张力增高-运动减少和肌张力降低-运动过多,前者代表性疾病为帕金森病,后者代表性疾病为亨廷顿病(Huntington disease)。

在锥体外系中,神经元之间的信息传递与许多神经递质和神经调质有关,如多巴胺(DA)、乙酰胆碱(ACh)、γ-氨基丁酸(GABA)、5-羟色胺(5-HT)、去甲肾上腺素、谷氨酸、P物质、脑啡肽等,它们精细地执行各自的生理功能,直接或间接地参与调节并维持神经功能的平衡。在运动障碍性疾病中,递质间平衡失调是产生症状的直接原因。例如患帕金森病时,黑质多巴胺能神经元缺失导致输入纹状体的多巴胺递质减少,使乙酰胆碱的作用相对增强,造成动作减少和肌张力增高;又如在亨廷顿病中,γ-氨基丁酸的合成减少,使多巴胺作用相对增强,产生动作增多、肌张力不全和不自主运动。

运动障碍性疾病大多数病因及发病机制不清,临床上多以对症治疗为主,包括药物治疗、肉毒素治疗、立体定向手术治疗、深部脑刺激(DBS)治疗、γ刀治疗等。总之,临床上既要借鉴循证医学证据,又要结合患者的实际情况,科学地制定个体化的治疗方案,才能达到最佳治疗效果。

第二节　帕金森病

帕金森病(Parkinson disease,PD),又称震颤麻痹(paralysis agitans),由英国医生James Parkinson于1817年首先描述,是一种中老年人常见的运动障碍性疾病,以黑质多巴胺能神经元变性丢失和路易体形成为主要病理特征,临床表现以静止性震颤、运动迟缓、肌强直和姿势步态异常等运动症状和感觉障碍、睡眠障碍、精神障碍和自主神经功能障碍等非运动症状为主要特征。

帕金森病常在50岁以后发病,据统计,2016年,全世界有610万人患有帕金森病,其中290万人(47.5%)是女性,320万(52.5%)是男性。我国65岁以上人群患病率为1.7%,与欧美国家相似,根据预测,到2030年,我国帕金森病患者将达到500万人,几乎占到全球帕金森病患病人数的一半。随着疾病的进展,帕金森病患者病情逐渐加重,一方面影响患者日常活动能力,另一方面,也会带来巨大的社会和经济负担。

【病因及发病机制】

本病的研究已超过200年的历史,其发病原因至今仍不清楚,可能与下列因素密切相关:

1. 年龄因素　帕金森病主要发生于中老年,且随增龄发病率增高,40岁以前发病少见。有资料显示正常人每10年有13%的黑质多巴胺能神经元死亡。实际上,当黑质多巴胺能神经元减少50%以上,纹状体多巴胺递质减少80%以上,临床上就可出现帕金森病症状。

2. 遗传因素　10%~15%的患者有家族史,呈不完全外显的常染色体显性遗传或隐性遗传,有多代、多个家庭成员发病,其余为散发性病例。已发现PARK1~23等基因与帕金森病有关。遗传因素在年轻(<40岁)患者发病中可能起着更为重要的作用。在早发型帕金森病中,PINK1基因突变发生率远低于Parkin基因,而后者也被认为是中国人常染色体隐性遗传早发型帕金森病最常见的原因。

3. 环境因素　研究显示长期接触杀虫剂、除草剂或某些化学品等可能是帕金森病发病的因素。20世纪80年代初,美国加州一些吸毒者因误用一种神经毒物质吡啶类衍生物1-甲基-4-苯基-1,2,3,6-四氢吡啶(MPTP),出现酷似原发性帕金森病的某些病理变化、生化改变、症状和药物治疗反应等,给猴注射MPTP也出现类似效应。嗜神经毒MPTP和某些杀虫剂、除草剂可能抑制黑质线粒体呼吸链NADH-CoQ还原酶复合物(复合物Ⅰ)活性,使ATP生成减少,自由基生成增加和氧化应激反应产生,导致多巴胺能神经元变性死亡。

综上所述,帕金森病的发病绝非单一因素,而是多种因素相互作用的结果。遗传因素使患病易感性增加,在环境因素和年龄老化共同作用下,通过氧化应激、线粒体功能缺陷、蛋白酶体功能异常、免疫反应、细胞凋亡、兴奋性氨基酸毒性、胶质细胞增生和炎症反应等多重复杂机制导致黑质多巴胺能神经元变性、死亡,以致发病。

【病理】

大脑外观上无明显改变,脑重量一般在正常范围。切面上的主要改变是中脑黑质、脑桥的蓝斑及迷走神经背核等处脱色,其中尤以黑质最为显著,外观颜色变浅甚至完全无色。光镜下特征性病理改变为黑质多巴胺能神经元及其他含色素的神经元大量变性丢失及残留的神经细胞内有嗜酸性包涵体,即路易体(Lewy body)形成。黑质致密区多巴胺能神经元丢失最严重,其他部位含色素的神经元,如蓝斑、脑干和中缝核、迷走神经背核等也有较明显的丢失。

神经炎症也是帕金森病的病理特征之一,包括星形胶质细胞和小胶质细胞激活,以及反应性胶质细胞增生。激活的小胶质细胞可释放营养因子,但也可产生有害的氧自由基、一氧化氮和促炎症因子。

【临床表现】

1. 运动症状(motor symptoms)

(1) 静止性震颤(static tremor):常为本病的首发症状,多从一侧上肢远端(手指)开始,逐渐扩展至同侧下肢及对侧肢体,上肢震颤幅度较下肢明显,下颌、口唇、舌及头部常最后受累。典型表现为规律性的手指屈曲和拇指对掌运动,如"搓丸样(pill-rolling)"动作,频率为每秒4~6次,幅度不定,以粗大震颤为多。静止时出现,精神紧张时加剧,随意运动时减轻,睡眠时消失。在疾病早期,轻症患者的震颤不易检出,仅在情绪激动、焦虑、兴奋或行走时才明显。在疾病晚期,震颤变为经常性,做随意运动时亦不停止。静止性震颤对天气变化较为敏感,同时也是全身状况好坏的标志。少数患者尤其是70岁以上发病者可不出现震颤。部分患者可合并姿势性震颤。

(2) 强直(rigidity):锥体外系病变导致患者伸肌与屈肌张力同时增高,关节被动运动时阻力增高始终保持均匀一致,似弯曲软铅管,称为"铅管样强直(lead-pipe rigidity)";如患者伴有震颤,检查者伸屈患者肢体时可感到在均匀的阻力上出现断续的停顿,如齿轮在转动一样,称为"齿轮样强直(cogwheel rigidity)"。肌强直可累及全身骨骼肌,特别是肩胛带肌和骨盆带肌,出现肩关节或髋关节疼痛,相当一部分患者因下肢肌张力增高而感觉行走乏力。

(3) 运动迟缓(bradykinesia):是帕金森病一个重要的运动症状,表现为随意运动减少,包括始动困难和运动迟缓,因肌张力增高出现一系列特征性运动障碍症状,如坐位或卧位时起立困难,起床、翻身、解系纽扣或鞋带、穿鞋袜或衣裤、洗脸及刷牙等日常活动均可发生障碍。面部表情肌活动减少,表现为面无表情、瞬目减少、双眼凝视,呈"面具脸"或"扑克脸";手指精细动作困难,书写时字愈写愈小,为"小字征";做快速重复性动作,如拇、食指对指时可出现运动速度和幅度进行性降低。

(4) 姿势步态异常:躯干、四肢和颈部及面部肌肉强直,患者出现特殊姿态,头部前倾,躯干俯屈,上肢肘关节屈曲,腕关节伸直,前臂内收,指间关节伸直,拇指对掌,下肢髋关节及膝

笔记栏

关节均略为弯曲。随着疾病的进展,这些姿势障碍逐渐加重,中晚期患者因平衡功能减退而出现姿势步态不稳,容易跌倒,甚至发生骨折,严重影响生活质量,也是致残的原因之一。早期下肢拖曳,上肢摆臂幅度减小。随着病情的进展,步伐逐渐变为小碎步,起步困难,起步后前冲,愈走愈快,不能及时停步或转弯,称前冲步态或慌张步态(festinating gait)。转弯时因躯干僵硬,躯干与头部连带小步转弯。有时在行走过程中双脚突然不能抬起好像被粘在地上一样,称为冻结现象。

2. 非运动症状(non-motor symptoms) 也是常见和重要的临床征象,而且有的可先于运动症状而发生。

(1) 感觉障碍:最常见的感觉障碍主要包括嗅觉减退、疼痛或麻木等。80%~90% 帕金森病患者存在嗅觉障碍,可发生在运动症状出现之前,有助于区别帕金森综合征。约 70% 患者出现颈部、脊柱旁、腰及下肢肌肉乃至全身疼痛。

(2) 睡眠障碍:睡眠障碍主要包括入睡困难、睡眠维持困难(又称睡眠破碎)、快速眼动睡眠行为障碍(rapid eye movement sleep behavior disorder,RBD)、白天过度嗜睡(excessive daytime sleepiness,EDS)、下肢不宁综合征(restless leg syndrome,RLS)等。

(3) 精神障碍:最常见的精神障碍包括抑郁和 / 或焦虑、情感淡漠、幻觉、妄想、认知障碍或痴呆等。

(4) 自主神经功能障碍:最常见的自主神经功能障碍主要有便秘、排尿异常、直立性低血压、性功能障碍等。

3. 其他症状 ①反复轻敲患者眉弓上缘可诱发眨眼不止(Myerson 征),正常人反应不持续;可有眼睑阵挛(闭合眼睑轻度颤动)或眼睑痉挛(眼睑不自主闭合);②口、咽、腭肌运动障碍,使讲话缓慢,语音低沉单调,流涎,严重时吞咽困难。由少动引起的构音不全、重复语言、口吃等,称为"慌张言语(festination of speech)"。

【辅助检查】

1. 生化检测 血、脑脊液常规生化检查均无异常,高效液相色谱可检出脑脊液和尿中高香草酸含量降低,在一些患者中可以发现脑脊液 α 突触核蛋白等含量有变化。

2. 影像学检查 颅脑 CT、MRI 检查无特异性改变,但 PET 或 SPECT 可用于评估纹状体内突触前多巴胺能神经末梢的密度,以此来反映黑质致密带神经变性的严重程度,提高早期诊出率。

3. 自主神经功能检测 自主神经功能检查如卧立位血压检测、残余尿量检测可以发现存在自主神经障碍的 PD 患者。

4. 嗅觉检测 可以区分 PD 与非典型帕金森综合征、继发性帕金森综合征。对于隐匿起病的 PD 患者,嗅觉检测可以作为诊断的筛查手段。

【诊断及鉴别诊断】

1. 诊断要点

(1) 中老年隐匿起病,缓慢进行性病程。

(2) 单侧起病,必备运动迟缓及至少具备静止性震颤、肌强直两者中的一项。

(3) 左旋多巴治疗有效。

(4) 患者无眼外肌麻痹、小脑体征、直立性低血压、锥体系损害和肌萎缩等。

2. 鉴别诊断

(1) 继发性帕金森综合征:有明确的病因,常继发于药物、感染、中毒、脑卒中和外伤等。①脑炎后帕金森综合征:20 世纪上半叶流行的昏睡性脑炎常遗留帕金森综合征,目前罕见。②药物或中毒性帕金森综合征:神经安定剂(吩噻嗪类及丁酰苯类)、利血平、甲氧氯普胺、α-

甲基多巴、锂、氟桂利嗪等可导致帕金森综合征;MPTP、锰尘、一氧化碳、二硫化碳中毒或焊接时接触烟尘亦可引起。③血管性帕金森综合征:患者有高血压、动脉硬化及脑卒中史,锥体束受损的病理征和典型的神经影像学改变可提供证据。④外伤性帕金森综合征:如拳击、脑外伤等引起。

(2) 进行性核上性麻痹(progressive supranuclear palsy,PSP):该病可有强直、少动、姿势障碍等 PD 症状,须与 PD 鉴别。但该病患者可出现垂直型眼球运动麻痹及锥体束征,姿势障碍也与 PD 有所不同,倾向于向后跌倒。对左旋多巴治疗反应差。

(3) 特发性震颤:多在 40 岁起病,缓慢进展,可发生于各年龄段,但以老年人多见。震颤为姿势性或动作性,主要见于上肢远端,下肢很少受累,常影响头引起点头或摇晃,无强直、少动和姿势障碍。约 1/3 的患者有家族史,饮酒或服用普萘洛尔震颤可显著减轻。

【治疗】

1. 治疗原则 针对每一位帕金森病患者均会出现或先后出现的运动症状或非运动症状,应采取综合治疗,其治疗方法和手段主要包括药物治疗、手术治疗、肉毒毒素治疗、运动疗法、心理干预、照料护理等,其中药物治疗是首选且为主要的治疗手段,手术治疗则是药物治疗不佳时的一种有效补充。无论药物抑或手术,只能改善症状,不能阻止病情的发展。因此,治疗上要有前瞻性,不仅要顾及当前,还要考虑将来,进行长期管理,使患者终身获益。提倡早期诊断、及早治疗,掌控疾病的修饰时机,这是帕金森病整个治疗成败的关键。早期治疗分为非药物治疗(包括让患者认识此病、坚定战胜疾病的信心、加强营养、改变运动和生活方式,社会和家人对患者的理解、关心与支持等)和药物治疗两方面。用药原则应当以达到有效改善临床症状、提高工作能力和生活质量为目标。需要终生服药。

提倡早诊断、早治疗,既可改善临床症状,又可延缓病情进展。一旦开始药物治疗,特别是左旋多巴治疗,应遵守以下原则:①坚持"细水长流,不求全效"的用药原则,力求以最小的药物剂量获取较满意疗效,治疗目标以不影响患者的日常生活为前提;②坚持"low"和"slow"的原则,即从小剂量开始,缓慢递增,采用"剂量滴定"以避免产生药物的急性不良反应;③不应盲目加药,不宜突然停药,特别是使用左旋多巴及大剂量多巴胺受体激动剂时,以免发生撤药恶性综合征;④遵循循证医学证据,同时强调个体化治疗的原则,不同的患者用药选择不仅要考虑病情特点和严重程度,而且还要考虑患者的年龄、就业状况、药物可能的不良反应、患者的意愿和经济承受能力等因素。目标是延缓疾病进展,控制症状,并尽可能延长症状控制的年限,同时尽量减少药物的不良反应和并发症。

2. 药物治疗

(1) 选药原则:早发型不伴智能减退的患者,一般多以单药开始治疗,也可根据病情采用两种不同作用机制的药物小剂量联用,以达疗效更佳,维持时间更长,而急性不良反应和运动并发症发生率更低的目标。可选择如下方案:①非麦角类多巴胺受体激动剂;②单胺氧化酶 -B(MAO-B)抑制剂;③金刚烷胺;④复方左旋多巴;⑤复方左旋多巴合用儿茶酚 - 氧位 -甲基转移酶(COMT)抑制剂;⑥抗胆碱能药。其中 MAO-B 抑制剂雷沙吉兰和司来吉兰、多巴胺受体激动剂罗匹尼罗可能具有疾病修饰的作用。首选药物应根据不同患者的具体情况来选择。首选方案①、②或④;若患者由于经济原因不能承受高价格的药物,则可首选方案③;若因特殊工作之需力求显著改善运动症状,可首选方案④或⑤,或也可在小剂量应用方案①、②或③时,同时小剂量合用方案④。若震颤明显可选方案⑥,应用苯海索等。

晚发型帕金森病患者,或伴智能减退的早发型患者,应首选复方左旋多巴治疗。必要时可加用多巴胺受体(DR)激动剂、MAO-B 抑制剂或 COMT 抑制剂治疗。尽可能不用抗胆碱能药物,尤其是老年男性患者,因该药有较多的副作用,除非有严重震颤,明显影响患者的日常生活和工作能力时。

(2)治疗药物

1)抗胆碱能药物:我国常用的抗胆碱能药物为苯海索,又名安坦,剂量一般为每次口服2mg,每天3次。适用于有震颤的患者,而对无震颤的患者不推荐使用。

此外还有甲磺酸苯扎托品、东莨菪碱、比哌立登等,对震颤和肌强直有效,对运动迟缓疗效较差,主要适用于震颤明显且年龄较轻的患者。此类药物一般有口干、瞳孔散大和调节功能不良、面红、出汗减少及顽固性便秘等副作用。剂量大者甚至可引起排尿不畅、失眠或谵妄等,停药或减量后即可消失。青光眼或前列腺肥大者禁用。对小于60岁的患者,应告知长期应用后可能导致其认知功能下降的风险,用药过程中须定期检测其认知功能,一旦出现下降应立即停用该类药物;对≥60岁的患者一般不主张使用,若病情需要必须使用则应严格控制药物剂量。

2)金刚烷胺:分常释片和缓释片两种剂型,国内仅有前一种。能促进多巴胺在神经末梢释放和减少多巴胺的再摄取,并有抗胆碱能作用,是谷氨酸拮抗剂,能改善少动、强直和震颤等,对异动症有效。可单独治疗PD,疗效维持6~12个月,也可与抗胆碱能药物或左旋多巴合用。金刚烷胺起始剂量为50mg,每日2~3次,1周后增加至100mg,每日2~3次,一般不超过300mg/d,老年人不超过200mg/d,末次应在下午4时前服用。本药副作用较少,如不安、意识模糊、下肢网状青斑、踝部水肿和心律失常等。肾功能不全、癫痫、严重胃溃疡和肝病患者慎用,哺乳期妇女禁用。

3)复方左旋多巴:左旋多巴是多巴胺的前体,可通过血-脑屏障进入脑内转化为多巴胺而起作用,可补充黑质纹状体内多巴胺的不足,能改善帕金森患者所有临床症状,对运动减少有特殊疗效,是帕金森病最重要的治疗药物和标准疗法。由于脑外多巴胺脱羧酶的存在,增加了左旋多巴的分解,单用左旋多巴必须增加剂量才能起到治疗作用,一般每日有效剂量在2~5g之间。由于单用左旋多巴剂量大,副作用多,现多采用加上脑外多巴胺脱羧酶抑制剂的复方左旋多巴制剂,目前临床已很少单独使用左旋多巴。左旋多巴和复方左旋多巴仍是目前最有效的抗帕金森病药物,随着疾病进展和左旋多巴长期使用会产生运动并发症,包括症状波动和异动症等。复方左旋多巴主要有美多芭(左旋多巴加苄丝肼)和息宁(左旋多巴加卡比多巴)两种。两种复方左旋多巴均有标准片、控释片和水溶片三种。目前我国临床使用的复方左旋多巴主要有美多芭(标准片)和息宁(控释片)两种。原则上先使用标准片,在出现症状波动副作用时再改用控释片。美多芭初始剂量每次62.5mg,每日2~3次,根据病情而渐增剂量至疗效满意且不出现副作用时的适宜剂量维持治疗,最大剂量不超过250mg,每日3~4次。空腹用药效果好,餐前1小时或餐后2小时服用(因食物中的中性氨基酸影响左旋多巴在小肠吸收和阻碍其通过血-脑屏障)。不良反应有周围性和中枢性两类,前者多为近期的,表现为恶心、呕吐、直立性低血压和心律失常;后者有症状波动、异动症和精神症状,多出现于长期服用左旋多巴的患者。活动性消化道溃疡者慎用,精神病者禁用。

4)多巴胺受体激动剂:分麦角类DR激动剂和非麦角类DR激动剂两类,前者包括溴隐亭、培高利特等,其中培高利特由于可引起心脏瓣膜病变和肺、胸膜纤维化等严重不良反应,现临床已不用,目前大多数推荐非麦角类DR激动剂,并作为早发型患者病程初期的首选药物。这类长半衰期制剂可直接刺激突触后膜多巴胺受体,能避免对纹状体突触后膜多巴胺受体产生"脉冲"样刺激,从而预防或减少运动并发症的发生。DR激动剂均从小剂量开始,渐增至获得满意疗效而不出现副作用为止。不良反应与复方左旋多巴相似,以恶心、呕吐最为常见。不同之处是症状波动和异动症发生率低,而直立性低血压、脚踝水肿、嗜睡、精神症状(如幻觉等)、食欲亢进、性欲亢进等发生率高,因此需从小剂量滴定逐渐递增剂量。而早期应用 DR 激动剂可能推迟异动症的发生。非麦角类 DR 激动剂主要包括普拉克索(pramipexole)、罗匹尼罗(ropinirole)、罗替高汀(rotigotine)、吡贝地尔(piribedil)和阿扑吗啡(apomorphine)。上述 5 种非麦角类 DR 激动剂之间的剂量转换为普拉克索:罗匹尼罗:罗替高汀:吡贝地尔:阿扑吗啡 =1:5:3.3:100:10(因个体差异仅作参考)。国内市场常用的非麦角类多巴胺受体激动剂主要有:①吡贝地尔缓释片,初始剂量 50mg/d;本药易产生恶心、呕吐等副反应,不能耐受患者可改为每次 25mg,每日 2 次;第 2 周增至每次 50mg,每日 2 次;有效剂量 150mg/d,分 3 次口服,最大不超过 250mg/d。②罗匹尼罗,起始剂量第一周 2mg/d,第二周增量至 4mg/d 直到有效剂量,并维持在控制症状上的最低有效剂量,如无效可每 2 周或更长增加 2~4mg/d,最大剂量不超过 24mg/d。③普拉克索,初始剂量每次 0.125mg,每日 3 次,以后每周增加 0.125mg,一般单用有效剂量 0.50~0.75mg,每日 3 次,最大不超过 5mg/d。④罗替高汀贴片,是目前全球唯一治疗帕金森病的透皮贴片,为患者提供持续稳定的 24 小时药物释放,适用于帕金森病各期各阶段治疗。一日一片,每日同一时间使用,贴于腹部、臀部、大腿、上臂或肩部健康皮肤表面。早期帕金森病患者起始剂量为 2mg/24 小时,每周增加 2mg/24 小时直至有效剂量,最大剂量可达 8mg/24 小时。伴有波动现象的晚期帕金森病患者起始剂量为 4mg/24 小时,每周增加 2mg/24 小时直至有效剂量,最大剂量可达 16mg/24 小时。

5)单胺氧化酶 B(MAO-B)抑制剂:可抑制神经元内多巴胺分解代谢,增加脑内多巴胺含量,合用复方左旋多巴有协同作用,减少复方左旋多巴约 1/4 剂量,延缓开 - 关现象,同时对多巴胺能神经元有保护作用。常用药物有司来吉兰常释片和口崩片及第二代 MAO-B 抑制剂雷沙吉兰,以及双通道阻滞剂沙芬酰胺、唑尼沙胺。司来吉兰用法为 2.5~5.0mg,每日 2 次,早晨、中午服用,晚上使用可引起失眠,或与维生素 E 2 000IU 合用;雷沙吉兰用法为 1mg,每日 1 次,早晨服用,胃溃疡者慎用,禁与 5- 羟色胺再摄取抑制剂合用。

6)儿茶酚 - 氧位 - 甲基转移酶(COMT)抑制剂:抑制左旋多巴在外周的代谢,维持左旋多巴血浆浓度稳定,加速其通过血 - 脑屏障,阻止脑胶质细胞内多巴胺降解,增加脑内多巴胺含量。该类药物单独使用无效,需与复方左旋多巴合用可增强后者疗效,减少症状波动。主要有恩他卡朋(entacapone)、托卡朋(tolcapone)和奥匹卡朋(opicapone)以及与复方左旋多巴组合的恩他卡朋双多巴片(为恩他卡朋 / 左旋多巴 / 卡比多巴复合制剂,按左旋多巴剂量不同分成 6 种剂型)。恩他卡朋是周围性 COMT 抑制剂,用法为每次 100~200mg,每日 5 次。托卡朋具有周围和中枢 COMT 抑制作用,每次 100~200mg,每日 3 次。在疾病早期首选恩他卡朋双多巴片治疗可以改善症状。在疾病中晚期添加 COMT 抑制剂可以进一步改善症状。恩他卡朋须与复方左旋多巴同服,单用无效,托卡朋每日首剂与复方左旋多巴同服,此后可以单用,一般每间隔 6 小时服用。

COMT 抑制剂不良反应主要有腹泻、头痛、多汗、口干、转氨酶升高、腹痛和尿色变黄等。托卡朋有可能导致肝功能损害,须严密监测肝功能,尤其是在开始用药的 3 个月内。

(3)运动并发症的治疗

1)症状波动:症状波动主要有剂末恶化、开 - 关现象两种形式。①剂末恶化(end of dose deterioration),又称疗效减退(wearing-off),指每次用药有效时间缩短,症状随血药浓度发生规律性波动。治疗上可采用以下方案:通过不增加服用复方左旋多巴的每日总量,而适当增加每日服药次数,减少每次服药剂量(以仍能有效改善运动症状为前提);或适当增加每日总剂量(原先剂量不大的情况下),每次服药剂量不变而增加服药次数;或由标准片换用控释片以延长左旋多巴的作用时间,更适宜在早期出现剂末恶化,尤其发生在夜间时,剂量需增加 20%~30%;或加用长半衰期的 DR 激动剂,如普拉克索、罗匹尼罗、罗替高汀贴片及阿扑吗啡间断皮下输注,新型的左旋多巴/卡比多巴缓释胶囊可以快速达到并较长维持血浆多巴胺浓度,减少给药次数,缩短"关期",减少症状波动;或加用对纹状体产生持续性多巴胺能刺激的 COMT 抑制剂如恩他卡朋、托卡朋和奥匹卡朋;或加用 MAO-B 抑制剂,如雷沙吉兰或司来吉兰等;腺苷 A2 受体拮抗剂伊曲茶碱对症状波动的治疗可能有效;为避免饮食中蛋白质对左旋多巴吸收的影响,宜在餐前 1 小时或餐后 2 小时服药;手术治疗主要采用丘脑底核的深部电刺激可获一定疗效。②开-关现象(on-off phenomenon),症状在突然缓解("开期")与加重("关期")间波动,"开期"常伴异动症。多见于病情严重者,发生机制不详,与患者服药时间、药物血浆浓度无关,故无法预测"关期"发生的时间。患者"关期"表现为严重的帕金森病症状,持续数秒钟或数分钟,然后又突然转为"开期"。这些患者在"关期"常伴有明显的无动症,而"开期"又出现明显的异动现象。对开-关现象的处理较为困难,可以选用口服长半衰期的非麦角类 DR 激动剂,其中普拉克索、罗匹尼罗、罗替高汀证据较为充分,吡贝地尔证据不充分,缓释片较常释片血药浓度更稳定,开-关现象改善更满意,依从性更高;或可采用微泵持续输注左旋多巴甲酯或乙酯或 DR 激动剂(如麦角乙脲等);对严重"关期"患者,可考虑采用持续皮下注射阿扑吗啡或左旋多巴肠凝胶灌注;DBS 手术治疗。

2)异动症:常表现为舞蹈症-手足徐动症样不自主运动,可累及头面部、四肢和躯干,有时表现为单调刻板的不自主动作或肌张力障碍,表现为:①剂峰异动症或改善-运动障碍-改善,出现在用药 1~2 小时内血药浓度高峰期,与用药过量或多巴胺受体超敏有关。若患者单用复方左旋多巴,可适量减少剂量,同时加用多巴胺激动剂或 COMT 抑制剂;减少每次复方左旋多巴的剂量;或加用金刚烷胺或金刚烷胺缓释片[国际帕金森病和运动障碍协会(MDS)循证推荐:有效,临床有用],后一剂型是目前唯一获批用于治疗左旋多巴相关的异动症口服药物;加用非经典型抗精神病药如氯氮平(MDS 循证推荐:有效,临床有用);若正在使用复方左旋多巴控释片,则应换用标准片,避免控释片的累积效应。②双相异动症或运动障碍-改善-运动障碍,剂初和剂末均可出现,机制不清。若正在使用复方左旋多巴控释片应换用标准片,最好使用水溶剂,可以有效缓解剂初异动症;加用长半衰期的多巴胺受体激动剂或 COMT 抑制剂,缓解剂末异动症。微泵持续输注多巴胺激动剂或左旋多巴甲酯或乙酯可以同时改善异动症和症状波动。③肌张力障碍(dystonia),多表现为足或小腿痛性痉挛,对清晨肌张力障碍:可睡前加用复方左旋多巴控释片或长效 DR 激动剂,或在起床前服用复方左旋多巴标准片或水溶片;对"关期"肌张力障碍:增加复方左旋多巴的剂量或次数,或加用 DR 激动剂、COMT 抑制剂;对"开期"肌张力障碍:与剂峰异动症的处理方法基本相同,如药物治疗无效时,可用肉毒毒素注射治疗。对药物难治性异动症:可用左旋多巴/卡比多巴肠凝胶制剂、丘脑底核-DBS 和 GPi-DBS 手术治疗(MDS 循证推荐:有效,临床有用),也可应用阿扑吗啡皮下注射。

3)姿势平衡障碍:姿势平衡障碍是帕金森病中晚期患者常见的临床特征,也是引起跌跤的主要原因。患者跌倒多发生在变换体位如转身、起身和弯腰时。目前尚无有肯定疗效的药物来改善患者的姿势平衡障碍,通过调整患者的用药剂量或增加用药数量,一部分患者短期内有效。此外,加强患者平衡功能训练,跨踏步走、跨越物体(真实的或假想的)或练太极拳等可能有益。易跌跤者也可在助行器或轮椅的帮助下缓慢行走。

(4)非运动症状的治疗:帕金森病的非运动症状涉及许多方面,主要包括精神障碍、自主神经功能障碍、睡眠障碍和感觉障碍,常影响患者的日常工作和生活质量。

1)精神及认知障碍:最常见的精神及认知障碍表现形式多样,如生动的梦境、抑郁、焦虑、错觉、幻觉、妄想、欣快、轻度躁狂、精神错乱、意识模糊、冲动强迫行为和认知减退及痴呆等。帕金森病本身或所用治疗药物均可出现或诱发精神及认知障碍,故对帕金森病治疗过程中出现的精神及认知障碍,应首先区别是药物诱发还是疾病本身所致。如为药物诱发,则应首先停用最后应用的抗帕金森病药物,或根据易诱发患者精神及认知障碍的发生率而依次逐减或停用如下抗帕金森病药物:抗胆碱能药、金刚烷胺、MAO-B 抑制剂、DR 激动剂。若采取以上措施患者仍有症状,因复方左旋多巴很难完全停用,应考虑逐渐减少左旋多巴用量,但要面临帕金森病运动症状可能加重的后果。如药物调整仍然无效,则应考虑精神及认知障碍可能为帕金森病本身所致,加用抗精神病药如氯氮平,可减轻意识模糊和精神障碍,不阻断左旋多巴药效;由于喹硫平安全性较高,因而临床更为常用,此外,选择性 5-羟色胺 2A 反向激动剂匹莫范色林不加重运动症状,也可用于帕金森病相关精神症状的治疗,其他抗精神剂因加重运动症状故不主张使用。抑郁的治疗策略包括心理咨询、药物干预和重复经颅磁刺激,药物可选用 SSRI 如氟西汀、SNRIs 如文拉法辛等,也可应用 DR 激动剂,尤其是普拉克索既可以改善运动症状,同时也可改善抑郁症状,劳拉西泮和地西泮缓解易激惹状态有明显效果。若帕金森病伴有认知障碍或痴呆,在排除药物诱发因素如胆碱能药物苯海索等所致后,可应用胆碱酯酶抑制剂,其中利伐斯的明证据充分,临床有用;多奈哌齐(donepezil)和加兰他敏(galantamine)由于证据有限,被认为临床可能有用。目前无充分证据证明美金刚治疗有效。

2)自主神经功能障碍:对帕金森病便秘患者,可通过增加饮水量和高纤维素含量的食物并增加身体运动量使其受益;同时应停用抗胆碱能药;此外,乳果糖或其他温和的导泻药物(如麻仁丸、龙荟丸、大黄片、番泻叶等)以及胃肠动力药(如多潘立酮、莫沙必利等)也能改善便秘症状。泌尿障碍如尿频、尿急和急迫性尿失禁者,可采用外周抗胆碱能药如奥昔布宁(oxybutynin)、溴丙胺太林(propantheline)、托特罗定(tolterodine)和莨菪碱(hyoscyamine)等治疗;逼尿肌无反射者应予胆碱能制剂(此类药物会加重帕金森病运动症状,使用时应谨慎);尿潴留者,应进行间歇性清洁导尿;前列腺增生肥大严重者可考虑手术治疗。位置性低血压者,须穿弹力裤,增加盐、水摄入量,睡眠时抬高头位,不要快速卧、坐位起立,药物首选 α-肾上腺素能激动剂米多君(midodrine),也可使用屈昔多巴和多潘立酮。

3)睡眠障碍:部分抗帕金森病的药物可影响睡眠,如司来吉兰、金刚烷胺等,临床上应用上述药物时必须注意服用时间,如司来吉兰应早晨、中午服用,金刚烷胺宜下午 4 点前服用。调整用药时间后患者睡眠仍无好转,则上述药物应减量或停用,或选用短效的镇静安眠药。如帕金森病患者出现与本病相关的夜间睡眠较浅、频繁觉醒,且在浅睡眠期出现明显震颤,或者由于白天服用的多巴胺能药物浓度在夜间水平极低或耗尽,造成患者夜间运动不能、翻身困难或夜尿增多,可加用左旋多巴控释剂、DR 激动剂或 COMT 抑制剂治疗。RBD 首先应做好患者安全防护,发作频繁者睡前可予氯硝西泮或褪黑素口服。EDS 可能与帕金森病的严重程度和认知功能减退有关,也可能与 DR 激动剂或左旋多巴应用有关。如患者每次服药后均出现嗜睡,则表明药物过量,将药物减量或给予左旋多巴控释剂,对顽固性 EDS 患者可以使用精神兴奋剂莫达菲尼。对伴有 RLS 的帕金森病患者,在入睡前 2 小时内优先推荐使用 DR 激动剂如普拉克索、罗匹尼罗和罗替高汀,或服用复方左旋多巴,也可有效。

4)感觉障碍:嗅觉减退多在帕金森病运动症状出现前的数年即可出现,至今尚无改善嗅觉障碍的确切治疗方法和手段。疼痛或麻木既可以由帕金森病本身,也可由其伴随的骨关节病变引起。如在抗帕金森病药物治疗"开期"疼痛或麻木减轻或消失,"关期"复现,则提示由帕金森病所致,可以调整药物以延长"开期"。反之,则由其他疾病或其他原因引起,应采取相应的治疗措施,可选择非阿片类(多乙酰氨基酚和非甾体抗炎药)和阿片类镇痛剂(羟考酮)、抗惊厥药(普瑞巴林和加巴喷丁)和抗抑郁药(度洛西汀)。通常治疗肌肉骨骼疼痛

笔记栏

采用非阿片类和阿片类镇痛剂,治疗神经痛采用抗惊厥药和抗抑郁药物。

3. 手术治疗　早期药物治疗显效而长期治疗效果明显减退,同时出现异动症者可考虑手术治疗。需强调的是手术仅能改善症状,而不能根治疾病,术后仍需应用药物治疗,但可减少剂量,同时需对患者进行优化程控,适时调整刺激参数。手术对肢体震颤、肌强直、行动迟缓和异动症均有较好疗效,而对躯体性中轴症状如语言吞咽障碍、姿势步态异常、平衡障碍无明显疗效。手术须严格掌握适应证,非原发性帕金森病的帕金森叠加综合征患者对手术无效,是手术的禁忌证。手术方法主要有神经核毁损术和脑深部电刺激术(DBS),因 DBS相对安全和可调控性而成为主要选择;手术靶点包括苍白球内侧部、丘脑腹中间核和丘脑底核。

4. 细胞移植及基因治疗　胚胎中脑组织移植到患者纹状体的治疗可改善临床症状,但存在着供体来源有限、远期疗效不肯定和免疫排斥等问题。人视网膜色素上皮细胞、酪氨酸羟化酶和神经营养因子基因转染等治疗方法,目前仍处在动物实验阶段;干细胞治疗研究很多,前景令人振奋并寄予厚望,但目前尚未正式进入临床应用阶段。

5. 康复治疗　通过对患者进行语言、进食、走路及各种日常生活的训练和指导,可提高患者生活质量。康复治疗包括语音及语调训练,面部肌肉、四肢及躯干、步态平衡和姿势恢复训练等。主要从运动功能锻炼(exercise)、运动技巧习得(practice)和运动策略训练(movement strategy training)三个方面进行治疗,重点关注患者体能、转移、手活动、平衡和步态 5 个方面的功能障碍,以改善体能、增强功能性活动为主(如平衡、转移和步行相关活动)的运动功能锻炼;以参与认知任务的技能训练和在特殊环境下的技能练习,逐渐增加运动复杂性和"开期"到"关期"训练为主的运动技能习得;以及从"开期"训练到"关期"训练的过渡等为核心的运动策略训练。

6. 心理疏导　帕金森病患者多存在抑郁等心理障碍,抑郁可以发生在帕金森病运动症状出现前和出现之后,是影响患者生活质量的主要危险因素之一,同时也会影响抗帕金森病药物治疗的有效性。因此,对帕金森病的治疗不仅需要关注改善患者的运动症状,而且要重视改善患者的抑郁等心理障碍,予以有效的心理疏导和抗抑郁药物治疗并重,从而达到更满意的治疗效果。

7. 中医药治疗　本病在中医学中属"颤病""颤振""振掉""震颤"等范畴,基本病机为肝风内动、筋脉失养,主要有肝血亏虚、风阳内动证;痰热交阻、风木内动证;血脉瘀阻、筋急风动证;肝肾阴虚、虚风内动证等。临床可根据其具体证型应用中医方剂进行辨证治疗,例如肝血亏虚、风阳内动证,可用补肝汤合天麻钩饮加减治疗;痰热交阻、风木内动证可用摧肝丸加减;血脉瘀阻、筋急风动证可用血府逐瘀汤加减或抗震止痉胶囊治疗;肝肾阴虚、虚风内动证可用归芍地黄汤或帕宁颗粒。

🔍 **知识链接**

DA 的发现与应用

瑞典科学家 Arvid Carlsson 发现 DA 信号转导功能及在控制运动中的作用。1957 年,这位隆德大学的教授通过大量的实验证实,多巴胺是脑中重要的神经递质。此后 Arvid Carlsson 还发现,帕金森病是因为大脑的某些部分缺乏多巴胺所引起,左旋多巴一定条件下可转化成大脑需要的多巴胺。Arvid Carlsson 发明了一种检测脑组织中多巴胺含量的方法。他发现,给动物应用利血平可引起脑中多巴胺水平下降和运动障碍。这与帕金森病相似。给动物应用左旋多巴,可以明显减轻这些症状。实验结果导致其他医生尝试使用左旋多巴治疗帕金森病,并取得了较好的临床疗效。左旋多巴至今仍是最常用、最有效的抗帕金森病治疗药物。Arvid Carlsson 也因此获得了 2000 年诺贝尔生理学或医学奖。此外,1960 年奥地利科学家 Hornyiewicz 在 6 例帕金森病患者脑标本中发现纹状体多巴胺含量显著减少,阐明了帕金森病发病最关键的神经生化机制。Hornyiewicz 把自己珍藏的 2g 左旋多巴交给奥地利神经病学家 Brikmayer,说服他给帕金森病患者试用,并报道一次小剂量左旋多巴静脉注射即可获得惊人的效果。但是随后 5 年的研究成果争议较大,甚至在 1965 年的一次帕金森病国际会议上否定左旋多巴的治疗价值。直到 1967 年美国的 Cotzias 报道持续大剂量口服左旋多巴具有更好的疗效,Yahr 通过双盲研究也证实此药确实有效,争论才休止,此后开始大量推广应用并推向临床。发生于 20 世纪 70 年代前后关于帕金森病的左旋多巴替代疗法是神经病学治疗史上的重大成就,也被认为是神经生物化学与药理学完美结合的典范。

【预后】

帕金森病是一种缓慢进展的运动障碍性疾病。病初若能得到及时诊断和正确治疗,多数患者发病数年内仍能继续工作或生活质量较好。疾病的晚期,由于严重的肌强直、全身僵硬终至卧床不动,多死于肺炎、骨折等各种并发症。

第三节 肝豆状核变性

肝豆状核变性(hepatolenticular degeneration,HLD)是铜代谢障碍导致以脑基底节变性和肝功能损害为主的常染色体隐性遗传病,Kinnear Wilson 于 1912 年首先作了经典描述,指出该病为"进行性豆状核变性合并肝硬化的一种家族性神经系统疾病",由于病变部位远超出肝和豆状核的范围,因而称为威尔逊病(Wilson disease,WD)更为适宜。

本病人群发病率为 0.5~3/10 万,其同胞患病风险为 1/4,杂合子或病变基因携带者频率为 1/90(几乎相当于总人口的 1%),阳性家族史达 25%~50%,WD 可发生于任何年龄,但以儿童及青少年多见。绝大多数限于一代同胞发病或隔代遗传,偶有连续两代发病。该病在大多数欧美国家罕见,在意大利南部撒丁岛及西西里岛、以色列、东欧、罗马尼亚等地区发病率较高。根据相关报道,我国(每 100 万人中有 58.7 例)及其他亚洲国家如印度、日本的发病率远高于欧美国家。WD 也是至今少数几种可控的神经遗传病之一。

知识链接

肝豆状核变性的由来

1912 年 Kinnear Wilson 首先描述本病为"进行性豆状核变性合并肝硬化的一种家族性神经系统疾病",故而得名肝豆状核变性。其实,此前已有人描述过与此类似的神经系统疾病,如 1906 年 Gowers 报道的破伤风样舞蹈病,1883 年 Westphal 及 1898 年 Strümpell 报道的假性硬化症,但上述三位作者均未能发现合并有肝硬化。1921 年 Hall 的临床研究和 1920 年 Spielmeyer 的组织病理学研究对 Westphal 和 Strümpell 的病例作了肝脏和脑的切片检查,才发现假性硬化症就是 Kinnear Wilson 所描述的肝豆状核变性。但是至此尚无人(包括 Wilson)知道本病特征性的角膜金棕色的 Kayser-Fleischer

环。1902 年 Kayser 只发现角膜有异常,次年 Fleischer 认为它与硬化症相关,但却不知是肝豆状核变性的特异体征。1913 年 Rumpell 发现肝和脑中含有大量的铜。1948 年 Mandelbrote 偶然发现 WD 患者尿铜排出大量增加,且肌内注射二巯丙醇后,尿铜排出更加增多。Scheinberg 及 Gitli 发现 WD 患者血清铜蓝蛋白显著减少,他们强调不能合成铜蓝蛋白的遗传缺陷是致病的主要原因,已知约有 5% 的 WD 患者,其血清铜蓝蛋白属正常。1956 年 Walshe 首次应用青霉胺治疗本病,使本病的预后大为改观。1993 年以来分子生物学进展证实 WD 基因突变是铜代谢障碍的关键,负责铜转运的 ATP7B 基因功能部分或全部丧失,不能将多余的铜离子从细胞内转运出去,使铜离子在体内特定的器官或组织中沉积而发病。

【病因及发病机制】

铜是人体内一种必需的微量元素,参与多种重要酶的合成。本病患者铜蓝蛋白合成障碍是其基本遗传缺陷。由于铜蓝蛋白合成减少,造成血清铜蓝蛋白含量下降,血清游离铜增多,游离铜易与白蛋白分离,沉积于组织内或经尿排出,组织中过量的铜可影响各种重要酶的活性,引起染色质分解和细胞坏死,大量铜也可直接损害组织器官,导致功能异常。本病铜代谢异常的机制先前认为可能与胃肠对铜吸收过多、铜蓝蛋白合成减少、调控基因异常、异常蛋白质的存在、胆道排铜障碍、溶酶体缺陷等有关。近年来遗传学的研究揭示了本病的发病实质,随着 WD 的基因成功定位于 13q14.3 并被克隆。现已认识到 ATP7B 基因突变是本病发生的关键。致病基因 ATP7B 突变导致其编码的 ATP 酶功能降低,从而影响血清铜蓝蛋白的合成以及胆道铜排泄,导致铜离子在肝、脑、肾、角膜等处沉积,引起氧化损伤和细胞凋亡,导致进行性加重的肝损伤直至肝硬化、锥体外系和精神症状、肾损害及角膜色素环等。

【病理】

病理表现为大量的铜沉积于脑、肝脏、角膜、肾脏等器官组织。脑部的病理改变以壳核最明显,其次为苍白球及尾状核,大脑皮质亦可严重受损。在具有脑症状的患者中,脑的外观正常,而切面则见壳核皱缩,岛叶皮质内陷,壳核及尾状核色素沉着加深,严重者基底节可形成空洞。肝脏一般均呈小叶性肝硬化,体积缩小,表面呈结节状,大小不一,其直径为 1~30mm 不等,结节之间由坚固的纤维带形成中隔。肝小叶因含铜量不等及胆汁染色与脂肪变性的程度不等而呈红棕色至黄色。在角膜后缘弹力层及内皮细胞质内,有棕黄色的细小铜颗粒沉积。镜检可见大小细胞体和髓鞘纤维显著减少或完全消失,变性区内胶质细胞显著增生,整个基底节、大脑皮质、邻近的白质、中脑核及齿状核等处均可有同样变化。骨髓和心脏亦可有改变。

【临床表现】

本病通常发生于儿童期和青少年期,少数迟至中年期,部分老年患者也可发病。发病年龄多在 5~40 岁之间。文献报道中年龄最小者仅 2 岁,最年长者 80 岁。10 岁以前发病者多以肝损害为首发症状,10 岁以后发病者多以神经精神障碍为首发症状。起病症状因人而异。少数患者可以急性溶血性贫血、皮下出血、鼻出血、关节病变、肾功能损害等为首发症状。起病多缓慢,少数可由外伤、感染等诱因而急性发病。

临床表现主要包括以下七个方面:

1. 神经系统症状 主要是锥体外系症状,表现为静止性、意向性或姿势性震颤、构音障碍、吞咽困难、怪异表情、肌强直、动作迟缓、屈曲姿势及变换姿势困难、慌张步态、舞蹈样动作、手足徐动等。小脑损害导致共济失调及语言障碍,锥体束损害出现腱反射亢进、病理反射和假性延髓麻痹等。部分患者可有痫性发作。

2. 精神症状 比较常见,多达1/3的WD患者可出现精神症状,可在WD诊断治疗之前、同时或之后发生。以精神障碍为首发或突出症状易误诊为精神疾病如精神分裂症、分裂情感性障碍和妄想障碍等,因此,临床应重视对首发的精神疾病患者进行WD筛查,以减少本病的漏诊和误诊。WD患者精神症状具有多样性,且与年龄不相关。儿童期常出现学习成绩退步,不活泼,注意力不能集中、不恰当的行为或冲动等。情感失常相当多见,常无故哭、笑,且不能自制,往往伴有情绪不稳定、易怒和攻击性、欣快感、激惹、幻觉、对周围环境缺乏兴趣、表情淡漠或痴呆样表情等。情绪障碍是WD常见表现,20%~60%的WD患者可发展为抑郁,4%~16%的WD患者有自杀企图,晚期记忆力减退可发展成严重的痴呆。

3. 肝脏症状 肝脏是本病首先累及的器官,约80%的患者出现肝脏症状,多表现为非特异性慢性肝病症状群,如倦怠、无力、食欲不振、肝区疼痛、肝肿大或缩小、脾肿大及脾功能亢进、黄疸、腹水、蜘蛛痣、食管静脉曲张破裂出血及肝昏迷等。部分患者表现无症状性肝脾肿大,或仅转氨酶升高而无任何临床症状。肝脏损害可使体内激素代谢异常,导致内分泌紊乱,青春期延迟,女性月经不调、闭经或流产,男性出现乳房发育等。少数患者以暴发性肝衰竭起病而死亡。

4. 角膜K-F环 角膜K-F环是本病唯一特征性的体征,几乎全部的脑型患者均可见此色素环,此环位于角膜与巩膜交界处内侧,在角膜的内表面上,呈绿褐色或金褐色,宽1~3mm。绝大多数见于双眼,个别见于单眼(文末彩图1)。光线斜照角膜时,可看清楚,必要时需要有经验的眼科医生用裂隙灯检查方可发现。K-F环出现在几乎100%的脑型WD患者、40%~50%的肝型WD患者和20%~30%的症状前WD患者。少数患者可见有向日葵样白内障。角膜K-F环和向日葵样白内障可经药物治疗或肝移植后逐渐消失,然而其消退率与临床疗效并不相关。但如果那些角膜K-F环或向日葵样白内障经治疗后消失的患者再次出现这些改变,则提示患者对治疗依从性差。新的基于OCT和视网膜电图的研究表明,WD的视网膜和视神经也受累。

5. 肾脏症状 铜离子在近段肾小管及肾小球沉积,造成肾小管重吸收障碍,出现肾性糖尿、氨基酸尿、磷酸盐尿、尿酸尿、高钙尿及蛋白尿等,亦可发生肾小管性酸中毒,伴发肾功能衰竭。

6. 血液系统损害 极少数患者以急性溶血性贫血起病,多见于青少年,大多数为致命性。部分患者因脾功能亢进导致全血细胞减少,出现贫血、鼻衄、牙龈出血及皮下出血等。

7. 其他 部分患者有皮肤色素沉着,面部及双小腿伸侧明显。可出现眼调节功能减弱、集合能力及暗适应功能下降,少部分患者出现心律失常、疲劳、关节病等。另外,部分患者出现关节疼痛,多见手、腕、膝关节,亦见于肘、肩、髋等关节,两侧对称。受累关节局部可有压痛,活动受限。骨质疏松常见,并可发生多次骨折。

【辅助检查】

1. 血清铜蓝蛋白及血清铜氧化酶活性测定 ①血清铜蓝蛋白测定:目前国内外普遍将血清铜蓝蛋白阈值定为0.20~0.25g/L。WD患者血清铜蓝蛋白<0.20g/L,甚至为零。近年来有研究建议,在中国将其阈值定为0.15g/L,该阈值对于检出WD有95.6%的敏感度和95.5%的特异度。血清铜蓝蛋白值与病情、病程及排铜疗效无关,不能作为病情监测或疗效观察指标。②血清铜氧化酶活力测定:WD患者血清铜氧化酶活力<0.2光密度(正常值为0.2~0.532光密度)。血清铜氧化酶活力强弱与血清铜蓝蛋白含量成正比,故测定铜氧化酶活力可间接反映血清铜蓝蛋白含量,其意义与直接测定血清铜蓝蛋白相同。上述两项指标是诊断本病的重要依据。

2. 微量铜测定 ①血清铜测定:正常人为 14.7~20.5μmol/L。WD 患者血清铜降低,但诊断意义较铜蓝蛋白略低。血清铜变化也与病情和疗效无关。目前临床常用的血清铜检测不能直接反映体内游离铜的状况,而可交换铜(exchangeable copper)测定是一种测定等离子体铜的新技术,可能对 WD 的诊断和病情评估具有重要意义。②尿铜测定:大多数 WD 患者 24 小时尿铜排泄量显著增加,服用驱铜药物后尿铜排泄量进一步增加,随着体内蓄积铜大量排出,24 小时尿铜排泄量逐渐降低,因此 24 小时尿铜排泄量可作为临床驱铜药物剂量调整的重要参考指标,同时也是疗效及患者服药依从性判定的客观指标。对一些尿铜改变不明显但临床怀疑为 WD 患者,可采用青霉胺负荷试验,作为本病的一种辅助诊断方法,此项检查对儿童诊断意义较大。③肝铜量测定:是诊断本病的重要指标,生化检查不能确诊的病例测定肝铜量是必要的。WD 患者肝铜含量多大于 250μg/g 干重(肝铜含量的正常上限为 50μg/g 干重)。本检查为有创检查,且由于肝铜在肝脏中分布不均匀,故不能成为 WD 的常规检查。

3. 血细胞分析、尿液综合分析 WD 患者有肝硬化伴脾功能亢进时,其血常规可出现血小板、白细胞和 / 或红细胞减少;尿常规镜下可见血尿、微量蛋白尿等。

4. 肝肾功能检测 脑型患者早期可无肝功能异常,肝型患者早期亦可无肝功能异常或仅有轻微异常。肝损害可出现不同程度的肝功能异常如谷丙转氨酶、谷草转氨酶升高,血清总蛋白和白蛋白降低、γ- 球蛋白增高等。肾功能损害可出现血清尿素氮及肌酐增高、蛋白尿等。

5. 骨关节 X 线检查 约96% 患者骨关节 X 线异常,相当一部分患者仅有 X 线异常而无相应临床表现。双腕、双膝关节以下最常受累,表现为骨质疏松、骨关节炎、骨软化、关节周围或关节内钙化和自发性骨折等。

6. 神经影像学检查 颅脑 CT 显示双侧豆状核对称性低密度影有诊断价值,常伴脑萎缩。颅脑 MRI 可见双侧豆状核对称性受累,T_2WI 呈高信号,黑质致密带、中脑导水管周围灰质及大脑脚、丘脑也呈对称性高信号。

7. 基因检测 主要采用限制性片段长度多态家系连锁分析间接基因诊断,短串联重复序列多态标记间接基因诊断及 WD 基因突变检测直接基因诊断三种方法。目前应用较多的是直接基因诊断法。由于 WD 患者具有高度的遗传异质性,致病基因突变位点不断增多和突变方式的复杂,故基因检测尚不能取代常规筛查手段。如利用常规手段不能确诊的病例,或对症状前期患者、基因携带者筛选时,可考虑基因检测。

【诊断及鉴别诊断】

1. 诊断要点 WD 有以下几个临床特点:①阳性家族遗传史;②肝病史或肝病征 / 锥体外系症状、体征;③肉眼或裂隙灯证实角膜有 K-F 环;④血清铜蓝蛋白或铜氧化酶活力显著降低和 / 或肝铜增高;⑤尿铜 >1.6μmol/24h;⑥肝铜 >250μg/g(干重)。根据以上特征,不难作出 WD 的诊断。

2. 鉴别诊断

(1) 帕金森病:帕金森病大多于 50 岁以后起病,震颤呈典型的静止性震颤。同时伴有肌强直、运动迟缓、姿势步态异常等,无铜代谢障碍及角膜 K-F 环。

(2) 风湿性舞蹈症:多见于 5~15 岁儿童,女性较多,病前常有呼吸道感染、咽喉炎等 A 族 β 溶血性链球菌感染史。以不自主舞蹈样动作、肌张力降低和精神异常等为临床特征,约 30% 患者有风湿性关节炎和皮下结节等风湿热表现。没有角膜 K-F 环及铜代谢异常,也无肝损害。

3. 其他门脉性肝硬化 引起门脉性肝硬化的原因很多,有中毒性、酒精性、感染性、营养不良性、循环障碍性及 WD 等。部分肝型 WD 患者以肝硬化为主要临床表现时,其肝症状与其他原因引起肝硬化患者的症状基本相似,极易误诊。凡有以下情况的肝硬化患者,应考虑 WD 之可能:30 岁以前,尤其是儿童期起病的肝硬化,排除肝炎、血吸虫感染和酒精中毒等病因引起者,应疑为本病;同胞有死于肝病者;幼年曾有一过性黄疸史;肝硬化患者神经系统体检发现可疑下肢病理反射时,对其筛查具有一定意义。对具有上述任何一项表现者,均应进一步行眼裂隙灯检查,血清铜蓝蛋白、24 小时尿铜等指标检测,以便确定诊断。

【治疗】

本病一经诊断就应进行系统治疗,越早越好。治疗原则为减少铜的摄入和吸收,促进体内铜的排泄。内科治疗主要有以下三个方面:

1. 减少铜的摄入　采用低铜饮食,避免食用含铜多的食物,如豌豆、蚕豆、玉米、坚果类、蘑菇或香菇、软体动物(如乌贼、鱿鱼等)、贝壳类、螺类、甲壳类动物、各种动物的肝脏和血、巧克力、可可等。

2. 减少铜的吸收

(1) 锌剂:锌剂通过竞争机制抑制铜在肠道吸收,促进粪铜排泄。口服锌剂能诱导小肠黏膜细胞产生金属硫蛋白,后者与食物中的铜可逆性结合,阻止铜的吸收,并能与已进入肠黏膜内的内源性铜结合后随肠黏膜脱落,从肠道排出。此外,血液中铜与锌含量呈负相关,口服锌剂后血浆锌浓度增加,体内铜含量可相应减少而起到一定的铜清除作用。常用的锌剂有醋酸锌、硫酸锌、葡萄糖酸锌等。硫酸锌不良反应主要有食欲减退、恶心呕吐等胃肠道刺激症状,偶有黑便、口唇发麻、免疫功能减退等。而葡萄糖酸锌、醋酸锌不良反应较轻,国内多以后者替代硫酸锌用于治疗 WD。葡萄糖酸锌每日 1.68g(含锌元素 240mg),分 3 次口服。醋酸锌每次 25mg(以锌元素计),每日 4 次。锌剂以空腹口服吸收较好,服后 1 小时内应禁食。

(2) 四硫钼酸盐(tetrathiomolybdate,TM):TM 亦可用于本病的治疗,该药与铜有拮抗和相互置换作用,能阻止肠道外源性铜吸收,干扰铜的代谢。该药在肠道内与铜及食物蛋白络合,阻止铜吸收,在血中与铜及白蛋白络合,防止铜在细胞及组织中沉积,起效快,有神经保护作用。其可能的不良反应有骨髓抑制、肝毒性、铜耗竭过度及由此导致的神经系统功能紊乱。

3. 促进铜的排泄　目的在于促进尿铜排出,使体内铜盐减少。

(1) D- 青霉胺(penicillamine,PCA):该药为青霉素的水解产物,属强效金属螯合剂,在肝中可与铜形成无毒复合物,促使其在组织沉积部位被清除,减轻游离铜的毒性。成人量为 1~2g/d,儿童为 20mg/(kg·d),分三次口服。可动态观察 24 小时尿铜排泄量及裂隙灯检查 K-F 环以协助监测驱铜疗效。PCA 不良反应发生率较高,早期主要有过敏反应、消化道反应、骨髓抑制,以及免疫性疾病如红斑狼疮、重症肌无力、多发性肌炎、类风湿关节炎等。首次使用应作青霉素皮试,阴性才能使用。有过敏反应者可行脱敏疗法。在治疗中可加服维生素 B_6 预防视神经炎。但由于 PCA 存在多种不良反应,使需要终生服用驱铜药物的 WD 患者,在服药初期或一段时间后因其严重不良反应而被迫停药。

(2) 二巯丙磺钠(sodium dimercaptosulphonate,DMPS):DMPS 排铜作用优于 BAL,毒性较后者低约 20 倍。在各种排铜药物中,尿排铜量最高。DMPS 肌内注射或静注后血药浓度迅速达峰,5~6 小时大部分排出。DMPS 1g 溶于葡萄糖溶液中缓慢静滴,每日 1 次,6 天为 1 疗程,2 个疗程之间休息 2 天。对部分患者也可采用 DMPS 大剂量冲击治疗,予每次 1g,静脉滴注,第 1 天每 6 小时 1 次,第 2 天每 8 小时 1 次,第 3~6 天每日 2 次,6 天为 1 疗程。不良反应为食欲减退、恶心、呕吐、发热、皮疹、粒细胞缺乏、心慌等。

(3) 二巯丁二酸(dimercaptosuccinic acid,DMSA)和二巯丁二钠(sodium dimercaptosu-

ccinate,Na-DMS):此两种药物均为含有双巯基的低毒高效重金属络合剂,能与血中游离铜、组织中已与酶系统结合的铜离子结合,形成解离及毒性低的硫醇化合物从尿中排出,Na-DMS 与 DMSA 的排铜作用优于 BAL。DMSA 口服后,消化道吸收快,30 分钟血浓度达高峰,维持时间较 Na-DMS 长。Na-DMS 静脉注射后,血浓度迅速达高峰,4 小时排泄 80%,无蓄积作用。常用治疗方法为 DMSA 70mg/(kg·d) 口服,每日 2 次。Na-DMS 每次 1g,溶于 10% 葡萄糖 40ml 中缓慢静注,每日 1~2 次,5~7 日为一疗程,可间断使用数个疗程。亦可根据病情采用大剂量静脉冲击治疗。不良反应较轻,主要有牙龈出血和鼻出血,也可有口臭、头痛、恶心、乏力和四肢酸痛等。

(4)三乙烯羟化四甲胺(triethylene tetramine dihydrochloride,TETA):又名曲恩汀(trientine)。1982 年美国食品药品管理局(FDA)指定其为不能耐受 PCA 的 WD 患者的治疗药物。TETA 是一种多胺结构的螯合剂,不含巯基,驱铜效果较好,缺点是药源困难,价格昂贵,可能致肾脏损害、锥体外系反应等,故目前尚未能广泛应用。成人量为 1~1.5g/d,根据患者耐受性可增量至 2.4g/d,饭前服用。

(5)二巯丙醇(dimercaprolum):二巯丙醇是一种解毒剂,在二战时期用于治疗 Lewisite(路易毒气)中毒,又称不列颠抗路易毒气(British Anti-Lewisite,BAL)。1948 年 Cumings 将此药用于治疗 WD 患者。本药有排铜作用,但效果差,使用初期病情会加重,长期应用疗效减退。由于 BAL 水溶液不稳定,故配成油剂溶液,仅供肌内注射,吸收差,易形成臀部脓肿、注射部位疼痛,同时还存在其他不良反应,如肝功能损害、腹痛、头痛、发热、皮疹、肾功能损害等,故目前已趋向淘汰。

(6)高氨基酸、高蛋白饮食能促进尿铜排泄。

4. 手术治疗 对于脾肿大脾功能亢进患者可行脾切除术或部分脾动脉栓塞术。严重肝功能障碍如暴发性肝衰竭时也可考虑肝移植。

5. 基因治疗 基因治疗 WD 目前处在动物实验阶段,尚未进入临床研究,虽然基因治疗是最理想的根治 WD 的方法,但还有许多问题尚未解决,基因治疗的长期有效性和安全性都需深入研究。

6. 对症治疗 有震颤和肌强直时选用苯海索,对粗大震颤者首选氯硝西泮。肌张力障碍可用苯海索、复方左旋多巴制剂、多巴胺受体激动剂,还可用氯硝西泮、巴氯芬等,无效者可局部注射 A 型肉毒素。精神症状明显者应予抗精神病药;抑郁症状明显者可用抗抑郁药;智力减退者可用促智药;舞蹈多动症状者可选用氟哌啶醇等;护肝药物可长期使用。

7. 中医药治疗 本病在中医学中属"肝风"病范畴。其主要病机为先天禀赋不足,机体阴阳失和,脏腑功能失调,气血运化不畅,导致铜不能正常代谢排出,蓄积于体内而产生毒邪,诸证皆因之而起。主要有湿热内蕴证、痰瘀互结证、肝气郁结证、肝肾阴亏证、脾肾阳虚证等。临床可根据其具体证型应用中医方剂进行辨证治疗,如湿热内蕴证可用肝豆汤、痰瘀互结证可用肝豆灵汤(片)、肝气郁结证可用柴胡疏肝散加减、肝肾阴亏证可用左归丸加减、脾肾阳虚证可用济生肾气丸加减。肝豆状核变性肝纤维化患者,可用肝豆扶木汤加减。

【预后】
本病的预后主要取决于发现及治疗的早晚、发现本病时肝功能损害的情况以及肝脏疾病进展的快慢。部分患者未获确诊即死于暴发性肝衰竭。多数患者病情持续进展,因严重肝硬化、肝功能衰竭或并发感染而死亡。自然病程 4~5 年,生存 10 年以上者极少见。自临床应用驱铜药治疗以来,预后有所改观。但不同的临床表型预后也有不同,脑型患者预后较好,而肝型或脑肝型预后较差。总之,绝大部分 WD 患者经过系统的中西医结合治疗,可以获得与正常健康人相似的工作学习生活,维持正常的寿命。

第四节 风湿性舞蹈症

风湿性舞蹈症(rheumatic chorea)又称风湿性舞蹈病、感染性舞蹈病或 Sydenham 舞蹈病,曾称小舞蹈病。多见于儿童和青少年,其临床特征为不自主的舞蹈样动作,肌张力降低,肌力下降和精神障碍等。

风湿性舞蹈症目前已趋减少。据国外统计,在 1940 年前,儿科医院的住院患者中有 0.9% 因风湿性舞蹈症而入院,1950 年后降至 0.2%。随着我国居住和营养条件的改善,以及抗生素的进展和应用,风湿热的流行性显著降低,风湿性舞蹈症的发病率也明显下降。浙江大学医学院附属儿童医院儿科统计 1970—1999 年 30 年间住院患者中风湿性舞蹈症仅 18 例。2006—2016 年首都医科大学附属北京儿童医院的 10 年间住院患者风湿性舞蹈症仅 6 例。该病多见于 5~15 岁儿童,男女发病之比约为 1∶(2~3),5 岁以前或 15 岁以后起病者极少见。

📖 **知识链接**

风 湿 热

风湿热是一种常见的反复发作的急性或慢性全身性结缔组织炎症,主要累及心脏、关节、中枢神经系统、皮肤和皮下组织。临床表现以心肌炎和关节炎为主,可伴有发热、皮下小结和舞蹈病等。急性发作时通常以关节炎较为明显,但在此阶段风湿性心肌炎可造成患者死亡。急性发作后常遗留轻重不等的心脏损害,尤以瓣膜病变最为显著,形成慢性风湿性心脏瓣膜病。由于风湿热造成的关节损害可自行恢复,而心脏的损害常不可逆,因此多用"舔过关节,狠咬心脏"来形容风湿热的临床特点。

【**病因及发病机制**】

本病与风湿热关系密切,往往是风湿热在神经系统的表现。多数患者有 A 组链球菌感染史。有约 1/3 的患者后来发生风湿性心脏病,多数患者在发病前后有风湿热的其他表现。部分患者出现血清抗神经元抗体增高。易感儿童经 A 组 β 溶血性链球菌感染后,产生相应抗体,这类抗体错误地识别了尾状核、丘脑下核神经元的抗原,引起炎症反应而致病。

【**病理**】

本病死亡率低,故病理研究少。病变弥散,无特异性。主要病理变化为大脑皮质、基底节、黑质、丘脑底核及小脑齿状核等处散在的可逆性炎性改变和神经细胞变性,偶亦可见到局部瘀斑样出血,有时脑组织可见栓塞性小梗死。软脑膜可有轻度炎性改变,血管周围有少量淋巴细胞浸润。90% 尸解病例中发现有风湿性心脏病证据。

【**临床表现**】

多数为隐匿或亚急性起病,少数可急性起病。发病前常有上呼吸道感染、咽喉炎等 A 组 β 溶血性链球菌感染史。

1. **早期症状** 早期症状常不明显,不易被发觉,表现为患儿比平时不安宁,容易激动,注意力分散,学习成绩退步,肢体动作笨拙,书写字迹歪斜,手中所持物体经常失落和步态不稳等。这时父母或老师常误认患儿有神经质或由顽皮所致。

2. **舞蹈症** 上述症状日益加重,经过一段时间后即出现舞蹈样动作,表现为一种快速的、不规则的、跳动式的、无目的和无意义的不自主运动。常起于一肢,逐渐扩及一侧,再蔓延至对侧,若局限于一侧者称半侧舞蹈病。舞蹈样动作多以肢体的近端明显,且上肢往往重于下肢。上肢各关节交替发生伸直、屈曲、扭转等动作;手指不停屈伸和内收。伸手时出现特殊的姿势,腕关节屈曲,掌指关节过伸,手臂则旋前。两上肢平举或举臂过头时可出现手掌和前臂过度内旋,称为旋前肌征,此征于举臂过头时最为明显。与患者握手时,可发现其握力不均匀,时大时小,变动不已,称为"挤奶女工捏力征(sign of milkmaid's grip)"。下肢的不自主运动表现为步态颠簸,常常跌倒。躯干亦可绕脊柱卷曲或扭转。面肌的舞蹈样动作表现为装鬼脸、皱额、努嘴、眨眼、吐舌、挤眉等,变幻不已,瞬间即过。舌肌、咀嚼肌、口唇、软腭及其他咽肌的不自主运动则引起舌头咬破,构语困难,以及咀嚼和吞咽障碍。头部亦可左右扭转或摆动。呼吸可因躯干肌与腹肌的不自主运动而变为不规则。不自主运动多是全身性的,常以上肢重于下肢或面部。有35%患者的不自主运动以一侧肢体更重或仅限于一侧肢体。舞蹈样动作可因情绪激动或做随意运动而加剧,平卧安静时减轻,睡眠时完全消失。自主动作可因不自主运动的突然发生而中断。肌张力过低,腱反射迟钝或消失,患者只能站着或坐着,不能行走,严重者俨若瘫痪,称麻痹性舞蹈病。

3. 精神障碍　精神改变轻重不等。多数患者有情绪不稳定,易兴奋而致失眠、躁动不安、抑郁等,亦可出现妄想、幻觉或冲动行为。噪声或强光刺激均可使患者躁动及舞蹈样动作加重。精神症状常随舞蹈样动作的恢复而消失。

4. 其他　全身症状可甚轻微或完全缺如。刚起病时可无发热,但至后期可出现发热、皮肤苍白及低血红蛋白性贫血等。伴有风湿性心脏病者可有心脏扩大或杂音,还可有急性风湿热的其他表现,如发热、关节炎、心肌炎和皮下结节等。

【辅助检查】

1. 典型病例可见外周血白细胞增加,红细胞沉降率加快,C反应蛋白增高,抗链球菌溶血素O滴度增加,咽拭子培养检出A组溶血性链球菌。

2. 脑电图常呈轻度弥漫性慢波,为非特异性改变。

3. 颅脑CT显示尾状核区低密度灶,MRI检查T_2WI上可见尾状核、壳核和苍白球高信号,临床好转时可消失。

【诊断及鉴别诊断】

1. 诊断要点　根据起病年龄,典型的舞蹈样动作、肌张力降低、肌力减退以及可能存在的急性风湿热的其他表现(如心肌炎、发热、皮下结节、红细胞沉降率增快和白细胞增多等),MRI显示基底节区T_2WI高信号等,诊断不难。

2. 鉴别诊断

(1) 习惯性痉挛:也称习惯性动作,多见于儿童,无风湿热的典型症状。其异常运动特点是同一肌群快速的、刻板的、重复的、局限的不自主动作等,不伴有肌张力降低和情绪改变。

(2) 抽动秽语综合征:见于儿童,表现快速、刻板的反复不规则的多发性肌肉抽动,常累及头面部、颈肌群和咽喉肌,伴有喉中发怪声或秽语。

(3) 亨廷顿病:又称为亨廷顿舞蹈症,多见于中年以上,除舞蹈动作外,常有遗传史和痴呆,少数儿童期发病者多伴肌强直。

【治疗】

1. 一般处理　急性期需要卧床休息,并尽量避免声、光刺激。舞蹈样动作频繁者,在床边加软垫以防碰撞损伤。饮食以富营养及易于消化吸收的食物为主。

2. 病因处理　风湿性舞蹈症是风湿热重要的临床表现之一。一旦确诊后应给予抗生素治疗以预防风湿性心脏病。急性期可予青霉素40万~80万U肌内注射,14天为1疗程。

此后改为苄星青霉素 120 万 U,肌内注射,每月 1 次,持续 5 年,以预防风湿热复发。青霉素过敏者,可口服红霉素,同时服用糖皮质激素、阿司匹林等。

3. 对症治疗 对不自主运动,可用氟哌啶醇,自每次 0.5mg 开始,每天口服 2~3 次,以后逐渐增加至不自主运动控制为止。亦可选用氯丙嗪、苯巴比妥、地西泮,硝西泮或丁苯那嗪等。氟哌啶醇及氯丙嗪均有诱发肌张力障碍的可能,在用药中应严密观察。有严重躁动不安者,可予地西泮 10mg,静脉缓慢注射,或用氯丙嗪 25mg 肌内注射。上列各药的剂量应视儿童的年龄大小酌情增减。

4. 中医药治疗 本病在中医学中属"瘛疭""骨繇"等范畴,主要有气血亏虚证、肝肾阴虚证、风壅经络证、痰热风动证。可分别予益气养血、濡养筋脉之人参养荣汤,滋补肝肾、养血息风之镇肝熄风汤,祛风通络、养血和营之大秦艽汤,清热化痰、平肝息风之羚角钩藤汤。

【预后】

本病预后良好,有自限性。约 50% 的病例在发病 3~6 个月后可自行缓解,但亦有持续 1 年以上者。1/5~1/3 的患者可在间隔不定的时间后再次复发,故应定期随访观察。女性患者可因初次妊娠中或口服避孕药复发,在妊娠期发作者称妊娠舞蹈病。间歇期在数周、数月或数年不等。伴发风湿性心脏病者预后较差。

第五节 抽动与抽动秽语综合征

抽动(tic)又称抽动障碍(tic disorder,TD),是一种突然、恒定、不自主、无目的、无痛、快速、短暂、无规律、单一或多部位肌肉运动抽动和 / 或发声抽动为特点的神经精神疾病。

抽动秽语综合征(Gilles de la Tourette syndrome)是抽动或抽动障碍的临床主要类型,18 岁以前起病,具有多种运动性抽动及一种或多种发声性抽动,病程在 1 年以上的运动障碍性疾病。2001 年美国学者 Kurlan 等研究报道青春期前有 1% 的人患抽动障碍。抽动秽语综合征是抽动障碍中最为严重的临床类型,在世界各国均有报道。1972 年美国国立卫生研究院(National Institute of Health,NIH)指出全美抽动秽语综合征患者不到 100 例,2000 年后发病率明显增加,按 2000 年人口统计资料美国有 53 000~530 000 名儿童患抽动秽语综合征;在英国,5~18 岁的抽动秽语综合征患儿有 64 000~106 000 名。中国温州学生人群患病率为 0.43%,而中国台湾地区学生人群患病率为 0.56%。适龄儿童中,抽动秽语综合征发病率约为 0.3%~1%。

【病因及发病机制】

本病的病因及发病机制不明。抽动秽语综合征的形成涉及遗传、感染、围生期、神经生化、神经免疫及社会心理因素等多个方面,很难用具体的一种因素来完全解释本病的特殊表现和严重程度。目前多数学者认为抽动秽语综合征可能是遗传与环境或非遗传因素共同作用的结果。其中神经生化异常在抽动秽语综合征的发生发展中担当重要角色。认为本病为多巴胺系统活动过度,或是纹状体的多巴胺突触后受体的超敏、阿片类等多种中枢神经系统递质参与代偿性调节有关,若不能进行有效代偿,多巴胺能的平衡和皮质环路的功能则无法进行正常工作,从而致病。

【病理】

有关抽动秽语综合征患者的神经病理报告甚少。最早抽动秽语综合征的尸检中发现,纹状体富含多巴胺的细胞群中有一种异常类型的细胞,这种改变可能是抽动秽语综合征的病理学基础。尸体解剖研究也表明,黑质 - 纹状体通路神经纤维的密度随着年龄的增大而改变,在青春前期达到高峰,随后开始下降。抽动障碍也是在青春前期最严重,随后开始减轻,这与抽动秽语综合征的基础是纹状体多巴胺改变的假说相符。

【临床表现】

本病为慢性病程,有家族遗传倾向,可发生于身体某一部位的某一组(群)肌肉,也可同时或先后出现在多个部位的多组(群)肌肉;可以表现为简单的肌肉抽动,也可呈现出复杂的肢体运动;其间隔期不定且反复发作,并常伴有注意力不集中、多动、强迫性动作或其他行为改变等。TD 起病年龄为 2~21 岁;男性明显多于女性,男女之比为(3~5)∶1;多见于学龄前期和学龄期儿童,以 5~10 岁最多见。TD 患儿的病情通常在 10~12 岁最严重。

1. 首发症状　抽动秽语综合征起病形式多样,多有眨眼、清喉、嘴部抽动、手部抽动、耸鼻,以及耸肩、晃头、皱眉、斜眼、上肢动、下肢动、吸鼻、吭吭声等。

2. 基本症状　抽动是以快速、一个部位或多个部位、一组或多组肌肉同时出现肌肉活动为特点。不同部位的肌肉抽动临床表现不同:如发生于面部者常表现为眨眼、斜眼、眼球转动、皱眉、咧嘴、翘鼻、伸舌、张口、吸气、做鬼脸等;头颈部肌肉抽动则多为点头、转头、伸脖、耸肩、缩脖等;躯干部肌肉抽动则为挺胸、挺腹、转动腰臀等;上肢抽动表现为搓指、握拳、甩手、抬臂等;下肢部肌肉抽动表现为抖腿、跺脚、踮脚、蹲下跪地甚至步态异常;喉部肌肉抽动则为异常声音,如清嗓、吸鼻、干咳声、吼叫声、吭吭声,或随地吐唾沫,或不自主刻板重复同一秽语等。以上各组症状,可同时出现,也可先后出现。40%~55% 的患儿于运动性抽动或发声性抽动之前有身体局部不适感,称为感觉性抽动,被认为是先兆症状(前驱症状),年长儿尤为多见,包括压迫感、痒感、痛感、热感、冷感或其他异样感觉。

TS 的抽动特征是患者能主动抑制,这有别于其他不自主运动如舞蹈病、肌张力不全、手足徐动症和肌阵挛等。

抽动的另一特征是患者精神或体力活动集中在某件事物时(如玩游戏机、弹琴或打球)抽动消失或减轻。此外,抽动可因紧张兴奋、烦恼、疲劳和发热而加重。经一段时间的紧张后放松时,抽动会增多。抽动于睡眠时消失。通常智力不受影响,神经系统检查除不自主运动外一般无其他阳性体征。

【辅助检查】

脑电图(EEG)多无特异性,多见慢波,部分表现为尖波、棘波、棘-慢波,可阵发性发作。颅脑 MRI 检查可发现抽动秽语综合征患者的尾状核体积明显缩小。SPECT 检查发现抽动秽语综合征儿童左尾状核、扣带回、右半球、左前额背侧、左眶额部灌注值显著降低,而中脑、右前额背侧和左前额背侧区域血流与发声抽动的严重程度呈正相关。神经心理学检查证实,抽动秽语综合征患儿的言语智商和操作智商之间存在显著差异,并且具有抽动秽语综合征患儿特定的认知缺陷。其注意力、记忆力、决策能力、信息处理加工能力、视觉空间组织能力、运动协调能力明显损害。

【诊断及鉴别诊断】

1. 诊断要点　根据病史和临床相关检查,直接细致观察抽动症状和一般行为表现,识别主要症状和次要症状,结合辅助检查如颅脑 MRI、脑电图及血清学检查,并排除引起类似症状的其他疾病,则可临床确诊。

2. 鉴别诊断

(1)局限性抽动:TS 是一定时间内同时出现多组肌群的抽动;局限性抽动是一组肌肉的单独抽动。后者抽动的种类不同,部位亦各异,无器质性病因。局限性抽动以面颈部肌肉抽动最为常见,表现为挤眼、龇牙、做怪相、扭脖、点头、喉中异常发声等;临床表现以一种抽动为主,形势较为固定、刻板,如单纯挤眼、清嗓等;病初的精神因素或保护动作可因时间较久没有及时纠正而延续下来。

（2）风湿性舞蹈症：本病的发病年龄多在 5~15 岁，女孩多见。常于链球菌感染后 2~6 个月发病，表现为肌肉抽动突然发生，与 TS 相比，持续时间长、幅度大、抽动不规则。四肢以身体躯干为中心的舞蹈样动作，无规律性，手足不停乱动，可伴面部肌肉抽动、口舌多动、肌张力减低等。部分患者可出现风湿热的临床症状、体征，红细胞沉降率增快、抗链球菌溶血素 O 及黏蛋白水平增高。本病发病较快，为自限性疾病，抗感染治疗有效，若治疗不彻底而易复发。

【治疗】

治疗关键是确定对患者日常生活、学习或社交活动影响最大的症状即靶症状进行干预，通常抽动是治疗的靶症状。治疗上，对轻度 TD 患者，主要采取心理疏导，同时密切观察病情变化；对中重度 TD 患者宜同步进行药物和心理行为治疗。对靶症状为多动、冲动、强迫观念等共患病症状患者，宜神经内科、精神科等多学科协同综合治疗。

1. 药物治疗　主要药物有硫必利、舒必利、阿立哌唑、氟哌啶醇、匹莫齐特、可乐定、利培酮、丙戊酸钠、托吡酯、甲氧氯普胺、氯米帕明、奥氮平、罗匹尼罗、肌苷、喹硫平等，其中硫必利、舒必利、阿立哌唑、可乐定为治疗 TD 的一线药物，由于舒必利、阿立哌唑为标签外用药（指超病种和超年龄适应证范围用药），用药前应与患者或家属（长）进行有效沟通，并对药物不良反应进行监测。氟哌啶醇为二线药物，应用时宜同服等量的盐酸苯海索以减少锥体外系不良反应。药物应从最低起始剂量开始，逐渐缓慢加量（1~2 周增加 1 次剂量）至治疗剂量。病情基本控制后，需继续治疗剂量至少 1~3 个月或更长进行强化治疗，强化治疗后病情控制良好，仍需维持治疗 6~12 个月，维持剂量一般为治疗剂量的 1/2~2/3，目的在于巩固疗效和减少复发。若病情完全控制，可考虑逐渐减停药物，减量期至少 1~3 个月。用药总疗程为 1~2 年。若症状再发或加重，则应恢复用药或加大剂量。当使用单一药物仅能使部分抽动症状改善，则需要联合用药，难治性 TD 亦需联合用药。有报道治疗难治性 TD 新药包括新型 D1/D5 受体拮抗剂（如依考匹泮）、囊泡单胺转运体抑制剂（如四苯喹嗪）、尼古丁类药物（如美卡拉明）、大麻类药物（如四氢大麻酚）、谷氨酸类药物（如利鲁唑）、γ-氨基丁酸、非那雄胺等。也有报道显示重复经颅磁刺激（rTMS）、经颅微电流刺激（CES）、脑电生物反馈等神经调控疗法有一定的效果；少部分患者可行深部脑刺激（DBS）手术治疗。

2. 心理行为治疗　该病对患者人格的不良影响十分常见，因而患者会受到精神心理的高度影响。因此，在对因治疗、对症治疗的同时，应进行适当的精神心理和行为治疗。可采用习惯逆转训练、效应预防暴露、放松训练、阳性强化、自我监察、消退练习、认知行为治疗等。其中习惯逆转训练和效应预防暴露是一线行为治疗方法。

3. 中医药治疗　本病在中医学中属"肝风""瘛疭""筋惕肉𥆧""慢惊风"等范畴。本病病位在脑，与肝、脾、肾三脏功能失调密切相关，其中以肝失条达最为明显，导致风、火、痰、湿相搏，聚积体内，扰动脑神而发病。主要有肝亢风动证、痰火扰神证、脾虚肝旺证、阴虚风动证。分别予清肝泻火、息风止痉之龙胆泻肝汤；清火涤痰、平肝安神之礞石滚痰丸；扶土抑木、补脾平肝之四君子汤；滋水涵木、潜阳息风之大定风珠。

【预后】

经过积极、适当的治疗，抽动症状可在 4~6 个月内减轻并被控制。一般不影响学习和正常生活，及时治疗，至青春期近半数患者病情可完全缓解；30%~50% 的患者病情减轻；5%~10% 的患者一直迁延至成年或终生，病情无变化或加重，可因抽动症状或共患病而影响患者生活质量。近期发现 TS 也可自然缓解（7%~19%），其抽动症状大多预后良好。大部分患者可拥有几近正常的生活，能胜任所从事的任何工作。男性患者预后较女性患者好。伴品行障碍的患者预后可能较差。

（杨文明）

复习思考题

1. 运动障碍性疾病影响的主要解剖部位及其临床特征有哪些？
2. 帕金森病的主要临床特征有哪些？
3. 如何理解帕金森病的治疗是一种艺术？
4. 遗传在肝豆状核变性中起何作用？
5. 如何理解抽动与抽动秽语综合征？

◇◇◇ **第八章** ◇◇◇

癫 痫

📑 **学习目标**

1. 掌握癫痫的概念、癫痫发作共有的临床特征;癫痫诊断原则与流程、用药原则与治疗;癫痫持续状态的定义及治疗。

2. 熟悉癫痫发作分类、鉴别诊断和常用的治疗药物。

3. 了解癫痫的病因、发病机制;癫痫综合征的分类、手术方法及辅助检查。

第一节　概　述

癫痫(epilepsy)是大脑神经元高度同步化异常放电引起的皮质功能紊乱,可表现为运动、感觉、意识、精神或内脏等多方面功能障碍。全球癫痫患病人数达 5 000 万人,我国现有 900 万以上癫痫患者,青少年和老年是癫痫发病的两个高峰年龄段。

🔍 **知识链接**

全球抗癫痫运动和中国癫痫防治管理项目

2006 年,国际抗癫痫联盟(ILAE)和 WHO 共同发起了"全球抗癫痫运动",并将 6 月 28 日定为"国际癫痫关爱日"。2015 年 WHO 第 136 届执委会通过"全球癫痫负担和为应对其卫生、社会和公众知识影响在国家层面采取协调行动的必要性"的第 8 号决议,这是 WHO 执委会就癫痫议题第一次专门讨论并单独做出决议,是对国际抗癫痫事业有重要意义的历史性事件,我国在此过程中做出了关键的努力和贡献。为加强我国农村地区癫痫防治工作,原卫生部特启动了"WHO/ 中国农村地区癫痫防治管理示范项目",并颁布了《农村癫痫防治管理项目技术指导方案》,将中国癫痫防治提升到了一个极为重要的地位。

【病因及发病机制】

病因目前尚不完全清楚。病因已知的癫痫称为症状性或继发性癫痫,常见病因见表 8-1;有些病因还在探索中,称为特发性癫痫以及隐源性癫痫,但是临床上也将由基因突变所致、需用分子生物学方法才能发现病因的癫痫仍称为特发性癫痫。

癫痫的发病机制仍不完全清楚,通常认为神经元异常放电及其扩布是癫痫的病变基础。

表 8-1 癫痫的常见病因

年龄期	癫痫常见病因
新生儿及婴儿期	先天以及围生期因素(缺氧、窒息、头颅产伤)、遗传代谢性疾病、皮质发育异常所致的畸形及特发性
儿童以及青春期	特发性(与遗传因素有关)、先天以及围生期因素(缺氧、窒息、头颅产伤)、中枢神经系统感染、脑发育异常等
成人期	海马硬化、头颅外伤、脑肿瘤、中毒、中枢神经系统感染性因素等
老年期	脑血管意外、脑肿瘤、代谢性疾病、变性病等

异常放电的原因有离子异常跨膜运动,其发生与离子通道结构和功能异常有关。调控离子通道的神经递质也是引起离子通道功能异常的主要原因。

【分类】

目前应用最广泛的癫痫分类是 ILAE 1981 年和 1989 年分别提出的癫痫发作和癫痫综合征的分类。1981 年方案是按每一种癫痫发作的形式及脑电图改变提出的(表 8-2),1989 年方案则根据癫痫的病因和解剖部位提出了癫痫和癫痫综合征的分类(表 8-3)。

表 8-2 ILAE 癫痫发作分类(1981 年)

1. 部分性发作

(1)单纯部分性发作:无意识障碍,可为运动、感觉(体感或特殊感觉)、自主神经、精神症状性发作。

(2)复杂部分性发作:有意识障碍,可为起始症状,也可由单纯部分性发作发展而来,并可伴有自动症等。

(3)部分继发全身性发作:由部分性发作起始发展为全面性发作。

2. 全面性发作

包括强直 - 阵挛、强直、阵挛、肌阵挛、失神(典型失神与非典型失神)、失张力发作。

3. 不能分类的发作

表 8-3 癫痫、癫痫综合征的国际分类(1989 年)

1. 与部位有关的(局灶性、部分性、局部性)癫痫和癫痫综合征

(1)特发性(起病与年龄有关)

1)伴中央 - 颞区棘波的良性儿童癫痫

2)伴枕叶阵发性放电的儿童良性癫痫

3)原发性阅读性癫痫

(2)症状性

1)儿童慢性进行性部分性连续性癫痫(Kojewnikow 综合征)

2)特殊诱导模式的症状性癫痫

3)颞叶癫痫

4)额叶癫痫

5)顶叶癫痫

6)枕叶癫痫

(3)隐源性

2. 全身性的癫痫和癫痫综合征

(1)特发性的(起病与年龄有关)

1)良性家族性新生儿惊厥

2)良性新生儿惊厥

3)良性婴儿肌阵挛癫痫

4)儿童失神癫痫

续表

5) 青少年失神癫痫

6) 青少年肌阵挛癫痫

7) 觉醒时 GTCS 癫痫

8) 其他特发性全身性癫痫

9) 特殊诱导模式的症状性癫痫

(2) 隐源性的(按年龄顺序排列)

1) West 综合征

2) Lennox-Gastaut 综合征

3) 肌阵挛起立不能性癫痫

4) 肌阵挛失神发作性癫痫

(3) 症状性的

1) 无特殊病因的

2) 早发性肌阵挛性脑病

3) 大田原综合征

4) 其他症状性全身性癫痫

5) 有特殊病因的特异性综合征

6) 如畸形、先天性代谢性异常

3. 未能确定为局限性或全身性的癫痫和癫痫综合征

(1) 既有全身性又有部分性发作的癫痫

1) 新生儿发作

2) 婴儿严重肌阵挛癫痫

3) 慢波睡眠期持续性慢波癫痫

4) 获得性癫痫性失语(LKS)

5) 其他不能确定的癫痫

(2) 没有明确的全身性或局灶性特征的癫痫

4. 特殊综合征

(1) 热性惊厥

(2) 仅出现于急性代谢障碍或中毒情况的发作

(3) 孤立性发作或孤立的癫痫持续状态

2016 年 ILAE 提出了癫痫发作类型的操作性修订方案。新分类的变化主要包括:①"部分性"改为"局灶性";②删除"简单部分性""复杂部分性""先兆""惊厥"等术语,增加"有知觉/知觉障碍""过度运动""认知性""情绪性"等术语;③新的局灶性发作类型:以前认为只属于全面性的发作类型,现在认为是局灶性、全面性和起源不明性,包括癫痫性痉挛,强直,阵挛,失张力和肌阵挛发作;④新的全面性发作类型:包括伴眼睑肌阵挛的失神发作,肌阵挛-失张力和阵挛-强直-阵挛发作,癫痫性痉挛可以是局灶性、全面性和起源不明性;⑤取消了"部分继发全面性癫痫",代以"局灶性进展为双侧强直-阵挛"并将之单独列出。新的分类方案并未进行根本性的改变,但可以使癫痫发作类型的命名有较大的灵活性和透明度。

第二节 癫痫的临床表现

【癫痫发作的临床表现】

癫痫都有发作性、短暂性、重复性、刻板性的共同临床特征。本节将详细介绍癫痫不同类型的临床表现。

1. 部分性发作(partial seizures) 早期的临床及脑电图(EEG)改变提示发作起源于大脑皮质的局灶性放电。根据是否伴有意识障碍,分为单纯部分性发作及复杂部分性发作,还包括部分继发全面性发作。

(1) 单纯部分性发作(simple partial seizure):发作时意识存在,时程短,常小于1分钟。根据放电起源和累及的部位不同,单纯部分性发作可表现为运动性、感觉性、自主神经性和精神性发作四类。

运动性发作是皮质运动区病灶诱发的癫痫,包括:①局灶性运动发作:根据运动皮质受累部位而出现相应的躯体局部的运动异常发作,严重者发作后可留下短暂性(半小时至36小时)肢体瘫痪,称为托德瘫痪(Todd paralysis);②Jackson发作:异常运动从局部开始,沿皮质功能区移动,如从手指-腕部-前臂-肘-肩-口角-面部逐渐发展;③旋转性发作:双眼突然向一侧偏斜,继之头部不自主同向转动,伴有身体扭转,很少超过180°;④姿势性发作:发作时一侧上肢外展,肘部半屈,头向同侧扭转、眼睛注视着同侧;⑤语言性发作:不自主重复发作前的单音或单词,偶可有语言抑制。

感觉性发作包括:①躯体感觉性发作:表现为一侧面部、肢体或躯干的异常感觉,如麻木感、针刺感、电击感等。②特殊感觉性发作:视觉性发作可表现为暗点、黑矇、闪光、结构性视幻觉,放电起源于枕叶皮质;听觉性发作多为一些噪声或尖调的幻听;嗅觉性发作常表现为难闻、不愉快的嗅幻觉;味觉性发作以苦味或金属味较常见;眩晕性发作常表现为坠入空间的感觉或在空间漂浮的感觉。

自主神经性发作症状复杂多样,常表现为上腹部不适感或压迫感,"气往上冲"的感觉、肠鸣、尿失禁、出汗、起"鸡皮疙瘩"、瞳孔散大等。临床上单纯表现为自主神经症状的癫痫发作极少见,常常是继发或作为复杂部分性发作的一部分。

精神性发作包括:①发作性记忆障碍:主要表现为似曾相识感(对生疏的人或环境觉得曾经见过或经历过),陌生感(对曾经经历过的事情感觉从来没有经历过),记忆性幻觉(对过去的事件出现非常精细的回忆和重现)等。②发作性情感障碍:表现为极度愉快或不愉快的感觉,如欣快感、恐惧感、忧郁感等,恐惧感是最常见的症状,发作时常伴有自主神经症状。③发作性认知障碍:常表现为梦样状态、时间失真感、非真实感等。④发作性错觉:表现为视物变大或变小,变远或变近,物体形状改变;声音变大或变小,变远或变近。⑤发作性幻觉:包括躯体感觉性、视觉性、听觉性、嗅觉性或味觉性。

(2) 复杂部分性发作(complex partial seizure,CPS):发作时伴有不同程度的意识障碍。大多起源于颞叶内侧或边缘系统,但也可起源于其他部位,如额叶。根据放电起源不同、扩散途径和速度不同,复杂部分性发作主要表现为以下类型:①仅有意识障碍:表现为突然动作停止,呼之不应,不跌倒,发作后可继续原来的活动。其临床表现酷似失神发作,成人的"失神"发作几乎均是复杂部分性发作,但在小儿应与失神发作相鉴别,EEG检查可以鉴别,其放电起源于颞叶。②意识障碍伴自动症:自动症是指在癫痫发作过程中或发作后,意识模糊的状态下,出现的一些不自主、无意识的动作,一般持续数分钟,个别可持续数小时,发作后常不能回忆。

常见的自动症有以下类型:口咽自动症表现为不自主的舔唇、咀嚼、吞咽动作、清喉等动作;姿势自动症表现为躯体的大幅度扭动,容易出现于睡眠中;手足自动症表现为简单重复的手部动作,如反复摸索、拍手、解衣扣、开关抽屉等;言语自动症表现为自言自语,多为重复简单词语或不完整句子。

(3) 部分继发全面性发作(secondarily generalized tonic-clonic seizure):先是单纯或复杂部

分性发作,随后常继发全面强直 - 阵挛发作。

2. 全面性发作(generalized seizure)

(1)全面性强直 - 阵挛发作(generalized tonic-clonic seizure,GTCS):俗称大发作,以突发意识丧失,全身强直和抽搐为特征,典型的发作过程可分为强直期、阵挛期和惊厥后期三期。

1)强直期:患者突然意识丧失,跌倒在地,全身骨骼肌呈持续性收缩;上睑抬起,眼球上窜,喉部痉挛,发出叫声;口先强张,而后突闭,可能咬破舌尖;颈部和躯干先屈曲而后反张,上肢先上举后旋再变为内收前旋,下肢自屈曲转变为强烈伸直,强直期持续 10~20 秒后,在肢端出现细微的震颤。

2)阵挛期:震颤幅度增大并延及全身成为间歇性痉挛,即进入阵挛期;每次痉挛都继有短促的肌张力松弛,阵挛频率由快变慢,松弛期逐渐延长,本期持续约 1/2~1 分钟;最后一次强烈阵挛后,抽搐突然终止,所有肌肉松弛;在以上两期中可见心率加快、血压升高、汗液、唾液和支气管分泌物增多,瞳孔扩大等自主神经征象;呼吸暂时中断,皮肤自苍白转为发绀,瞳孔散大,对光及深、浅反射消失,病理反射阳性。

3)惊厥后期:阵挛期以后尚有短暂的强直痉挛,造成牙关紧闭和大小便失禁;呼吸首先恢复,心率、血压、瞳孔等恢复正常,肌张力松弛,意识逐渐苏醒,自发作开始至意识恢复约历时 5~10 分钟;清醒后常感到头昏、头痛、全身酸痛和疲乏无力,对抽搐过程全无记忆;不少患者发作后进入昏睡,个别患者在完全清醒前有自动症或暴怒、惊恐等情感反应。强直期脑电图为逐渐增强的弥漫性 10 周 / 秒波;阵挛期为逐渐变慢的弥漫性慢波,附有间歇发作的成群棘波;惊厥后期呈低平记录。部分患者发作前可有头昏、头痛、肢体麻木、无力、胸闷等症状,约数秒至数十秒后进入强直期,此阶段称为先兆期。

(2)强直性发作(tonic seizure):表现为发作性全身肌肉强烈持续收缩,肌肉僵直,使肢体和躯体固定在一定的紧张姿势。

(3)阵挛性发作(clonic seizure):表现为发作性全身或者双侧肌肉有规律的收缩与松弛,导致肢体表现为有节律性的抽动。

(4)肌阵挛发作(myoclonic seizure):表现为快速、短促、触电样肌肉收缩,可为全身动作,也可为局部动作。

(5)痉挛性发作(spasm seizure):表现为突然、短暂的躯干肌和双侧肢体的强直性屈性或伸性收缩,多表现为发作性点头,偶有发作性后仰。其肌肉收缩的整个过程为 1~3 秒,常成簇发作。

(6)失张力发作(atonic seizure):儿童期发病,多见于有弥漫性脑损害的患者。表现为双侧部分或全身肌肉张力突然丧失,而致垂颈、张口、肢体下垂,严重时猝倒发作,持续数秒至 1 分钟。

(7)失神发作(absence seizure):分为典型失神和不典型失神,儿童期起病。①典型失神发作即小发作(petit mal),表现为突发突止的(5~10 秒)意识丧失和正在进行的动作中断,双眼凝视,手中物体可能坠落,但一般不会跌倒,事后不能回忆发作,每日发作数次至数百次。典型的 EEG 为双侧对称的 3Hz 棘 - 慢复合波,背景正常。②不典型失神发作的意识障碍发生及终止较典型者缓慢,持续时间多为 1~2 分钟,常伴肌张力减低,EEG 为 2~2.5Hz 不规则的棘 - 慢波或尖 - 慢波,背景活动异常。

3. 不能分类的癫痫发作 包括因资料不全而不能分类或分类中未包括的发作,如一些新生儿发作、节律性眼动发作、颤抖和呼吸暂停发作等。

【癫痫综合征的临床表现】

ILAE 提出的癫痫综合征定义为有特殊病因,由特定的症状和体征组成的特定癫痫现象。以下介绍几种临床上常见的癫痫综合征。

1. 与部位有关的癫痫

(1) 特发性（起病与年龄有关）癫痫

1) 儿童良性癫痫伴中央颞部棘波（benign childhood epilepsy with centro-temporal spike，BECCT）：儿童期最常见的癫痫综合征，2~13 岁起病，9~10 岁为发病高峰。常夜间发病，表现为嘴角及一侧面部抽动或舌、口、面部麻木，偶可累及对侧肢体，甚至进展为全面强直 - 阵挛发作。EEG 为中央 - 颞区一侧或双侧高波幅棘波，有向对侧扩散的倾向。可不经治疗 16 岁前自愈。

2) 儿童良性枕叶癫痫（benign childhood occipital epilepsy）：好发年龄为 1~14 岁，高峰年龄为 4~5 岁。发作开始出现黑蒙、闪光等视觉症状，随之出现眼肌阵挛、偏侧阵挛，也可合并全身强直 - 阵挛发作及自动症。EEG 示一侧或双侧枕区阵发性高波幅棘 - 慢波或尖波，反复以节律性形式发放，仅闭眼时可见。

(2) 症状性癫痫

1) 颞叶癫痫（temporal lobe epilepsy）：由颞叶病灶诱发的症状性癫痫，发作形式可为单纯部分性发作（主要为自主神经性和精神性）、复杂部分性发作（主要为口咽自动症）及继发全面性发作或其组合。发作持续时间超过 1 分钟，发作后意识模糊或嗜睡。40% 以上有热性惊厥史。

2) 额叶癫痫（frontal lobe epilepsy）：与颞叶癫痫一样，也可表现为单纯或复杂部分性发作，常有继发性全身性发作。该发作丛集性出现，每次发作时间短暂，刻板性突出，发作后往往无意识模糊的情况。

3) 枕叶癫痫（occipital lobe epilepsy）：主要为伴有视觉症状的单纯部分性发作，可有或无继发性全身性发作。阴性症状为盲点、黑蒙，阳性症状如闪光、火花、幻视等。

4) 顶叶癫痫（parietal lobe epilepsy）：主要表现为感觉性单纯部分发作，如出现面部、手足麻木，烧灼样疼痛感。

(3) 隐源性癫痫：从癫痫发作类型、临床特征、常见部位推测其是继发性癫痫，但病因不明。

2. 全身性癫痫和癫痫综合征

(1) 特发性（起病与年龄有关）癫痫

1) 良性家族性新生儿惊厥（benign familial neonatal convulsion）：为常染色体显性遗传性疾病。出生后 2~3 天发病，表现为阵挛或呼吸暂停，脑电图无特异性改变。少数成年后发展为癫痫。

2) 良性新生儿惊厥（benign neonatal convulsion）：见于出生后 5 日左右，表现为频繁而短暂的阵挛或呼吸暂停性发作。脑电图为尖波和 δ 波交替出现。

3) 儿童失神癫痫（childhood absence epilepsy，CAE）：起病于 6~7 岁，和遗传因素密切相关，女孩多见。表现为频繁（一天数次至上百次）、短暂的典型失神发作；EEG 背景活动正常，发作期为双侧对称同步 3Hz 棘 - 慢波。

4) 青少年肌阵挛癫痫（juvenile myoclonic epilepsy，JME）：青春期前后起病，男女无明显差异。80% 以上出现全面性强直 - 阵挛发作，脑电图上可见广泛性棘 - 慢波，常有光敏性反应，多数对药物治疗反应良好。

(2) 隐源性或症状性（cryptogenic or symptomatic）癫痫

1) 伦诺克斯 - 加斯托综合征（Lennox-Gastaut syndrome，LGS）：学龄前起病。以症状性癫痫多见，常有弥漫性脑损害伴精神发育迟滞。有多种发作形式，常见强直性发作、失张力发作、肌阵挛、失神发作和全面性强直-阵挛发作。每日发作可达数十次,易出现癫痫持续状态,大多预后不良。

2)West综合征:又称婴儿痉挛症。1岁以前发病,男性多见。有三大特征:肌阵挛性发作(典型表现为快速点头状痉挛、双上肢外展,下肢和躯干屈曲),精神发育迟滞和脑电图上高峰节律紊乱。一般预后不良。早期用ACTH或类固醇激素治疗,有一定疗效。

(3)症状性或继发性癫痫:包括无特殊病因的早期肌阵挛性癫痫性脑病、伴有暴发抑制的婴儿早期癫痫性脑病,其他症状性全身性癫痫和有特殊病因的癫痫。

3. 不能分类的癫痫

(1)婴儿严重肌阵挛癫痫(severe myoclonic epilepsy in infant,SMEI):又称德拉韦综合征(Dravet syndrome)。1岁内发病,初期表现为在无先兆情况下全身或单侧阵挛,常伴意识障碍,以后有从局部开始的频繁肌阵挛,部分患者有局灶性发作或非典型失神,受累儿童有精神运动发育迟缓和其他神经功能缺失。

(2)获得性癫痫性失语(acquired epileptic aphasia):又称为兰道-克勒夫纳综合征(Landau-Kleffner syndrome,LKS)。3~8岁发病,男多于女,隐匿起病,进行性发展,病程中可有自发缓解和加重。

第三节　癫痫的诊断与鉴别诊断

癫痫诊断遵循五步原则:明确是否是癫痫,明确发作类型,明确癫痫综合征,明确癫痫的病因,确定残障和共患病。当患者发作具有癫痫的临床特征时,需要完善脑电图检查,并与其他非癫痫性发作性疾病鉴别(图8-1)。临床上在明确为癫痫及其发作类型后,应结合发病

图8-1　全面强直阵挛发作的脑电图

笔记栏

年龄、发作类型、发作的时间规律和诱发因素、EEG 特征、影像学结果、家族史、既往史、对药物的反应及转归等资料,作出癫痫综合征类型的诊断,其对治疗选择、判断预后等方面具有重要意义。

【诊断】

（一）病史采集

完整的病史是诊断癫痫的主要依据,包括:发作史、出生史、生长发育史、热性惊厥病史、家族史等。

1. 发作史　由于癫痫是一种发作性的疾病,发作时间短暂,患者就医时绝大多数处于发作间期,因此须详细询问患者本人及其亲属或同事等目击者,尽可能获取详细而完整的发作史。

（1）首次发作的年龄:一些癫痫发作和癫痫综合征有特定的起病年龄范围。

（2）大发作前是否有先兆:应详细询问发作前是否有"先兆",如恶心、心慌、胃气上升感、似曾相识感等。这些表现如果在发作前规律地出现,则提示这种发作可能有局灶的起源,而且发作前不变的先兆对病灶的定位也非常重要。

（3）发作时的详细过程:发作时有无意识丧失,有无肢体抽动,一侧还是两侧肢体抽动,发作的持续时间,发作后的状态等是癫痫诊断及分类的重要依据。

（4）发作频率:平均每月或每年能发作的次数既可评估发作的严重程度,也可作为今后治疗评估疗效的较好基础。

（5）发作有无诱因:对鉴别诊断、治疗和预防均有益。如连续熬夜数日,健康人也可能引起抽搐发作,不要过早下结论,应继续随诊。

2. 家族史、出生史、热性惊厥史及生长发育　如果家族中有癫痫患者,可为诊断提供积极的信息。出生史需了解患者是否足月出生、是否顺产、有无窒息或者产伤等情况,还应该询问母亲在怀孕期间患过何种疾病。有热性惊厥史的患者出现癫痫的概率较正常人高。生长发育史重点了解神经精神发育情况,包括运动、语言、智力等,对于癫痫的分类和确定具体的综合征有帮助。

3. 其他疾病史　是否有头颅外伤史、中枢系统感染史或者中枢神经系统肿瘤等明确的脑部损伤或者病变的病史,能够提示癫痫的病因。

（二）体格检查及辅助检查

体格查体重点应放在神经系统方面。辅助检查包括 EEG、脑磁图、CT、MRI、PET、SPECT、脑脊液检查等。其中 EEG 反映大脑电活动,是诊断癫痫发作和癫痫最重要的手段,并且有助于癫痫发作和癫痫综合征的分类,广泛应用于指导选用抗癫痫药物、预后评估、手术前定位等,临床怀疑癫痫发作的病例应进行 EEG 检查。EEG 不但可以捕捉到癫痫发作期尖波、棘波、尖 - 慢波或棘 - 慢波等各种痫样放电,而其 40%~50% 癫痫患者在发作间期的首次脑电图检查也可见到痫样放电。但是在应用中须充分了解 EEG 的价值和局限性,癫痫的诊断不但依据 EEG,癫痫的临床发作是诊断癫痫的最核心依据。CT 和 MRI 能够发现颅内病变,可能找到癫痫发生的原因,尤其是 MRI 具有很高的空间分辨率,对于病因有很高的提示价值,特别是对于难治性癫痫的评估,特定的成像技术对于发现特定的结构异常有效,例如海马硬化的发现。脑脊液检查主要为排除颅内感染等疾病。这些检查是病因学诊断及术前评估的重要工具,应根据不同的临床要求和现实条件选择一种或者几种相应检查。此外,催乳素（PRL）、神经元特异性烯醇化酶（NSE）在癫痫发作后也可见明显升高,但需要与其他疾病相鉴别。

（三）癫痫的诊断步骤

癫痫的诊断主要是依靠病史采集、脑电图波形和抗癫痫药物的效应。癫痫患者大多就诊时均为发作以后,而且检查多数无异常表现,因此病史采集十分重要。另外,因部分家属无法详细、准确描述患者发作症状,或患者发病时无人陪伴,可能导致临床医师误诊,因此对初诊断为癫痫的患者进行视频脑电图检查是有必要的。抗癫痫药物的效应是诊断癫痫的最后一项依据,经实验证明,正确合理的抗癫痫药物治疗可以使 90% 以上的患者获益,因此,临床怀疑癫痫诊断,但是发作表现不典型,而脑电图等相关检查又未发现明显异常的时候,抗癫痫药物的效应往往成为了确诊癫痫的主要依据。必须强调的是,癫痫主要依靠临床诊断,当辅助检查与临床症状不符合时,则以临床症状为准。

【鉴别诊断】

1. 晕厥 是短暂性全脑灌注不足导致短时间意识丧失和跌倒,偶可引起肢体强直阵挛性抽动或尿失禁。通常由精神紧张、精神受刺激、长时间过度疲劳、突然体位改变、闷热或拥挤的环境和疼痛刺激、排尿等因素诱发。发作前后通常伴有出冷汗、面色苍白、恶心、头重脚轻和乏力等症状,但不伴发作后意识模糊,除非脑缺血时间过长。

2. 癔病性发作 癔病性发作患者主诉较多,多有明显的情感诱因,发作时间长,有时可达数小时或更长,抽搐时瞳孔不散大,光反射灵敏,多伴有头部来回摇动或用力闭眼等,与癫痫的鉴别见表 8-4。

表 8-4 癔病性发作与癫痫发作的临床鉴别

临床特点	癔病性发作	癫痫
激惹性格	多见	少见
发作场合	有精神诱因及有人在场	任何情况下
发作特点	发作形式多样化、戏剧化,伴两眼紧闭,眼球乱动,面色苍白或发红,无摔伤、舌咬伤及尿失禁发作	突然及刻板式发作,两眼上翻或斜向一侧,面色青紫,有摔伤、舌咬伤及尿失禁
意识丧失	无	有
持续时间	长,可达数小时	短,数分钟
终止方式	需安慰及暗示治疗	自行停止
瞳孔	正常,对光发射存在	散大,对光反射消失
EEG	多正常	有癫痫样放电

在临床上,应用长程视频脑电图监测加诱发实验(谈话暗示、过度换气、闪光刺激、注射生理盐水等),催乳素(PRL)、神经元特异性烯醇化酶(NSE)水平测定可以帮助鉴别癔病性发作。脑电图检查中,癫痫患者发作时脑电图可见痫样放电,而癔病性发作脑电图则无异常,或仅见肌肉收缩导致的肌电伪差,有"意识障碍"患者的脑电图存在 α 节律常提示癔病性发作的诊断。

3. 短暂性脑缺血发作(TIA) TIA 发作若表现为一过性记忆丧失、幻觉、行为异常和短暂意识丧失,则易与复杂部分性发作相混淆,但患者既往无反复发作史,有动脉硬化,脑电图无痫样波等特点可用以鉴别。发作时间长短亦是两者的鉴别方法之一,一般 TIA 发病持续时间比癫痫发作长。

4. 偏头痛 表现为全头或头的一部分剧烈疼痛,发作前可以有先兆,例如暗点或变形的暗点、失语、逐渐扩展的麻木和偏瘫。偏头痛与癫痫的鉴别见表 8-5。

笔记栏

表 8-5 偏头痛与癫痫的临床鉴别

临床特点	偏头痛	癫痫
先兆症状	持续时间较长	相对较短
视幻觉	多为闪光、暗点、偏盲视物模糊	除闪光、暗点外,有的为复杂视幻觉
主要症状	剧烈头痛,常伴恶心、呕吐	强直阵挛发作
意识丧失	少见	多见
持续时间	较长,几小时或几天	较短,几分钟
精神记忆障碍	无或少见	多见
EEG	非特异性慢波	癫痫样放电

第四节 癫痫的治疗

当前对癫痫治疗的主要手段仍是药物,80% 的患者通过药物治疗能够控制癫痫。仍有 20%~30% 的患者对多种正规抗癫痫药物(AEDs)治疗无效,称为难治性癫痫,其中部分患者可考虑手术治疗或其他治疗。

【药物治疗】

1. 用药原则

(1)尽早治疗:一般来说,半年内发作两次以上者,一经诊断明确,就应用药;首次发作或者间隔半年以上发作一次者,可在告之 AEDs 可能的不良反应和不经治疗的可能后果后,根据患者及家属的意愿,酌情选择用或不用 AEDs。

(2)根据癫痫发作类型及癫痫综合征选药:见表 8-6。

表 8-6 根据发作类型的选药原则

发作类型	一线药物	可能加重发作的药物
全面强直阵挛发作	丙戊酸、拉莫三嗪、左乙拉西坦	—
强直或失张力发作	丙戊酸	卡马西平、奥卡西平、加巴喷丁
失神发作	丙戊酸、拉莫三嗪	卡马西平、奥卡西平
肌阵挛发作	丙戊酸、左乙拉西坦	卡马西平、奥卡西平、苯妥英钠
局灶性发作	卡马西平、拉莫三嗪、奥卡西平、左乙拉西坦	—

(3)尽量单药控制发作,如果病情需要 2 种或 2 种以上的 AEDs 联合应用,应掌握如下原则:①尽量避免将药理作用相同的药物合用;②尽量避开有相同不良反应药物的合用;③不能将多种药物联合作为广谱抗癫痫使用,仍需以癫痫发作类型为选药的依据;④合并用药以 2 种药物为宜,除换药等特殊情况下,不要同时使用 3 种以上抗癫痫药物。

(4)从小剂量开始,应缓慢增量至能最大限度地控制癫痫发作而无不良反应或不良反应很轻的最低有效剂量。

(5)坚持长期规则服药,以保证稳定血药浓度。

(6)换药要慎重。否定一种药物疗效,必须确认该药已达有效血药浓度,并排除联合用药中药物的相互作用。换药时两种药物应有重叠用药期,待新药达稳态血药浓度(约 5 个半衰期)后再减停旧药。

（7）注意其他药物和 AEDs 之间的相互作用，根据相互作用适当调整用药间隔时间和用药的剂量。如磺胺、氟烷、利他灵等药物与 AEDs 是相同代谢途径，可抑制 AEDs 的代谢。口服抗凝剂、口服降糖药、三环类抗抑郁药等与苯妥英钠或丙戊酸钠等合用时，可提高后两者的血浆游离药物浓度，可能出现中毒症状。但是安定等肝酶诱导剂可加速 AEDs 的代谢，降低 AEDs 的血药浓度。

（8）症状性癫痫需针对病因治疗。如脑血管疾病继发的癫痫发作，除了抗癫痫治疗外，脑血管病本身的治疗对癫痫的控制也很重要。

（9）在选用药物、判断其疗效与剂量关系时，可了解所用药物稳定后的凌晨血药浓度，供调整剂量时参考。尤其用于药物疗效不满意或不良反应的核实、药物间相互干涉、妊娠期药物浓度的监控。

2. 常用的 AEDs　表 8-7 列举了常用 AEDs 的剂量、副作用，表 8-8 显示了 AEDs 的部分较为清楚的作用机制。

表 8-7　常用 AEDs 列举

AEDs	剂量[mg/(kg·d)]	半衰期	主要副作用
丙戊酸钠	15~50	8 小时	胃肠道反应、食欲亢进、肝功损害等
卡马西平	15~30	15 小时	嗜睡、皮疹、白细胞减少、肝功损害等
苯妥英钠	4~8	22 小时	齿龈增生、共济失调、皮疹、白细胞减少
苯巴比妥	4~6	4 日	多动、注意力不集中、皮疹
氯硝西泮	0.01~0.2	15~18 小时	嗜睡、共济失调、偶有皮疹、流涎
托吡酯	3~10	20~30 小时	嗜睡、反应慢、食欲减退、体重降低、肾结石
拉莫三嗪	5~15	20~30 小时	皮疹、嗜睡、头痛、共济失调、胃肠反应
加巴喷丁	20~50	5~7 小时	嗜睡、共济失调、眼震、暴怒等行为异常
左乙拉西坦	10~60	6~8 小时	头痛、困倦、易激惹、感染、类流感综合征

表 8-8　AEDs 的主要作用机制

主要分子生物学作用机制	AEDs
抑制电压门依赖性 Na^+ 通道	丙戊酸钠、卡马西平、苯妥英钠、托吡酯、拉莫三嗪、非氨酯
抑制 Na^+ 流通过非 NMDA 受体	托吡酯
抑制 Ca^{2+} 流通过 NMDA 受体	非尔氨酯
抑制低阈 T 型电压门依赖性 Ca^{2+} 通道	乙琥胺
增加 GABAA 受体介导的 Cl^- 流	苯二氮䓬类、苯巴比妥、托吡酯、非尔氨酯
抑制突触前膜 GABA 再摄入	噻加宾
借对 GABA 转氨酶的抑制增加脑内 GABA 浓度	丙戊酸钠
通过未明机制增加脑内 GABA	托吡酯、加巴喷丁
抑制脑内碳酸酐酶活性	托吡酯

3. 撤药的问题　AEDs 不能突然停药，关于如何撤药，目前学术界内尚无明确的指南共识。目前较一致的观点认为，AEDs 停药应遵循缓慢和逐渐减量的原则，全面强直阵挛性发作、强直性发作、阵挛性发作的患者在发作完全控制 4~5 年后方可撤药；儿童失神发作完全控制半年后可撤药；但停药前需缓慢减量，一般逐渐减量 1~1.5 年无发作才可停药。而对于

自动症的患者可能需要终生服药。如减药过程中有复发趋势或 EEG 有明显恶化,应再恢复原剂量。

4. 中医药治疗　癫痫对应中医学"痫病"。中医认为脑、肝、脾、肾多个脏腑的功能失常是癫痫的内因,是为本虚;风、火、痰、瘀诸邪扰乱神明是其外因,是为标实,其中痰尤为重要。中医治疗癫痫强调辨证施治,治疗方法丰富多样,一般内治与外治结合,灵活多变,如药物、针灸、按摩、心理调适、饮食调理等措施,往往根据病情选用几种方法配合应用。有一些成药证明有抗惊厥作用,如痫瘫宁(又称脱脂僵蛹片)、礞石滚痰丸、紫雪丹、安宫牛黄丸、牛黄清心丸等。针刺疗法:①在癫痫发作期,取百会、风府、大椎、后溪,用强刺激;②发作间歇期,主穴取哑门、风池、风府、百会、后溪,备穴取人中、内关、太冲、上星、印堂、鸠尾、曲池、合谷、三阴交、通里等。针法:每次取主穴和备穴各 1~2 个,强刺激,每日或隔日进行 1 次。

5. 注意事项　癫痫治疗的基本原则是根据发作类型和综合征分类选择药物。同时还需要考虑药物禁忌证、可能的副作用、达到治疗剂量的时间、服药次数及恰当的剂型、特殊治疗人群(如育龄妇女、儿童、老人等)、药物之间的相互作用,以及药物来源和经济费用等因素。强调单药治疗的原则。如果一种一线药物已达最大可耐受剂量仍然不能控制发作,可加用另一种药物,至癫痫发作控制或最大可耐受剂量后,可逐渐减掉原有的药物,转换为单药治疗。如果两次单药治疗无效,建议合理的多药联合治疗。

【手术治疗】

两种正确选择、可耐受的 AEDs 经足够疗程及剂量的单药或联合用药仍未能控制发作的难治性癫痫患者,占癫痫患者的 20%~30%,经过严格的术前评估可以考虑手术治疗。

1. 手术适应证　起源于一侧的难治性复杂部分性发作,无其他大脑慢性进行性疾病,其病灶可以切除又不致产生严重神经功能障碍者,如肿瘤或其他病变。

2. 手术方式　①颞前叶切除术:是治疗颞叶癫痫的一种经典手术。术后 90% 以上发作减轻,55% 发作控制;②选择性杏仁核海马切除术:大多数颞叶癫痫的放电灶在杏仁核、海马区,术后 87% 发作减轻,62% 消失;③颞叶以外皮质切除术:是治疗其他脑区局灶性癫痫的基本方法,平均有效率为 71%;④大脑半球切除术:目前已很少推荐采用;⑤胼胝体部分切断术:其理论依据是胼胝体是癫痫放电从一侧半球扩散至另一侧半球的主要通路,适用于严重癫痫脑病、多灶性癫痫等,有效率为 50% 左右;⑥软脑膜下皮质横切术:理论基础是癫痫放电需要大量的并排皮质神经元间水平联系,而皮质神经元的正常功能则主要依赖于垂直传递。

国内癫痫团队不仅成功开展 SEEG(立体三维脑电图)引导下的射频热凝术、深部电刺激术等各项微创手术,还从神经网络角度对丘脑前核深部电刺激术的机制进行了深入研究,走在了国际的前沿。

【迷走神经刺激】

传统的手术要求癫痫病灶部位确定,通过切除病灶部位,从而达到治疗癫痫的目的。但是,相当一部分难治性癫痫患者的病灶部位难以明确,或者同时存在多个病灶部位,手术切除效果欠佳。而迷走神经刺激(VNS)无须对癫痫病灶进行精确定位,通过刺激迷走神经即可奏效,可使难治性癫痫的发作次数减少,甚至部分患者可完全控制,弥补了传统手术的缺陷。但存在进行性神经系统疾患、精神疾病、心律不齐、消化性溃疡或全身状况不佳的患者是 VNS 的禁忌。

知识链接

生酮饮食治疗（CKD）

　　20 世纪初期还风行一种治疗癫痫的饮食疗法即生酮饮食,最早是由模仿饥饿时产生酮病状态设计发展而来,是指高脂肪、低蛋白质和低碳水化合物的一种饮食,使患者体内产生酮体并维持酮酸中毒,从而控制癫痫的发作。生酮饮食多应用于癫痫患儿,大量临床报道证实其对儿童癫痫有效。但是生酮饮食可能出现呕吐、腹泻、厌食等消化道反应,骨质疏松、低蛋白血症、肾结石、心律失常、生长发育缓慢、微量元素缺乏等副作用,同时随着 AEDs 的不断问世,且其应用方便,生酮饮食疗法逐渐被冷落。近年 CKD 再度受到关注,并发现其在难治性癫痫的治疗方面有一定疗效,在神经重症监护室中可以做到血糖监测及使患者酮体化,对于已经高剂量使用镇静药的患者可以使其减少镇静药用量,减少并发症。

　　生酮饮食历史已久,在儿童癫痫综合征及癫痫脑病,遗传及代谢相关病因引起的癫痫疗效肯定,其作用机制可能是多方面的,其中改变代谢途径、调节兴奋与抑制性神经递质水平可能是主要机制。生酮饮食在成人癫痫中的运用主要是有助于控制癫痫持续状态及难治性癫痫持续状态,可尽早启动,同时遵循个体化原则。

【并发症】

　　我国癫痫最常见的并发症分别是睡眠障碍、头痛、焦虑和抑郁,而最严重的并发症则是癫痫猝死。此外,癫痫患者在内分泌系统、心血管系统和呼吸系统等方面的发病率也较正常人增高,同时,癫痫并发症的存在也会使癫痫的发作风险增加 10 倍。

【预后】

　　80% 患者经过正规药物治疗预后很好。但是不同类型的癫痫预后差异很大,20%~30% 患者长期服药不能控制发作,发展为难治性癫痫。典型失神发作预后好,肌阵挛性癫痫伴脑部病变者常难以控制。癫痫患者在日常生活中应该规律作息,避免熬夜、疲劳,饮食清淡,避免咖啡、可乐、辣椒等兴奋性食物及饮料,戒烟戒酒,禁止驾驶机动车辆、从事高空作业等,定期门诊随访,尽可能减少癫痫的发作,降低癫痫发生时的二次伤害。总之,正确的诊断和分类,早期、合理的治疗有助于改善预后。

第五节　癫痫持续状态

【定义及分类】

　　癫痫持续状态又称癫痫状态,传统定义认为癫痫持续发作超过 30 分钟,或癫痫连续发作 2 次以上且发作间歇期意识未恢复正常,就称为癫痫持续状态。目前的新观点认为,全面强直阵挛发作的癫痫患者发作持续 5 分钟以上就可能导致神经元损伤,对于全面强直阵挛发作的癫痫患者若发作时间超过 5 分钟就考虑癫痫持续状态。我国中枢神经系统感染所致癫痫持续状态比例最高,欧美国家的研究发现脑血管疾病是癫痫持续状态最主要的病因。

笔记栏

> **知识链接**
>
> 癫痫持续状态定义的时间窗
>
> 我国一直都沿用 30 分钟作为癫痫持续状态定义的时间标准,而在欧美国家癫痫持续状态院前抢救的时间窗定在 5~10 分钟,因为目前的临床试验报告显示 90% 以上的癫痫发作持续时间在 5 分钟以内,超过 5 分钟易发展为癫痫持续状态。

【病因及发病机制】

癫痫持续状态可由多种原因引起,常见病因包括颅内感染、中毒、脑血管疾病、突然停用 AEDs、外伤、肿瘤等。但发病机制至今还不完全清楚,有观点认为 GABA 介导的、作用于 GABA 受体的正常抑制途径失效,兴奋性反馈环激活,导致大量神经元反复同步点燃,从而进一步降低了 GABA 功能所致。

【诊断】

癫痫持续状态的诊断仍主要依据癫痫发作病史、发作的临床表现、发作时间窗、脑电图监测,也不难与其他疾病鉴别。

【治疗】

癫痫持续状态治疗的关键是尽快终止发作,同时通畅呼吸道,给氧,降温,监护生命体征,建立大静脉输液通路,积极治疗原发疾病。对症治疗,维持生命体征和内环境的稳定,预防感染、脑水肿等。

控制发作可选用下列药物:

1. 地西泮　首选。成人首次静脉注射 10~20mg,儿童 0.3~0.5mg/kg,注射速度应小于 2~5mg/min,若不能控制,15 分钟后重复给药;或用 100~200mg 地西泮溶于 5% 葡萄糖盐水中,于 12 小时内缓慢静脉滴注。

2. 氯硝西泮　成人静脉注射 4mg,注射速度 <2mg/min,如不能控制,10~15 分钟后重复给药;仍无效,需采取其他措施。12 小时内用量一般不超过 8mg。

3. 苯妥英钠　成人静脉注射每次 150~250mg,注射速度 <50mg/min,必要时 30 分钟后可再次静注 100~150mg,一日总量不超过 500mg。

4. 苯巴比妥　成人静脉注射每次 200~250mg,注射速度 <60mg/min,必要时 6 小时后重复 1 次。极量每次 250mg,每日 500mg。

5. 丙戊酸钠注射液　15~30mg/kg 静脉推注后,以 1mg/(kg·h)速度维持。

6. 水合氯醛　10% 水合氯醛 20~30ml 加等量植物油保留灌肠。

但用药中注意地西泮、氯硝西泮和大剂量苯巴比妥可能引起的呼吸抑制。对于上述治疗不能控制者,推荐早期麻醉治疗。可酌情选用咪达唑仑 0.05~0.4mg/(kg·h),异丙酚 1mg/kg,每 3~5 分钟重复 1~2mg/kg,最大量为 10mg/kg,维持 1~10mg/(kg·h),有条件者进行脑电图监测。终止发作后,仍需 AEDs 维持治疗。

癫痫持续状态的中医药治疗方法基本同癫痫治疗,已有很多有效临床报道,但机制不明。

【并发症】

癫痫持续状态常见的并发症如下:①酸中毒,当癫痫发作持续时间过长,会继发一系列代谢改变,最早的变化是血 pH 值明显下降;②心律失常,阵挛发作后去甲肾上腺素及肾上腺素水平积聚升高可能是心律失常的主要原因;③脑水肿、脑疝,癫痫持续状态;④多器官衰竭,癫痫持续状态可导致全身多器官缺氧性损害;⑤电解质紊乱、糖代谢异常、高热、脱水等。

【预后】

癫痫持续状态的预后与治疗的早晚直接相关,若不及时治疗,死亡率和致残率很高。另外,病因也是其预后的决定因素。中枢神经系统感染、脑卒中、脑外伤、药物中毒等急性病因所致的癫痫持续状态一般难以控制,死亡率较高。特发性或者因中断 AEDs 引起的癫痫持续状态一般预后良好。

● (尹鹭峰)

复习思考题

1. 症状性癫痫的定义是什么?
2. 癫痫药物的治疗原则有哪些?
3. 简述癫痫持续状态的概念及治疗原则。

PPT 课件

❖❖❖ **第九章** ❖❖❖

头　痛

📖 **学习目标**

1. 掌握偏头痛、紧张性头痛、低颅压性头痛的临床特征、诊断及防治方法。

2. 熟悉国际头痛协会头痛分类、诊断思路及防治原则;熟悉本章疾病的定义、鉴别诊断、辅助检查。

3. 了解本章疾病的病因及发病机制。

第一节　概　　述

头痛(headache)是临床上常见的症状,一般指头颅上半部(即眉弓、耳轮上缘至枕外隆突连线以上部位)的疼痛。据统计,我国 90% 以上的人群至少发作过一次头痛。

【病因及发病机制】

头痛主要是由于颅内、外对疼痛敏感的组织结构受到刺激,经痛觉传导通路传导到达大脑皮质而引起。颅外的痛觉敏感结构有头皮、皮下组织、帽状腱膜、颅骨骨膜、头颈部颅外动脉和肌肉,第 2、3 颈神经,眼、耳、牙齿和口鼻腔、鼻窦的黏膜等;颅内的痛觉敏感结构有颅底动脉、硬脑膜中动脉、颅底硬脑膜、静脉窦、丘脑感觉核以及传导头面部痛觉的脑神经(Ⅴ、Ⅸ、Ⅹ)。颅骨、脑实质、大部分硬脑膜、软脑膜、蛛网膜、脑室室管膜、脉络丛对疼痛均不敏感。

头痛的病因十分复杂,涉及多种颅内外疾病、功能性和精神性疾病以及全身疾病。产生头痛的主要机制有:①颅内外动脉的扩张或痉挛(如偏头痛);②颅内痛觉敏感组织被牵拉或者移位(牵引性头痛);③颅内外痛敏组织炎症(如脑膜刺激性头痛);④头颈部肌肉的收缩(紧张性头痛);⑤传导痛觉的脑神经和颈神经病损或炎症(神经炎性疼痛);⑥五官病变疼痛的扩散(牵扯性疼痛);⑦高级神经功能障碍(如精神疾病抑郁等疾病的头痛症状)。

【头痛国际分类】

头痛的分类十分复杂。2018 年国际头痛协会(international headache society,IHS)发表了国际头痛疾患分类第三版正式版(ICHD-3),分 3 大部分,包括 3 个主要分类,见表 9-1。

【诊断与治疗】

头痛的诊断,首先是区别原发性头痛和继发性头痛,病史采集是关键。问诊的重点包括头痛起病的方式、部位、性质、出现及持续时间、频率、疼痛程度;有无先兆症状及伴随症状;头痛诱发、加重或缓解因素;头痛的诊疗过程;患者的家族史、服药史、职业、睡眠和情绪状况等。在问诊的基础上,进行全面的内科和神经系统检查,根据患者的个体情况和可能的病因,

表 9-1　头痛分类（ICHD-3）

1. 原发性头痛
　　1.1　偏头痛
　　1.2　紧张性头痛
　　1.3　三叉神经自主神经性头痛
　　1.4　其他原发性头痛
2. 继发性头痛
　　2.1　缘于头颈部创伤的头痛
　　2.2　缘于头颈部血管性疾病的头痛
　　2.3　缘于颅内非血管性疾病的头痛
　　2.4　缘于某种物质的或物质戒断性头痛
　　2.5　缘于感染的头痛
　　2.6　缘于内环境紊乱的头痛
　　2.7　缘于头颅、颈部、眼、耳、鼻、鼻窦、牙、口腔，或其他面部或颈部构造疾病的头痛或面痛
　　2.8　缘于精神障碍的头痛
3. 痛性脑神经病变和其他面痛及其他类型头痛
　　3.1　痛性脑神经病变和其他面痛
　　3.2　其他类型头痛

有针对性地选用相关辅助检查：常规辅助检查（包括三大常规、血液生化免疫检查和病原学检查）、脑脊液检查、电生理检查（脑电图、肌电图和视觉诱发电位等）、经颅多普勒超声及影像学检查（CT 及 MRI）等。

头痛的防治原则包括病因治疗、对症治疗和预防治疗。首先对病因明确的病例应尽早去除病因；对急性发作时的头痛治疗，主要在于减轻或终止头痛的发作；对偶发性头痛或因头痛产生的伴随症状如恶心、呕吐、眩晕等给予对症治疗；对慢性反复发作的头痛，应给予预防治疗。

第二节　偏　头　痛

偏头痛（migraine）是临床常见的原发性头痛，为发作性神经-血管功能障碍，以反复发作的一侧或双侧、中重度、搏动性头痛为特征，一般持续 4~72 小时，常伴有恶心、呕吐及畏光等。偏头痛在欧美国家患病率约为 20%，我国年患病率为 9.3%。女性多于男性，起病好发于 10~30 岁。《2013 年全球疾病负担研究》指出，偏头痛是 8 种常见慢性病之一，影响全球 10% 以上人口，同时也是世界范围内致残的第六大原因。

【病因及发病机制】

本病的病因尚不清楚，目前认为与遗传、生活环境、内分泌状态、饮食习惯以及精神因素有一定关系。大约 60% 偏头痛患者有头痛家族史，其亲属患偏头痛的风险是一般人群的 3~6 倍。多数偏头痛患者多在儿童和青春期发病，女性发作多在经前期或经期，妊娠期或绝经后减轻或消失。摄取某些食物如奶酪、红酒、巧克力（含酪氨酸、苯乙胺）、咖啡、茶（含咖啡因）、腌熏食品、泡菜（含亚硝酸盐和硝酸盐）、谷氨酸钠类调味剂，或者服用某些药物如利血平、血管扩张药等可诱发偏头痛发作。此外，情绪刺激、头部外伤、饥饿、睡眠障碍、气候变化等因素也可引起本病的发作。

偏头痛的发病机制至今仍未明了，主要有以下几种学说：

1. 血管学说 1938 年 Harold Wolff 等提出该学说,认为偏头痛由血管舒缩功能障碍引起,将偏头痛分为三期。初期(先兆期),累及颅内脑动脉痉挛性收缩,引起短暂性缺血而出现不同的先兆症状;第二期(血管扩张期),颅内、颅外血管过度扩张而产生搏动性头痛;第三期(水肿期),血管壁局限性水肿,出现无菌性炎症,使搏动性头痛变为持续性。在这一学说中,血小板 5- 羟色胺(5-HT)的释放代谢起了很重要的作用。目前,此假说已被新近的影像学研究质疑。

2. 皮质扩散性抑制(CSD)学说 偏头痛发作中先兆或神经功能障碍发生可能是 CSD 引起。1944 年 Leao 在动物实验中用脑电图观察到枕叶皮质受到有害刺激后出现局部脑电活动低落,并以 2~5mm/min 的速度缓慢自后向前扩展,伴随先有脑血流量及氧供增加而后出现扩展性局部低血流改变,称之为 CSD。

3. 三叉神经血管学说 该学说是目前解释偏头痛发病机制的主流学说。1984 年 Moskowitz 等提出,将神经、血管和递质三者相结合。该学说认为偏头痛的发生,是由 5-HT$_{1B/1D}$ 受体调节的三叉神经血管系统和与遗传有关的中枢神经系统内源性痛觉调节功能缺陷,加之各种伤害性刺激所致。偏头痛发作,颅内血管周围分布的三叉神经纤维受到刺激,释放 P 物质(SP)、降钙素基因相关肽(CGRP)、神经激肽(ANKA)等血管活性肽,形成以血管扩张、血浆蛋白渗出、肥大细胞脱颗粒等为特征的无菌性炎症。这种伤害性刺激沿着三叉神经传入纤维传至三叉神经核尾部,冲动达到延髓化学感受区,引起恶心、呕吐等症状;传入下丘脑,出现畏光症状;传入大脑皮质产生疼痛。在血管周围的三叉神经轴索中存在着与 5-HT 受体类似的抑制性受体,舒马普坦可与之结合,从而抑制神经源性炎症。

4. 视网膜 - 丘脑 - 皮质机制 偏头痛是一种与感觉模式失调有关的疾病,如偏头痛患者在发作前后对光、声、触觉和嗅觉敏感。近来,对盲人偏头痛的研究发现,从视网膜神经节细胞到丘脑后部的一条非影像形成视觉通路的激活可能是光线调节偏头痛的机制之一。

【临床表现】

偏头痛是一种反复发作的、搏动性的头痛,多呈单侧疼痛,常伴恶心和呕吐。少数典型者发作前有视觉、感觉和运动等先兆症状。头痛发作频率不定,从每周至每年 1 次至数次不等,间歇期正常。部分患者有家族史。同一患者可有不同类型的偏头痛发作。2018 年国际头痛协会 ICHD-3 对偏头痛分类见表 9-2。

表 9-2 偏头痛分类(ICHD-3)

1.1 无先兆偏头痛
1.2 有先兆偏头痛
1.2.1 有典型先兆偏头痛
1.2.1.1 典型先兆伴头痛
1.2.1.2 典型先兆不伴头痛
1.2.2 有脑干先兆偏头痛
1.2.3 偏瘫型偏头痛
1.2.3.1 家族性偏瘫型偏头痛
1.2.3.1.1 家族性偏瘫型偏头痛 1 型
1.2.3.1.2 家族性偏瘫型偏头痛 2 型
1.2.3.1.3 家族性偏瘫型偏头痛 3 型
1.2.3.1.4 家族性偏瘫型偏头痛,其他基因位点
1.2.3.2 散发性偏瘫型偏头痛
1.2.4 视网膜型偏头痛

续表

1.3　慢性偏头痛

1.4　偏头痛并发症

1.4.1　偏头痛持续状态

1.4.2　不伴脑梗死的持续先兆

1.4.3　偏头痛性脑梗死

1.4.4　偏头痛先兆诱发的痫样发作

1.5　很可能的偏头痛

1.5.1　很可能的无先兆偏头痛

1.5.2　很可能的有先兆偏头痛

1.6　可能与偏头痛相关的周期综合征

1.6.1　反复胃肠道功能障碍

1.6.1.1　周期性呕吐综合征

1.6.1.2　腹型偏头痛

1.6.2　良性阵发性眩晕

1.6.3　良性阵发性斜颈

主要类型偏头痛的临床表现：

1. 无先兆偏头痛（migraine without aura）　曾称为普通型偏头痛、单纯型偏头痛，是偏头痛中最常见的类型，约占 80%，70% 的患者有头痛家族史。反复发生的头痛，每次持续 4~72 小时。头痛的典型特征为偏侧分布、搏动性、中或重度头痛，日常活动加重头痛，伴随恶心和 / 或畏光、畏声。

2. 有先兆偏头痛（migraine with aura）　曾称为经典型偏头痛，约占 10%，患者多有家族史。临床特点是头痛发作前有先兆症状。头痛部位、性质、伴随症状与无先兆偏头痛相似，但持续时间较短、程度较重。临床上典型先兆偏头痛病例可分以下四期：

（1）前驱期：约 60% 患者在发作前数小时至数日出现前驱症状，表现为精神症状如激惹、抑郁、欣快、不安和倦怠等，或神经症状如畏光、畏声、嗅觉过敏以及厌食、腹泻、口渴等。

（2）先兆期：先兆症状常出现于头痛之前或伴随头痛发生，可持续数分钟至 1 小时，复杂性偏头痛病例的先兆症状持续时间较长。表现为单侧完全可逆的局灶性脑功能异常，如视觉、感觉、言语 / 语言症状或其他中枢神经系统症状，但不包括运动无力。视觉先兆最常见，约占 90%，如闪光、暗点、视物变形、视野缺损和物体颜色改变等；其次为躯体感觉性障碍，如一侧肢体和 / 或面部麻木、感觉异常等。

（3）头痛期：头痛常在先兆开始消退时出现，多为一侧眶上、眶后或额颞部搏动性头痛，可扩展至一侧头部或全头部。如果不治疗或治疗无效，一次头痛发作成人可持续 4~72 小时，儿童持续 2~8 小时；常伴有恶心、呕吐、畏光、畏声、厌食等症状。头痛可因活动而加重、睡眠后减轻。

（4）头痛后期：头痛缓解后仍有倦怠、烦躁、易怒、注意力不集中、情绪低落等症状，1~2 日后缓解。

3. 偏瘫型偏头痛（hemiplegic migraine）　少见，分为家族性和散发性，两者临床表现相同，只是前者有家族史，为常染色体显性遗传。多起病于儿童或青少年期，常在成年后偏瘫发作停止，代之以其他类型的偏头痛。临床特点为头痛发作的同时或过后，出现同侧或对侧肢体的瘫痪，并可在头痛消退以后持续一段时间。在偏瘫对侧的大脑半球脑电图检查可出现慢波。

笔记栏

4. 有脑干先兆偏头痛（migraine with brainstem aura）　又称基底型偏头痛，罕见。多见于青少年女性，与月经期有显著联系。先兆症状明确地起源于脑干，但无运动无力。可见复视、构音障碍、眩晕、耳鸣、听力下降、共济失调、意识障碍、双侧肢体感觉异常等。先兆症状通常持续 10~30 分钟，其后出现枕部搏动样头痛。

5. 可能与偏头痛相关的周期综合征（episodic syndromes that may be associated with migraine）　又称儿童周期性偏头痛综合征，主要见于婴幼儿和低龄儿童，可视为偏头痛等位症。多数儿童成年后可出现偏头痛。该综合征发作时不伴头痛，分为反复胃肠道功能障碍、良性阵发性眩晕、良性阵发性斜颈 3 个亚型。反复的胃肠道功能障碍，临床特点为反复的发作性腹痛和 / 或腹部不适、恶心和 / 或呕吐，每次持续数小时至数天，发作间期正常，胃肠道检查正常。良性阵发性眩晕，表现为无诱因的反复短暂发作性眩晕，常伴有眼球震颤或呕吐，有时会出现单侧的搏动样头痛，脑电图正常。良性阵发性斜颈，表现为反复发作的头向一侧倾斜，可伴有轻度的旋转，可自行缓解。

6. 慢性偏头痛　每月头痛≥15 天，持续 3 个月以上，且每月至少有 8 天的头痛，具有偏头痛性头痛特点。

【诊断及鉴别诊断】

（一）诊断

偏头痛的诊断主要依据家族史、临床特征以及通过辅助检查如颅脑 CT、MRI、MRA 等排除了其他疾病。参照 2018 年 IHS 制定的 ICHD-3 诊断标准：

1. 无先兆偏头痛诊断标准

（1）符合下述第（2）~（4）项，发作至少 5 次。

（2）未经治疗或治疗无效，每次发作持续 4~72 小时。

（3）头痛至少具有以下 2 项特征：①单侧性；②搏动性；③中或重度疼痛；④日常活动（如步行或上楼）加重头痛，或头痛导致日常活动受限。

（4）头痛发作时至少伴有 1 项以下表现：①恶心和 / 或呕吐；②畏光和畏声。

（5）不是由其他疾病所致。

2. 有先兆偏头痛诊断标准

（1）符合下述第（2）~（3）项，发作至少 2 次。

（2）至少有下列 1 项完全可逆的先兆症状：①视觉；②感觉；③言语和 / 或语言；④运动；⑤脑干；⑥视网膜。

（3）下列 6 项特征中至少有 3 项：①至少 1 种先兆症状持续超过 5 分钟；②2 个或更多的症状连续发生；③每个独立先兆症状持续 5~60 分钟；④至少有 1 个先兆症状是单侧的；⑤至少有 1 个先兆症状是阳性的；⑥与先兆伴发或在先兆出现 60 分钟内出现头痛。

（4）不是由其他疾病所致。

3. 有典型先兆偏头痛诊断标准

（1）头痛发作同时符合有先兆偏头痛诊断标准中第（1）（3）（4）项。

（2）先兆症状发生同时符合以下两项：①完全可逆的视觉、感觉和 / 或语言症状；②无运动、脑干或视网膜症状。

4. 慢性偏头痛诊断标准

（1）符合下述第（2）~（3）项，每月头痛≥15 天，持续 3 个月以上。

（2）至少有 5 次头痛发作符合无先兆偏头痛标准的（2）~（4）和 / 或有先兆偏头痛标准的（2）和（3）。

（3）头痛持续 3 个月以上，每月发作≥8 天且符合下列任 1 项：①无先兆偏头痛标准的（3）

和(4);②有先兆偏头痛标准的(2)和(3)。

(4) 不是由其他疾病所致。

(二) 鉴别诊断

偏头痛应与以下疾病鉴别:

1. 紧张性头痛 女性稍多见;表现为双侧枕额顶部或全头部持续性或发作性压迫、紧束感的头痛;头痛程度多为轻中度疼痛;疼痛可扩散至颈、肩、背部;头痛发作很少伴有恶心、呕吐;情绪障碍可加重头痛症状;体检无阳性体征。

2. 丛集性头痛(cluster headache) 曾称组胺性头痛,临床少见,男性多于女性,患者大多没有家族史。头痛通常是每年 1 次或 2 次,在春季和 / 或秋季密集发作。发作期通常持续数周至数月,在此期头痛呈成串发作,发作频度从隔日 1 次至每日发作数次,每次头痛发作持续 15 分钟 ~3 小时。发作期后可有较长的缓解期。疼痛发作的部位、性质、程度、时间、形式都常有规律,表现为突然发作而无先兆的一侧眼眶、额颞部的尖锐爆炸样剧痛,常在午睡后或凌晨发作,患者可在睡眠中痛醒,伴有疼痛部位皮肤潮红、发热,同侧球结膜充血、流泪、流涕等。在发作期,服用血管扩张药以及过度紧张可诱发。

3. 非偏头痛性血管性头痛 高血压或低血压、脑动脉硬化症、颅内动脉瘤或血管畸形、慢性硬膜下血肿等均可出现类似偏头痛样的血管性头痛,但常无典型偏头痛发作过程。颅内动脉瘤和动静脉畸形可出现局限性神经功能障碍、癫痫发作或认知功能障碍,颅脑 CT、MRI、MRA 及 DSA 检查可显示病变,明确诊断。

4. 药物过度使用性头痛(medication-overuse headache,MOH) 女性多见,年龄在 40~45 岁。患者存在原发性头痛的基础上,头痛发生与过度服用镇痛药(每月规律服用 1 种单纯镇痛药物或多种可以对症镇痛的药物≥10 天或 15 天)有关,头痛在撤药治疗 2 个月内缓解或恢复到发作性的头痛。

【治疗】

偏头痛的治疗目的是尽快减轻或终止头痛发作,缓解伴发的症状,预防头痛的复发。治疗包括药物治疗和非药物治疗。治疗药物包括非特异性药物和偏头痛特异性药物。非药物治疗包括对患者进行相关教育,帮助其树立科学理性防治观念和目标,保持健康的生活方式,避免诱发偏头痛的因素,以及心理行为治疗和物理治疗等,可作为药物治疗的替代或补充,鼓励患者坚持撰写头痛日记,对于偏头痛的诊断、严重程度的评估以及预防和治疗均具有重要意义。

1. 头痛发作期治疗

(1) 轻 - 中度头痛:宜在光线较暗的房间内安静休息。首选非特异性止痛药。非甾体抗炎药(NSAIDs),如阿司匹林 300~1 000mg/d、萘普生 250~1 000mg/d、布洛芬 200~800mg/d 或双氯芬酸钠 50~100mg/d 等口服治疗。如果疗效不佳,再用偏头痛特异性治疗药物。亦可选用拟肾上腺素药物异美汀。对乙酰氨基酚是儿童和孕妇轻至中度偏头痛发作的一线选择药物。服用单一的 NSAIDs 每月不宜超过 15 天。

(2) 中 - 重度头痛:首选特异性治疗药物,并早期给药。①5-HT$_1$ 受体非选择性激动剂麦角类制剂:适用于发作持续时间长或经常发作的患者,不推荐常规使用,如双氢麦角胺,1~3mg 口服,或 0.25~1mg 肌内注射。②5-HT$_{1B/1D}$ 受体选择性激动剂曲普坦类制剂:防止中枢敏化,在头痛之初尽早使用,如舒马曲普坦,25~50mg 口服,24 小时内总剂量不宜超过 300mg;或 6mg 皮下注射,1 小时内可重复给药,24 小时内不宜超过 12mg。佐米曲普坦,2.5~5.0mg 口服,2 小时后可重复,24 小时内不宜超过 10mg。对于 12~17 岁患者,优先考虑鼻喷曲普坦类。以上药物每周用药不宜超过 2~3 天,因具有强力收缩血管作用,严重高血压、心脏病、孕妇禁忌。口服曲普坦和 NSAIDs 或口服曲普坦和乙酰氨基酚的联合疗法可以取得更好的疗效。建议联合用药每月不宜超过 10 天。

近年来，偏头痛发作期治疗效果不佳时，考虑使用 A 型肉毒毒素（botulinum toxin type A，BoNT-A）肌内注射，或抗降钙素基因相关肽（calcitonin gene related peptide，CGRP）单克隆抗体静脉注射、皮下注射或肌内注射。

（3）伴随症状治疗：伴恶心、呕吐者可给予甲氧氯普胺 10~20mg/d、多潘立酮 20~30mg/d、异丙嗪 12.5~25mg 等镇吐；眩晕或头昏可给予地芬尼多或东莨菪碱等治疗。

2. 预防性治疗

（1）诱因控制：消除或减少引起偏头痛的诱因，如避免强烈情绪刺激，尽量不服用血管扩张药或利血平类药物，不进食红酒、含奶酪食物等。

（2）预防药物的应用：频繁发作、治疗性用药使用过度或无效者，可酌情给予下列药物治疗：①β- 肾上腺素能受体阻滞剂：如普萘洛尔 20~120mg/d 口服，每日 2 次；或美托洛尔 50~200mg/d 口服，每日 2 次。②钙离子拮抗剂：氟桂利嗪 5~10mg，每晚睡前口服。③抗组胺药物：如赛庚啶 4~20mg/ 次口服，每日 2~4 次。④其他药物：抗抑郁药（如阿米替林 25~75mg/d）、抗癫痫药（如丙戊酸钠 500~1 800mg/d 和托吡酯 25~100mg/d）、非甾体抗炎药（如萘普生 500~1 000mg/d、双氯芬酸钠 50~100mg/d）、核黄素 400mg/d，每日 1 次等。小量开始，缓慢增至有效剂量，至少应足量尝试 2~3 个月，获得满意疗效后维持治疗 6~12 个月后逐渐减量或停药。

3. 中医药治疗　中医药治疗偏头痛的有效性和安全性已经得到了广泛认同。在英国国家卫生服务体系颁布的指南中，针刺被推荐为预防偏头痛的治疗措施之一。临床上以活血通络、调和气血、安神止痛、化痰降浊、平肝息风为主要治法，采用中药、针灸、推拿等疗法来缓解偏头痛的疼痛及预防发作，疗效显著。历代针灸取穴，头部多选率谷、太阳、丝竹空、角孙和风池，配伍远部腧穴如足临泣、三阴交、外关、阳陵泉、合谷等，推荐 5~8 周内至少针灸 10 次以上。

【预后】

大多数的偏头痛预后都良好，偏头痛可随年龄的增长而症状逐渐缓解。儿童偏头痛的预后较成人偏头痛好，6 年后约 50% 儿童不再经历偏头痛，约 1/3 的偏头痛患者得到改善，而始于青春期以后的成人偏头痛常持续几十年。

第三节　紧张性头痛

紧张性头痛（tension-type headache，TTH），曾称紧张型头痛、肌收缩性头痛，指双侧枕、颈部或全头部的压迫性或紧缩性头痛。是慢性头痛中最常见的一种，全世界紧张性头痛患病率约为 42%，其终身患病率为 37%~78%，我国年患病率为 10.8%。

【病因及发病机制】

紧张性头痛的病因与发病机制尚未完全明确。可由枕颈部肌肉或肌筋膜结构收缩导致缺血，以及中枢神经系统丘脑、脑干和脊髓中单胺能或 5-HT 系统的慢性或间断性功能障碍所致。情绪障碍、应激、紧张常加重病情。

【临床表现】

该病多发于 20~40 岁的青壮年，男性与女性的患病率之比约为 4∶5。紧张性头痛，表现为双侧枕颈部、额颞部或全头部轻中度头痛，性质呈压迫性或紧缩性，持续 30 分钟至 7 天，不影响日常生活。多数患者伴有头昏、失眠、焦虑或抑郁等,不伴有恶心、呕吐,但可有畏光或畏声。疼痛部位肌肉可有触痛或紧张感。病程数日至数年不等。慢性紧张性头痛常由频发性紧张性头痛演变而来。

2018 年国际头痛协会 ICHD-3 根据发作频率和是否有颅骨膜压痛对紧张性头痛进行分类,具体见表 9-3。

表 9-3 紧张性头痛分类(ICHD-3)

2.1 偶发性紧张性头痛	2.3 慢性紧张性头痛
2.1.1 伴颅周压痛的偶发性紧张性头痛	2.3.1 伴颅周压痛的慢性紧张性头痛
2.1.2 不伴颅周压痛的偶发性紧张性头痛	2.3.2 不伴颅周压痛的慢性紧张性头痛
2.2 频发性紧张性头痛	2.4 很可能的紧张性头痛
2.2.1 伴颅周压痛的频发性紧张性头痛	2.4.1 很可能的偶发性紧张性头痛
2.2.2 不伴颅周压痛的频发性紧张性头痛	2.4.2 很可能的频发性紧张性头痛
	2.4.3 很可能的慢性紧张性头痛

【诊断及鉴别诊断】

(一)诊断

根据病史及临床表现,对头痛部位、性质、频率和持续时间的描述,并排除脑部、颈部疾病,如颅内占位性病变、炎症、外伤以及颈椎病等,通常可确诊。

诊断可参照 ICHD-3 标准:

1. 偶发性紧张性头痛诊断标准

(1)符合下述第(2)~(4)项的头痛发作至少 10 次,平均每月发作时间 <1 天,每年发作时间 <12 天。

(2)每次头痛发作持续 30 分钟至 7 天。

(3)头痛至少具有以下 2 项特征:①双侧性分布;②性质为压迫性或紧箍样(非搏动性);③轻或中度疼痛;④日常活动(如步行或上楼)不会加重头痛。

(4)符合以下 2 项:①无恶心或呕吐;②无畏光或畏声,或仅有 1 项。

(5)不是由其他疾病所致。

2. 频发性紧张性头痛诊断标准

(1)符合下述第(2)~(4)项的头痛发作至少 10 次,平均每月发作时间 1~14 天,持续至少 3 个月,每年发作时间 ≥12 天但 <180 天。

(2)每次头痛发作持续 30 分钟至 7 天。

(3)头痛至少具有以下 2 项特征:①双侧分布;②压迫性或紧箍样(非搏动性);③轻或中度疼痛;④日常活动(如步行或上楼)不会加重头痛。

(4)符合以下 2 项:①无恶心或呕吐;②无畏光或畏声,或仅有 1 项。

(5)不是由其他疾病所致。

3. 慢性紧张性头痛诊断标准

(1)符合下述第(2)~(4)项的头痛发作至少 10 次,平均每月发作时间 ≥15 天,持续超过 3 个月,每年发作时间 ≥180 天。

(2)头痛持续数小时至数天或持续性。

(3)头痛至少具有以下 4 项中的 2 项特征:①双侧分布;②压迫性或紧箍样(非搏动性);③轻或中度疼痛;④日常活动(如步行或上楼)不会加重头痛。

(4)符合以下 2 项:①畏光、畏声和轻度恶心 3 项中最多只有 1 项;②无中、重度恶心或呕吐。

（5）不是由其他疾病所致。

（二）鉴别诊断

紧张性头痛应与以下疾病鉴别：

1. 偏头痛 常见于中青年和儿童。头痛位于一侧颞额眶部，呈搏动性跳痛，常伴恶心及呕吐。头痛前可有视觉障碍等先兆症状，也可无任何先兆即开始偏侧头痛。一般历时数小时或数天，极少数患者呈偏头痛持续状态。少数患者可能同时存在无先兆偏头痛和紧张性头痛，头痛日记有助于发现。

2. 丛集性头痛 多见于中青年男性。头痛发作呈密集性、剧烈且无先兆。疼痛常位于一侧眶颞额部，重者波及全头部。发作时伴以颜面皮肤潮红、发热，痛侧球结膜充血、流泪等。午睡后或凌晨发作最常见，患者可在睡眠中痛醒。每次发作持续数十分钟至数小时，发作频度从隔日1次至每日发作数次。发作期通常持续7天至1年，其中间隔至少1个月的无痛期。

3. 三叉神经痛 本病好发于中老年人，以三叉神经第2、3支受累较多。表现为面部三叉神经分布区的发作性短暂剧痛，性质如刀割、烧灼或针刺样，常因洗脸、刷牙、说话、咀嚼而诱发。每次疼痛仅数秒钟，每天发作数次至数十次。

4. 颅内占位性疾病引起的头痛 头痛是由于颅内压增高所致，早期可被误诊为紧张性头痛。神经系统检查存在阳性体征，颅脑 CT 或 MRI 等检查可助鉴别。此类疾病包括颅内肿瘤、颅内转移癌、脑脓肿及脑寄生虫病等。

5. 颅内慢性感染引起的头痛 头痛为早期症状，一般伴有发热，病前有感染史，神经系统检查有阳性体征，腰椎穿刺脑脊液检查有异常。此类疾病包括结核性脑膜炎、真菌性脑膜炎、囊虫病性脑膜炎及梅毒性脑膜炎等。

6. 颅内压力异常所致的头痛 此类患者均以头痛为主，与紧张性头痛相似，可通过颅脑 CT 检查以及腰椎穿刺测量颅内压有助鉴别。此类疾病包括颅内低压综合征、良性颅内高压症及正常颅压脑积水。

【治疗】

紧张性头痛的治疗分为药物治疗和非药物治疗。

1. 药物治疗

（1）急性发作期治疗：由于紧张性头痛的发病机制不清楚，治疗用药多与偏头痛相似，急性发作期选择非麻醉性止痛药以减轻症状，主要用非甾体抗炎药（NSAIDs），如阿司匹林（≥16 岁），300~1 000mg/d 口服；对乙酰氨基酚 1 000mg 口服等，可单一或联合用药；酮洛芬，25~50mg 口服，每日 3~4 次；萘普生，通过抑制前列腺素合成而产生止痛抗炎作用，100~200mg 口服，每日 2~3 次；普罗喹宗，其作用为抑制前列腺素系统，抑制血小板凝集，抑制 5-HT 释放，降低毛细血管通透性及抑制缓激肽，75~150mg 口服，每日 2~3 次。

（2）预防性治疗：适于频发性和慢性患者，可选用三环类抗抑郁药或肌肉松弛剂等。①阿米替林，三环类抗抑郁药，首选用于治疗慢性紧张性头痛伴抑郁症状的患者。起始剂量为 10mg，每周加量 10mg，最大剂量 75mg/d，分次服用。抗抑郁药可根据病情应用，一般口服给药，并仅予短期应用，以防发生药物毒副作用。②盐酸乙哌立松，骨骼肌松弛药，可抑制肌张力过高，抑制疼痛反射活动，从而改善紧张性头痛的症状。150mg/d，分次服用，非常规使用。预防性用药应每 6~12 个月尝试减少用量至停药。

2. 非药物治疗 适于药物禁忌证范围或因长期服药后药物耐受者，或是孕妇及哺乳者。包括心理干预、经皮电刺激神经疗法、热疗等物理疗法。

3. 中医药治疗 在英国国家卫生服务体系颁布的指南中，针刺被推荐为预防紧张性头痛的治疗措施之一。指南推荐 5~8 周内至少进行 10 次针刺治疗,以预防慢性紧张性头痛。近年来国内广泛采用中药、针灸以及推拿防治紧张性头痛,治以疏肝平肝、祛风通络、舒筋解肌、活血止痛,副作用较少,取得了较好疗效。

【预后】

本病常可反复发作持续多年,一般预后良好。研究表明,频发性紧张性头痛和慢性紧张性头痛的预后良好,频发性紧张性头痛经治疗可转为偶发性紧张性头痛或终止发作。部分慢性紧张性头痛疗效差,多与合并偏头痛、婚姻问题、睡眠障碍有关。

第四节 低颅压性头痛

低颅压性头痛(low cerebrospinal fluid pressure headache),是指脑脊液压力降低(<60mmH$_2$O)所致的头痛。

【病因及发病机制】

低颅压性头痛有原发性和继发性两种。原发性低颅压性头痛病因不明,可能与血管舒缩障碍引起侧脑室的脉络丛脑脊液分泌减少,或因上矢状窦的蛛网膜颗粒和脊髓的蛛网膜绒毛吸收增加有关,目前证实还与自发性脑脊液漏有关。继发性低颅压性头痛可由多种原因引起,如腰椎穿刺、颅脑外伤及手术、脑室分流术等使脑脊液漏出增多,或脱水、糖尿病酮症酸中毒、尿毒症、严重全身感染、颅内感染、过度换气和低血压等可使脑脊液产生减少。由于脑脊液量减少、压力降低、脑组织移位下沉使颅内痛敏结构特别是脑膜、血管、脑神经(主要是三叉、舌咽和迷走神经)等受到牵张而出现头痛。

【临床表现】

该病可见于各种年龄,原发性以体弱的女性多见,继发性的两性患病数无明显差异。头痛以枕、额部多见,呈缓慢加重的轻 - 中度钝痛或搏动样疼痛。头痛与体位变化有明显关系,立位时出现或加重,卧位时减轻或消失。头痛变化多在体位变化后 15 分钟内出现,常伴有恶心、呕吐、眩晕、耳鸣、视物模糊等症状,神经系统检查多无异常。继发于腰椎穿刺后的低颅压性头痛,通常发生于穿刺后数小时至 24 小时,2~3 天最剧烈,7~14 天消失。

【辅助检查】

1. 脑脊液检查 腰椎穿刺脑脊液压力 <60mmH$_2$O,部分病例压力更低或测不出,放不出脑脊液,呈"干性穿刺"。少数病例脑脊液可见白细胞或红细胞轻度增多,或蛋白轻度增加,糖和氯化物水平正常。

2. 神经影像学检查 颅脑 MRI 可见脑垂直移位,脑桥基底部倚在斜坡上,鞍上池消失。以钆喷酸葡胺(Gd-DTPA)进行增强扫描 MRI,图像可见全脑硬脑膜弥漫性强化。放射性核素脑池造影和脊髓造影能定位脑脊髓漏出的部位。放射性核素脑池造影是目前检查 CSF 流动异常最敏感的方法。

【诊断及鉴别诊断】

(一) 诊断

低颅压性头痛的诊断可参照 ICHD-3 标准:

1. 任何头痛符合第 3 条诊断标准。

2. 符合以下 2 项中的 1 项或 2 项:①存在低颅压(脑脊液压力低于 60mmH$_2$O);②脑脊液漏的影像学证据。

3. 头痛的发生和低颅压或脑脊液漏在时间上密切相关。

4. 不能用 ICHD-3 中的其他诊断更好地解释。

（二）鉴别诊断

低颅压性头痛应与以下疾病鉴别：

1. 高颅压性头痛常伴有颅内高压综合征、眼底视神经盘水肿，卧位时头痛不减轻，使用高渗脱水治疗后头痛缓解。

2. 其他疾病产生的体位性头痛如脑和脊髓肿瘤、脑室梗阻综合征、脑静脉血栓形成、颈椎病、寄生虫感染等。

【治疗】

1. 病因治疗 病因明确者应针对病因给予处理，如控制感染、纠正脱水和治疗糖尿病酮症酸中毒等。若因手术或创伤形成脑脊液漏者，可行瘘口修补术。

2. 药物治疗 咖啡因可阻断腺苷酸受体，使颅内血管收缩，增加脑脊液压力，缓解头痛。如安钠咖，500mg 皮下或肌内注射。

3. 对症治疗 包括头低脚高位卧床休息，大量饮水，每日口服 3 000~4 000ml 生理盐水，每日静脉滴注低渗液或林格液 1 000~2 000ml，使用腰部束缚带，给予适量镇痛剂等。严重者可于鞘内注射无菌生理盐水，每次 20~30ml。

4. 特殊疗法 硬膜外血贴疗法，是用自体血 15~20ml 缓慢注入腰段或胸段硬膜外间隙，血液从注射点上下扩展数个椎间隙，可压迫硬膜囊和阻塞脑脊液漏出口，增加脑脊液压力，迅速缓解头痛，适于腰椎穿刺后头痛和自发性低颅压性头痛。

5. 中医药治疗 大多数医家认为低颅压性头痛属虚证，多由肾虚和气血不足导致，临床上治以补肾填精、补益气血、活血通络，常用的中药方剂有大补元煎、金匮肾气丸、补中益气汤、归脾汤、四物汤等。同时也可以采用针灸等治疗。

【预后】

本病预后较好，通常治疗后数天至数周内病情明显好转或完全恢复，一般无严重后果，但应注意病因治疗，防止继发性颅内感染。部分患者可持续数月甚至数年。

（郑　晖）

复习思考题

1. 试述头痛的诊断思路以及诊断流程。

2. 试述无先兆偏头痛、有先兆偏头痛的诊断标准。

3. 试述有典型先兆偏头痛的临床分期及表现。

4. 简述偏头痛的治疗。

5. 简述紧张性头痛的主要临床表现及其治疗。

6. 简述低颅压性头痛的主要临床表现及其治疗。

7. 如何鉴别偏头痛、紧张性头痛和丛集性头痛？

第十章

痴　呆

📖 学习目标

1. 掌握痴呆的定义、常见类型、典型病理改变、临床表现、鉴别诊断与诊断要点。
2. 熟悉痴呆的分类，轻度认知损害的定义；常见痴呆的病因，辅助检查及治疗。
3. 了解痴呆的流行病学及预后。

第一节　概　述

痴呆（dementia）是一种获得性认知障碍综合征，认知功能的恶化程度比正常衰老更加严重，通常表现为慢性进行性加重病程，影响患者的记忆、思维、定向、理解、计算、学习、语言和判断能力，意识水平不受影响。常伴有情绪控制和社会行为异常。

痴呆是老年人的常见疾病，世界卫生组织统计，目前，全世界大约有 5 000 万人罹患痴呆，其中 60% 生活在低收入和中等收入国家，预计 2050 年患者人数将达到 1.52 亿，截至 2018 年，全球痴呆经济负担已超过 1 万亿美元。中国是世界上老年人口最多的国家，人口老龄化的趋势日益明显，2025 年我国 60 周岁以上老年人口将突破 3 亿，2017 年我国痴呆患病人群的特异性死亡率为 0.35‰，2018 年我国痴呆患者约有 1 200 万，痴呆的防治形势十分严峻。由于本病的患病率和致残率高、病程长和花费多，给患者的家庭和社会带来了巨大负担和影响。

痴呆的病因包括变性病和非变性病，前者主要包括阿尔茨海默病、路易体病、额颞叶变性和帕金森病等；后者包括血管病、感染、代谢性疾病或中毒等因素。阿尔茨海默病（Alzheimer's disease，AD）占所有类型痴呆的 50%~70%。路易体痴呆（dementia with Lewy body，DLB）发病仅次于 AD，占痴呆的 5%~10%。帕金森病痴呆（Parkinson disease with dementia，PDD）约占痴呆的 3.6%，额颞叶痴呆（frontotemporal dementia，FTD）占痴呆的 5%~10%。血管性痴呆（vascular dementia，VaD）是最常见的非变性病痴呆，占痴呆患者的 15%~20%。继发的痴呆患病率尚无准确的统计。另一种根据临床症状特点进行的分类方法，根据脑病理的解剖部位将痴呆分为以下几型：①皮质型，如阿尔茨海默病、额颞叶痴呆；②皮质下型，如皮质下缺血性血管性痴呆、亨廷顿病、正常压力脑积水；③皮质 - 皮质下型，如路易体痴呆、皮质基底节变性；④多灶型，如克 - 雅病（CJD）。皮质型痴呆主要表现为记忆力下降、视空间损害、失用和失认等症状，额叶皮质病变会表现为行为异常及人格改变；皮质下型痴呆主要表现为反应迟钝、思维僵化，伴随运动不能、强直，皮质延髓束或皮质脊髓束受累症状；皮质 - 皮质下型痴呆主要表现为认知损害伴帕金森样症状；多灶型痴呆，如克 - 雅病，主要表现为

笔记栏

快速进展的皮质-皮质下神经心理及神经缺损症状。

痴呆的治疗依赖于早期诊断。及时发现可逆的痴呆原因,对于改善预后非常关键,如正常压力脑积水、颅内占位性病变、维生素 B_{12} 缺乏、甲状腺功能减低、神经梅毒等。

第二节　阿尔茨海默病

阿尔茨海默病(AD)是一种以隐匿起病和进行性认知功能损害为临床特征的原发性神经变性病。本病由德国医生阿尔茨海默于 1907 年首先报道,他在一例进行性痴呆患者大脑内发现了大量的老年斑和神经纤维缠结,这两个发现成为该病的标志性病理改变。阿尔茨海默病是最常见的痴呆原因,我国 65 岁以上人群患病率约为 4.8%。AD 患病率随年龄增加而升高,女性患病率高于男性。预计到 2050 年,约每 30 秒即新发 1 例 AD。约 5% 的阿尔茨海默病患者有明确痴呆家族史,尤其是 65 岁以前发病的患者。

【病因及发病机制】

阿尔茨海默病的直接病因目前尚未确定,是一种复杂的多因素疾病,其发病的危险性是由遗传和终生环境因素及其相互作用共同决定的,针对 AD 发病的可控危险因素的临床研究已成为目前预防痴呆的研究热点。目前可确定的危险因素有:高血压、糖尿病、血脂异常、吸烟、超重或肥胖等血管危险因素;低教育程度、抑郁状态、睡眠障碍等社会心理因素;以及其他生活行为方式。APOE ε4 等位基因的存在明显增加 AD 的发病风险,但它并不是家族性 AD 的主要突变基因,与家族性 AD 相关的基因包括淀粉样蛋白前体(APP)基因、早老素 1(PS-1)基因和早老素 2(PS-2)基因。

关于阿尔茨海默病的病因,目前主要存在淀粉样蛋白假说(Amyloid hypothesis)和 tau 蛋白假说(tau hypothesis)。淀粉样蛋白假说认为 β 淀粉样蛋白(amyloid beta,Aβ)具有神经毒性,可以与神经元受体结合,影响神经突触正常功能和神经传递。神经元内 tau 蛋白被高度磷酸化后会破坏细胞骨架稳定性和神经元功能,在早期神经递质异常及最终的神经元死亡过程中均起到了关键作用。其他假说还包括胆碱能假说、氧化应激和神经炎症。尽管如此,多种假说只是部分解释了 AD 病理生理学一小部分,还有更多机制等待揭示。近期大量针对抑制和清除 Aβ 的药物试验和免疫治疗并没有有效地阻止 AD 神经病理损害和改善临床症状,也使得这 Aβ 假说受到质疑,AD 发病的直接病因仍需要进一步的研究。

【病理】

AD 患者有广泛的大脑皮质萎缩,以颞叶、顶叶、额叶为主,主要病理特征是老年斑(senile plaque,SP)、神经原纤维缠结(neurofibrillary tangles,NFT)、广泛的神经元丢失(文末彩图 2)。老年斑的主要成分是 Aβ,而 NFT 的主要成分是过磷酸化 tau 蛋白。尽管正常衰老者也可能出现上述病理,但 AD 患者受累脑区的数量更多。AD 患者脑内出现路易体(Lewy body)并不少见。此外,在携带 APOE ε4 等位基因的患者中,脑淀粉样血管病(cerebral amyloid angiopathy,CAA)也是一种常见的病理改变。

【临床表现】

AD 起病隐匿,临床表现主要是渐进性的认知功能和日常生活能力下降,症状在几个月或几年内渐进发展,且有明确的记忆或其他认知功能恶化病史,如语言、执行功能、视空间能力、思维判断等。部分患者会同时伴有精神行为异常,如多疑、缄默或易激惹等。

1. 记忆障碍　常为 AD 的首发和突出症状,早期以近记忆力受损为主,随着病情进展,也可伴有远记忆力障碍。患者常抱怨记不住事,刚刚发生的事就会遗忘,重复问同样的问题,忘记约会。为了弥补记忆缺陷,AD 患者会虚构一些与事实不符的事件,因此,有关病史的问题,一定要向家属或长期照料者确认。

2. 非记忆的认知症状 除记忆障碍外,最常见的认知障碍为语言障碍、视觉感知障碍和执行功能异常。语言障碍常表现为找词困难,不能讲完整的语句,自发语言减少(常需与抑郁相鉴别),或命名障碍,出现错语,交流能力减退,阅读理解受损。视觉感知障碍,常表现为空间认知障碍,包括在过去熟悉的地方迷路或不认家门,物体失认,面孔失认,或不能正常阅读。执行功能障碍,常表现为推理、判断和问题解决能力受损。

3. 精神行为症状 大约 90% 的 AD 患者在疾病过程中出现一种或多种精神或行为症状。精神症状包括焦虑、抑郁、幻觉和妄想等。行为症状常包括易激惹、喊叫、坐立不安、无目的地徘徊等。昼夜睡眠节律紊乱也非常常见,白天多睡,夜间无目的徘徊。部分患者有日落现象,即傍晚时认知和精神症状加重,而晨起相对清醒。精神行为症状明显增加照料者负担,常常是患者就医的原因。

AD 病程早期,尽管记忆下降明显,可能伴其他认知损害,但患者的基本日常生活能自理,不需要他人的帮助。病程中期,认知损害更加广泛,记忆、语言、视空间等多项认知损害,社交或职业功能明显受损,部分个人生活需要他人帮助。病程晚期,丧失基本日常生活能力,起居完全依赖他人。

【辅助检查】

目前仍然主要通过临床病史、神经心理学检查及影像学检查进行临床诊断,诊断生物标志物包括脑脊液生物标志物、脑成像和血液生物标志物。基因检测对于可疑家族性 AD 是必要的,不仅有利于诊断,同样有助于遗传学咨询。

1. 神经心理学检查 常用简易精神状态检查(mini-mental state examination,MMSE)辅助痴呆的诊断。评估时间、地点定向力,语言能力(复述、命名、理解指令、阅读与表达),计算与注意力,即刻与短时听觉词语记忆,结构模仿等认知领域。

2. 影像学检查 颅脑 CT 检查的主要目的是排除诊断,颅脑 MRI 常规进行三个层面(横断面、矢状面和冠状面)成像,能对特定脑区进行重点检查,如冠状位成像有助于对海马进行评价,也可经三维重建进行海马体积测量(图 10-1)。海马体积缩小是 AD 的特征性表现。采用 MRI 冠状位 T_1 加权像显示 MTA 视觉评分作为典型 AD 诊断的常规检测技术已有广泛共识。使用 PET 可进行脑内淀粉样蛋白沉积或 Tau 病理显像,有助于早期诊断。

3. 脑脊液检查 脑脊液酶联免疫吸附试验(ELISA)检测用于临床表现不典型 AD 的鉴别诊断,脑脊液中总 tau(t-tau)、磷酸化 tau(p-tau)含量增加和 $A\beta_{42}$ 含量下降支持 AD 的诊断,但脑脊液 Aβ 和 tau 的诊断阈值至今并未取得共识。脑脊液 tau 水平与 $A\beta_{42}$ 水平比值对诊断 AD 更具特异性价值。此外,血浆 Aβ 生物标志物在个体水平上预测脑 Aβ 负荷具有潜在价值。

4. 基因检测 早发家族性 AD 病例中,68% 与 APP、PSEN1 或 PSEN2 基因突变有关,每个家庭成员有 50% 概率携带突变基因,携带者的 AD 发病风险超过 95%,因此,为早发家族性痴呆患者检测淀粉样前体蛋白(APP)、早老素 1(PS-1)或早老素 2(PS-2)基因是有必要的。载脂蛋白 E(ApoE)ε4 等位基因是已知最重要的晚发型 AD 相关遗传因素,ApoE ε4 基因型的存在可增加 AD 的发病风险。临床工作中,不建议对无明显家族遗传倾向的痴呆患者进行基因检测。

【诊断及鉴别诊断】

1. 诊断要点 根据患者病史、临床表现、神经心理检测、生物学标志物及结构影像学检查等,可以做出 AD 的临床诊断。1984 年,由美国国立神经病语言障碍卒中研究所(NINCDS),

图 10-1 一例 57 岁男性 AD 患者 MRI 冠状位内侧颞叶结构的变化

A 为初次就诊；B 为 25 个月后随访；C 为 50 个月后随访

阿尔茨海默病及相关疾病协会（ADRDA）联合工作组共同制定了第一个 AD 的诊断标准，即 NINCDS-ADRDA 标准，此后随着 AD 相关生物学标志物的作用被认可，多国 AD 专家组成的国际工作组（IWG）陆续修订了该标准，有了 IWG-1 诊断标准、NIA-AA 诊断标准、IWG-2 诊断标准及基于 AD 生物学定义的 AT（N）框架。近 5 年，借助生物学标志物的发展，NIA-AA 对一般临床医疗和科研的贡献逐渐扩大，但 NINCDS-ADRDA 标准仍然非常适用。如有条件，进行分子影像检查和脑脊液检测，可依据 NIA-AA 和 IWG-2 进行诊断。我国最新指南中推荐：①临床 AD 诊断可依据 1984 年 NINCDS-ADRDA 或 2011 版 NIA-AA 提出的 AD 诊断标准进行诊断；②有条件进行 AD 分子影像检查和脑脊液检测时，可依据 2011 版 NIA-AA 或 2014 版 IWG-2 诊断标准进行 AD 诊断；③应提高对不典型 AD 的诊断意识。下面主要介绍阿尔茨海默病的诊断要点：

美国国立衰老研究所和阿尔茨海默病协会推荐的痴呆诊断标准如下，即当具备以下认知或行为症状时可以诊断为痴呆：

（1）干扰了工作或日常生活能力。

（2）与以往水平相比出现下降。

（3）无法用谵妄或其他精神疾病来解释。

（4）认知或行为症状至少包括以下 2 项：①学习及记忆新知识的能力受损；②推理能力、处理复杂任务的能力和判断力障碍；③视空间能力障碍；④语言功能受损；⑤人格、行为举止改变。

美国国立衰老研究所和阿尔茨海默病协会推荐的临床 AD 诊断标准，即核心临床诊断标准如下：凡符合上述痴呆诊断标准，并具有以下特点者，可以诊断为 AD：

（1）隐匿起病，症状缓慢进展，长达数月乃至数年，并非发生于数小时或数天之内。

（2）报告或观察到明确的认知功能恶化史。

（3）通过病史和检查发现明显的认知损害，表现为以下两种类型之一。

1）遗忘症状：AD 最常见表现，症状包括学习和回忆新近习得知识的功能受损，还应至少具备一项其他认知功能受损的证据。

2）非遗忘症状：①语言障碍：最突出的缺损是找词困难，同时还应存在其他认知功能缺损；②视觉障碍：最突出的缺损是空间认知受损，包括：物体失认、面容识别损害、动作失认、失读，同时还表现其他认知区域的缺损；③执行功能障碍：最突出的缺损是推理、判断以及解决问题的能力受损，同时还表现其他认知区域的缺损。

此外，基于汉语普通话人群，田金洲教授牵头制定了符合中国人的 AD 诊断框架，该标准明确了核心症状的具体衡量方法，量化了认知损害的标准，增加了临床操作的可行性，可供参考。该标准认为，临床症状评估是 AD 筛查的首选方法；分析异常生物标志物及其发生异常的时间顺序，可提高 AD 临床诊断的准确度。

2. 鉴别诊断

（1）轻度认知损害（mild cognitive impairment，MCI）：指有轻微的认知功能损害（通常是记忆力但不仅限于记忆力）但未达到痴呆的程度，完成复杂工具性日常生活能力有一定困难。MCI 是一个轻度认知损害综合征，不是一个病因分类，但通常是由于 AD 所致，也称为 AD 所致 MCI。MCI 被认为是正常和痴呆之间的过渡阶段。

（2）非阿尔茨海默病痴呆：①血管性痴呆：认知损害与脑血管事件相关，以认知功能突然减退，或呈波动样、阶梯样进展，精神运动迟缓和执行功能异常为主要特征，常伴有二便失禁、尿频尿急、情绪波动、小步态等皮质下缺血症状。②路易体痴呆：以认知波动、视幻觉和帕金森综合征为临床特点。③额颞叶痴呆：早期出现人格改变、行为异常、有重复和刻板语言，但记忆力和计算力损害的程度较轻或症状出现的相对较晚。④正常压力脑积水（normal-pressure hydrocephalus，NPH）：表现为步态异常、尿失禁和痴呆三联征，下肢运动症状常为首发症状，认知症状出现较晚。⑤帕金森病痴呆（PDD）：指帕金森患者的认知损害达到痴呆的程度。相对于其他认知领域的损害，PDD 患者的执行功能受损尤其严重。PDD 患者的短时记忆、长时记忆能力均有下降，但严重度比 AD 轻。视空间功能缺陷也是常见的表现，其程度较 AD 重。

知识链接

关于阿尔茨海默病的 NIA-AA 诊断标准

美国国家衰老研究所（National Institute on Aging，NIA）和阿尔茨海默病学会（Alzheimer's Association，AA）成立一个专家组对 1984 年版阿尔茨海默病痴呆的诊断标准进行修订，于 2011 年 4 月 19 日发表了新的诊断指南，简称为 NIA-AA 诊断标准。

新标准保留了 1984 年版很可能 AD（probable AD）痴呆诊断的大体框架，吸收了过去 27 年的临床应用经验，其最大亮点是将 AD 视为一个包括轻度认知损害（MCI）在内的连续的疾病过程，并将生物标志纳入到 AD 痴呆的诊断标准中，以便在研究中应用。

新标准将该病视为一个包括 MCI 在内的连续的疾病过程，把 AD 分为三个阶段，即痴呆阶段、痴呆前有症状阶段以及无症状临床前 AD 阶段。因此，新的诊断指南包括了 AD 的三个标准，即 AD 所致痴呆（dementia due to AD）标准、AD 所致轻度认知损害（MCI due to AD）标准，以及一个为研究目的定义的新分类——临床前 AD（preclinical AD）标准。

1. 临床前 AD 诊断标准

阶段 1：无症状的脑淀粉样变性病。此类人群具有 Aβ 积聚的生物标记物证据（包括 PET 淀粉样蛋白影像阳性增多和 / 或脑脊液 Aβ42 降低），但没有检测到其他提示神经变性的脑内改变或者没有细微的认知和/或行为症状的证据。

　　阶段2:淀粉样蛋白阳性+突触功能失调和/或早期神经变性的证据。此类人群具有淀粉样蛋白阳性的证据,同时有一个或多个"下游"AD病理相关神经元损伤的标记物。

　　阶段3:淀粉样蛋白阳性+神经元退化证据+轻微认知功能下降。具有淀粉样蛋白积聚、早期神经变性的生物标记物证据,以及轻微认知功能下降的个体属于临床前AD的最后阶段,已接近MCI临床诊断标准的界限。

　　2. AD所致轻度认知损害诊断标准

　　(1) 符合MCI的临床表现:①由患者主诉,或者知情者、医生发现的认知功能改变;②一个或多个认知领域受损的客观证据,尤其是记忆受损;③日常生活能力保持独立;④未达痴呆标准。

　　(2) 符合AD的病理生理过程:①排除血管性、创伤性、医源性引起的认知功能损;②有纵向随访发现认知功能持续下降的证据;③有与AD遗传因素相关的病因。

　　3. AD所致痴呆诊断标准

　　(1) 很可能的AD痴呆

　　1) 核心临床标准:①符合痴呆诊断标准;②起病隐匿,症状在数月至数年中逐渐出现;③有明确的认知损害病史;④表现为遗忘综合征(学习和近记忆下降,伴1个或1个以上其他认知域损害),或者非遗忘综合征(语言、视空间或执行功能三者之一损害,伴1个或1个以上其他认知域损害)。

　　2) 排除标准:①伴有与认知障碍发生或恶化相关的卒中史,或存在多发或广泛脑梗死,或存在严重的白质病变;②有路易体痴呆的核心症状;③有额颞叶痴呆的显著特征;④有原发性进行性失语的显著性特征;⑤有其他引起进行性记忆和认知功能损害的神经系统疾病,或非神经系统疾病,药物过量或滥用证据。

　　3) 支持标准:①在以知情人提供和正规神经心理测验得到的信息为基础的评估中,发现进行性认知下降的证据;②找到致病基因(APP、PS1或PS2)突变的证据。

　　(2) 可能的AD痴呆:有以下任一情况时,即可诊断:

　　1) 非典型过程:符合很可能的AD痴呆诊断标准中的第1和4条,但认知障碍突然发生,或病史不详,或认知进行性下降的客观证据不足。

　　2) 满足AD痴呆的所有核心临床标准,但具有以下证据:①伴有与认知障碍发生或恶化相关的卒中史,或存在多发或广泛脑梗死,或存在严重的白质病变;②有其他疾病引起的痴呆特征,或痴呆症状可用其他疾病和原因解释。

【治疗】

　　目前AD是一个无法治愈的疾病,但并不意味着是一个无药可医的疾病。早期诊断、早期治疗能够改善认知和精神行为症状,改善患者的生活质量,减少照料者负担。

　　1. 胆碱酯酶抑制剂　胆碱酯酶抑制剂是一种通过抑制胆碱酯酶的活性,减少乙酰胆碱的降解,从而改善AD患者症状的药物,可用于轻、中及重度AD。他克林因是第一代胆碱酯酶抑制剂,现已因不良反应被停用。多奈哌齐是第二代胆碱酯酶抑制剂,也是继他克林之后被FDA批准用于AD治疗的第二个药物,可以改善AD患者的认知功能、日常生活能力、总体印象。多奈哌齐,每天睡前服用5mg,维持治疗,或4~6周后加至10mg。病情较重的患者建议更大剂量,但剂量增加与疗效增加不相关。常见的不良反应是腹泻、恶心等消化道症状,少见的不良反应有兴奋、意识混乱、抑郁、心动过缓、血压增高、血压降低或直立性低血压等，反应多为轻中度，严重不良反应很少见。同类药物还包括卡巴拉汀和加兰他敏，两种药物均需滴定至维持剂量。卡巴拉汀，起始 1.5mg，每日 2 次，最大维持剂量 6mg，每日 2 次。加兰他敏，起始 4mg，每日 2 次，最大维持剂量 12mg，每日 2 次。卡巴拉汀及加兰他敏均要求同餐服用。

2. 谷氨酸受体拮抗剂　美金刚（memantine）是一种中度亲和性、非竞争性的 N- 甲基 -D- 天（门）冬氨酸（NMDA）受体拮抗剂，阻断突触间谷氨酸盐水平升高引起的 NMDA 受体的病理活性，预防由此导致的神经元功能障碍。适用于中度及重度阿尔茨海默病患者。成人每日最大维持剂量为 20mg，为了减少副作用的发生，在治疗前 3 周应按每周递增 5mg 的方法逐渐滴定至维持剂量。通常日剂量分两次给药，由于半衰期较长，也可单次给药。此外尚有针对脑内 Aβ 为治疗靶点的免疫治疗和分泌酶抑制剂治疗，但尚未得到可靠的临床试验支持。

3. 抗精神病药、抗抑郁药及抗焦虑药　此类药物的使用目的是为缓解 AD 伴有的抑郁、焦虑或其他精神行为症状。合并抑郁或焦虑的 AD 患者可给予 5- 羟色胺再摄取抑制剂，如氟西汀、舍曲林等。丁螺环酮是一种新型抗焦虑药，无明显镇静作用，可用于缓解焦虑症状。妄想、幻觉等精神病性症状通常先予胆碱酯酶抑制剂和美金刚单独或联合治疗，如果不能缓解症状者，再考虑小剂量、短疗程应用非典型抗精神病药。此类药物包括奥氮平、利培酮、喹硫平等。

4. 心理社会治疗及认知训练　心理社会治疗是对药物治疗的重要补充。鼓励患者多参加社交及日常活动，为其提供必要的协助，但不要替代患者完成任务。改善患者的居住环境，对室内进行必要的布置，制造一个安全、熟悉、温馨的环境。家居设备应便于使用。患者外出，应随身携带家庭联系卡以防走失。认知训练可改善健康老年人的整体认知和多个分认知域水平。建议采用涵盖多认知领域的综合性、个体化的认知训练方案；联合生活方式干预、有氧锻炼和神经调控技术等其他非药物治疗，进行多形式综合干预。

5. 中医药治疗　中医辨证施治的个体化治疗能有效预防及延缓 AD 的发生及发展。AD 患者常见脾肾亏虚、痰浊蒙窍和瘀阻脑络等证候，根据辨证施治原则，临床上可以采用补肾、健脾、化痰、通络等治法治疗 AD，如还少丹、归脾汤、洗心汤和通窍活血汤。针刺配合药物在改善阿尔茨海默病患者认知功能与生活质量方面具有一定的优势。针刺治疗 AD 选穴处方多采用近治与远治相结合的方法，常用穴位有百会、四神聪、风池、内关、神门、足三里、三阴交、太溪、太冲等。

6. 其他　还有研究以脑内 Aβ 为治疗靶点开展免疫治疗和分泌酶抑制剂治疗，没有显著的改善损害的认知功能，需要进一步研究。银杏叶提取物、石杉碱甲具有改善阿尔茨海默病患者认知功能的作用，也有研究认为它们的作用与安慰剂无明显差异。银杏叶提取物具有一定抗氧化及抗炎作用，常与其他抗痴呆药合用。石杉碱甲属于胆碱酯酶抑制剂，不应与多奈哌齐等同类药合用，会增加不良反应风险。中国的原创新药 GV971 可以改善轻、中度 AD 患者的认知功能，并获 FDA 批准在美国进行Ⅲ期临床试验，有望填补近 20 年治疗 AD 无口服新药的空白。

🔍 知识链接

我国原创的阿尔茨海默病新药——GV971

甘露寡糖二酸（GV971）是酸性寡糖糖链类（AOSC）化合物，有研究表明肠道菌群的变化引起了苯丙氨酸和异亮氨酸在外周血内的积累，其刺激促炎性辅助 T 细胞（Th1）

的分化和增殖,并向脑部浸润,活化了脑内 M1 型小胶质细胞,导致了神经炎症的发生,最终产生认知功能障碍。GV971 可以通过调节氨基酸代谢来抑制神经炎症,其通过重塑肠道菌群平衡,降低相关代谢产物苯丙氨酸和异亮氨酸的积累,减轻脑内神经炎症,进而改善认知障碍,达到治疗的效果。

在第 11 届国际阿尔茨海默病临床试验大会上,首次在全球披露了 GV971 在中国进行的Ⅲ期临床数据;该研究表明,GV971 治疗 36 周能明显改善阿尔茨海默病认知功能障碍,疗效显著。不良事件发生率与安慰剂非常相似,安全性好。2020 年 4 月该药获得美国食品药品管理局(FDA)的批准,允许其在美国直接开展临床Ⅲ期临床试验。该试验将进行为期一年的双盲、安慰剂对照研究。"中国新药"GV971 有可能为全球 AD 患者提供新的希望。

【预后】

AD 是一种进行性神经变性疾病,现有的药物治疗不能阻止疾病进展,但可以确定的是药物对于早期的轻度 AD 患者更容易产生疗效。AD 型痴呆明确诊断后的期望寿命为 7~10 年,但个体之间存在较大差异。少于 3% 的人可以存活超过 14 年。合并疾病与期望寿命有一定关系,如合并冠心病、糖尿病预后更差。患者多死于并发症,如营养不良、肺部感染和压疮等。

第三节 血管性痴呆

血管性痴呆(vascular dementia,VaD)是因脑血管疾病所致的认知功能障碍,是老年人第二大常见的痴呆原因。亚洲国家和地区 65 岁以上人群 VaD 患病率为 0.6%~4.2%,中国流行病学研究表明,65 岁以上人群 VaD 的年发病率约为 3.13‰,VaD 患病率在中国过去数十年间呈增长趋势;有研究者估计 2039 年血管性痴呆患病人数将比 2009 年增长 222%;单纯的 VaD 仅为 8.1%~9.9%,多数与阿尔茨海默病混合存在,随年龄增加,合并 AD 的比率更大。70 岁以上 AD 与 VaD 混合者占全部痴呆的比率约为 23.3%。

【病因及发病机制】

血管性痴呆的常见危险因素包括年龄增加、脑卒中、糖尿病、高血压、高胆固醇血症、冠脉搭桥术等。高血压、糖尿病等均属血管危险因素,是引起动脉粥样硬化或小动脉硬化的主要原因。中年时期的血管危险因素与晚年痴呆发病关系更密切。血管性痴呆的病因与急性脑血管事件密切相关,脑组织突然断流、缺血或出血性损伤,致大量细胞死亡和神经通路破坏,神经递质变化。

由于血管性痴呆存在不同的亚型,如多发梗死性痴呆、小血管病性痴呆、缺血低灌注等。因此,不同痴呆亚型病因存在差异。多发急性缺血性卒中是多发梗死性痴呆的主要原因。除多发梗死外,关键部位的单一梗死也会出现痴呆。长期慢性缺血也是一部分血管性痴呆的原因,如皮质下缺血性血管性痴呆。血管性痴呆患者除血管病外,存在 tau 及淀粉样病理,只是没有 AD 严重。同样地,血管性痴呆患者也存在胆碱能缺乏。总之,目前一般认为 VaD 的发病机制是由多种类型的脑血管损伤引起脑组织的缺血缺氧改变,有血管机制、炎症反应、内皮损坏、细胞凋亡和其他等;血管病通过什么机制引起的痴呆是目前血管性痴呆研究亟待解决的问题之一。

【病理】

主要病理机制包括脑梗死(多发性梗死、腔隙性脑梗死)、脑血管病变(尤其是小血管病变)、白质损伤及神经元损伤等。脑血管病变是 VaD 的病理特征之一,脑实质可见出血或缺血性病变,以缺血性多见。常见病理改变包括多发腔隙性病变、大面积梗死灶及动脉粥样硬化等。脑组织病变可为弥漫性、局限性或多灶性。多发性梗死灶及皮质下缺血使脑组织容积明显减少,侧脑室扩大,可见弥漫性脑萎缩,或与缺血部位相应的局限性脑萎缩。出血引起的 VaD,如果部位在皮质下,多与高血压动脉硬化有关,如果处于皮质,多为淀粉样血管病(cerebral amyloid angiopathy,CAA)所致。

【临床表现】

多数血管性痴呆有脑卒中病史,有些血管性痴呆患者缺少明确的卒中病史,但影像学检查可以发现既往多次梗死灶,或存在严重的白质脱髓鞘。VaD 患者的认知障碍表现为执行功能受损显著,如计划性、主动性、组织性及解决冲突的能力下降,常有近记忆力和计算力的减低。这种认知损害常为波动性,表现为"时好时坏";认知损害多呈斑片状、非全面的认知损害,即某些认知损害严重,但某些方面认知功能相对保留。但是,上述特征仅在疾病早期或中期表现明显,随着病情进展,临床表现与其他痴呆难于区分。血管性痴呆常伴有皮质下症状,如行动迟缓、膀胱直肠症状、抑郁或焦虑等,神经体征比神经变性病更常见,如肌张力增高、病理征等。

VaD 是一个异质性认知障碍,常见的亚型有:①大血管性痴呆,如多发梗死性痴呆(multi-infarct dementia,MID),单个关键部位梗死性痴呆(strategic single-infarct dementia);②小血管性痴呆,如皮质下动脉硬化性脑病[subcortical arteriosclerotic encephalopathy,又称为宾斯旺格病(Binswanger disease)]、伴皮质下梗死和白质脑病的常染色体显性遗传性脑动脉病(CADASIL)、淀粉样脑血管病;③低灌注性痴呆;④出血性痴呆。临床诊断时应根据这些亚型的损害部位、临床病史及神经影像学表现进行综合分析,确定属于哪种类型的血管性痴呆。

多发梗死性痴呆源于大动脉血栓或心源性栓塞,常表现为语言障碍、阅读困难、失用、失认和注意力下降,是 VaD 的最常见类型。关键部位梗死性痴呆通常累及丘脑、额叶白质、基底节、角回,出现记忆力下降、命名困难、书写障碍、阅读障碍、计算力下降、结构性失用或失定向。小血管性痴呆是由穿支动脉病变所致,表现为淡漠、精神运动迟缓、动作缓慢、记忆力下降、定向力下降、注意力下降,常伴尿失禁和排便障碍。低灌注性痴呆源于分水岭梗死或缺血易感部位(如丘脑)缺血性损伤。出血性痴呆指由任何原因出血所致的痴呆,如硬膜下出血、蛛网膜下腔出血、脑出血等。

【辅助检查】

1. 神经影像学检查　VaD 的影像学改变包括脑血管病变及相关的脑萎缩。依据 VaD 的 NINDS-AIREN 诊断标准,通过影像学特点诊断 VaD 的可靠性为 40%~60%。颅脑 CT 可显示双侧半球多发性梗死灶,对出血病灶非常敏感,但对小梗死灶及皮质下白质病变缺乏敏感性。头颅 MRI 检查对小的梗死灶及白质缺血改变非常敏感,且可以进行不同层面的成像,有助于鉴别诊断。对可疑 CAA 的患者应进行 T_2WI 或 SWI 序列扫描,可以发现常规成像不能发现的皮质多发微出血灶。MRI 检查对占位性病变的检出率明显高于 CT 检查,有助于排除诊断。

2. 神经心理学检查　需要对所有认知区域进行评价,包括注意力、定向力、语言、记忆、空间结构、操作能力和执行功能等,可发现认知功能损害。其他如神经精神症状、抑郁状态和脑缺血评分等也是常规检查项目。

3. 血清指标检测　血清 MDA、IL-1β、IFN-γ、SOD 水平与 VaD 患者神经功能、预后具有密切关系,且均为 VaD 发病的影响因素,动态监测上述血清指标水平可为临床评估 VaD 患

笔记栏

者病情程度及预后提供重要数据参考。

【诊断及鉴别诊断】

1. 诊断要点 根据患者病史、临床表现、神经心理检测及结构影像学检查等,可以做出血管性痴呆的诊断。VaD 有多个诊断标准,最新的专家共识推荐,按照中国 2011 年血管性认知障碍的诊断标准或 2014 年 Vas-Cog 发布的 VaD 或血管性认知障碍的诊断标准进行诊断。但这些诊断标准基本涵盖了 3 个方面:首先符合痴呆的标准;有脑血管病变的证据;痴呆和脑血管病之间有因果关系。下面重点介绍以上 3 个要点:

(1) 符合痴呆诊断标准:认知功能较以往减退,最好由临床和神经心理测试确认。且功能缺损足以影响患者日常生活,而不单纯是由卒中所致的躯体障碍引起。

(2) 脑血管病:神经病学检查存在局灶性体征,如偏瘫、中枢性面瘫、病理征、感觉缺失、偏盲、构音障碍等。脑部影像学检查有相关脑血管疾病证据,包括多个大血管梗死,或单个关键部位梗死(角回、丘脑、基底前脑、大脑前动脉和大脑后动脉供血区),多发基底节和白质腔隙性病灶,或广泛脑室周围缺血性白质损害,或上述病变共存。

(3) 以上两种情况具有相关性,至少有下列一项或两项:①痴呆发生在明确的卒中后 3 个月内;②突发的认知功能减退,或波动样、阶梯样进展的认知功能缺损。

2. 鉴别诊断

(1) 阿尔茨海默病:两者在病史上存在一定差异,AD 的认知障碍进行性加重,而 VaD 表现为波动或阶梯样进展。VaD 多为突然发生或突然加重,存在稳定期,而 AD 表现为隐匿性发病和渐进性加重,一般缺乏稳定期(表 10-1)。

表 10-1 阿尔茨海默病与血管性痴呆的鉴别要点

项目	阿尔茨海默病	血管性痴呆
发病特点	隐匿起病,渐进加重	突然起病,波动或阶梯样加重
记忆损害	常有,常为首发症状	常有,不一定是首发症状
损害范围	全面受损	斑片样,部分损害而部分保留
执行功能障碍	无或轻	有且显著
步态障碍	直到病情严重时出现	早期即可出现
尿频	早期无	常有
情绪不稳	早期无	常有
精神症状	早期少见	常见
局灶神经体征	常无	常有
血管危险因素	有	常有
脑血管病史	可有	有

(2) 伴皮质下梗死和白质脑病的常染色体显性遗传性脑动脉病(cerebral autosomal dominant arteriopathy with subcortical infarcts and leukoencephalopathy,CADASIL):是一种遗传性脑血管病,一般在 40~50 岁发病,与 19 号染色体的 Notch3 基因突变有关。突出特点是偏头痛及反复短暂脑缺血发作(TIA)或脑卒中发作,但患者常缺少血管危险因素。磁共振检查脑白质区域可见多灶弥漫性 T_1 低信号及 T_2 高信号。皮肤活检发现嗜锇颗粒(granular osmiophilic material,GOM)或 Notch 3 抗体免疫染色有助于做出临床诊断。

(3) 肿瘤所致痴呆(brain tumor-associated dementia):肿瘤所致痴呆不是痴呆的常见原因,但是发病特征容易与血管性痴呆相混。肿瘤所致痴呆常突然发病,进展相对较快,出现找词困难、语言障碍、注意力障碍、执行功能障碍,但记忆力受损不明显,可伴有头痛、二便症状及运动症状。

(4)额颞叶痴呆:多数在 50~60 岁起病,呈现进行性痴呆表现,早期即有明显的人格改变和社会行为障碍、语言功能受损,记忆等认知功能的障碍相对较晚。影像学表现主要为显著的额叶和 / 或颞叶萎缩,通过 CT 或 MRI 检查可以鉴别。

【治疗】

本病的治疗宜采取综合措施,包括三个治疗策略,一是控制血管危险因素,中年时期即应积极控制危险因素,二是预防脑血管病复发,三是治疗痴呆症状。

1. 控制血管危险因素　多项流行病学研究证明中年期高血压会导致老年期的认知功能下降,有关降压治疗的研究及其荟萃分析显示治疗高血压可使痴呆发生率下降。将血压控制在适当水平,减少脑梗死发生。对于 VaD 伴高血压的患者,收缩压控制在 135~150mmHg,可改善认知功能,血压过低会使症状加重。

2. 脑血管病的一级、二级预防　抗血小板聚集如阿司匹林 50~100mg/d 或氯吡格雷 75mg/d;活血化瘀中药制剂如三七总皂苷、银杏叶提取物、葛根素和川芎嗪(甲基吡嗪)等,可改善脑血液循环,有助于降低再次卒中风险。

3. 改善痴呆的治疗　目前改善血管性痴呆症状的药物与治疗 AD 的药物相似,主要为胆碱酯酶抑制剂、谷氨酸受体拮抗剂和尼莫地平。

(1)胆碱酯酶抑制剂:多奈哌齐对认知功能、日常生活能力、整体功能均具有相对长期的疗效,对血管性痴呆伴有的行为精神症状也有改善作用。此药的耐受性良好,4 周左右起效,维持剂量 5~10mg/d,大剂量不良反应更常见。此类药物还包括卡巴拉汀、加兰他敏。

(2)谷氨酸受体拮抗剂:美金刚推荐维持剂量是 20mg/d,可改善轻中度 VaD 患者的认知功能,对小血管病性痴呆可能更有效。美金刚对 VaD 认知功能具有改善作用的证据不如多奈哌齐等胆碱酯酶抑制剂,因此建议选择性使用。

(3)其他药物:尼莫地平能改善皮质下血管性痴呆的认知症状和总体印象,可能对于小血管病所致的痴呆疗效更好。尼麦角林可以增加脑血流量并具有一定的胆碱能效应,60mg/d 可以改善 VaD 患者的认知功能和总体印象。

4. 康复治疗　认知康复、言语训练等康复措施有助于改善社交能力,提高生活质量。

5. 中医药治疗　中医认为血管性痴呆的重要病因病机是虚、瘀、痰,益气活血祛痰法是其重要治法;头针、电针、耳针等针刺疗法也能有效改善血管性痴呆症状,常用穴位有督脉穴位、颈椎夹脊穴等,仍需要更高质量的证据支持。

【预后】

VaD 常分为平台期、波动期和下滑期,且常交替出现。平台期病情相对稳定,认知功能长期保持稳定,无明显进展。波动期常因再次卒中或感染等因素使病情波动。下滑期属于病程后期,病情恶化阶段。血管性痴呆的预后与血管病类型及是否合并阿尔茨海默病有一定关系。此外,血管性痴呆的病情可随脑血管病的好转而改善,因此血管性痴呆的预后要好于阿尔茨海默病。平均生存时间为 8~10 年,主要死亡原因为肺部感染和心脑血管疾病。轻中度 VaD 患者行药物和康复训练共同治疗可有效提高疗效,改善患者预后。

第四节　路易体痴呆

路易体痴呆(dementia with Lewy body,DLB)是指以波动性认知功能障碍、视幻觉和帕金森综合征三大主征为临床特点,以路易体为病理特征的神经变性病。路易体最早由德国学者 Friedrich Heinrich Lewy 于 1912 年在一例帕金森病患者脑干黑质细胞内发现。1961 年日本学者 Haruo Okazaki 等在一例重度痴呆患者皮质神经元中发现了路易体,才开始探讨其与痴呆之间的关系。DLB 占所有尸检痴呆病例的 15%~25%,是仅次于阿尔茨海默病的第 2 个引起痴呆的神经变性病,与血管性痴呆比率相当。社区中 65 岁以上老年人 DLB 的年发病率为 0.5‰~1.6‰,占年新发痴呆患者总数的 3.2%~7.1%。本病多发于老年人,起病年龄为 50~83 岁,出现临床症状的平均年龄为 75 岁,男性略多于女性,很少有家族遗传病史。

【病因及发病机制】

目前该病的病因和发病机制尚不清楚。DLB 多为散发,极少数呈家族型,部分家族型与 α 突触核蛋白基因(SNCA)有关,但并非全部如此。遗传因素在散发型 DLB 的发病过程中也很重要,诊断为 DLB 的患者具有痴呆家族史的比率明显增加。葡萄糖脑苷脂酶基因(GBA1)突变、APOE ε4 基因、早老素 1 基因突变增加 DLB 发病风险。然而单一基因携带并不导致临床症状,因此,遗传因素只是发病的参与因素,更直接的病因仍有待研究。

尽管发病机制的上游环节不是十分清楚,脑结构改变和神经递质变化还是为理解 DLB 的临床症状提供了帮助。脑皮质胆碱乙酰转移酶(choline acetyltransferase,ChAT)显著降低,甚至比 AD 的 ChAT 降低还要明显。此外,DLB 存在尾状核、黑质多巴胺水平下降,程度比 PD 轻但比 AD 严重。除神经递质外,多巴胺受体及 5- 羟色胺受体异常与 DLB 的幻觉等精神症状有关。

【病理】

大脑皮质和皮质下大量的神经元胞质内出现路易体是本病的特征性病理改变。也可观察到中脑黑质颜色变化、基底节区的萎缩。路易体通常分为两种类型,即脑干型和皮质型。DLB 既存在皮质型路易体,也存在脑干型路易体。两者在形态上存在差别,皮质型缺少脑干型的环状边缘,常规 HE 染色显示不太明显,通常需要免疫组化方法染色。无论哪种类型均以 α 突触核蛋白、泛素为主要成分。DLB 受累皮质主要位于前额叶、颞叶、扣带回和岛叶,皮质下部位主要包括黑质、蓝斑、迷走神经背核、中缝核、Meynert 基底核、杏仁核等。除路易体外,多数 DLB 合并存在淀粉样斑块,比 PD 重但比 AD 轻。很少存在 AD 特征性病理神经纤维缠结。

【临床表现】

本病临床特点是存在进行性痴呆、波动性认知障碍、生动的视幻觉以及帕金森综合征,其中后 3 个症状为该病的核心症状。其他具有提示性作用的表现有:快速动眼(REM)睡眠行为异常、神经抑制剂高度敏感性、分子神经影像学显示基底节多巴胺转运体摄取减少。

1. 进行性痴呆　进行性加重的认知功能损害常较 AD 发展更快,注意力、警觉性、视空间能力、词语流畅性等方面的损害较突出,也常合并记忆力减退,但不如 AD 出现早且突出。

2. 波动性认知障碍　波动性认知障碍是路易体痴呆的一个核心特征,照料者通常表述为"有时清楚有时糊涂",其中以注意力和警觉性下降的波动最具特征性,表现为白天困倦多睡,在安静环境下更容易出现。认知波动可发生在一天之中,也可在数天或数周内出现波动。

3. 形象生动的视幻觉　视幻觉是路易体痴呆最常见的精神症状,占路易体痴呆的 54.32%,发病初期即报告视幻觉的路易体痴呆的比率为 51.29%。视幻觉也是 AD 常见的精神症状(22.96%),但发病时的视幻觉发生率为 13.55%,远低于路易体痴呆。

4. 帕金森样症状　发病时即出现帕金森样症状的病例比率为 10%~78%。随着疾病进展,帕金森样症状逐渐明显,而早期缺乏帕金森症状时是误诊的一个主要原因。与原发性帕金森病相比,路易体痴呆的锥体外系症状有以下特点:①轴性肌张力增高,表情呆滞、步态不稳和姿势异常表现更突出;②双侧对称性改变多见;③震颤少见;④对左旋多巴反应差。

5. 对神经安定剂高度敏感 约 50% 的路易体痴呆患者对神经安定剂呈现高敏反应,主要表现为骤然发生的帕金森综合征加重、意识状态改变、恶性高热等,具有极高的致残率和致死率,可使患者的死亡率增加 2~3 倍。

6. 其他 约 1/3 的路易体痴呆患者有反复发生的跌倒、晕厥以及短暂的意识丧失。睡眠障碍常在痴呆及帕金森综合征起病前多年即存在,使用氯硝西泮后症状多能改善。睡眠脑电图出现快速动眼期异常对诊断有一定价值。

【辅助检查】

1. 神经心理学检查 神经心理学检查通常包括总体认知功能和特殊认知域检查。总体认知功能评估有助于确认痴呆综合征。值得注意的是,虽然早期注意力障碍、视空间功能和执行功能下降与 DLB 相关,但是单纯心理学检查并不能十分明确地将 DLB 与 AD 区分。

2. 影像学检查 结构神经影像学(CT/MRI)在路易体痴呆临床诊断中的作用远不如在阿尔茨海默病和血管性痴呆中那样明确,更多在于排除其他疾病。功能神经影像学(PET/SPECT)由于受技术限制,仅在少数大学教学医院使用,示踪剂放射显像可以间接反映出功能蛋白缺乏或病理蛋白的沉积,因此具有很好的疾病特异性。心脏成像显示心肌间碘苄胍摄取减低,有助于 DLB 的诊断和鉴别诊断;DaT-SCAN SPECT 显示基底节多巴胺转运蛋白减少有助于路易体痴呆与阿尔茨海默病和正常人群的区分。

3. 多导睡眠图 多导睡眠图(polysomnography,PSG)有助于发现快速动眼睡眠行为异常,做为 DLB 诊断的支持证据。

4. 其他 新进研究表明 DLB 患者与 AD 患者体位变化时的心率变化显著不同,动态心电图可作为与 AD 鉴别的辅助方法。

【诊断及鉴别诊断】

1. 诊断要点 DLB 国际共识标准于 1996 年首次发表,此后进行了多次修订,我国最新的专家共识推荐使用 2005 年修订版本的 DLB 临床诊断标准。该临床诊断标准包括必需症状、核心特征、提示特征和支持特征。

(1) 必需症状:进行性认知功能下降,并且足以影响到日常社会或职业功能。典型表现为注意力、执行功能和视空间能力障碍,早期可能无明显或持久的记忆损害。

(2) 核心特征(具备 2 条核心症状可诊断为很可能的路易体痴呆,具备 1 条可诊断为可能的路易体痴呆):①认知功能波动,注意力和警觉性波动最明显;②反复出现形象生动的视幻觉;③自发帕金森综合征。

(3) 提示特征(具备 1 项或以上核心特征,同时具备 1 项或以上提示特征可诊断为"很可能的路易体痴呆";若无核心特征,具备 1 项或以上提示特征可诊断为"可能的路易体痴呆";仅有提示特征不能诊断"很可能的路易体痴呆"):①快速眼动相睡眠行为异常,可能早于痴呆或帕金森病样症状数年;②对神经抑制药物极度敏感;③SPECT 和 PET 显像提示基底节多巴胺转运体摄取减少。

(4) 支持特征(通常会出现,但无诊断特异性):①反复跌倒和晕厥;②短暂的、难以解释的意识丧失;③严重的自主神经功能异常,如直立性低血压、尿失禁;④其他形式的幻觉;⑤系统性妄想;⑥抑郁。

此外,2017 年新版诊断标准增加了快速眼动期睡眠行为障碍(多导睡眠图异常)及 ^{123}I-间位碘代苄胍心肌闪烁扫描成像异常对于诊断路易体痴呆的权重,为早期识别和诊断路易体痴呆提供客观依据。

2. 鉴别诊断

（1）帕金森病痴呆：DLB 与帕金森病痴呆在临床和病理表现上均有许多重叠,临床上常根据锥体外系症状和痴呆出现的时间顺序来区分两者。如果痴呆在锥体外系症状 1 年后出现,倾向于诊断为帕金森病痴呆。反之,痴呆若发生于锥体外系症状前或者后 1 年内则倾向于诊断为 DLB。另有学者支持以下观点:如痴呆症状出现早且为疾病的突出症状,考虑为 DLB;若认知障碍是随典型的帕金森病症状出现,并且逐渐加重,则考虑为帕金森病痴呆。此外,早期帕金森病痴呆的视幻觉较少出现,且部分是药物治疗的副作用。

（2）阿尔茨海默病：隐匿起病,进行性智能衰退,多伴有人格改变,无明显波动性认知功能障碍及形象生动视幻觉。AD 的锥体外系症状出现较晚。FDG-PET 显示顶叶皮质和扣带回后部代谢降低及 PIB-PET 显示额、顶叶或海马 Aβ 沉积增多支持 AD 的诊断。

（3）血管性痴呆：多有脑卒中病史,急性起病,或表现为阶梯样进展或波动样病程,常见局灶性神经功能缺损体征,影像学可明确显示多发梗死灶、白质病变等血管病损害表现,缺少海马体积或内侧颞叶萎缩等 AD 表现,也无枕叶明显葡萄糖代谢率降低等 DLB 特征性表现。

（4）帕金森病（PD）：原发性 PD 早期一般无明显痴呆表现和视幻觉等精神症状,初期症状多呈双侧不对称性,对多巴胺能药物反应良好。DLB 患者的帕金森样症状主要为强直和运动减少,静止性震颤少见。

【治疗】

路易体痴呆尚缺乏特效治疗,主要以对症、支持治疗为主,包括药物治疗和非药物治疗。路易体痴呆注意力和警觉性下降,伴视空间能力下降,舒适安全的环境可以防止跌倒,明亮的室内环境对改善注意力有帮助。另外,避免改变居住环境,熟悉的环境会让患者更舒适,减少环境改变带来的不安全感,减少精神行为症状的波动。药物治疗的目标主要包括改善运动症状、认知症状及精神症状三个方面。

1. 运动症状的药物治疗　路易体痴呆的运动症状以行动迟缓和肌肉僵硬为表现,震颤少见,对多巴胺反应差。基于以上特点,建议小剂量单一左旋多巴疗法用于治疗路易体痴呆的运动症状。

2. 认知症状的药物治疗　路易体痴呆脑内存在胆碱能缺乏,提高脑内乙酰胆碱水平的药物可以改善路易体痴呆的认知和精神症状。此类药物包括卡巴拉汀、多奈哌齐和加兰他敏,多奈哌齐可显著改善 DLB 患者的认知和整体功能,且 10mg/d 对改善患者精神行为和照料者负担方面有更多优势;酒石酸卡巴拉汀可有效改善 DLB 的认知功能和精神行为症状,其中淡漠、焦虑、错觉、幻觉较对照组改善明显,同时治疗组认知功能和反应速度优于安慰剂组,尤其是注意力方面改善更为突出;但加兰他敏的临床研究较少。

3. 精神症状的药物治疗　视幻觉伴认知功能损害时,应首选胆碱酯酶抑制剂。路易体痴呆的幻觉、妄想、淡漠、焦虑等症状最易因胆碱酯酶抑制治疗而改善,多奈哌齐、加兰他敏与卡巴拉汀具有相似的作用。经足疗程治疗后仍不能缓解时,再选择非典型抗精神病药。因路易体痴呆接受经典抗精神病药(如氟哌啶醇)可能引起严重的神经抑制反应,应避免使用。尽管非典型抗精神病药(如喹硫平)的总体不良反应已经明显减少,但路易体痴呆患者使用时仍需十分小心。

4. 中医药治疗　针灸等中医药疗法在这方面的研究很少,个案研究表明中医经方如防己地黄汤合桃核承气汤等可对症改善患者的视幻觉和认知。

【预后】

临床诊断后的存活时间与阿尔茨海默病类似,一般为 5~10 年,患者多死于并发症。

第五节　额颞叶痴呆

额颞叶痴呆(frontotemporal dementia,FTD)是以行为异常及语言障碍为主要表现的神经变性痴呆,是一种相对少见的痴呆类型,又称额颞叶变性、皮克病(Pick disease)。我国尚无本病的流行数据,据西方国家数据显示,本病发病年龄为40~80岁,以45~64岁发病最为常见,欧美国家FTD发病率每年为2.7~4.0/10万人,在45~64岁人群中,为15~22/10万人,男性和女性FTD的患病率相当,患者平均生存期为6.6~11年。

【病因及发病机制】

FTD的病因及发病机制尚不清楚,可能与遗传有很大关系,40%~50% FTD患者有一个家庭成员受影响。与FTD相关的突变基因包括MAPT、GRN、C9ORF72或VCP等。

【病理】

FTD神经病理学特点是额叶、颞叶前部萎缩,通常没有纹状体、杏仁核和海马的萎缩,但严重病例也会出现。神经细胞内蛋白的异常聚集是额颞叶变性(FTLD)的常见病理机制,FTD存在以下3类主要病理学改变,即FTLD-TAU(40%),FTLD-TDP(50%)和FTLD-FUS(10%)。FTLD-TAU患者存在皮质广泛胶质细胞增生,细胞核内或胞浆内有tau蛋白阳性包涵体(Pick小体)和肿胀的神经细胞(Pick细胞),缺少海绵样变或微空泡变性。其他患者表现为额颞叶皮质及海马齿状回胞浆或细胞核内出现泛素(ubiquitin)阳性包涵体,或可见泛素阳性神经突起,被称为泛素阳性FTD(FTLD-U),进一步研究又区分出TDP-43阳性(FTLD-TDP)和FUS阳性(FTLD-FUS)两个病理类型。

【临床表现】

性格改变和社交行为异常是发病初期及整个疾病过程中的显著特征,而工具使用、记忆力、视空间功能相对保留。以性格和行为症状为突出表现的额颞叶痴呆称为行为变异型FTD(behavioral variant FTD,bvFTD)。显著的语言功能障碍是FTD常见的另一类综合征,根据语言障碍表现不同,又分为进行性非流利性失语(progressive nonfluent aphasia,PNFA)和语义性痴呆(semantic dementia,SD)。无论是语言症状首发或是行为症状首发,随着病情进展,两类症状会出现重叠。20%~30%的FTLD患者可叠加帕金森症状;15%的FTLD患者可合并运动神经元病。肌萎缩侧索硬化是运动神经元病最常见的临床类型,以进行性加重的肌肉萎缩、无力及锥体束征为临床表现。

1. 行为症状　情感改变、缺乏关注和洞察力是FTD的主要特征。缺少正常的社交情感反应,如悲伤、同情心、同理心等,不能感知别人的想法,冲动控制障碍等。其他特征还包括刻板行为(运动怪癖、重复语言)及进食习惯改变(暴食、偏好甜食)。此类患者的认知损害主要表现为执行功能障碍,表现为计划、判断、解决问题、组织能力等方面的损害。相反,语言文字、视觉感知、视空间及记忆功能相对保留。FTD的测试特点是不能按照指令完成任务、注意力不集中和冲动行为。

2. 语言症状　以行为症状为首发的FTD,初期语言症状不明显,随着疾病进展,患者可出现刻板语言、模仿语言、重复语言和失语症,最终出现缄默症。语义性痴呆和进行性非流利性失语则以语言输出或听理解障碍为主要表现。SD患者早期语言流利性和发音正常,不能理解词语的意思,找词困难比较突出;PNFA表现为突出的语言产生障碍,语速减慢,患者努力表达但说不出来,或出现口吃等。

3. 神经病学症状　早期缺乏神经体征,病情进展后可出现吸吮反射、强握反射等原始反射,也会出现运动缓慢、强直等锥体外系损害症状,合并运动神经元病的患者会出现肌萎缩等相应运动神经元损害症状。

【辅助检查】

常规血液检查对 FTD 诊断没有太多帮助,有益的辅助检查主要是神经影像学和神经心理学检查。

1. 影像学检查　CT 或 MRI 有助于发现额叶和颞叶萎缩,颞叶萎缩在冠状位 MRI 上更容易被发现。在疾病早期无明显结构异常时,SPECT 显示不对称性额、颞叶血流减少,PET 显示腹内侧前额皮质代谢率减低有助于疾病的早期诊断。

2. 神经心理学测试　除影像学检查外,FTD 最特异性的检查就是神经心理测试。测试领域应该包括执行功能、语言能力、注意力及计算力等。神经精神问卷(neuropsychiatric inventory,NPI)有助于评估 FTD 精神行为症状的程度。但是,伴严重失语症的 FTD 患者完成测试较困难。

3. 其他　早期脑电图(EEG)多正常。遗传检查可发现多种 tau 蛋白基因突变有助于确诊。对神经丝轻链的多项研究强调了其作为 FTD 诊断、预后和分期标记物的重要性。

【诊断及鉴别诊断】

新的专家共识认为有必要对 FTLD 进行临床分型,包括行为变异型额颞叶痴呆、语义性痴呆和进行性非流利性失语;FTLD 神经病理分型和 FTLD 相关基因变异可以为诊断及干预提供有价值的参考信息。

1. 诊断要点　由 Neary 及同事提出的额颞叶痴呆共识标准使用最广泛,目前是 bvFTD 临床诊断的主要依据,也可参考由 McKhann 及同事提出的三种亚型 FTD 临床诊断标准。Neary 及同事制订的 FTD 共识标准诊断要素如下:

(1) 核心诊断特征:①隐匿起病,并逐渐进展;②早期社会人际交往能力下降;③早期个人行为调控能力下降;④早期出现情感迟钝;⑤早期出现自知力缺失。

(2) 支持诊断特征:①行为异常:不注意个人卫生和不修边幅;精神刻板,缺乏灵活性;注意力不集中;进食增加和饮食习惯改变;刻板行为;使用行为异常。②语言:语言输出变化(主要包括不主动讲话,语言减少,语言断续);刻板语言;模仿语言;持续语言;缄默不语。③体征:原始反射;失禁;运动不能、僵直和震颤;血压偏低、血压不稳。④检查:神经心理学提示显著的额叶功能损害,无明显的遗忘、失语或空间感知障碍;尽管临床表现明显的痴呆,但脑电图检查仍然正常;颅脑影像发现明显额叶和 / 或前颞叶异常。FTD 的临床诊断特征见表10-2。

表 10-2　额颞叶痴呆临床诊断特征概要

性别分布(男:女)	约 50:50
发病年龄(岁)	45~65(范围:21~85)
病程(年)	6~8(额颞叶痴呆合并运动神经元病为 3 年)
家族史	通常有,40%~50% 有家族史
主要症状	行为改变
认知特点	执行功能障碍,语言功能障碍
神经系统体征	一般早期不出现;晚期出现帕金森病样症状;小部分出现运动神经元病表现
神经影像学	额颞叶异常;功能影像学更明显

2. 鉴别诊断　本病当与阿尔茨海默病鉴别,尤其是非典型阿尔茨海默病。阿尔茨海默

病通常伴有明显的记忆损害,而早期 FTD 通常记忆功能保留。FTD 的行为异常较突出,认知领域损害范围较 AD 窄,不似 AD 的全面认知衰退。当 AD 表现为突出额叶症状时,从临床角度将两者鉴别较困难,可通过脑脊液检查或分子影像学(PIB-PET)加以鉴别。

【治疗】

额颞叶痴呆的药物治疗目前非常有限。胆碱酯酶抑制剂或美金刚在额颞叶痴呆中的使用证据不足。目前主要针对行为、认知和运动障碍等的对症治疗。针对额颞叶痴呆认知训练的疗效也缺乏相应的临床研究。刻板行为有时用三环类抗抑郁药(SSRIs)治疗有效。额颞叶痴呆患者需要社会、家庭、志愿服务等多发面的支持,减少照料者及家庭负担。

【预后】

诊断是否及时很大程度上决定了此病的预后,与所有痴呆一样,FTD 患者的预期寿命会缩短,行为及认知症状进行性加重,从发病到死亡的中位生存期为 6~8 年,多死于肺部感染、泌尿系感染及压疮等并发症;但个体间差异较大,存活 10 年以上者比率也不少。

（华　茜）

复习思考题

1. 痴呆的定义及其分类是什么?
2. 阿尔茨海默病的病理特征和主要临床表现是什么?
3. 阿尔茨海默病的核心临床诊断标准是什么?
4. 阿尔茨海默病和血管性痴呆的鉴别要点有哪些?
5. 血管性痴呆的核心诊断要素有哪些?

第十一章

神经肌肉接头疾病

> ## 学习目标
>
> 1. 掌握重症肌无力的临床表现、临床分型、实验室检查、诊断、治疗;重症肌无力危象的处理;兰伯特-伊顿肌无力综合征的临床表现、诊断及治疗。
> 2. 熟悉神经肌肉接头疾病的概念、分类、病因、发病机制和鉴别诊断。
> 3. 了解神经肌肉接头的生理功能及有关的病理生理机制。

第一节 概 述

神经肌肉接头(neuromuscular junction,NMJ)亦称神经肌肉突触,是神经与肌肉结合处高度分化的特殊结构,由神经末梢(突触前膜)、肌膜终板(突触后膜)和间隙(突触间隙)组成。神经末梢含有大量的突触囊泡,囊泡内储存大量的乙酰胆碱(acetylcholine,ACh)。突触后膜的终板含有许多皱褶,在褶皱的嵴上分布着大量的乙酰胆碱受体(acetylcholine receptor,AChR)。AChR 分子量为 250kD,由 α、β、γ、δ 共 4 种同源亚单位构成五聚体跨膜糖蛋白。突触间隙非常狭小,其间充满细胞外液,内含 ACh 酯酶,可以降解 ACh。当神经冲动到达神经末梢时,钙通道开放,钙离子内流使突触囊泡与突触前膜融合,囊泡中的 ACh 释放入突触间隙,约 1/3 的 ACh 弥散到突触后膜时,二分子的 ACh 与一分子的 AChR 结合,引起细胞膜钾、钠离子通透性的改变,Na^+ 内流、K^+ 外流,导致肌细胞膜去极化,产生终板电位,当终板电位积累到一定强度时,产生肌纤维的动作电位,这时终池部的 Ca^{2+} 大量渗入肌纤维内,发生兴奋-收缩耦联,引起骨骼肌收缩。另 1/3 ACh 到达 AChR 前被突触间隙中的 ACh 酯酶水解,生成乙酸和胆碱,两者可被突触前膜摄取重新合成 ACh。其余 1/3 ACh 释放后即被突触前膜重新摄取,准备再次释放。NMJ 的传递过程是电学和化学传递相结合的复杂过程。

当 NMJ 间传递功能障碍时就可以产生 NMJ 疾病。其发病机制包括突触前膜病变造成 ACh 合成和释放障碍、突触间隙中乙酰胆碱酯酶活性和含量异常、突触后膜 AChR 病变等。引起的疾病包括肉毒杆菌中毒、有机磷中毒、重症肌无力和兰伯特-伊顿肌无力综合征等。本章主要介绍后两种疾病。

第二节 重症肌无力

重症肌无力(myasthenia gravis,MG)是一种累及 NMJ 突触后膜 AChR,主要由乙酰胆碱受体抗体(acetylcholine receptor antibody,AChR-Ab)介导,细胞免疫依赖,并有补体参与的获得性自身免疫性疾病。临床主要表现为部分或全身骨骼肌无力和极易疲劳,活动后症状加重,休息或用胆碱酯酶抑制剂(cholinesterase inhibitors,ChEI)治疗后症状减轻。发病率为(8~20)/10万,患病率为50/10万,我国南方发病率较高。

【病因及发病机制】

MG是获得性自身免疫性疾病,与自身抗体介导的突触后膜AChR损害有关。主要依据有:

1. 实验性自身免疫性重症肌无力(experimental autoimmune myasthenia gravis,EAMG)动物模型的建立 早在1973年Patrick和Lindstrom应用从电鳗电器官提取纯化的AChR作为抗原,与福氏完全佐剂一起主动免疫家兔而成功地制成了MG动物模型,此后还有不少学者用大鼠等动物复制出EAMG动物模型。在它们的血清中可检测到AChR-Ab,并证明这些抗体可与突触后膜的AChR相结合,用免疫荧光法检测EAMG的突触后膜,发现AChR数目大量减少。

2. 被动转移性EAMG动物模型的建立 将MG患者或EAMG动物的血清输入小鼠、家兔等动物可诱导出MG模型。

3. 80%~90%的MG患者血清中可以检测到特异性的AChR-Ab,抗体水平与病情的严重程度相一致,经血浆置换降低血清AChR-Ab水平可使肌无力症状得到暂时改善。

4. 80% MG患者有胸腺肥大,淋巴滤泡增生,10%~20%的患者有胸腺瘤。胸腺切除后70%患者的临床症状可得到改善或痊愈。

5. MG患者常合并甲状腺功能亢进、甲状腺炎、系统性红斑狼疮、类风湿关节炎等其他自身免疫性疾病。

当AChR本应与ACh结合的特异性部位成为AChR-Ab结合位点时,AChR-Ab可以直接竞争性抑制ACh与AChR结合,也可以间接干扰ACh与AChR结合。同时在MG的发病中,细胞免疫也发挥了一定的作用。AChR-Ab与AChR的结合还可以激活补体从而降解AChR和改变其结构,导致突触后膜上的AChR数量大量减少。最终,NMJ的传递功能发生障碍,在细胞免疫和补体参与下突触后膜的AChR被大量破坏,连续的神经冲动到来时,不能产生引起肌纤维收缩的动作电位,从而出现以易病态疲劳为特征的肌无力症状。

引起MG免疫应答的始动环节仍不清楚。一种可能是神经肌肉接头处AChR的免疫原性改变。另一种可能是"分子模拟"假说。部分MG患者与内分泌功能紊乱有关。少数MG患者有家族性。

【病理】

1. 胸腺 80%的MG患者有胸腺增生,腺体有淋巴滤泡增生,生发中心增多;10%~20%合并胸腺瘤,形态上有淋巴细胞型、上皮细胞型及混合型。

2. 神经肌肉接头 电镜下可见突触间隙加宽,突触后膜皱褶减少、变平坦。免疫电镜可见AChR明显减少,IgG-C$_3$-AChR免疫复合物沉积等。

3. 肌纤维 主要表现为局灶性炎性改变,可见肌纤维凝固、坏死、肿胀,少数患者肌纤维间和小血管周围可见淋巴细胞浸润,称为"淋巴溢"。可见散在失神经性肌萎缩。

【临床表现】

任何年龄均可发病。总体上女性多于男性。有两个发病年龄高峰:第一个在20~40岁,以女性较多,男:女约为1:1.5;第二个在40~60岁,以男性多见,多合并胸腺瘤。少数患者有家族史。

1. 诱因 常见的有感染、手术、精神创伤、全身性疾病、过度疲劳、妊娠、分娩等,有时甚至诱发 MG 危象。

2. 受累骨骼肌病态疲劳 连续运动后出现严重的肌无力甚至瘫痪,休息后可好转。肌无力于下午或傍晚劳累后加重,晨起或休息后减轻,此种现象称为"晨轻暮重"。

3. 受累肌的分布和表现 全身骨骼肌均可受累,但以脑神经支配的肌肉受累更为多见,且往往最先受累。肌无力常从一组肌群开始,范围逐步扩大,受累范围不能按神经分布解释。眼外肌受累:常为首发症状,表现为一侧或双侧眼外肌麻痹,如上睑下垂、斜视和复视,严重者眼球运动明显受限,甚至眼球固定,但瞳孔括约肌不受累。面部肌肉受累:出现表情淡漠、苦笑面容、鼓腮及吹气不能。口咽部肌肉受累:出现连续咀嚼无力、饮水呛咳、吞咽困难、构音障碍。胸锁乳突肌和斜方肌受累:表现为颈软、抬头困难,转颈、耸肩无力。四肢肌肉受累:以近端肌无力为重,表现为抬臂、梳头、上楼梯困难,腱反射通常不受影响。感觉正常。

4. MG 危象 指 MG 患者因呼吸肌受累出现呼吸困难,不能维持正常的换气功能,监测血氧饱和度低于 90%,动脉血气分析 $PaO_2 < 60mmHg$,伴有或不伴有 $PaCO_2 > 50mmHg$ 的危重状况,患者出现发绀、昏迷等。当 MG 危象发生时,如不及时采用呼吸机辅助通气等措施,往往会造成患者死亡,这是 MG 致死的主要原因。心肌受累者偶可引起突然死亡。大约 10% 的 MG 患者会发生危象。常见的诱因包括呼吸道感染、分娩、手术(包括胸腺切除术)、精神紧张、全身性疾病、药物使用不当等。根据 MG 危象发生的原因可分为三种情况:

(1)肌无力危象(myasthenic crisis):最为常见,系由疾病本身发展和 ChEI 不足所致,肌内注射新斯的明后症状减轻。

(2)胆碱能危象(cholinergic crisis):很少见,由于 ChEI 过量引起,患者除肌无力加重外,伴有明显的胆碱能中毒症状,如肌束颤动及毒蕈碱样反应,肌内注射新斯的明后症状加重。

(3)反拗危象(brittle crisis):由于感染、中毒及电解质紊乱等造成对 ChEI 不敏感引起,ChEI 无效。

5. ChEI 治疗有效 这是 MG 一个非常重要的临床特征。

6. 病程 呈波动性,缓解与复发交替出现,晚期患者即使休息后亦不能完全恢复,多数患者迁延数年至数十年,靠药物维持治疗,少数患者可自然缓解。

【临床分型】

按改良 Osserman 分型法,可分为以下几型:

Ⅰ型(眼肌型):占 15%~20%。病变仅限于眼外肌,出现上睑下垂和复视。

Ⅱ$_A$ 型(轻度全身型):约占 30%。可累及四肢、眼外肌肉,程度较轻,无明显咽喉肌受累。

Ⅱ$_B$ 型(中度全身型):约占 25%。四肢肌肉明显受累,除伴有眼外肌麻痹外,还有较明显的咽喉肌受累症状,但一般无呼吸肌受累表现。

Ⅲ型(急性重症型):约占 15%。急性起病,进展快,常在数周或数月内累及延髓肌、呼吸肌等,出现延髓麻痹、呼吸肌麻痹,导致 MG 危象。

Ⅳ型(迟发重症型):约占 10%。多在 2 年内由 Ⅰ、Ⅱ$_A$、Ⅱ$_B$ 型发展而来,症状同Ⅲ型。

Ⅴ型(肌萎缩型):仅见少数患者。患者肌无力伴肌萎缩。

另外,还有儿童型 MG、少年型 MG 等,多数患者仅累及眼外肌。

【辅助检查】

1. 血、尿、脑脊液常规检查正常。

2. 重复神经电刺激(repeating nerve electric stimulation,RNES) 为常用的检查方法,具

有确诊价值。应注意在停用 ChEI 17 小时后进行,否则可出现假阴性。方法:以低频(3~5Hz)和高频(10Hz 以上)重复刺激尺神经、正中神经和副神经等运动神经。MG 的典型改变为第 5 个动作电位的波幅比第 1 个波幅在低频刺激时递减 10% 以上或高频刺激时递减 30% 以上。

3. 单纤维肌电图(single fibre electromyography,SFEMG) 通过特殊的单纤维针电极测定"颤抖"来判断 NMJ 的功能,MG 患者出现"颤抖"增宽,严重时出现阻滞。

4. AChR-Ab 滴度测定 85% 以上全身型 MG 患者的血清 AChR-Ab 滴度升高,但眼肌型 MG 患者的 AChR-Ab 升高不明显。

5. 胸腺 CT、MRI 检查 可见胸腺增生和肥大。

6. 其他检查 部分患者可出现抗核抗体、类风湿因子、甲状腺抗体等阳性。少数 MG 患者有甲状腺功能亢进,T_3、T_4 升高。

【诊断及鉴别诊断】

1. 诊断要点 依据《中国重症肌无力诊断和治疗指南(2015)》中的 MG 诊断标准:

(1) 临床表现:某些特定的横纹肌群肌无力呈斑片状分布,表现出波动性和易疲劳性;肌无力症状晨轻暮重,持续活动后加重,休息后缓解、好转。通常以眼外肌受累最常见。

(2) 药理学表现:新斯的明试验阳性。

(3) 电生理学特征:低频重复神经电刺激(RNES)波幅递减 10% 以上;单纤维肌电图(SFEMG)测定的"颤抖"增宽、伴或不伴有阻滞。

(4) 血清学特征:多数全身型 MG 患者血中可检测到 AChR-Ab,或在极少部分 MG 患者中可检测到抗 -MuSK(肌肉特异性酪氨酸激酶)抗体、抗 LRP-4(低密度脂蛋白受体相关蛋白 4)抗体。在具有 MG 典型临床特征的基础上,具备药理学特征和 / 或神经电生理学特征,临床上则可诊断为 MG。有条件的单位可检测患者血清抗 AChR 抗体等,有助于进一步明确诊断。需除外其他疾病。

以下两项试验有助于 MG 的诊断:①疲劳试验(Jolly 试验):使可疑病变的肌肉连续或重复收缩,如嘱患者持续上视、两臂持续平举、连续眨眼后出现相应的病态疲劳症状,休息后可恢复。②新斯的明(neostigmine)试验:新斯的明 0.5~1mg 肌内注射,20 分钟后肌无力症状明显减轻者为阳性。必要时同时注射阿托品 0.5mg 以对抗新斯的明的毒蕈碱样反应(瞳孔缩小、心动过缓、流涎、多汗、腹痛、腹泻和呕吐等)。

2. 鉴别诊断

(1) 兰伯特 - 伊顿肌无力综合征:自身免疫性疾病,靶器官在周围神经末梢突触前膜的钙离子通道和 Ach 囊泡释放区。多见于男性,约 2/3 患者伴发肿瘤,尤其是燕麦细胞型支气管肺癌。临床表现为四肢近端肌无力。此病患者虽然活动后即感疲劳,但短暂用力收缩后肌力反而增强,而持续收缩后又呈疲劳状态,脑神经支配的肌肉很少受累。新斯的明试验可阳性,但不如 MG 敏感;低频 RNES 时波幅变化不大,但高频 RNES 波幅增高可达 200% 以上;血清 AChR-Ab 阴性;用盐酸胍治疗可使 ACh 释放增加而使症状改善,以上可与 MG 鉴别。

(2) 肉毒杆菌中毒:多有肉毒杆菌中毒的流行病学史,临床表现为对称性脑神经损害和骨骼肌瘫痪,新斯的明试验阴性。

(3) 肌营养不良:本病多隐匿起病,青年男性多见,症状无波动,新斯的明试验阴性,ChEI 治疗无效。

(4) 延髓麻痹:应与因延髓肌受累的 MG 相鉴别。本病是由后组脑神经受损而出现咽喉肌无力的表现,但多有其他神经体征,病情进行性加重无波动,疲劳试验和新斯的明试验阴性,ChEI 治疗无效。

（5）多发性肌炎:表现为四肢近端肌无力,多伴有肌肉压痛、发热等,血清肌酶增高,肌活检可见炎性改变。

【治疗】

1. 药物治疗

（1）ChEI:通过抑制胆碱酯酶,使 ACh 的水解减少,局部 ACh 含量增加,从而改善 NMJ 间的传递功能,减轻肌无力症状。应从小剂量开始,逐步加量,以能维持日常生活功能为宜,做到个体化治疗。如药物剂量过量,则可见副作用包括腹痛、腹泻、出汗、肌肉跳动、瞳孔缩小等毒蕈碱样作用,此时可注射阿托品加以对抗。

1）溴吡斯的明（pyridostigmine bromide）:最常用。片剂,每片 60mg。成人口服最大剂量为每次 60~120mg,每日 3~6 次。应在饭前 30~40 分钟服用,口服 2 小时达高峰,作用时间为 6~8 小时。该药作用时间较长、血药浓度平稳,不良反应较少。

2）安贝氯铵（ambenonium）:片剂,每片 5mg 或 10mg。抗胆碱酯酶作用较强,持续作用时间较长,但副作用大,安全系数较小。一般剂量为每次 5~10mg,每日 2~4 次。

3）新斯的明（neostigmine）:针剂,每支 0.5mg,每次 0.5~1mg,每天注射数次或遵医嘱。该药起效快、作用时间短,主要用于治疗肌无力危象及诊断性试验。片剂,每片 15mg,每次 15~30mg,每日 3~4 次,较少使用。

4）辅助药物:氯化钾、麻黄碱可加强 ChEI 的作用。

（2）免疫抑制剂

1）肾上腺皮质激素:具有抑制自身免疫反应,减少 AChR-Ab 的生成作用。适用于各种类型的 MG,尤其适用于胸腺切除前后、病情恶化,不宜或拒绝胸腺切除,以及儿童型、眼肌型 MG 患者。①递减法（冲击疗法）:甲泼尼龙（methylprednisolone,MPL）1 000mg 静脉滴注,每日 1 次,连用 3~5 日,随后改为地塞米松 10~20mg 静脉滴注,每日 1 次,连用 7~10 日。临床症状稳定改善后,停用地塞米松,改为泼尼松 60~100mg 隔日顿服。当症状基本消失后,逐渐减量至 10~20mg 长期维持,至少 1 年以上。若病情波动,则需随时调整剂量。也可一开始就口服泼尼松每天 60~80mg,症状缓解后逐渐减量。大剂量类固醇激素治疗初期可使病情加重,甚至出现危象,应予注意。因此,这一方法适用于住院病例已用气管插管或呼吸机的 MG 患者。②递增法:从小剂量开始,隔日每晨顿服泼尼松 10~20mg,每周递增 10mg,直至隔日每晨顿服 60~80mg,待症状稳定改善 4~5 日后,逐渐减量至 5~15mg 维持至少 1 年以上。此方法可避免用药初期病情加重。

长期应用肾上腺皮质激素者易出现胃溃疡出血、血糖升高、库欣综合征、股骨头坏死、骨质疏松等,应注意防治。

2）化学性免疫抑制剂:适用于对肾上腺糖皮质激素疗效不佳或不能耐受,或有肾上腺糖皮质激素治疗禁忌证者。应注意的药物不良反应包括骨髓抑制、脱发、胃肠道反应、出血性膀胱炎、肝肾功能损害等。①环磷酰胺:成人口服每次 50mg,每日 2~3 次,或每次 200mg,每周 2~3 次静脉注射。儿童口服 3~5mg。②硫唑嘌呤:口服每次 50~100mg,每日 1~2 次。③环孢素 A:口服 6mg/（kg·d）,疗程 12 个月。

3）禁用和慎用药物:致 NMJ 传递障碍的药物有氨基糖苷类抗生素、新霉素、多黏菌素、巴龙霉素等;降低肌膜兴奋性的药物有奎宁、奎尼丁等;另外,吗啡、安定、苯巴比妥、苯妥英钠、普萘洛尔等药物也应禁用或慎用。

2. 胸腺治疗

（1）胸腺切除:具有去除 MG 患者自身免疫反应的始动抗原,减少参与自身免疫反应的

T 细胞、B 细胞和细胞因子。适用于伴有胸腺肥大和高 AChR-Ab 效价患者、伴胸腺瘤的各型患者、20~30 岁发病的年轻女性全身型患者、对 ChEI 治疗疗效不满意患者。约 70% 的 MG患者术后症状缓解或治愈。

（2）胸腺放射治疗：对不适合做胸腺切除术患者可行胸腺深部 X 线或 ^{60}Co 放射治疗。

3. 血浆置换　能清除 MG 患者血浆中 AChR-Ab、补体及免疫复合物。每次交换血浆量约 2 000ml，隔日 1 次，3~5 次为一疗程。起效快，但疗效持续时间较短，与免疫抑制剂合用可延长缓解期。这一治疗方法仅适用于危象和难治性 MG。不良反应包括钙丢失、变态反应、血液系统并发症、感染及心血管并发症、出血倾向、血源性肝炎等。

4. 免疫球蛋白治疗　静脉注射大剂量 IgG 可以干扰 AChR-Ab 与 AChR 的结合，从而保护 AChR 不被抗体阻断。IgG 0.4g/（kg·d）静脉滴注，5 日为一疗程。不良反应有发热、头痛、皮疹等。本疗法应与其他免疫抑制剂合用。

5. 危象的治疗　危象是 MG 患者最危急的状态，需要紧急处理。不论何种危象，治疗原则基本一样。

（1）确保呼吸道通畅：当自主呼吸不能维持正常的通气功能时，应尽早进行气管插管或气管切开，应用人工呼吸器辅助呼吸。

（2）积极控制感染：选用足量合适的抗生素。

（3）暂停使用 ChEI，以减少气道内的分泌物。

（4）静脉注射肾上腺皮质激素或大剂量 IgG，必要时进行血浆置换。

（5）加强护理。

6. 中医药治疗

（1）中医治疗：本病在中医学中属"痿证""垂睑""视歧""大气下陷""头倾"等范畴，其病因病机为脾胃虚损，主要有脾胃气虚证，脾肾阳虚证，肝肾阴虚证，气血两虚证，分别予益气升阳、调补脾胃之补中益气汤；温补脾肾之右归丸；滋补肝肾之左归丸；益气养血之八珍汤。

（2）针刺疗法：本病病位在"脾胃"，与肝、脾、肾密切相关。临床多选取阳明经及局部取穴针刺治疗，可配合耳针治疗。

🔍 **知识链接**

干细胞移植治疗 MG 的由来

自体外周血干细胞移植治疗 MG：Schulenburg 等于 2002 年报道了 1 例 MG 患者的自体外周血干细胞移植治疗，并随访 6 个月，取得了较好的临床疗效，此后国内也陆续开展了这一治疗方法的临床应用研究。干细胞移植治疗的机制：可能起到免疫摧毁和重建的作用，在免疫重建的过程中有可能排除自身反应性 T 细胞，或诱导产生对自身抗原如 AChR 等的免疫耐受。虽然干细胞移植用于临床治疗 MG 的时间不是太长，大部分病例随访时间也较短，仍有复发病例的报道，但总体来说是安全有效的，有着良好的发展前景。

【预后】

MG 患者一般预后良好。但危象的病死率较高，最高时曾经达到 15.4%~50%，随着治疗研究的进展，病死率已明显下降。

笔记栏

第三节　兰伯特 - 伊顿肌无力综合征

兰伯特 - 伊顿肌无力综合征(Lambert-Eaton myasthenia syndrome,LEMS)也称为肌无力综合征、类重症肌无力等。由 Anderson 等于 1953 年首先报道,而 Lambert 和 Eaton 于 1957年将该综合征确立为一个独立的疾病实体。LEMS 是一组累及 NMJ 突触前膜 ACh 释放部位的自身免疫性疾病。约 2/3 患者伴发恶性肿瘤,也可伴发于其他自身免疫性疾病。多数患者的神经症状早于肿瘤症状,潜伏期最长可达 5 年以上。

【病因及发病机制】

近年来的研究发现,69%~95% 的 LEMS 患者可检测到电压依赖型钙通道蛋白(VGCC)抗体。此抗体主要与运动神经末梢上的 P/Q 型 VGCC 相结合,发生免疫反应,从而减少突触膜上的 Ca^{2+} 通道数量,降低 Ca^{2+} 内流,导致神经末梢 ACh 囊泡释放异常,ACh 释放减少,引起动作电位下降,出现肌无力症状。小细胞肺癌中含有高浓度的 VGCC,可刺激机体产生抗VGCC 抗体,从而致病。因此,目前认为 LEMS 是由 VGCC 致敏的自身免疫性疾病。

【临床表现】

1. 一般特征　男性多见,男女之比约为 4.7:1。多于 40 岁以后发病。约 2/3 伴有恶性肿瘤,如小细胞肺癌、胃癌、前列腺癌和直肠癌等,以小细胞肺癌最为多见,约 60% 小细胞肺癌患者伴有 LEMS。部分患者伴发于自身免疫性疾病,如系统性红斑狼疮、干燥综合征、甲状腺功能亢进等。

2. 肌无力特征　以四肢及躯干部肌肉受累为主,下肢重于上肢,近端重于远端,常合并膝、踝反射消失。脑神经支配的肌群较少受累。受累肌肉用力收缩后肌力可短暂性增强,而持久的肌肉收缩后又出现肌力减退。

3. 其他　口干、肌肉疼痛,部分患者还伴有直立性低血压、阳痿、便秘、少汗、唾液和泪液减少等自主神经症状。

【辅助检查】

1. 新斯的明或依酚氯铵试验　通常为阴性,有部分患者有弱阳反应,但不如 MG 敏感。

2. RNES　低频刺激(3~5Hz)波幅变化不大或下降,高频刺激(≥10Hz)波幅可增高达 2倍以上。波幅增高 2 倍以上为阳性,是由于高频刺激使 ACh 释放增加所致。

3. 血清抗体检测　血清中 P/Q 型 VGCC 抗体的检出是诊断本病的重要免疫学指标,肿瘤相关 LEMS 患者的抗体阳性率可达 100%,非肿瘤相关 LEMS 患者的抗体阳性率约为90%,但目前检测尚未普及。LEMS 患者血清 AChR-Ab 水平一般不增高。

4. 其他　除胸片、肺 CT、腹部及前列腺等 B 超检查外,还可行 PET-CT 检查,以发现潜在的恶性肿瘤。

【诊断及鉴别诊断】

中老年男性恶性肿瘤患者出现肌无力和易疲劳症状,检查患肌短暂用力收缩后肌力反而增强,持续收缩后又呈病态疲劳;新斯的明试验不敏感;高频 RNES 呈特异性反应;血清AChR-Ab 阴性,通常即可诊断。当肌无力等症状发生于无肿瘤及自身免疫性疾病病史的患者时,应注意查找潜在的疾病。本病需与 MG、肉毒杆菌中毒等相鉴别。

【治疗】

针对病因治疗和对症治疗两类。

1. 病因治疗　主要是针对肿瘤,包括手术切除、放疗及化疗等。

笔记栏

2. 对症治疗

(1) 氨基吡啶类药物:是通过延长神经末梢的电压依赖钙通道的活性,促进 Ca^{2+} 的内流及 ACh 的释放,从而改善症状,治疗药物有 3,4- 二氨基吡啶(3,4- diaminopyridine)。

(2) ChEI:溴吡斯的明可改善部分患者的症状。

(3) 免疫抑制剂:多数患者有一定的疗效。

(4) 血浆置换及 IgG 静脉滴注:也是可选择的有效疗法。

3. 中医治疗 本病在中医学中属"痿证""骨繇"等范畴,其病因为脾胃虚损,气虚血瘀。主要有脾胃虚损证,肝肾阴虚证,瘀血阻络证,分别予益气升阳、调补脾胃之补中益气汤;滋补肝肾之左归丸;行气活血、散瘀消结之血府逐瘀汤。

(贺 君)

复习思考题

1. 什么是 NMJ 疾病? 主要包括哪些疾病?

2. MG 的临床特征是什么? 如何治疗?

3. LEMS 的肌无力特征是什么? 它与恶性肿瘤间的关系如何?

PPT 课件

第十二章

肌 肉 疾 病

学习目标

1. 掌握本章疾病的临床表现、诊断及治疗。
2. 熟悉本章疾病的病理、鉴别诊断、辅助检查。
3. 了解骨骼肌的解剖和生理,以及肌肉疾病的发病机制和预后。

第一节 概 述

　　肌肉疾病(muscular diseases)是指骨骼肌疾病,主要包括进行性肌营养不良、周期性瘫痪、多发性肌炎、强直性肌营养不良、线粒体肌病等。

　　【骨骼肌的解剖和生理】

　　骨骼肌是躯体运动的效应器官,也是人体能量代谢的主要器官。一块骨骼肌由许多肌束组成,一条肌束由数百至数千根纵向排列的肌纤维组成。一根肌纤维为一个肌细胞,其细胞膜(肌膜)具有兴奋传递功能;细胞核位于肌膜下,数目可达数百个;细胞浆(肌浆)含有线粒体、溶酶体等细胞器,以及许多肌原纤维。每根肌原纤维均有数百个相间的明带(I 带)和暗带(A 带),明带由肌动蛋白组成,暗带由肌球蛋白组成。明带中央有一条色深的线为 Z 线,相邻两个 Z 线之间的一段肌原纤维称为肌节,亦即两个半节的明带和一个暗带组成一个肌节,肌节是肌肉收缩的最小单位,每根肌原纤维均由数百个肌节组成。

　　骨骼肌受运动神经支配,运动神经通过神经-肌肉突触传递兴奋,引起肌纤维收缩,许多肌纤维的同时收缩引起肌肉兴奋和收缩,肌肉的收缩需要自身代谢所产生三磷酸腺苷以提供能量。

　　【发病机制】

　　1. 肌细胞膜电位异常　如周期性瘫痪、强直性肌营养不良等,由于肌膜离子通道功能异常引起膜电位异常而发病。

　　2. 能量代谢障碍　如线粒体肌病、脂质代谢性肌病、糖原累积症等,因影响肌肉的能量代谢而发病。

　　3. 肌细胞结构改变　如各型肌营养不良、炎症性肌病等,因肌细胞变性、坏死而发病。

　　【临床表现】

　　肌肉疾病的临床表现可概括为以下几点:

　　1. 肌无力　肌源性肌无力常不按神经分布范围出现,多呈对称性,以肢体近端受累较为明显,但也有以肢体远端受累为主或近、远端同时受累。

2. 肌萎缩 一般肌萎缩多伴有肌无力，但两者在程度上有的并不一致。

3. 肌肉肥大与假性肥大 假性肥大属病理性肥大，是由于肌纤维破坏导致脂肪和结缔组织反应性增生所致，见于进行性肌营养不良。

4. 肌肉疼痛、压痛 最常见于炎性肌肉疾病。

5. 肌强直 见于强直性肌营养不良，反复多次活动或温暖后肌强直症状减轻。

【辅助检查】

1. 血清肌酶测定 包括肌酸激酶（CK）、乳酸脱氢酶（LDH）、天冬氨酸氨基转移酶（AST）、丙氨酸氨基转移酶（ALT）等。其中 CK 最敏感，是肌纤维坏死的重要生化指标。

2. 肌电图 具有典型的肌源性损害表现。

3. 肌肉 MRI 对肌肉的影像学检查可以观察肌肉的各种信号改变，从而判断病变的性质、范围和程度。

4. 肌肉活检 是诊断肌肉疾病的最重要方法。

5. 基因检测 可阐明遗传性肌肉疾病的病因和发病机制，还可通过基因检测进行早期诊断、症状前诊断或产前诊断，以达到早期预防和治疗目的。

【诊断和治疗】

肌肉疾病的诊断应结合病史、症状和体征、辅助检查，如生化检查、肌电图和肌肉活检。治疗包括以下内容：

1. 针对病因和发病机制治疗 如周期性瘫痪根据低钾型或高钾型分别予以补钾或降钾治疗，多发性肌炎予以皮质类固醇等免疫调节剂。

2. 对症和支持治疗 尤其对于一些尚无有效治疗的疾病，对症和支持治疗有积极作用。

3. 中医药治疗 根据中医病因病机辨证治疗。

第二节 进行性肌营养不良

进行性肌营养不良（progressive muscular dystrophy，PMD）是一组遗传性肌肉变性疾病。其临床特征为缓慢进行性加重的对称性肌无力和肌肉萎缩，无感觉障碍。病变累及肢体肌、躯干肌和头面肌，少数累及心肌。根据遗传方式、起病年龄、受累肌肉分布、病程进展速度及预后等分为不同的临床类型：①假肥大性肌营养不良，包括进行性假肥大性肌营养不良（Duchenne muscular dystrophy，DMD；又称迪谢内肌营养不良）和贝克肌营养不良（Becker muscular dystrophy，BMD）；②面肩肱型肌营养不良（facio-scapulo-humeral muscular dystrophy，FSHD）；③肢带型肌营养不良（limb-girdle muscular dystrophy，LGMD）；④埃默里-德赖弗斯肌营养不良（Emery-Dreifuss muscular dystrophy，EDMD），简称埃-德肌营养不良；⑤其他类型：包括眼咽型肌营养不良（oculopharyngeal muscular dystrophy，OPMD）、远端型肌营养不良（distal muscular dystrophy）等。其中以 DMD 最多见，其次为 BMD、FSHD 和 LGMD。

【病因与发病机制】

各种类型的进行性肌营养不良，其病变基因位置、突变类型和遗传方式均不相同，发病机制也不一样。因而，每一种类型的进行性肌营养不良均是一种独立的遗传疾病。

DMD 和 BMD 属于 X 连锁隐性遗传性肌病，基因位于染色体 Xp21，该基因编码的氨基酸组成抗肌萎缩蛋白（dystrophin）。FSHD 为常染色体显性遗传性肌病，基因定位在 4q35。LGMD 为常染色体遗传性肌病，常染色体显性遗传的称为 LGMD1，常染色体隐性遗传的称为 LGMD2。

【病理】

各种类型的进行性肌营养不良患者肌肉的基本病理改变是肌纤维变性、坏死、萎缩和再生,肌膜核内移增多;肌细胞萎缩与代偿性增大呈镶嵌分布,萎缩的肌纤维间有大量的脂肪细胞和结缔组织增生。电镜下,肌原纤维排列紊乱或断裂,Z 线破坏或消失,肌细胞膜有锯齿状改变。采用免疫组化方法通过相应的抗体可以检测肌细胞中特异性蛋白改变,对诊断有决定性意义,如 DMD 患者可见抗肌萎缩蛋白缺失和 emerin 蛋白缺失或异常。

【临床表现】

1. 假肥大性肌营养不良 属于 X 连锁隐性遗传病,根据发病年龄和疾病发展规律分为 DMD 和 BMD。

(1) DMD:为我国最常见的 X 连锁隐性遗传性肌病,女性为致病基因携带者,有约 1/3 的患儿是 DMD 基因新突变所致。患者几乎均为男性儿童,女性罕见发病。此型患者起病早,可在子宫内即发病,婴儿期可表现为开始走路较晚,易跌跤。多数在 3 岁以后隐匿出现骨盆带肌肉无力,表现为走路慢,跑、跳等均不及同龄小孩。之后,症状缓慢进行性加重,步行易跌倒,上楼及蹲下后起立均感困难。腰椎过度前凸,两腿分开,行走时骨盆向两侧上下摆动,呈"鸭步"步态。患儿从仰卧位起立时,由于腹肌和髂腰肌无力,必须先翻转为俯卧位,依次屈膝关节和髋关节,并用手支撑躯干成俯跪位,然后以两手及双腿共同支撑躯干,再用手按压膝部以辅助股四头肌,身体呈深鞠躬位,最后双手攀附下肢缓慢地站立,此称高尔征(Gower sign),见图 12-1。肩胛带肌肉往往同时受累,以致穿衣、举臂等动作均感困难。肩胛带松弛形成游离肩,臂前举时前锯肌和斜方肌无力不能固定肩胛骨内缘,肩胛骨呈翼状竖起于背部,形成"翼状肩"(图 12-2)。绝大部分患儿伴有肌肉假性肥大,以腓肠肌最明显,三角肌、臀肌、股四头肌等也有假肥大改变。病情后期,下肢、上肢、骨盆带、肩胛带肌肉萎缩,跟腱挛缩,双足下垂。12~13 岁多不能行走,活动能力丧失。心肌受累较为多见,可有心律不齐、心脏扩大、心瓣膜关闭不全等表现;呼吸肌受累可出现呼吸变浅,咳嗽无力。患者腱反射消

图 12-1 高尔征

图 12-2 翼状肩

失,感觉正常,部分患儿智能低下。多数患者在 20~30 岁因肺炎、心力衰竭等而死亡。

（2）BMD:临床表现与 DMD 相似。不同之处在于 BMD 起病年龄稍迟,一般 5~15 岁起病;病情较轻,进展速度缓慢,12 岁以后尚能行走,心脏很少受累,智力正常;存活期长,接近正常生命年限。

2. 面肩肱型肌营养不良（FSHD） 属常染色体显性遗传病。一般 5~20 岁发病,患者面部和肩胛带肌肉最先受累,表现为面部表情少,眼睑闭合无力,皱眉、吹哨、露齿、鼓腮困难,常有口轮匝肌假性肥大,以致上下嘴唇增厚而微翘;颈部肌肉萎缩和举臂困难,两臂平举时可见颈肌悬吊肩胛而呈特殊的"翼状肩""游离肩"或"衣架样肩胛"。病变逐渐延至三角肌、肱二头肌、肱三头肌和胸大肌上半部,晚期才累及躯干和骨盆带肌群,可见三角肌、腓肠肌假性肥大。心肌受累罕见。病情进展缓慢,约 20% 患者需坐轮椅,生命年限接近正常。

3. 肢带型肌营养不良（LGMD） 该病为一组性质不同的常染色体显性、隐性遗传病,散发病例也较多。10~20 岁发病,首发症状多为骨盆带肌肉萎缩无力、腰椎前凸、鸭步,下肢近端无力,出现上楼困难,可有腓肠肌假性肥大。逐渐发生肩胛带肌肉萎缩无力、抬臂、梳头困难,翼状肩。面肌一般不受累。病情缓慢进展,平均起病后 20 年左右丧失劳动力。与显性遗传者相比,隐性遗传患者较常见,发病早,病情重。

4. 埃 - 德肌营养不良（EDMD） 属 X 连锁隐性遗传病。5~15 岁发病,上肢近端及肩胛带肌首先受累出现萎缩无力,继之累及骨盆带及下肢肌群,一般以胫骨前肌、腓骨肌无力和萎缩最为明显。主要特征为早期出现肘部屈曲挛缩和跟腱缩短、颈部前屈受限、脊柱强直而弯腰转身困难。不伴肌肉假性肥大,常伴有不同程度的心脏损害,病情进展慢,可因心脏传导阻滞而突然死亡。

5. 其他类型

（1）眼咽型肌营养不良:属常染色体显性遗传病,40 岁左右起病,主要症状为对称性上睑下垂和眼球运动障碍,以及逐渐出现的吞咽、构音困难,进展十分缓慢。

（2）远端型肌营养不良:亦属常染色体显性遗传病,10~50 岁起病,主要症状为四肢远端肌肉萎缩无力,以伸肌群最为明显。

【辅助检查】

1. 血清酶学检测 主要包括肌酸激酶（creatine kinase,CK）、乳酸脱氢酶（lactate dehydrogenase,LDH）和肌酸激酶同工酶（creatine kinase-MB,CK-MB）。不同的临床类型和病程者,血清肌酶的升高率和升高幅度差异较大,以早期 DMD、BMD 和 LGMD 者升高最显著。

2. 肌电图检查 具有典型的肌源性损害的表现。静息时可见纤颤波和正锐波;轻收缩时可见运动单位时限缩短,波幅减低,多相波增多;大力收缩时可见强直样放电及病理干扰相。神经传导速度正常。

3. 心电图检查 DMD、EDMD 患者常有心肌损害、心律失常和心脏传导阻滞等异常表现。

4. 肌肉 MRI 检查 MRI 在各型病变中显示有轻重不等的肌肉信号改变,且与临床症状及病程相关。

5. 肌肉活检 大多数患者的肌肉活检均表现为肌肉坏死和再生,间质脂肪和结缔组织增生的共性特点。采用免疫组化方法使用特异性抗体可以检测肌细胞中的特定蛋白质是否存在,可以诊断和鉴别不同类型的进行性肌营养不良。

6. 基因检测 可采用 PCR、MLPA、印迹杂交、DNA 测序等方法检测基因突变,进行基因诊断。

【诊断及鉴别诊断】

1. 诊断要点 根据典型的临床症状和体征、生化检查、肌电图和肌肉活检等特点,如有遗传家族史则诊断不难确定。必要时还可进行基因检测或采用特异性抗体对肌肉组织进行免疫组化检测,以明确诊断。

2. 鉴别诊断

(1) 少年型近端脊髓性肌萎缩:一般为幼年至青春期起病,表现为四肢近端肌萎缩和肌无力呈进行性加重,但血清肌酸激酶正常或仅轻度升高,多伴有肌束震颤。肌电图呈广泛性脊髓前角细胞损害,可资鉴别。

(2) 多发性肌炎:一般进展较快,肌无力的程度比肌萎缩明显,常有肌痛,未见肌肉假性肥大及家族遗传史,且应用糖皮质激素治疗效果较好。肌肉活检符合肌炎改变,可资鉴别。

(3) 重症肌无力:肌力弱呈波动性和易疲劳性特点,新斯的明试验阳性,肌电图的低频重复电刺激出现递减现象,与眼咽型肌营养不良可鉴别。

【治疗】

进行性肌营养不良迄今无特异性治疗,只能对症治疗及支持治疗。此外,做好遗传咨询、提高基因携带者的检出率以及产前诊断和选择性流产,可以减少和预防本病的发生。

1. 对症和支持治疗 包括维生素 E、肌苷、肌生注射液及三磷腺苷等。

2. 糖皮质激素可以暂时改善 DMD 患者症状。

3. 基因治疗及干细胞移植治疗有望成为有效的治疗方法。

4. 中医药治疗 中医认为本病与"先天之本"肾的关系最密切,同时疾病的进展又与"后天之本"脾胃的气血生化功能息息相关,故中医辨证施治以调补脾肾为主要原则。中成药可选用金匮肾气丸、健步虎潜丸、补中益气丸、八珍丸等。配合针灸及按摩,对患者各关节进行充分被动运动,可延缓更严重的肌无力、肌萎缩和关节挛缩的发生。

5. 康复治疗 物理治疗和作业治疗可预防及改善脊柱畸形和关节挛缩,对维持躯体运动功能很重要。

【预后】

进行性肌营养不良由于没有特效的治疗方法,病情逐渐进展,多数预后差。DMD 患者20 多岁死于肺炎或心力衰竭。BMD、FSHD、眼咽型和远端型肌营养不良患者的预后较好,部分患者可接近正常生命年限。

第三节 周期性瘫痪

周期性瘫痪(periodic paralysis)是一组与钾离子代谢有关的肌病,临床上以反复发作的骨骼肌弛缓性瘫痪为特征。肌无力可持续数小时或数周,发作间歇期完全正常。根据发作时血清钾的浓度,分为低钾型、高钾型和正常钾型三类,临床中以低钾型多见。由甲状腺功能亢进、醛固酮增多症、肾衰竭和代谢性疾病所致低钾而瘫痪者称为继发性周期性瘫痪。本节介绍低钾型和高钾型周期性瘫痪。

一、低钾型周期性瘫痪

低钾型周期性瘫痪(hypokalemic periodic paralysis)临床上以发作性肌无力、血清钾降低、补钾后能迅速缓解为特征。为常染色体显性遗传或散发的疾病,我国以散发多见。

【病因及发病机制】

低钾型周期性瘫痪的致病基因位于 1 号染色体长臂(1q31-32),为编码肌细胞钙离子通道 α-1 亚单位的基因突变而致病。α-1 亚单位基因编码肌细胞二氢吡啶敏感的 L 型钙离子通道蛋白,通过调控肌质网钙离子的释放而影响肌肉兴奋 - 收缩耦联。肌无力在饱餐后休息中或激烈活动后休息中最容易发作,注射胰岛素、肾上腺素或者大量葡萄糖也能诱发。

发病机制尚不清楚,普遍认为与钾离子浓度在骨骼肌细胞膜内、外的波动有关。当肌膜两侧钾离子浓度比例正常时,才能维持正常静息电位,对乙酰胆碱的去极化产生正常反应。当细胞外钾离子浓度降低时,肌膜处于轻度去极化状态,肌细胞兴奋性降低,出现肌肉瘫痪。也有学者认为此时肌膜持续缓慢去极化,不能有效激活 Na^+ 通道,出现去极化阻滞。

【病理】

主要变化是肌浆网空泡化,肌原纤维被圆形和卵圆形空泡分隔,空泡内含透明的液体及少数糖原颗粒。电镜下可见空泡由肌浆网终末池和横管系统扩张所致。发作间歇期上述病理改变可恢复,但不完全,故肌纤维间仍可见数目不等的小空泡。

【临床表现】

1. 任何年龄均可发病,男女比例约为 3∶1,以 20~40 岁男性多见,随年龄增长有自发缓解趋势。

2. 常于饱餐后夜间睡眠中或清晨起床时发现肢体对称性无力或完全瘫痪。肌无力一般于数小时至 1~2 天内达到高峰,常为双侧对称,下肢重于上肢,近端重于远端。瘫痪肢体肌张力低,腱反射减弱或消失。可伴有颈肌无力,但脑神经支配的肌肉一般不受累,膀胱直肠括约肌很少受累。少数严重病例可发生呼吸肌麻痹、心动过速或过缓等心律失常而危及生命。部分患者有主观感觉异常,如酸痛、麻木等,但无感觉障碍的客观体征。

3. 每次发作持续数小时至数日,长则 1 周左右,最早受累的肌肉最先恢复。发作频率不等,一般数周或数月一次,个别病例每天均有发作,也有数年一次甚至终身仅发作一次。发作间期一切正常。

4. 饱餐、酗酒、高钠盐饮食、高碳水化合物饮食、疲劳、寒冷、精神刺激等均可诱发或加重该病。伴甲状腺功能亢进的周期性瘫痪发作频率较高,每次持续时间短,常在数小时至 1 天之内。甲状腺功能亢进症控制后,发作频率减少。

【辅助检查】

1. 血清钾检测　发作期常低于 3.5mmol/L,间歇期正常。

2. 心电图检查　呈典型的低钾型改变,U 波出现,T 波低平或倒置,P-R 间期和 Q-T 间期延长,QRS 波增宽,ST 段下降。

3. 肌电图检查　运动单位电位时限短、波幅低,完全瘫痪时运动单位电位消失,电刺激无反应。膜静息电位低于正常。

【诊断及鉴别诊断】

1. 诊断要点　根据突发的四肢弛缓性瘫痪,近端为主,无脑神经支配肌肉损害,无感觉障碍,结合检查发现低血钾,心电图呈低钾型改变,补钾后迅速好转等不难诊断。有家族史者更支持诊断。

2. 鉴别诊断

(1) 高钾型周期性瘫痪:本病一般在 10 岁以前发病,尤以白天运动后发作频率较高。肌无力症状持续时间短,血钾增高,可自行缓解,或降血钾治疗后好转。

(2) 重症肌无力:本病症状呈波动性,晨轻暮重,疲劳试验及新斯的明试验阳性。血清钾正常,肌电图重复神经刺激检查可鉴别。

(3) 吉兰 - 巴雷综合征:本病呈四肢弛缓性瘫痪,伴有周围性感觉障碍和脑神经损害,脑脊液蛋白 - 细胞分离现象,肌电图示神经源性损害,不难鉴别。

(4) 癔症性瘫痪:起病较急,富于暗示性,多有明显的精神因素;被动活动常有明显抵抗,腱反射活跃,检查未见器质性损害神经体征。

(5) 继发性低血钾:散发病例应与可反复引起低血钾的疾病鉴别,如甲状腺功能亢进症、原发性醛固酮增多症、肾小管酸中毒、失钾性肾炎、腹泻、药源性低钾麻痹等。这些疾病均有原发病的其他特殊症状可资鉴别。

【治疗】

1. 治疗以口服补钾为主。急性发作时可口服 10% 氯化钾或 10% 枸橼酸钾 40~50ml,24 小时内再分次口服,每日总量不超过 10g。严重病例或不耐受口服者可以静脉滴注氯化钾以纠正低血钾状态,一般每小时滴注氯化钾不超过 0.75g。

2. 对发作频繁者,发作间期可口服钾盐 1g,每日 3 次;或螺旋内酯 200mg,每日 2 次以预防发作。低钠高钾饮食也有助于减少发作。

3. 呼吸肌麻痹者应予辅助呼吸,严重心律失常者应积极纠正。伴有甲状腺功能亢进者应进行相应治疗。

4. 应避免各种诱因,如避免过度劳累、寒冷及精神刺激,平时少食多餐,忌浓缩高碳水化合物饮食,并限制钠盐。

5. 中医药治疗 本病在中医学中属“痿证”范畴。中医病因病机与肝肾亏虚、脾虚失运、湿邪浸淫、阴伤气耗等有关。治疗分别予补益肝肾,强壮筋骨之虎潜丸;益气补脾,健运升清之补中益气汤;健脾渗湿,扶正祛邪之参苓白术散;益气养血之八珍汤。

【预后】

预后良好,随年龄增长发作次数趋于减少。

二、高钾型周期性瘫痪

高钾型周期性瘫痪为常染色体显性遗传病,1951 年由 Tyler 首先报道,较少见,基本上限于北欧国家。

【病因及发病机制】

高钾型周期性瘫痪的致病基因位于第 17 号染色体长臂(17q13),由于骨骼肌膜钠通道的 α- 亚单位基因(SCN4A)的点突变,导致氨基酸的改变,如 Thr704Met、Ser906Thr 等,引起膜对钠的通透性增加或肌细胞内钾、钠转换能力缺陷,钠内流增加,钾离子从肌细胞内转移到细胞外,使细胞外钾离子浓度升高;由于钠的持续内流,膜不能正常复极而呈持续去极化,肌细胞膜正常兴奋性消失,产生肌无力。

【病理】

肌肉活组织检查与低钾型周期性瘫痪的改变相同。

【临床表现】

1. 多在 10 岁前起病,男性居多,饥饿、寒冷、剧烈运动和钾盐摄入可诱发肌无力发作。

2. 肌无力从下肢近端开始,然后影响到上肢、颈部肌和脑神经支配肌肉,呼吸肌偶可累及。瘫痪程度一般较轻,但常伴有肌肉痛性痉挛;部分患者伴有眼外肌、面肌、舌肌、手肌的强直发作,肢体放入冷水中容易出现肌肉僵硬;无感觉障碍。每次持续时间短,约数分钟到 1 小时。发作频率为每天数次到每年数次。

【辅助检查】

1. 生化检查　血清钾发作时浓度升高甚至达 7~8mmol/L,尿钾排出增加,血清酶如肌酸激酶(CK)可正常或升高。

2. 心电图检查　呈高血钾改变,如 T 波高尖、P 波降低或消失,QRS 波改变等。

3. 肌电图检查　可见纤颤电位和肌强直电位,在肌无力高峰时,肌电图可呈电静息,随意运动或电刺激均无动作电位出现。

【诊断及鉴别诊断】

1. 诊断要点　根据发作性肌无力伴肌强直,无感觉障碍和高级神经活动异常,血钾含量增高及家族史,易于诊断。

2. 鉴别诊断　应注意与低钾型周期性瘫痪和正常钾型周期性瘫痪相鉴别。另外尚需与肾功能不全、肾上腺皮质功能下降、醛固酮缺乏症和药物性高血钾瘫痪鉴别。

【治疗】

1. 多数患者症状较轻,不必特殊处理。

2. 严重发作时可用 10% 葡萄糖酸钙静注,或者 10% 葡萄糖 500ml 加胰岛素 10~20U 静滴以降低血钾。也可用呋塞米排钾。

3. 预防发作可给予高碳水化合物饮食,勿过度劳累,避免寒冷刺激,或口服氢氯噻嗪等药物帮助排钾。

4. 中医药治疗　与低钾型周期性瘫痪相同。

【预后】

多数病例在 30 岁左右趋于好转,逐渐终止发作。

第四节　多发性肌炎

多发性肌炎(polymyositis,PM)是一组由多种病因引起的骨骼肌炎症性疾病,临床上急性或亚急性起病,主要表现为对称性四肢近端肌肉无力伴压痛,血清肌酶增高。若病变同时累及皮肤时称为皮肌炎(dermatomyositis,DM)。

【病因及发病机制】

PM 和 DM 确切病因尚不明确,可能与免疫异常、病毒感染和遗传因素有关。PM 发病主要与细胞毒性介导的免疫反应有关,T 淋巴细胞可直接导致肌纤维的破坏,而细胞间黏附分子、白细胞介素 -1α 与炎症细胞的浸润有关。DM 发病机制则主要与体液免疫异常有关,肌组织内微血管直接受累,其上可见 IgM、IgG 和 C_3、C_{5b-9} 膜攻击复合物形成。推测 DM 可能是一种补体介导的微血管病,肌纤维的损害是继发改变。

目前尚不清楚可直接诱发 PM 和 DM 的自身免疫异常因素,可能病毒感染后启动机体对某些病毒肽段的免疫应答,而肌细胞中某些蛋白的肽段结构与这些病毒肽段相似,通过交叉免疫启动自身免疫反应,或某种病原体感染机体后,改变了肌纤维或内皮细胞的抗原性,引发免疫反应。此外,遗传因素可能增加易患性,在高加索人中,HLA-DR52 几乎见于所有 PM 患者,约半数患者与 HLA-DR3 相关;也有关于多发性肌炎家族的报道。

【病理】

PM 主要为骨骼肌的炎性改变,肌纤维变性、坏死、萎缩、再生和炎症细胞浸润,浸润的炎症细胞主要是 CD8$^+$T 淋巴细胞、单核细胞和少量 B 淋巴细胞,呈灶状或散在分布于肌内膜,也可位于肌束膜和血管周围。DM 主要为束周肌纤维萎缩、微血管病变和炎症细胞浸润,浸润的炎症细胞主要是 CD4$^+$T 淋巴细胞和 B 细胞,主要聚集在肌束膜和血管周围。晚期 PM 和 DM 的肌纤维多破坏消失,完全被纤维组织取代。

【临床表现】

发病年龄不限,但儿童和成人多见,女性多于男性。发病前可有低热或感染史,起病呈急性或亚急性,病情逐渐加重,几周或几月达高峰。

1. 肌肉无力 首发症状通常为对称性四肢近端无力,表现为上楼、起蹲、双臂上举、梳头等困难;颈肌无力出现抬头困难;咽喉肌无力表现为构音、吞咽困难;呼吸肌受累则出现胸闷、气短;眼外肌一般不受累。常伴有关节、肌肉痛。肌无力可持续数年。查体可见四肢近端肌肉无力、压痛,晚期有肌肉萎缩和关节挛缩。

2. 皮肤损害 DM 患者可见皮肤损害,皮疹多先于或与肌肉无力同时出现。典型的皮疹为眶周和上下眼睑水肿性淡紫色斑,以及四肢关节伸面水肿性红斑(Gottron 征),其他皮肤损害还包括日光过敏性皮疹、面部蝶形红斑等。

3. 其他临床表现 消化道受累出现恶心、呕吐、痉挛性腹痛。心脏受累出现晕厥、心律失常、心衰。肾脏受累出现蛋白尿和血尿。约 1/3 患者合并其他自身免疫性疾病,如类风湿关节炎、系统性红斑狼疮。少数患者伴发恶性肿瘤,多见于 50 岁以上者。

【辅助检查】

1. 生化检查 急性期周围血白细胞增高,红细胞沉降率增快;绝大多数患者血清 CK、LDH 等肌酶明显增高,增高程度与病变严重程度相关。肌炎特异性抗体(myositis specific antibodies,MSAs)Jo-1、PL-7 升高,1/3 患者类风湿因子和抗核抗体阳性。

2. 尿检测 24 小时尿肌酸增高,这是肌炎活动期的一个指标,部分患者出现肌红蛋白尿,提示肌肉急性坏死。

3. 肌电图检查 可见自发性纤颤电位和正向尖波,多相波增多,呈肌源性损害表现。

4. 肌肉活检 可见不同程度的肌肉坏死、再生和炎症细胞浸润;皮肌炎患者可见明显血管病变,血管周围有炎症细胞浸润。

【诊断及鉴别诊断】

1. 诊断要点

(1)四肢近端肌无力伴压痛,颈肌、咽喉肌均可受累;

(2)血清肌酶增高,特别是 CK 增高明显;

(3)肌电图呈肌源性损害;

(4)肌肉活检可见肌纤维坏死、再生及炎症细胞浸润。

符合上述 4 条者可以确诊为多发性肌炎。具有上述 3 条以上并伴有典型皮疹者可以诊断皮肌炎。

2. 鉴别诊断

(1)肢带型肌营养不良:有四肢近端肌无力,但不伴有肌肉压痛;血清肌酶增高、肌肉活检示脂肪变性而无明显的炎症细胞浸润等特点,可与本病相鉴别。

(2)重症肌无力:多发性肌炎借助血清 CK 常明显增高,病情无明显波动,抗胆碱酯酶药物治疗不敏感,与重症肌无力鉴别。

【治疗】

急性期应卧床休息,适当体疗以防止并发症和肌肉挛缩。

1. 皮质类固醇 为治疗多发性肌炎的首选药物。泼尼松 1~1.5mg/(kg·d),清晨顿服,最大剂量 100mg/d;一般治疗 4~6 周后临床症状改善,CK 下降接近正常。之后逐渐减量,一般每 2 周减 5mg,至 30mg/d 时改为每 4~8 周减少 2.5~5mg,最后维持量 10~20mg/d,维持 1~2 年。急性重症患者可首选大剂量甲泼尼龙 1 000mg 静滴,1 次/天,连用 3~5 天,然后逐步减量。应特别注意皮质类固醇剂量不足时肌炎症状不易控制,减量太快症状易波动;同时注意长期使用激素应预防其不良反应,予以低糖、低盐、高蛋白饮食,适当使用抗酸剂保护胃黏膜,注意补钾、补钙。

2. 免疫抑制剂 当激素治疗不满意时加用,首选甲氨蝶呤,其次为硫唑嘌呤、环磷酰胺、环孢素 A。用药期间注意白细胞减少和定期监测肝肾功能。

3. 免疫球蛋白 急性期与其他治疗联合使用,效果较好。免疫球蛋白 1g/(kg·d)静滴,连续 2 天;或 0.4g/(kg·d)静滴,每月连续 5 天。4 个月为一疗程,不良反应为恶心、呕吐、头晕,能自行缓解。

4. 中医药治疗 本病在中医学中属"痿证""痹证"等范畴,中医病因病机与湿热浸淫、脾胃虚弱、肝肾阴虚等有关。治疗分别予清热利湿,通利筋脉之四妙汤;益气健脾,以资化源之参苓白术散;滋补肝肾之六味地黄丸。

【预后】

多发性肌炎多数治疗效果良好,约半数患者可基本痊愈。儿童预后较好,伴肿瘤的老年患者预后差。

●（贺　君）

复习思考题

1. 试述假肥大性肌营养不良的分型与临床表现。
2. 低钾型周期性瘫痪的诊断是什么?
3. 多发性肌炎的诊断要点是什么? 如何治疗?

第十三章

自主神经系统疾病

学习目标

1. 掌握雷诺病、红斑性肢痛症的临床表现及诊断标准。

2. 熟悉红斑性肢痛症与雷诺病、血栓闭塞性脉管炎、糖尿病周围神经病的鉴别。

3. 了解自主神经系统疾病范围;雷诺病的处理原则;红斑性肢痛症的辅助检查、对症治疗。

第一节 概 述

自主神经系统(automatic nervous system)主要支配心肌、平滑肌、内脏活动及腺体分泌,属于不随意运动,不受意志所控制,所以称为自主神经。自主神经由交感神经和副交感神经两大系统组成,两者在大脑皮质及下丘脑的支配和调节下,相互协调、相互拮抗,共同调节正常生理功能,维持机体内环境的稳定。

自主神经系统是神经系统不可分割的一部分,它与全身内脏、血管、腺体、糖、水、盐、脂肪代谢以及体温、睡眠、血压调节等均有关系,因此中枢或周围神经病变时常常伴有自主神经功能障碍的症状,而全身各系统的病变时也有自主神经功能障碍的表现。本章主要介绍常见的以自主神经功能障碍为突出表现的疾病。

第二节 雷 诺 病

雷诺病(Raynaud disease,RD)又称肢端动脉痉挛症(artery spasm symptom of limb),是阵发性肢端小动脉痉挛而引起的局部缺血现象,多见于青年女性,寒冷或情绪激动可诱发。表现为四肢末端(手指为主)对称性皮肤苍白、发绀、继之皮肤发红,伴感觉异常(指或趾疼痛)。

【病因及发病机制】

雷诺病的病因及发病机制不清。可能与以下因素有关:

1. 交感神经功能紊乱 当受到寒冷等刺激时,指、趾血管痉挛性或功能性闭塞引起肢端局部缺血,皮肤苍白;血管扩张时局部血液淤滞引起皮肤发绀。

2. 血管敏感性因素 肢端动脉本身对寒冷的敏感性增加所致。

3. 血管壁结构因素 血管壁组织结构改变可引起正常血管收缩或对血中肾上腺素出现异常反应。

4. 遗传因素 某些患者的家系中常有出现血管痉挛现象的亲属。

【病理】

早期或病情较轻者,指(趾)动脉壁可无明显病理改变。后期或病情严重者可发现小动脉内膜增生、肌层纤维化、血管壁增厚、管腔狭窄,甚至少数患者管腔闭塞或血栓形成,并伴有局部组织营养障碍。随着血栓的形成和机化,毛细血管迂曲、扭转,动脉痉挛性狭窄,静脉则呈扩张充血状态。

【临床表现】

1. 多发于20~30岁的青年女性,男女比例约为1:5,大多为冬季发病。寒冷、情绪变化可诱发,出现四肢末端(手指为主)对称性皮肤苍白、发绀、继之皮肤发红,伴感觉异常(指或趾疼痛)。

2. 典型临床表现发作可分为三期:①缺血期:当环境温度降低或情绪激动时,两侧手指或足趾、鼻尖、外耳对称性地从末端开始苍白、僵冷、肢端皮温降低,同时皮肤出冷汗,系小动脉痉挛所致。常伴有蚁行感、麻木感或疼痛感,常持续数分钟至数小时。②缺氧期:局部缺血期继续,同样有感觉障碍和皮温降低,肢端青紫,疼痛,持续数小时至数日后消退或转入充血期。③充血期:动脉充血,皮肤温度上升,皮肤潮红,然后恢复正常。也有部分患者开始即出现青紫而无苍白或苍白后即转为潮红,也可由苍白或青紫之后即恢复正常。

3. 查体除指(趾)发凉、手部多汗外,其余多正常。桡动脉、尺动脉、足背动脉及胫后动脉搏动均存在。

4. 该病早期仅1~2个手指受累,后期则多个手指受累并累及足趾。有些患者可累及鼻尖、外耳、面颊、舌、口唇、胸部及乳头等。晚期指尖偶有溃疡或坏疽,肌肉可有轻度萎缩。

【辅助检查】

1. 激发试验

(1)冷水试验:指(趾)浸入4℃冷水中1分钟,75%可诱发颜色变化,或将全身暴露于寒冷环境,同时将手浸于10~15℃水中,发作的阳性率更高。

(2)握拳试验:双手握拳1.5分钟松开手指后,部分患者可出现发作时的颜色改变。

2. 彩色多普勒超声 寒冷刺激时可发生手指的血流量减少。

3. 指动脉造影 分别在冷刺激前后做指动脉造影,如发现血管痉挛,可动脉内注射盐酸妥拉唑啉后再次造影,了解血管痉挛缓解情况。造影可以显示动脉内膜粗糙、管腔狭窄,偶见动脉闭塞。

4. 其他 红细胞沉降率应作为常规检查,如增快则支持继发性雷诺现象。

【诊断及鉴别诊断】

1. 诊断要点

(1)典型的临床表现即寒冷及情绪改变可诱发,双侧受累,以手指多见,界限分明的苍白、青紫及潮红等变化;典型发病年龄、性别。

(2)病史2年以上。

(3)无其他引起血管痉挛发作疾病的证据。

2. 鉴别诊断 雷诺现象(Raynaud phenomenon,RP):是指继发于其他疾病的肢端动脉痉挛现象,常见于血栓闭塞性脉管炎、自体免疫性疾患(硬皮病、皮肌炎、系统性红斑狼疮、类风湿关节炎及结节性动脉炎)等,亦可见于脊髓空洞症、前斜角肌综合征和铅、砷中毒性周围神经炎患者(表13-1)。

【治疗】

治疗的目的是预防发作,缓解症状,防止肢端溃疡发生。尽量减少肢体暴露在寒冷中的

表 13-1　雷诺病与雷诺现象的鉴别

特点	雷诺病	雷诺现象
起病	20~30 岁	30~40 岁
性别	绝大多数为女性	男性发病较多
严重程度	较轻	较严重
组织坏死	少见	常见
分布	对称、双手和双足	非对称
甲皱毛细血管	正常	扩张、管腔不规则、血管襻增大
病因	不明	结缔组织病,血管性及神经血管性疾病 高凝状态,血液病,肿瘤,药物,损伤等

机会,最好在气候温暖和干燥的环境工作;避免精神紧张和情绪激动;加强锻炼,提高机体耐寒能力。

1. 预防发作　①注意保暖,不限于手足,注意全身保暖;②避免指(趾)损伤及引起溃疡;③吸烟者应绝对戒烟;④有条件时可做理疗,冷、热交替治疗。

2. 药物治疗　经一般治疗无效,血管痉挛发作影响患者日常生活或工作,以及出现了指(趾)营养性病变时应考虑药物治疗。

(1) 钙通道拮抗剂:能使血管扩张,增加血流量。硝苯地平:为治疗首选药物,口服每次 10~20mg,每日 3 次。不良反应为面部发红、发热、头痛、踝部水肿、心动过速等。为减轻不良反应可使用硝苯地平缓释剂,如不能应用缓释剂,可选用尹拉地平或氨氯地平。

(2) 血管扩张药:长期以来一直作为主要治疗药物,对原发性者疗效较好,对病情较重的患者疗效较差。①草酸萘呋胺:口服每次 0.2g,每日 3 次;②烟酸肌醇酯:可缩短发作时间及减少发作次数,但服药 3 个月后疗效才明显,用法为每次 0.6g,每日 3 次口服;③利血平:0.25mg/d,分 3 次口服,也可动脉内给药,但疗效并不优于口服;④甲基多巴:可用于痉挛明显或踝部水肿者,250mg,口服每日 3 次;⑤盐酸妥拉唑啉:口服每次 25~50mg,每日 3 次,局部如有疼痛或溃疡形成,用药后无不良反应可加至 100mg,每日 3 次;⑥罂粟碱:口服每次 30~60mg,每日 3 次。

(3) 前列腺素:前列环素(PGI$_2$)和前列地尔(PGE$_1$)具有较强的扩张血管和抗血小板聚集作用,对难治者疗效较好。PGI$_2$ 类药,如伊洛前列素,用法为每分钟 0.5~2μg/kg,静滴持续 5~12 小时,3~5 天为一个疗程,大多数患者疗效可持续 6 周到半年。此药目前作为治疗的次选。

(4) 其他药物治疗:严重坏疽继发感染者,应合理使用抗生素治疗。伴发严重硬皮病的患者可用低分子右旋糖酐静脉滴注。巴比妥类镇静药及甲状腺素也有减轻动脉痉挛作用。充血期的治疗主要以调整自主神经药物为主,常用药物有 B 族维生素及谷维素等。

(5) 中医药治疗:以活血助阳为主,可用黄芪桂枝五物汤等。

(6) 针灸治疗:通络活血,取穴:极泉、阳池、照海、三阴交。配穴:上肢病变加手三里、内关、小海、十宣;下肢病变加环跳、秩边、阳陵泉。手十宣和足趾尖用消毒三棱针点刺出血,余穴运用灸法及温针灸法。

3. 其他治疗　①外科治疗:对病情严重、难治性患者,可考虑下肢交感神经切除术,或应用长效普鲁卡因阻滞;②血浆置换治疗;③条件反射和生物反馈疗法等。

第三节　红斑性肢痛症

红斑性肢痛症(erythromelalgia)是一种以肢端皮肤阵发性、非感染性皮温升高、潮红、肿胀,并产生剧烈烧灼样疼痛的阵发性血管扩张性疾病,以足趾、足底为著,环境温度升高可诱发或加剧,温度降低可使疼痛缓解。

【病因及发病机制】

本病通常分为原发性红斑性肢痛症、继发性红斑性肢痛症和遗传性红斑性肢痛症。原发性可在任何年龄起病;继发性则多见于红细胞增多症、血小板增多症等血液系统疾病和自身免疫性疾病,也可见于多发性硬化、脊髓疾病、糖尿病、AIDS等疾病;遗传性红斑性肢痛症是常染色体显性遗传性疾病,多有家族史。

本病的病因和发病机制尚不清楚。目前研究表明,由于微循环调节功能障碍,毛细血管前括约肌持续收缩,动静脉短路,局部血液灌注量增加,营养通路血管内灌注量不足,引起局部组织缺血缺氧,最终出现患处组织高灌注和缺血缺氧并存的现象,引起皮肤红肿、温度升高和剧痛,组织代谢产物使血管扩张,灌注增加,进一步加重症状。

【临床表现】

多见于青年,夏季发病,冬季缓解。

1. 表现为双侧肢端对称出现皮肤阵发性皮温升高,皮肤潮红、肿胀和剧烈疼痛。疼痛为阵发性烧灼痛,以夜间明显、次数增多,可持续数分钟、数小时或数日。疼痛以双足最为常见,少数患者可以仅见于单侧。

2. 温热、活动、肢端下垂或长时间站立可引起或加剧疼痛发作。冷水浸足、休息或抬高患肢,疼痛可减轻和缓解。因此患者喜欢温度较低的环境,不愿穿袜或戴手套。病情进展缓慢。

3. 严重患者可因营养障碍而出现溃疡或坏疽。病变区可有感觉过敏,一般无感觉障碍和运动障碍。

4. 体检。发作期可见患处皮肤血管扩张,潮红,压之红色可暂时消失,温度升高,轻度肿胀和多汗,足背动脉与胫后动脉搏动略增强。反复发作者可见皮肤与指甲变厚。

【诊断及鉴别诊断】

1. 诊断要点

(1) 成年期发病,出现肢端对称以足为主的阵发性红、肿、热、痛。

(2) 无局部感染及炎症。

(3) 受热、站立和运动后疼痛加剧,冷敷、抬高患肢和休息后疼痛减轻。

(4) 原发性及遗传性需排除可引起继发性红斑性肢痛症的原发病。

2. 鉴别诊断　对于每个首发病例,应积极排除血栓闭塞性脉管炎、糖尿病周围神经病及雷诺病等。红斑性肢痛症有时是红细胞增多症、血小板增多症等疾病的首发症状,应注意鉴别。

(1) 雷诺病:多见于青年女性,是由肢端局部缺血所致,寒冷是主要诱因。临床表现主要为苍白、发绀、潮红及局部温度低。

(2) 血栓闭塞性脉管炎:多见于中青年男性,20~40岁发病,多在寒冷季节发病,主要表现为血流不足的症状。可分为局部缺血期、营养障碍期及坏疽期。出现间歇性跛行、皮肤苍白、发绀及足背动脉搏动减弱(或消失)、足部干性坏疽、溃疡等表现,疼痛较剧烈。

笔记栏

（3）糖尿病周围神经病：起病缓慢，可累及任何周围神经，一般下肢重于上肢，以疼痛或感觉障碍为主，夜间明显。

（4）小腿红斑病：寒冷为发病诱因，红斑以小腿为主，无明显疼痛。

【治疗】

1. 一般治疗 急性期应卧床休息，抬高患肢，局部冷敷可暂时缓解疼痛。急性期后，应避免过热和任何引起局部血管扩张的刺激。

2. 药物治疗

（1）阿司匹林：对继发于血小板增多症等血液疾病的红斑性肢痛症患者，可口服小剂量阿司匹林 50~100mg/d。

（2）5-羟色胺再摄取抑制剂：部分患者对此类药物极为敏感，如文拉法辛（venlafaxine）口服 18.75~75mg，每日 2 次，或舍曲林口服 25~200mg，每日 1 次。

（3）前列腺素：可松弛毛细血管前括约肌，改善营养通路内的血液循环，缓解症状，口服米索前列醇（misoprostol）400μg，每日 2 次，或 PGE_1、PGI_2 静滴，从小剂量开始，逐渐增大剂量。

（4）β-受体阻滞剂：普萘洛尔（propranolol），20~30mg，口服，每日 3 次。可减轻大部分患者疼痛。

（5）三环类抗抑郁药物（阿米替林、丙米嗪）、钙通道拮抗剂（尼莫地平、地尔硫䓬）、加巴喷丁、氯硝西泮、血管收缩剂、激素、自主神经调节剂、维生素类及利血平与氯丙嗪联合应用等，也对红斑性肢痛症患者有治疗作用。

3. 中医药治疗

（1）中药疗法：中医学中无此专有病名，一般归属于"血痹"等范畴，以疏肝行气，清热理血为原则，如加味龙胆泻肝汤等；局部可以应用清热解毒凉血中草药外敷患处。

（2）针灸疗法：以活血凉血通络为法，病变在下肢取三阴交、昆仑、太冲、内庭、侠溪等；病变在上肢取曲池、外关、合谷、内关等，针用泻法。体质较弱者可加温针灸。

4. 物理疗法 用超声波或超短波治疗，也可用短波紫外线照射的方法。

5. 封闭疗法 ①踝上环状封闭；②骶部硬膜外封闭；③腰交感神经节阻滞。

6. 外科治疗 个别病例各种治疗无效的、疼痛明显的可选外科手术治疗。

7. 对于继发性红斑性肢痛症患者，应同时积极治疗原发疾病。

（纪孝伟）

复习思考题

1. 雷诺病与雷诺现象有何区别？雷诺病的临床表现是什么？如何防治？
2. 红斑性肢痛症的诊断依据是什么？

第十四章

睡眠障碍

笔记栏

PPT 课件

📝 **学习目标**

1. 掌握睡眠障碍的分类;本章疾病的临床表现、诊断及治疗。
2. 熟悉本章疾病的病理、鉴别诊断、辅助检查。
3. 了解本章疾病的病因及发病机制和预后。

第一节 概 述

睡眠是维持机体健康以及中枢神经系统正常功能必不可少的生理过程。如果睡眠障碍性疾病不及时控制,将会导致机体产生一系列的病理生理变化,诱发严重的躯体和心理疾病。睡眠障碍已经成为当今社会极为普遍的一种疾病。引起睡眠障碍的原因包括生理、心理、环境因素、精神疾病、躯体疾病以及药物等。《睡眠障碍国际分类》第2版(ICSD-2)中,睡眠障碍包括8大类:失眠;睡眠相关呼吸障碍;中枢性过度睡眠;昼夜节律性睡眠障碍;异态睡眠;睡眠相关运动障碍;孤立的症状、表面上正常的变型和未解决的问题;其他睡眠障碍。

第二节 失 眠

失眠(insomnia)通常指患者对睡眠时间和/或睡眠质量不满足并影响日间社会功能的一种主观体验,是最常见的睡眠障碍性疾患。

【病因及分类】

失眠按病因可分为原发性失眠和继发性失眠两类,原发性失眠通常缺少明确病因,或在排除可能引起失眠的病因后仍遗留失眠症状,主要包括心理生理性失眠、特发性失眠和主观性失眠3种类型。原发性失眠缺乏特异性指标,当可能引起失眠的病因被排除或治愈后仍遗留失眠症状时可考虑为原发性失眠。继发性失眠可由躯体疾病、精神障碍、滥用药物等原因引起,与睡眠呼吸紊乱、睡眠运动 障碍等疾病相关。失眠常与其他疾病同时发生,有时难以确定这些疾病与失眠之间的因果关系,故近年来提出共病性失眠的概念,用以描述那些同时伴随其他疾病的失眠。

失眠按病程分为急性失眠(病程<1个月)、亚急性失眠(病程≥1个月,<6个月)、慢性失眠(病程≥6个月)。

【临床表现】

失眠主要临床表现为入睡困难(入睡时间超过 30 分钟)、睡眠维持障碍(整夜觉醒次数 ≥2 次)、早醒、睡眠质量下降和总睡眠时间减少(通常少于 6 小时),同时伴有日间功能障碍如出现日间困倦疲劳、注意力不集中、记忆力减退,伴有紧张、不安、强迫、情绪低落,多数患者因过度关注自身的睡眠问题产生焦虑,而焦虑又可加重失眠,形成恶性循环。

【诊断】

根据 ICSD-2,诊断标准如下:

1. 主诉入睡困难、睡眠维持困难、早醒、长期非恢复性睡眠,或者睡眠质量不佳。对于儿童睡眠障碍通常由其看护者发现,主要表现为就寝初始时抗拒或者不能独自入睡。

2. 上述睡眠障碍发生在有充分机会和条件睡眠的情况下。

3. 患者至少具有下列 1 条与夜间睡眠障碍相关的日间功能损害:

(1) 疲劳或者乏力。

(2) 注意力不集中或记忆力下降。

(3) 社交或职业能力下降或者学习能力下降。

(4) 情绪不稳或易激惹。

(5) 日间困倦。

(6) 动力、精力或原动力不足。

(7) 工作或驾驶时有发生错误 / 事故的倾向。

(8) 因睡眠不足导致紧张性头痛或胃肠道症状。

(9) 对睡眠的担心和焦虑等。

【评估与辅助检查】

失眠的检查主要有 3 个方面,即临床评估、量表测评及客观评估。

1. 临床评估　详细的病史采集,临床医师需仔细询问病史,包括具体的睡眠情况、用药史及可能存在的物质依赖,进行体格检查及精神心理状态评估。

2. 量表测评　包括自评与他评失眠相关测评量表:嗜睡量表(ESS)、失眠严重程度指数(ISI)、匹兹堡睡眠质量指数量表(PSQI)、抑郁量表(BECK)、状态特质焦虑问卷(STAI)、疲劳严重程度量表、生活质量问卷(SF-36)、睡眠信仰和态度问卷等。

3. 客观评估　多导睡眠图(polysomnography,PSG)主要用于睡眠障碍的评估和鉴别诊断。对慢性失眠患者鉴别诊断时可以进行 PSG 监测。多导睡眠潜伏期试验用于发作性睡病及日间睡眠过度等疾病的诊断与鉴别诊断。体动记录仪可以在无 PSG 监测条件下作为替代手段评估患者夜间睡眠时间和睡眠模式。

【治疗】

失眠的治疗方法应从病因着手,对症治疗。现代医学对失眠的治疗方法多种多样,主要分为认知和行为治疗与药物治疗。

1. 认知和行为治疗　对于入睡困难性失眠、睡眠维持障碍性失眠和非恢复性睡眠障碍,认知和行为治疗是安全有效的,且应该作为失眠的初始治疗。

(1) 认知疗法(cognitive therapy):采用心理治疗的方法,让患者对睡眠和睡眠的作用形成一个正面且恰当的概念,从而重新建立认知通路。

(2) 认知行为疗法(cognitive behavioral therapy):认知疗法和行为疗法的结合,是针对失眠有效的主要心理行为治疗方法。

(3) 睡眠卫生:帮助患者养成良好的睡眠卫生习惯,是一种常用方法,但尚无肯定证据证明单独进行睡眠卫生教育是一种有效的治疗方法。

（4）放松疗法（relaxation therapy，RT）：包括逐步肌肉放松及引导式意象放松，对于入睡困难性失眠和睡眠维持障碍性失眠均有帮助。

（5）刺激控制疗法（stimulus control therapy，SCT）：采用床和睡眠之间的正面联想取代负面联想。

（6）睡眠限制疗法（sleep restriction therapy，SRT）：通过限制睡眠来提高睡眠的持续性和加强睡眠的驱动力。

（7）矛盾意向：指导患者被动保持清醒，避免任何想要入睡的努力（意象），目的在于减弱行为焦虑。

（8）生物反馈：训练患者通过视觉或听觉的反馈，控制一些生理变化，目的在于减低对身体的激发。

知识链接

失眠的非药物治疗研究

现在对失眠的治疗更倾向于对非药物治疗的研究。包括非药物治疗方法的适应证、疗效和治疗机制，以及继续研究的方向等，都是医学界重视的问题。非药物治疗，适用于许多类型的功能性失眠，包括心理生理性失眠、环境和不良习惯性失眠、睡眠时相延迟综合征和睡眠时相提前综合征。其中，睡眠行为教育、认知治疗、松弛反应训练和调节行为是非药物治疗手段的基础。睡眠约束、光疗可治疗老年人睡眠时相提前综合征，光疗还可以治疗其他功能性和非器质性失眠，控制刺激训练可治疗环境和不良习惯性失眠。

2. 药物治疗 应用原则：从最低有效剂量开始、间断给药（每周 3~5 次）、短期服药（常规用药不超过 3~5 周）、减药缓慢和逐渐停药（每天减掉原药的 25%）。临床上常用药物分为苯二氮䓬受体激动药、褪黑激素受体激动药、镇静性抗抑郁药、其他药物等。

（1）苯二氮䓬受体激动药（BZRAs）：分为传统的苯二氮䓬类药物和新型的非苯二氮䓬类药物。其中苯二氮䓬类药物是目前使用最广泛的催眠药，此类药物可以缩短睡眠潜伏时间、减少觉醒次数和时间、增加睡眠总时间。包括艾司唑仑、氟西泮、替马西泮、三唑仑、地西泮、劳拉西泮等。此类药物根据半衰期可分短效、中效和长效三类。①短效类（半衰期 <6 小时）：用于治疗入睡困难性失眠，如三唑仑 0.125~0.25mg，睡前口服，但该药为一类精神药品，非一线催眠药物。②中效类（半衰期 6~24 小时）：可以用于治疗入睡困难或睡眠维持障碍性失眠，艾司唑仑 1~2mg，睡前口服，替马西泮 15~30mg，睡前口服。③长效类（半衰期 >24 小时）：用于睡眠维持障碍性失眠，但会增加日间镇静和其他残存效应。氯硝西泮 0.25~0.5mg，睡前口服，劳拉西泮 0.5~1.0mg，睡前口服，氟西泮 15~30mg，睡前口服。非苯二氮䓬类药物具有起效快、半衰期短，且次晨没有宿醉症状、药物依赖和停药反跳少等优点，是目前推荐治疗失眠的一线药物。包括：①唑吡坦：10mg 睡前口服，最大剂量 10mg，对睡眠潜伏期和总睡眠时间起改善作用，亦能改善睡眠效率；②扎来普隆：10mg 睡前口服，最大剂量 20mg，可有效减少睡眠潜伏期；③艾司佐匹克隆：2~3mg 睡前口服，最大剂量 3mg，可显著减少睡眠潜伏期和改善睡眠维持衡量指标。

（2）褪黑激素受体激动药：雷美替胺 8mg，睡前 30 分钟口服，可有效地减少睡眠潜伏期、提高总睡眠时间和睡眠效率，可用于治疗以入睡困难为主诉的失眠以及昼夜节律失调性睡眠障碍。

(3) 镇静性抗抑郁药:部分抗抑郁药具有催眠镇静作用,在失眠伴抑郁、焦虑心境时应用较为有效。曲唑酮常用剂量是 25~100mg,每晚临睡前给药;米氮平 7.5~15mg,每晚临睡前给药;多塞平 3~6mg,每晚临睡前给药。

(4) 其他药物:抗惊厥药物加巴喷丁,对其他药物无反应或者耐受的患者可以作为一种催眠药物选择,常用剂量是睡前口服 300~900mg;抗组胺药物苯海拉明和多拉西敏是非处方助眠药物中最主要的一类,但其疗效证据有限。

3. 中医药治疗　本病在中医学中属"不寐"范畴,基本病机为阳盛阴衰,阴阳失交。主要有肝火扰心、痰热扰心、心脾两虚、心肾不交、心胆气虚等证,分别予疏肝泻火之龙胆泻肝汤、清化痰热之黄连温胆汤、补益心脾之归脾汤、滋肾降火之六味地黄丸、益气镇惊之安神定志丸。针灸在百会、四神聪、安眠、神门基础上配以内关、太冲、三阴交等,随证加减,疗效肯定。

【预后】

单纯性或病程较短的失眠患者预后相对较好。但病程较长的失眠患者容易并发焦虑症或抑郁症,长期处于睡眠不足状态,还会引起感知方面变化,如视野变化、幻视、免疫功能降低、消化功能和性功能减退、记忆力下降、脾气变得暴躁、性格改变,也会诱发高血压、冠心病、中风、糖尿病、女性月经失调等疾病,预后较差。

> **知识链接**
>
> **失眠与抑郁、焦虑**
>
> 失眠除心理生理性失眠外,还常见抑郁和焦虑障碍相关失眠。抑郁障碍相关失眠突出表现为情绪低落和缺乏动力,常主诉高兴不起来、心情压抑、兴趣索然、悲伤、沮丧、孤独、疲劳无力、注意力不集中、学习能力下降,对工作无热情和信心,对未来悲伤失望,自我评价过低,对周围环境冷淡,疏远亲友。睡眠障碍典型为早醒,也可有入睡困难、易醒等。焦虑障碍相关失眠患者的失眠障碍常为焦虑的主要症状,典型表现为入睡困难或易醒伴多梦,从梦中惊醒后出现恐惧感,使患者始终担心而无法入睡或不能持续睡眠。

第三节　发作性睡病

发作性睡病(narcolepsy),是一种原因不明的慢性睡眠障碍,本病的临床表现主要包括白天反复发作的无法遏制的睡眠、猝倒发作和夜间睡眠障碍。根据《中国发作性睡病诊断与治疗指南》的诊断标准,将其临床表现分为日间过度睡眠(excessive daytime sleepiness,EDS)、猝倒发作(cataplexy attacks)、夜间睡眠障碍(nocturnal sleep disturbance)三方面及一系列伴随症状。

【病因及发病机制】

1. 病因　下丘脑分泌素(hypocretin,Hcrt)神经元特异性丧失是本病的特征性病理改变,与多基因易患性、环境因素和免疫反应相关。大量研究发现,6 号染色体上的人白细胞抗原(HLA)等位基因 DQA1*0102、DQB1*0602、DRB1*1501 与发作性睡病关系密切。DRB1*1501

与某些自身免疫疾病有关,也有人认为发作性睡病是一种自身免疫性疾病,但这一观点有待于进一步证实。感染和强烈心理应激可能促使本病提前发病。

2. 发病机制　正常睡眠由非快速眼球运动(non-rapid eye movement,NREM)睡眠和快速眼球运动(rapid eye movement,REM)睡眠组成。该病的病理生理学基础主要是REM睡眠周期的紊乱及睡眠结构的改变,即在觉醒时插入了REM睡眠。近年来在神经递质、免疫、遗传等方面的研究表明,脑干的单胺能神经元,特别是蓝斑的去甲肾上腺素能神经元和中缝核的5-羟色胺能神经元在REM睡眠和NREM睡眠转换中起重要作用,分别被称为REM"开"和"关"神经元。发作性睡病与"开"和"关"神经元之间的功能失衡有关。此外,"REM-开"神经元不仅对REM睡眠有启动作用,而且有侧支投射经延髓到脊髓来抑制运动神经元,造成肌肉瘫痪,形成猝倒发作。

【临床表现】

发作性睡病的3个主要临床表现为日间过度睡眠、猝倒发作和夜间睡眠障碍。此外可伴有肥胖、性早熟、睡眠呼吸暂停综合征、代谢综合征、嗅觉缺陷及心理障碍等。发作性睡病通常于10~30岁起病,很少在5岁以前和50岁以后发病。

1. 日间过度睡眠(EDS)　是发作性睡病的主要症状。表现为白天突然发生的不可克制的睡眠发作,可以发生在静息时,也可以在一些运动如上课、驾驶、乘坐汽车、看电视等情况下发生,甚至在吃饭、走路、洗澡时都可能出现。睡眠持续时间从几分钟至数小时不等。随着时间的推移和年龄的增长,症状可以减轻但不会消失。

2. 猝倒发作　是此病的特征性症状。猝倒出现于病理性睡眠之后的数月至数年,其诱因大多数为情绪因素,最常见的是兴奋性情绪,少数为低落情绪,体育活动也可诱发。表现为在觉醒时突然躯体随意肌失去张力而摔倒,持续几秒钟至几分钟,但无意识丧失,与癫痫的失神发作不同。

3. 夜间睡眠障碍　夜间睡眠障碍包括夜间睡眠中断、觉醒次数和时间增多、睡眠效率下降、睡眠瘫痪、入睡前幻觉、梦魇、异态睡眠,以及REM睡眠期行为障碍等。其中最具特征性的是入睡前幻觉和睡眠瘫痪。入睡前幻觉是觉醒-睡眠转换期的梦境样体验,常常是复杂的、生动的和梦一样的经历,类似于梦境的稀奇古怪的画面,但对外界环境的意识通常存在。睡眠瘫痪是发生于睡眠开始或临近觉醒时的数秒至数分钟内,表现为肢体不能活动,不能言语,发作时意识清楚,患者常有濒死感,通常可被轻刺激所终止。

4. 伴随症状　向心型肥胖、性早熟、睡眠呼吸暂停综合征、REM睡眠期行为障碍(RBD)、焦虑或抑郁、偏头痛。

📖 知识链接

发作性睡病的由来

1880年Gelineau首先用"发作性睡病(narcolepsy)"一词来完整描述了一个白天过度睡眠(excessive daytime sleepiness,EDS)、发作性睡眠和情绪诱发的发作性肌肉无力的患者。1902年Loewenfeld也注意到了发作性睡眠和情绪激动时躯体肌肉的麻痹无力,1916年Henneberg将此命名为"暴发性抑制",1926年Adie将此称为"猝倒"。1928年Kinnier Wil-son首次使用了"睡眠瘫痪"这一词汇来描述入睡或者将醒时的发作性随意运动不能。1927年Lher-mitte和Toumay首次注意到了发作性睡病患者入睡前的生动而令人恐惧的幻觉。

笔记栏

【诊断及鉴别诊断】

1. 诊断 根据 ICSD-2 的分类标准,发作性睡病可分为发作性睡病 1 型和发作性睡病 2 型,具体诊断标准如下:

(1) 发作性睡病 1 型的诊断标准

1) 患者存在白天难以遏制的困倦和睡眠发作,症状持续至少 3 个月以上。

2) 满足以下 1 项或 2 项条件:①有猝倒发作(符合定义的基本特征)。经过标准的多次睡眠潜伏时间试验(MSLT)检查平均睡眠潜伏期≤8 分钟,且出现≥2 次睡眠始发 REM 睡眠现象(SOREMPs)。推荐 MSLT 检查前进行夜间多导睡眠图(nPSG)检查。nPSG 出现 SOREMP 可以替代 1 次白天 MSLT 中的 SOREMP。②免疫反应法检测脑脊液中 Hcrt-1 浓度 ≤110pg/ml 或小于正常参考值的 1/3。

(2) 发作性睡病 2 型的诊断标准

1) 患者存在白天难以遏制的困倦和睡眠发作,症状持续至少 3 个月以上。

2) 标准 MSLT 检查平均睡眠潜伏期≤8 分钟,且出现≥2 次 SOREMPs,推荐 MSLT 检查前进行 nPSG 检查,nPSG 出现 SOREMP 可以替代 1 次白天 MSLT 中的 SOREMP。

3) 无猝倒发作。

4) 脑脊液中 Hcrt-1 浓度没有进行检测,或免疫反应法测量值 >110pg/ml 或大于正常参考值的 1/3。

5) 嗜睡症状和 / 或 MSLT 结果无法用其他睡眠障碍,如睡眠不足、阻塞型睡眠呼吸暂停低通气综合征(OSAHS)、睡眠时相延迟障碍、药物使用或撤药所解释。

2. 鉴别诊断

(1) 原发性睡眠过多症:本病与发作性睡病症状相似,但日间睡眠发作并非难以抗拒,无其他伴发症状,入睡后持续时间较长,日夜睡眠时间均明显增加,睡眠程度深,觉醒困难。本病 PSG 为正常 REM 睡眠潜伏期,而发作性睡病 REM 睡眠潜伏期缩短。

(2) 克莱恩 - 莱文综合征(Kleine-Levin syndrome):或称青少年周期性嗜睡贪食症,为一种原因不明、少见的发作性疾病,表现为周期性发作性睡眠过多,可持续数天至 1 周,少数可达数周。伴有善饥多食,食量 3 倍于正常人,常在醒后出现兴奋、躁动、冲动行为等精神症状,每年可发作 3~4 次。起病多在 10~20 岁,男性较多,成人后可自愈。

(3) 癫痫复杂部分发作:由于约 50% 发作性睡病患者可出现有自动行为和遗忘,易被误诊为癫痫复杂部分发作,但复杂部分性发作无不可抗拒的睡眠发作及猝倒症等表现。而且发作性睡病的自动行为多为患者熟知的日常活动,更具有目的指向,多导睡眠描记及脑电图均有助于鉴别。

【辅助检查】

1. 神经电生理检查

(1) 多导睡眠图(PSG):发作性睡病的 PSG 特点为入睡潜伏期缩短、出现睡眠起始快速眼动(SOREMP)、入睡后觉醒增加、睡眠效率下降、微觉醒次数增多、睡眠期周期性肢体运动增加、REM 睡眠期眼动指数增高、REM 睡眠期肌张力失弛缓,以及非快速眼球运动期睡眠增加、3 期睡眠减少等。

(2) 多次睡眠潜伏时间试验(MSLT):通常 PSG 监测后次日白天进行 4~5 次小睡检查。发作性睡病的诊断要求在小睡试验中出现 2 次或更多次睡眠始发快速眼动期,但 MSLT 阴性并不能完全排除诊断,必要时需要重复 MSLT 检查。

(3) 清醒维持试验(maintenance of wakefulness test,MWT):MWT 用于评估受试者在白天极少感觉刺激环境中保持觉醒的能力,不是发作性睡病的诊断性试验。通过 MWT 评估其白天保持觉醒的能力,避免从事危险性职业,并且可以作为药物疗效或不良反应的评价指标。

2. 脑脊液 Hcrt-1 监测 脑脊液中 Hcrt-1 含量为发作性睡病 1 型的诊断标准。脑脊液中 Hcrt-1 浓度≤110pg/ml 或小于正常参考值的 1/3 时可诊断为发作性睡病 1 型。

3. 基因亚型 大量研究发现发作性睡病与人类白细胞抗原 DQB1*0602、DRB1*1501 关系密切,发作性睡病患者 DQB1*0602 阳性率高达 98%,而普通人群检出率为 12%~38%,这些基因位点的检测对于发作性睡病病理机制的研究具有启发意义,但不是诊断发作性睡病的必要条件。

【治疗】

发作性睡病的总体治疗目标为:①通过心理行为疗法和药物治疗减少白天过度睡眠、控制猝倒发作、改善夜间睡眠;②调适心理行为,帮助患者尽可能恢复日常生活和社会功能;③尽可能减少发作性睡病伴随的症状或疾病;④减少和避免药物干预带来的不良反应。虽然心理行为干预缺少循证研究证据,但临床经验提示,心理行为干预与药物治疗同等重要,值得推荐。

(一)一般治疗

首先是合理安排作息时间,强调有规律的工作和休息,尽量保证夜间获得充足睡眠。调整饮食习惯,减少糖类摄取量,夜间睡眠前禁用含有咖啡因的饮料。避免情绪激动和过度紧张。学会控制自己的情绪,避免过分兴奋、激动、愤怒,以减少猝倒发作。有心理症状的患者尤其以抑郁、自卑较为常见者,应给予有效的心理干预。

(二)药物治疗

1. 中枢神经兴奋剂 作用机制是对网状激活系统产生激活作用,而发挥很强的兴奋效果。对于治疗过度睡意与睡眠发作有效。

(1)传统中枢兴奋剂:可以促进多巴胺的释放、增加突触间隙去甲肾上腺素及 5- 羟色胺的水平,同时抑制这些神经递质的再摄取,并增强食欲素对脑干上行网状激活系统(ARAS)的兴奋作用,提高觉醒程度。①苯丙胺(amphetamine,安非他明),包括左旋苯丙胺、右苯丙胺、甲基苯丙胺,苯丙胺(10~60mg/d)对发作性睡病的日间过度嗜睡非常有效,常用剂量为5~10mg,每天 3~5 次,通常耐受性良好不会导致夜间失眠;②哌甲酯(methylphenidate),主要抑制单胺类(主要为多巴胺)神经递质的再摄取,但对单胺的储存作用不明显,每天 3 次空腹服用 10~20mg;③匹莫林(pemoline),维持兴奋作用类似于哌甲酯,但较之弱,半衰期较长,达16~18 小时,每次 10~30mg,每日 2 次,最大量为每日 80mg。

(2)新型中枢兴奋剂:莫达非尼(modafinil),是目前应用最广泛的用于改善日间嗜睡的药物,但其催醒机制尚不明确。成人每日清晨 200mg 顿服,1~2 周起始剂量每日早上100~200mg,常用剂量为 100~400mg/d,每日早上 1 次或早中分次服用(尤其是针对下午也嗜睡的患者)。

2. 抗抑郁药 用于治疗猝倒发作、睡眠瘫痪、入睡前幻觉。

(1)传统三环类抗抑郁药:包括丙咪嗪和氯丙咪嗪等,都是最早用于治疗发作性猝倒的药物。通过抑制单胺的再摄取而抑制异常快速动眼睡眠(REM)的发生,从而改善猝倒症状。其疗效可靠,但特异性不强。氯丙咪嗪、地昔帕明:常用剂量为 25~75mg/d,一般低剂量即有效。

(2)新型的抗抑郁药:5- 羟色胺再摄取抑制剂,可用于猝倒发作的治疗,但需要更高的剂量,且疗效偏低。如氟西汀(20~60mg/d)、氟伏沙明(25~200mg/d)、西酞普兰(20mg/d),均用于治疗发作性睡病,能明显减少猝倒发作(50%~100%)。文拉法辛 75~300mg/d,可以控制猝倒与日间过度嗜睡,缓释制剂可以维持一天的疗效。

笔记栏

（三）中医治疗

中医治疗主要注重调理患者脏腑阴阳的平衡，从患者的体质入手，进行整体调理。临床上可选用补中益气汤为基础方加减治疗发作性睡病，旨在补中益气、升发清阳，使精明之府得清阳之荣，以达补脾升阳之功；涤痰汤及藿朴夏苓汤加减以利湿涤痰；镇心醒睡益智方以镇心醒神；肾气丸加味以温补肾阳，化痰开窍等。

【预后】

在大多数病例，发作性睡眠和猝倒通常伴随患者的一生。其发作性睡眠的严重程度一旦发生很少减轻，而猝倒、睡眠瘫痪和入睡前幻觉在 1/3 患者中会随着年龄的增加而缓解或消失。发作性睡病是一种致残性的疾病，它影响到生活的每一方面。

> **🔍 知识链接**
>
> 促食欲素（orexin）与发作性睡病
>
> 目前，促食欲素缺乏导致发作性睡病的观点已被人们普遍接受。测定患者 CSF 中促食欲素含量将成为诊断发作性睡病的重要依据，促食欲素替代治疗亦具有很好的临床应用前景。但是，除了在发作性睡病动物模型中，促食欲素替代治疗取得了明显疗效外，经静脉、脑池内和鼻腔内治疗的效果均令人失望。具有高选择性地作用于 OX1R 和 OX2R 的小分子促食欲素肽以及非肽类促食欲素受体激动剂将成为最有希望的治疗药物。

第四节　下肢不宁综合征

下肢不宁综合征（restless leg syndrome，RLS），又称不安腿综合征、不宁腿综合征，是一种主要累及腿部的常见的神经系统感觉运动障碍性疾病，主要表现为静息状态下双下肢难以形容的感觉异常与不适，有活动双腿的强烈愿望，患者不断被迫敲打下肢以减轻痛苦，常在夜间休息时加重。该病可严重影响患者的睡眠、显著降低其生活质量。

【病因及发病机制】

（一）病因

目前多将 RLS 分为原发性和继发性两种类型，原发性 RLS 病因尚不清楚，目前多认为可能与遗传、脑内多巴胺功能异常有关。继发性 RLS 多由一些疾病而继发，继发性 RLS 原因包括肾衰竭、妊娠、铁缺乏（伴或不伴贫血）及某些药物等。

（二）发病机制

RLS 的发病机制尚未明确，可能与下列学说有关：

1. 内源性阿片释放　应用外源性阿片类物质与内源性阿片竞争性结合对本病治疗有效，因此认为内源性阿片释放是本病的机制之一。

2. 血液循环障碍　研究发现在应用改善下肢血液循环方法治疗后 RLS 症状明显得到缓解，因此认为肢体血液循环障碍可能是 RLS 的原因之一。

3. 铁缺乏　铁缺乏是 RLS 发病的一个重要原因，研究证明 RLS 患者体内缺乏铁，补充铁剂有效。MRI 技术和脑脊液相关蛋白分析显示，RLS 患者黑质 - 纹状体 A9 区、间脑 A11 区和第三脑室 A14 区铁含量减少。

4. 多巴胺能神经元损害　目前较公认的机制之一是中枢神经系统非黑质 - 纹状体系统多巴胺神经元损害,如间脑 A11 区、第三脑室旁 A14 区、视上核和视交叉多巴胺能神经元以及脊髓多巴胺能神经元的损伤。

5. 遗传因素　55%~92% 原发性 RLS 患者有阳性家族史,呈常染色体显性遗传,主要可疑基因位点有 12q、14q、19q 等。

📖 **知识链接**

RLS 的病因

RLS 病因尚不十分明确,多数学者认为,本病是由于局部组织血液循环障碍导致组织缺氧及代谢产物蓄积,使末梢神经感觉障碍或自主神经功能失调而成,如见于神经紧张、焦虑、抑郁患者。目前临床及实验室研究多提示黑质 - 纹状体中枢性多巴胺系统功能紊乱导致中枢神经系统正常兴奋抑制失调为其可能的病理机制。

【临床表现】

1. RLS 在各年龄组皆可发病,但更多见于 40 岁以上的成人,男女比例约为 1:2。

2. 患者有强烈活动双腿的愿望,常伴各种不适的感觉症状。症状在安静时明显,长时间的坐、卧及夜间易发生,活动、捶打后可缓解症状。

3. 肢体远端不适感是本病的特征之一。主要表现为各种形式的感觉异常,如酸、麻、胀、痛、蚁走、蠕动、烧灼、疼痛、痉挛等。少数患者疼痛明显,常被误诊为慢性疼痛性疾病,感觉症状可累及踝部、膝部或整个下肢,近一半患者可累及上肢。

4. 80% 以上的 RLS 患者出现睡眠周期性肢体运动(periodic limb movements in sleep, PLMS),表现为睡眠时节律性重复出现刻板典型的大足趾背屈、距骨小腿关节(踝关节)背屈,有时表现为膝关节或踝关节屈曲。PLMS 指数(睡眠中每小时 PLM 的发作次数)>5 往往被认为是诊断 PLMS 的客观指标。

5. 由于夜间不适感明显,加之 PLMS 影响睡眠,95% 的患者合并睡眠障碍。

【诊断及鉴别诊断】

(一) 诊断标准

根据 ICSD-2 提供的诊断标准,需符合以下 5 项:

1. 患者有强烈下肢活动欲望,常伴随或由下肢不适或不愉快的感觉引起。

2. 活动欲望或不愉快的感觉,在静息或不活动,如躺着或者坐着时出现或者加重。

3. 活动欲望或不愉快感,在运动(走动、伸展或持续活动)后部分或全部缓解。

4. 傍晚和夜晚,活动欲望及不愉快感觉加重,或只在傍晚或夜晚发生。

5. 不能被其他现存睡眠障碍、内科疾病、神经病变、药物或物质使用更好地解释。

(二) 支持性临床特征

1. 家族史　50%~60% 有家族病史。

2. 对多巴胺能药物的反应　所有 RLS 患者,至少最初使用左旋多巴或左旋多巴胺受体激动药治疗是有效的。

3. 周期性肢体运动(清醒或睡眠状态)。

(三) 鉴别诊断

RLS 应注意与周期性肢体运动障碍、睡眠痉挛、神经病变、抗神经病药静坐不能相鉴别。

1. 周期性肢体运动障碍　指周期性肢体运动(PLM)导致的临床睡眠紊乱(睡眠维持困难性失眠、白天嗜睡或疲劳),且临床症状不能用其他原发性睡眠疾病更好地解释。

2. 睡眠痉挛　通常是睡眠起始阶段单发的全身痉挛,无异常感觉。

3. 神经病变　可表现为下肢或足部疼痛和/或烧灼感,常伴有神经系统检查异常,无活动欲望。神经病变疼痛通常不能通过活动或揉搓减轻。疼痛症状白天明显,夜间可能加重。RLS 与神经病变可并存。

4. 抗神经病药静坐不能　是一组不由自主的运动,而不是感觉异常,特征为不自在的面部或者四肢运动(如身体摇摆),原地踏步,或四肢运动,但在夜间或休息时不会加重。有规律抗神经病药物(吩噻嗪)和其他多巴胺阻滞药(甲氧氯普胺)药物使用史。

【辅助检查】

1. 血液化验　肾功能、甲状腺功能、血清铁水平、总血清铁结合力、转铁蛋白饱和度及铁蛋白水平,其中铁蛋白是最有意义的单一检测项目。

2. 多导睡眠图(PSG)　是目前唯一有效的客观指标,80%~90% RLS 患者 PSG 可见睡眠周期性肢体运动(PLMS),且 PLMS 指数 >5。

【治疗】

1. 非药物治疗　对于轻度和间歇发作的 RLS 患者,非药物治疗可能有效,这些治疗包括四肢伸展、四肢冷疗或热疗法(温水浴)及避免饮酒或咖啡因。如果铁储备不足,补充铁剂可改善 RLS 症状。

2. 多巴胺能药物

(1) 左旋多巴(LD)类药物:睡前 50~100mg 口服能够明显改善症状,减少周期性肢动,减少夜间觉醒次数而提高睡眠质量,减少白天困倦感。该类药非常有效且起效快,但作用时间短,仅于服药后 3~4 小时内有效,可能清晨存在症状反跳;连续使用,特别是大剂量(大于 200mg/d),常常导致症状恶化。

(2) 多巴胺受体激动药(DA):此类药有更长的清除半衰期,效果较好,且不需要夜间重复给药。非麦角胺类 DA 普拉克索和罗匹尼罗可用于中、重度 RLS 的治疗。这 2 种药起效慢,需在症状出现前 2 小时服药,从小剂量起始服用(普拉克索 0.125mg,罗匹尼罗 0.25mg),最大剂量普拉克索 1.5mg/d,罗匹尼洛 4.0mg/d,分 2~3 次服用。

3. 抗惊厥药物　推荐使用加巴喷丁,可以作为疼痛相关性 RLS 的首选,起始 300mg,有效剂量可能需要 900~1 500mg。

4. 苯二氮䓬类　可以用于轻度与失眠有关的 RLS,或与其他药物合用,氯硝西泮起始剂量 0.25mg,有效剂量 0.25~1mg,最大剂量 2mg/d。

5. 阿片类药物　适用于用药剂量较大或不能耐受多巴胺受体激动药的患者。常规剂量为曲马多 50~100mg,羟考酮 5~15mg,美沙酮 5~15mg。

6. 其他药物　包括可乐定、烟酸肌醇酯、双嘧达莫或尼莫地平等血管扩张药也曾被用于治疗 RLS,对某些患者也有效。

7. 中医治疗　本病在中医学中属"虚劳"范畴,基本病机为五脏气、血、阴、阳亏虚。主要有心气、血、阴、阳虚;肝血、阴虚;脾气、阳虚;肺气、阴虚;肾气、阴、阳虚等证。分别予辨证治疗。

【预后】

目前现代医学尚无治疗 RLS 的特效疗法,一般都是扩张血管、镇静安眠类的药物,只是对症治疗,时间长易产生耐药性,故预后不良。部分患者症状可以减轻或消失数年,多数患者症状会持续终身,但是可以通过治疗获得缓解,也有许多患者症状加重甚至引起病情恶化、反跳、药物耐受等并发症。

> **知识链接**
>
> ### RLS 神经症状原因追溯
>
> 有研究运用双拇指对比触诊检查发现:多数 RLS 患者存在不同程度的腰 4/5 或腰 5/骶 1 椎棘间或患侧椎旁深压痛或发胀感。从症状学角度来说,RLS 的发生可能与腰骶部特定部位的骨或软组织结构出现某种程度的损伤,刺激或嵌压了相邻的神经组织有关。神经纤维局部因机械性压迫或局部缺血,可使神经发生脱髓鞘改变,致神经传导功能受损。由于支配下肢的感觉、运动神经来源于腰、骶神经丛,因此腰骶部神经受到损伤或刺激后,所支配的下肢各部位可出现相应的临床症状。

(高伟芳)

复习思考题

1. 失眠的分类及药物治疗原则是什么?
2. 发作性睡病的临床表现及鉴别诊断有哪些?
3. 下肢不宁综合征的定义及临床表现是什么?

第十五章

中枢神经系统感染性疾病

学习目标

1. 掌握中枢神经系统感染的定义、常见类型；本章疾病的典型临床表现，诊断及治疗。

2. 熟悉中枢神经系统的感染途径；本章疾病的主要病理学改变、鉴别诊断、辅助检查。

3. 了解本章疾病的病因及发病机制、预后。

第一节 概　　述

中枢神经系统（central nervous system，CNS）感染是各种生物性病原体侵犯 CNS 引起的急性或慢性 CNS 炎症性疾病。可侵犯脑膜，也可侵犯脑实质致脑膜炎或脑炎。感染途径主要有血行感染、直接感染和逆行感染 3 种。本章将介绍病毒、细菌、真菌和朊病毒所致的 CNS 感染性疾病。

第二节 病 毒 感 染

引起 CNS 感染的病毒很多，如单纯疱疹病毒、水痘-带状疱疹病毒、EB 病毒、柯萨奇病毒、HIV 病毒等。本节主要介绍单纯疱疹病毒性脑炎和脑膜炎。

一、单纯疱疹病毒性脑炎

单纯疱疹病毒性脑炎（herpes simplex virus encephalitis，HSE）是由单纯疱疹病毒（herpes simplex virus，HSV）引起的急性 CNS 炎症，是成人病毒性脑炎中最常见的类型。

【病因及发病机制】

HSV 是嗜神经 DNA 病毒，有 HSV-Ⅰ和 HSV-Ⅱ两型。90% 的病例由 HSV-Ⅰ引起，HSV-Ⅰ可潜伏在三叉神经半月节和颈上神经节，当机体免疫功能降低时，潜伏的病毒被激活增殖，沿三叉神经或其他神经轴突进入脑内发生脑炎。6%~15% 由 HSV-Ⅱ所致，原发感染主要在生殖系统，成人通过性传播经血行入脑，新生儿可在分娩过程中接触母体产道内含病毒分泌物而感染。

【病理】

HSE 病理改变大致分两期。早期炎症水肿期,为不对称性的额、颞叶炎症反应和水肿。晚期出血坏死期,为额、颞叶出血、坏死。镜下见病灶边缘的细胞核内包涵体是本病最具特征的病理改变。

【临床表现】

HSV-I 脑炎多见于成人。急性起病,1/4 患者有口唇疱疹史,发热、肌痛、头痛、恶心、呕吐等前驱症状。早期多表现为精神行为异常,还可出现脑实质受损的局灶症状,如失语、偏瘫、共济失调等。HSV-II 脑炎多见于新生儿。多急性暴发起病,出现广泛的内脏坏死而脑炎症状不突出。

【辅助检查】

1. 周围血象　白细胞及中性粒细胞增高,红细胞沉降率增快,无特殊意义。

2. 脑脊液检查　压力正常或轻中度增高;白细胞增加$(50~500)×10^6$/L,以淋巴或单核细胞增高为主;蛋白轻至中度增高,一般低于 1.5g/L;糖和氯化物正常。

3. 脑电图　常表现为弥漫性高波幅慢波,伴有局灶性尖波或棘慢波周期性发放,以颞、额区异常明显。

4. 神经影像学检查　颅脑 CT 多在起病 1 周后才显示额、颞叶边界不清的低密度区,可混杂高密度出血影。颅脑 MRI 早期可发现额、颞区异常信号。

5. 病原学检查　PCR 诊断 HSE 特异性和敏感性高,可早期诊断。抗体检测多在病毒感染 2 周左右进行。

【诊断及鉴别诊断】

1. 诊断要点　下述前五项改变即可诊断,后两项异常更支持诊断:①有口唇或生殖器疱疹史,发热、咳嗽等上呼吸道感染前驱症状;②起病急,高热等感染征象突出;③脑实质损害表现;④脑脊液常规检查符合病毒感染特点;⑤脑电图提示有局灶性慢波及癫痫样放电;⑥头颅影像学显示额、颞叶软化灶;⑦血清或脑脊液病毒抗原、抗体检查有阳性发现。

2. 鉴别诊断

(1) 其他病毒性脑炎及非病毒性脑炎:包括乙型病毒脑炎、水痘 - 带状疱疹病毒脑炎、化脓性脑炎、结核性脑炎、自身免疫性脑炎等。除从临床特点上区分外,主要依靠脑脊液特征性改变,血清或脑脊液病毒抗原、抗体检查。

(2) 脑脓肿:除颅内脓肿外尚有身体其他部位存在化脓性病灶,增强后的颅脑 CT 显示特征性的脓肿腔。

(3) 急性播散性脑脊髓炎:常见于麻疹、水痘、风疹、腮腺炎和流感病毒等感染或疫苗接种后引起的脑或脊髓病变,临床症状复杂,可有意识障碍和精神症状,以及脑膜、脑干、小脑和脊髓等病损体征。

【治疗】

治疗原则:尽早抗病毒,减轻炎症反应、降颅压、防止并发症。

1. 抗病毒治疗　首选阿昔洛韦,10~15mg/(kg·d),8 小时 1 次静滴,连用 14~21 天。副作用较少,可出现谵妄、震颤、皮疹、血尿和血清转氨酶暂时升高等,停药后多可恢复。

2. 免疫治疗　干扰素具有广谱抗病毒活性。α- 干扰素肌内注射 $60×10^6$ IU/d,连用 30 天。β- 干扰素可全身用药和鞘内注射。

3. 对症治疗　对于高热、抽搐、精神错乱、躁动不安等,分别予以降温、抗癫痫、镇静等处理。严重脑水肿、颅内高压者可用脱水剂。肾上腺皮质激素酌情使用可以改善 HSE 炎症反应。

4. 中医药治疗 中医学将本病分为温热毒邪、侵袭卫表，气营两燔，热盛动风，痰气瘀结等证型。治疗上针对不同证型分别用银翘散、清瘟败毒饮、羚角钩藤饮、温胆汤等加减治疗。

📖 **知识链接**

自身免疫性脑炎

近年来日益受到重视的自身免疫性脑炎(autoimmune encephalitis, AE)泛指一大类由于免疫系统针对中枢神经系统抗原产生反应而导致的疾病，AE 的典型临床表现包括意识水平下降、癫痫发作和精神异常等。AE 的诊断大多依赖于脑脊液相关抗体的筛查及患者对免疫调节治疗的反应。目前研究最多的是抗 NMDA 受体脑炎，在国外研究中，作为 AE 一个亚型的抗 NMDA 受体脑炎发病率远高于单纯疱疹病毒、西尼罗病毒以及水疱 - 带状疱疹病毒所致的脑炎，但其发病原因目前尚无明确解释。

【预后】

本病病死率高达 60%~80%，应用阿昔洛韦治疗后，死亡率可降至 20%~28%。一般预后较好，预后与抗病毒治疗早晚及患者自身情况有关。

二、病毒性脑膜炎

病毒性脑膜炎(viral meningitis)是由各种病毒感染引起的脑膜弥漫性炎症。多急性起病，以发热、头痛、脑膜刺激征为主要临床表现。

【病因及发病机制】

可以引起脑膜炎的病毒有肠道病毒、流行性腮腺炎病毒、HSV、水痘 - 带状疱疹病毒和 EB 病毒等。最常见感染方式是粪 - 口传播，少数通过呼吸道分泌物传播，大部分病毒在下消化道发生最初感染，除引起脑实质炎症，可仅累及脑膜。

【病理】

病毒性脑膜炎主要是侧脑室和第四脑室脉络丛炎症细胞浸润，伴室管膜内局灶性破坏的血管纤维化、纤维化基底软脑膜炎、室管膜下星型细胞增多和增大等。

【临床表现】

各种病毒所引起脑膜炎的临床表现相似，儿童和青少年多见，呈急性或亚急性起病，病程常持续 2 周，表现为发热、头痛、恶心、呕吐、全身乏力，脑膜刺激征阳性。

【辅助检查】

1. 脑脊液检查 脑脊液压力正常或者稍高，外观无色透明，淋巴细胞增多$(10~100) \times 10^6/L$，早期以多形核细胞为主，随后以淋巴细胞为主，糖及氯化物正常。

2. 病原学检查 PCR 检查脑脊液有稳定的高特异性和敏感性。

【诊断及鉴别诊断】

根据急性或亚急性起病，发热、头痛、脑膜刺激征阳性及脑脊液特点即可诊断本病，仍需根据脑脊液特点与其他 CNS 感染性疾病鉴别。

【治疗及预后】

本病是一种良性感染性疾病，病程短，预后好，对症处理，严重者可使用抗病毒药物。

第三节 细 菌 感 染

一、化脓性脑膜炎

化脓性脑膜炎(purulent meningitis)是由细菌感染引起的脑膜化脓性炎症,为严重的颅内感染性疾病。临床主要表现为意识障碍、惊厥、发热等,具有病程进展快、致残及致死率高的特点。好发于婴幼儿、儿童和老年人。

【病因及发病机制】

化脓性脑膜炎最常见的致病菌有脑膜炎双球菌、肺炎双球菌和流行性嗜血杆菌 B 型等。主要传播途径为血行播散,经肺或椎静脉丛侵入颅内。其次,由附近病灶如中耳炎等向颅内扩散,或因颅脑外伤直接侵入颅内。

【病理】

基本病理改变是软脑膜炎、脑膜血管充血和炎症细胞浸润。脓性渗出物阻塞蛛网膜颗粒或脑池,影响脑脊液的吸收和循环,可造成交通性或梗阻性脑积水。

【临床表现】

暴发性或急性起病;早期表现为头痛、高热、寒战等症状;逐渐出现颅内压增高表现,脑膜刺激征阳性,脑实质受累出现意识障碍、偏瘫、失语、精神症状等;脑膜炎双球菌感染可出现皮肤的瘀点状出血或瘀斑。婴幼儿、老年人和免疫功能低下患者可仅有低热、轻度行为改变和轻微的脑膜炎体征。

【辅助检查】

1. 血常规 白细胞计数增加,通常为 $(10\sim30)\times10^9/L$,以中性粒细胞为主,偶可正常或超过 $40\times10^9/L$。

2. 脑脊液检查 压力增高,外观混浊或呈脓性,白细胞数增多,一般多 $>500\times10^6/L$,以中性粒细胞为主,蛋白增高,糖和氯化物降低;细菌涂片或培养可检出病原菌。

3. 影像学检查 MRI 诊断价值高于 CT,早期可正常,随病情进展 MRI 的 T_1 加权像上显示蛛网膜下腔高信号,可不规则强化,T_2 加权像呈脑膜高信号。后期可显示弥散性脑室强化、脑水肿等。

【诊断及鉴别诊断】

1. 诊断要点 ①有局灶或全身化脓性感染的病史;②急性起病,以发热、头痛、呕吐、意识障碍、抽搐为主要临床表现,可伴有神经系统局灶症状;③脑脊液符合细菌感染的特点,细菌涂片和培养可检出病原菌。

2. 鉴别诊断 本病应根据脑脊液及影像学检查等与病毒性脑膜炎、结核性脑膜炎和隐球菌性脑膜炎相鉴别。

【治疗】

化脓性脑膜炎的治疗首先是针对病原菌选取足量敏感的抗生素,并防治感染性休克,维持血压、防止脑疝。

1. 抗菌治疗 及早使用抗生素,通常在确定病原菌之前使用广谱抗生素,若明确病原菌则应选用敏感的抗生素。

2. 激素治疗 激素可以抑制炎症细胞因子的释放,稳定血 - 脑屏障。对病情较重且没有明确激素禁忌证的患者可考虑应用。通常给予地塞米松 10mg 静脉滴注,连用 3~5 天。

3. 对症治疗　酌情给予脱水、降温、止痛及预防并发症等。

4. 中医药治疗　本病系由暑热疫毒之邪引起，由表入里，多传变迅速，临床多表现为卫气同病、气营两燔和热陷营血等证候，分别可予银翘散合白虎汤、清瘟败毒饮、犀角地黄汤等方加减治疗。疾病后期，余邪留恋，耗气伤精，根据气血津液耗伤程度进行善后调理。

【预后】

由于抗生素的广泛应用，多数化脓性脑膜炎预后良好，但如治疗不及时，少数可留有脑积水、智力障碍等后遗症。

二、结核性脑膜炎

结核性脑膜炎（tuberculous meningitis，TBM）是由结核分枝杆菌引起的软脑膜和脊髓膜的非化脓性炎症性疾病，常继发于体内其他器官结核病后。近年来，因耐药结核杆菌菌种出现、免疫抑制剂的广泛应用和 AIDS 患者的增多，其发病率呈全球上升趋势。

【病因及发病机制】

结核性脑膜炎大多由人型结核分枝杆菌感染所致，少数为牛型结核分枝杆菌感染。结核杆菌经血播散后在软脑膜下种植，形成结核结节，结节破溃后大量结核菌进入蛛网膜下腔引起 TBM。也可是脊柱结核病灶直接蔓延至软脑膜，形成结核性脑脊髓膜炎。患者多在免疫功能低下或发生变态反应时感染结核杆菌。

【病理】

结核性脑膜炎主要侵犯颅底软脑膜，有时累及脑神经，出现脑神经麻痹。病变性质为慢性纤维素性渗出性炎症，可侵犯血管，形成结核性血管内膜炎或血管炎，致使管腔狭小，甚或导致脑梗死。

【临床表现】

儿童及青壮年发病较多。起病隐匿，病程缓慢，初期表现为低热、食欲减退、恶心、乏力等结核中毒症状。数日后可出现颅内高压、脑膜刺激征、脑实质、脑神经损害等神经系统症状。脑神经损害以动眼神经、展神经、面神经和视神经受损为主，主要是颅内炎性渗出物的侵蚀、粘连所致。

【辅助检查】

1. 脑脊液检查　压力增高，外观多微黄，放置后表面可形成薄膜。细胞数增高 $(50\sim500)\times10^6/L$，以淋巴细胞为主，蛋白增高，糖和氯化物减低。抗酸染色可发现结核分枝杆菌。

2. 影像学检查　颅脑 CT、MRI 可显示脑基底池渗出及脑实质病变，也可出现结核球、脑积水所致的脑室扩大，以及血管病变所致的脑梗死病灶。

【诊断及鉴别诊断】

1. 诊断要点　密切的结核接触史或身体其他部位有结核灶，出现上述临床表现，脑脊液检查有结核特征性改变或涂片发现结核杆菌即可确诊。通常仅 45%~70% 患者脑脊液结核杆菌培养呈阳性，且阳性结果 6~8 周后才出现。

2. 鉴别诊断　极少数患者合并脑结核瘤，表现连续数周或数月逐渐加重的头痛，伴有痫性发作及局灶性脑损伤，增强 CT 和 MRI 显示大脑半球等部位的单发病灶，脑脊液检查多为正常，此时需要与脑肿瘤及脑脓肿相鉴别。与隐球菌脑膜炎相鉴别，两者临床过程和脑脊液改变极为相似，应尽量寻找结核菌和新型隐球菌感染的实验室证据。

【治疗】

遵循早期用药、合理选药、联合用药、系统治疗的原则。治疗过程应定期复查脑脊液以监测抗结核药物疗效。

1. 抗结核药物治疗　异烟肼、利福平、吡嗪酰胺、链霉素和乙胺丁醇等是抗结核最有效的一线药物(表15-1)。治疗一般主张至少选择3种药物联合治疗,总疗程9~12个月。合并蛛网膜下腔粘连者或病情顽固者,在全身用药的基础上,可联合地塞米松鞘内注射,脑脊液压力较高者慎用此法。在用药过程中应注意药物的副作用,如肝功能损伤、前庭神经损伤、视力下降等。

表 15-1　抗结核主要一线药物用法

药物	儿童每日用量 (mg/kg)	成人日常用量 (mg)	每日给药次数	用药途径	药理作用机制
异烟肼	10~20	600,每日 1 次	1	静脉 / 口服	细胞内外杀菌
利福平	10~20	450~600,每日 1 次	1	口服	细胞内外杀菌
吡嗪酰胺	20~30	750,每日 2 次	3	口服	细胞内杀菌
链霉素	20~30	750,每日 1 次	1	肌内注射	细胞外杀菌
乙胺丁醇	15~20	750,每日 1 次	1	口服	抑菌药

2. 激素　对中毒症状明显,高热持续不退,有蛛网膜下腔粘连者,在充分抗结核基础上可给予激素治疗,以减少并发症、提高存活率。成人常用地塞米松 10~20mg/d 静脉滴注。

3. 对症治疗　加强营养,增强抵抗力;有颅内高压者给予甘露醇、呋塞米等脱水治疗。

4. 中医药治疗　本病因感受时邪,入里化火、生痰、生风所致。主要分为痰火闭窍、瘀阻脑络、阴虚风动、气阴两虚等证型,分别从清热化痰开窍、活血化瘀通络、滋阴息风、益气养阴等方面着手治疗,可选择阳和汤、黄连解毒汤、清骨散等方加减治疗。

【预后】

早期诊断和治疗对于改善结核性脑膜炎预后有关键作用。年龄大、意识改变、住院时 GCS 评分低、合并脑积水是影响 TBM 预后的独立危险因素。25% 患者遗留或多或少的神经系统并发症。

第四节　真 菌 感 染

引起颅内感染的真菌有新型隐球菌、白念珠菌、毛霉菌等。本节重点介绍最常见的新型隐球菌性脑膜炎(cryptococcus neoformans meningitis),其具有高致死率及致残率的特点,免疫抑制人群易感。

【病因及发病机制】

新型隐球菌是一种环境腐生真菌,主要见于土壤、腐朽物、草地及鸽粪中,环境中的新型隐球菌是人类感染的主要来源。最初常感染皮肤和黏膜,经上呼吸道侵入体内,先在肺部形成胶冻样结节病灶。当机体免疫力下降,经血行播散进入 CNS,在脑膜和脑实质内大量增殖,形成炎性肉芽肿。

【病理】

肉眼可见脑肿胀、脑膜充血并广泛增厚;蛛网膜下腔可见胶冻状渗出物;沿脑沟或脑池可见小肉芽肿或小脓肿,偶有脑深部组织较大的肉芽肿或囊肿。镜下见脑膜有炎性渗出物,以淋巴细胞和单核细胞浸润为主。

【临床表现】

多隐匿起病,病程迁延,也有少数急性起病。早期有不规则低热,轻度间歇性头痛或呕吐,而后逐渐加重,出现高颅压、脑膜刺激征,长期高颅压可出现多脑神经损害。少数有癫痫发作,精神异常,偏瘫,共济失调等脑实质损害表现。病情进展较快的患者可很快出现意识障碍。

【辅助检查】

1. 脑脊液检查 压力增高,多在200mmH$_2$O以上。细胞数增加(10~500)×10^6/L,以淋巴细胞为主,蛋白轻或中度增加,糖和氯化物降低。脑脊液墨汁染色阳性及培养可发现新型隐球菌。乳胶凝集实验抗原检测阳性率高。

2. 影像学检查 约半数患者颅脑 CT 可完全正常。颅脑 MRI 较 CT 敏感,脑膜强化后信号明显增强,部分患者可见脑积水及脑内肉芽肿。

【诊断及鉴别诊断】

1. 诊断要点 根据亚急性起病,临床以脑膜炎表现为特征,脑脊液有特征性改变,影像学发现有脑膜增强反应和脑实质内的局限性炎性病灶。近期有接受大剂量激素治疗、免疫功能低下、恶性肿瘤等病史,临床需考虑隐球菌性脑膜炎。但确切诊断必须依靠脑脊液墨汁涂片或真菌培养找到新型隐球菌。

2. 鉴别诊断 与隐球菌性脑膜炎最易混淆的是结核性脑膜炎,只有通过脑脊液病原学检查结果才能最后确诊。

【治疗】

1. 抗真菌治疗

(1) 两性霉素 B:首选。首次小剂量、逐渐加量至维持剂量。静滴首剂 1mg/d,每日以 2~5mg 递增,最大剂量可达 1mg/(kg·d)。副作用大,如肾功能损害、静脉炎和血小板减少等。

(2) 氟康唑及伏立康唑:两者均为广谱抗真菌药,易透过血-脑屏障。氟康唑不良反应发生率低,毒性较低。首剂 400mg/d,以后每日 200~400mg,分两次静滴。脑脊液培养转阴后,继续治疗 8~10 周。伏立康唑适用于肾功能不全,两性霉素 B 治疗失败的患者。

(3) 5-氟胞嘧啶:与两性霉素合用时具有协同作用,减少两性霉素 B 的用量。副作用为食欲下降、恶心、白细胞与血小板减少、皮疹、肾功能损害。口服和静脉用量为每日 50~150mg/kg,分 3~4 次口服或 2~3 次静滴。

2. 对症治疗 脱水降颅压、止痛、保护视神经和防止脑疝发生、全身营养支持是最重要的对症治疗。当药物不能控制颅内高压时,应考虑手术治疗。大剂量脱水治疗时应注意保持水、电解质平衡。

3. 中医药治疗 本病的病因病机是感受外邪,湿热邪毒郁滞,气机不畅,正邪相搏,上扰清窍,久则气血凝而生瘀,瘀则化热,热盛损伤津液,痰湿内生,经络失于濡养。可予以豁痰开窍,逐瘀通络等方剂。

【预后】

40% 患者遗留不同程度的神经系统后遗症。免疫功能低下患者死亡率达 50% 以上。预后不良的主要原因有延误治疗,伴有慢性或严重基础疾病。

第五节 朊 粒 病

由朊粒(prion)所致的疾病称为朊粒病(prion disease)。朊粒是一类特殊的传染性蛋白粒子,故朊粒病曾命名为朊蛋白病。朊粒是一种不含核酸、有传染性的蛋白质,因其无细胞形态,曾又被称为朊病毒。朊粒可引起传染性海绵状脑病(transmissible spongiform encephalopathies，TSE）。朊粒病是一种人畜共患的中枢神经系统退行性、致死性疾病。目前已知的人类朊粒病主要有库鲁病（Kuru disease）、克 - 雅病（Creutzfeldt-Jakob disease，CJD）、格斯特曼综合征（Gerstmann-Straussler-Scheinker syndrome，GSS 综合征）和致死性家族型失眠症（fatal familial insomnia，FFI）。常见的动物朊粒病主要有牛海绵状脑病、羊瘙痒病、鹿慢性消耗性疾病和貂传染性脑病。本节仅介绍 CJD、GSS 综合征和 FFI。

朊粒蛋白（prion protein，PrP）由 253 个氨基酸组成，有两种异构体，分别为细胞朊粒蛋白（PrP^C）和羊瘙痒症朊粒蛋白（PrP^{SC}）。健康人 CNS 细胞表面存在的朊粒蛋白是 PrP^C，它是保持神经系统信息传递不可缺少的物质。PrP^{SC} 是 PrP^C 在蛋白酶作用下切去 67 个氨基酸的产物，是它的致病性异构体。朊粒病发病的关键机制是宿主正常的、能被蛋白酶水解的 PrP^C 转变成异常的不能被蛋白酶水解的致病性 PrP^{SC}，并沉积于脑，PrP^{SC} 具有神经毒性。人类朊粒病的病因有两个方面：一方面为外源性朊粒蛋白的感染，主要为携带朊粒蛋白的动物和少数医源性感染；另一方面为遗传的朊粒蛋白基因突变引起。该类疾病西医无有效治疗，可对症处治，死亡率 100%。

一、克 - 雅病

克 - 雅病（CJD）是人类最常见的朊粒病，临床以进行性痴呆、肌阵挛、锥体束或锥体外系损伤症状为主要表现，曾称为皮质 - 纹状体 - 脊髓变性。

【病理】

以大脑神经细胞脱失、星形胶质细胞增生、灰质海绵状变性为主要改变。主要分布在大脑皮质、纹状体、丘脑、脑干上段和小脑分子层神经细胞的树突。

【临床表现】

本病多散发，家族遗传性约 15%，部分为医源性或变异性。好发于 50~70 岁人群。临床表现分为 3 期：①初期，以精神和智力障碍为主。如乏力、注意力不集中、失眠、记忆困难等。②中期，大脑皮质、锥体外系、锥体束及小脑受损的症状交替出现，约 2/3 出现肌阵挛，最具有特征性。③晚期，尿失禁、无动性缄默症、昏迷或去皮质强直状态。

【辅助检查】

1. 血、脑脊液检查　血细胞分析、脑脊液常规、生化检查均正常。

2. 脑电图　疾病早期脑电图可正常，中期以后 90% 患者出现弥漫性慢波，伴有典型的周期性每秒 1~2 次的三相尖波复合体。

3. PrP 免疫检测　血液、脑脊液或脑组织行免疫组织化学检测都可检出 PrP。脑脊液中 14-3-3 蛋白免疫测定也是诊断 CJD 的一个客观指标，总敏感度为 96%，特异性为 80%。

4. 影像学检查　急性发病或病程较短的 CJD，颅脑影像学检查可完全正常。部分病例可见 DWI 异常高信号，典型表现为沿双侧皮质沟回条带样分布的高信号和 / 或基底节的高信号改变。病程较长的 CJD 可发现不同程度的脑萎缩，严重者伴有脑室扩大。

【诊断】

诊断要点：①在 2 年内发生的进行性痴呆；②典型脑电图表现，即 1~2 次 / 秒的典型三相尖波复合体；③至少有以下两种以上的症状表现：肌阵挛、视觉障碍、小脑性共济失调、锥体束征或锥体外系征、无动性缄默症；④特征性神经病理改变；⑤免疫学检测 PrP 阳性。具备以上 5 条即可确诊，只具备前 3 条很可能为 CJD，如果一级亲属中已有 CJD 患者则为家族性 CJD，否则为散发性或医源性 CJD。仅具备①和③两项，诊断为可能的 CJD。

【鉴别诊断】

CJD 的精神和智力下降与 Alzheimer 病相鉴别，前者病情进展迅速，有其他局灶性损害表现,而 AD 多进展缓慢,脑电图检查无典型的周期性三相尖波复合体。锥体外系损害需与橄榄脑桥小脑萎缩、肝豆状核变性、帕金森病鉴别,结合 CJD 的临床特点,影像学、脑电生理、免疫学等方面的检查不难鉴别。

【治疗及预后】

本病尚无有效治疗,90% 病例于病后 1 年内死亡,病程迁延数年者罕见。

二、格斯特曼综合征

格斯特曼综合征,是一种罕见的以慢性进行性小脑共济失调、构音障碍和痴呆为主要表现的常染色体显性遗传朊粒病。

【病理】

肉眼可见小脑萎缩。病理为大脑弥漫性形态多样的 PrP 淀粉样蛋白斑块。

【临床表现】

平均发病年龄 45 岁。以小脑共济失调、锥体束征和痴呆为主要临床表现。病情进展缓慢,病程长,平均可持续 5 年左右。

【辅助检查】

有价值的辅助检查主要是脑电图,在疾病晚期可出现与 CJD 相似的特征性改变,即在慢波背景上出现 1~2Hz 周期性棘波、尖波或三相波。此外,晚期颅脑 CT 和 MRI 可表现出小脑、脑桥、延髓病变。

【诊断】

诊断要点:有家族史情况下,出现进行性小脑性共济失调,锥体束征,痴呆发生较晚或不明显,结合脑电图特征性三相波,肌电图可检查出腰骶肌群呈神经源性损害,而上肢正常即可诊断本病。

三、致死性家族型失眠症

致死性家族型失眠症是一种常染色体显性遗传性朊粒病,为进行性、致死性的中枢神经系统变性。临床表现为顽固性的失眠、自主神经功能及随意运动障碍。脑电图可有特殊表现,即睡眠期脑电图出现梭形波,快速眼运动相异常;觉醒期脑电图表现为进行性扁平背景活动。本病无特殊治疗,平均存活时间为 14 个月。

第六节　流行性脑脊髓膜炎

流行性脑脊髓膜炎(epidemic cerebrospinal meningitis),简称流脑,是由脑膜炎奈瑟菌(又称脑膜炎球菌)引起,经呼吸道传播的急性化脓性脑膜炎。

【病因及发病机制】

脑膜炎奈瑟菌为革兰氏染色阴性,传染源主要是带菌者,其次为患者,患者从潜伏期开始至病后 10 天内均具有传染性。病原菌主要经咳嗽、打喷嚏借飞沫由呼吸道直接传播。冬春季是流脑流行的好发季节。细菌由人体鼻咽部侵入脑脊髓膜分为三个步骤:细菌黏附并透过黏膜,进入血流(败血症期),最终侵入脑膜(脑膜炎期)。

【病理】

脑膜炎期的病变在软脑膜和蛛网膜。早期主要以血管充血、少量浆液性渗出及局灶性小出血多见,进一步发展则见大量纤维蛋白、中性粒细胞及血浆外渗,脑脊液混浊,呈化脓性改变。颅底由于化脓性炎症的直接侵袭和炎症后粘连,可引起脑神经损害,暴发型脑膜脑炎型的病变主要在脑实质,脑细胞有明显充血和水肿。

【临床表现】

潜伏期一般为 2~3 天。发病类型根据病情的轻重和临床表现有所不同,重点介绍普通型和暴发型。

1. 普通型 约占全部病例的 90%,按其发展过程分为四期:①前驱期:上呼吸道感染症状,如低热、咽痛、鼻咽部黏膜充血和分泌物增多等。②败血症期:常突发寒战、高热、头痛、呕吐、乏力、全身及关节疼痛、食欲不振、烦躁不安等毒血症症状。全身皮肤黏膜出现瘀点或瘀斑为本期特征性表现(占 70%~90%)。③脑膜炎期:剧烈头痛,频繁呕吐,狂躁、惊厥、意识障碍,出现脑膜刺激征,严重者呈角弓反张。④恢复期:体温渐降至正常,皮疹停止发展并大部分被吸收,神经系统体征亦逐渐消失。

2. 暴发型 本型起病急骤,病情凶险,进展迅速,如不及时抢救,常在 24 小时内危及生命。儿童多见。按其临床特点可分为三型:①败血症休克型:突然寒战、高热起病,迅速出现精神极度萎靡、意识障碍并可有惊厥。瘀点初在四肢,迅即遍布全身(12 小时内),瘀斑融合成片。循环衰竭为本型突出特征,血压明显下降或不能测出,少尿或无尿。②脑膜脑炎型:主要以脑实质严重损害为特征。除高热、瘀斑外,剧烈头痛,频繁呕吐,反复或持续惊厥,呼吸节律不整,脑膜刺激征及锥体束征大多明显,其突出表现为严重的颅内高压伴脑疝形成、呼吸衰竭。③混合型:兼有上述两种类型的临床表现(同时或先后出现),病情最为严重。

【辅助检查】

1. 血常规 白细胞总数升高,一般在 20×10^9/L 以上。暴发型出现 DIC 时血小板减少。

2. 脑脊液检查 病初脑脊液尚无改变,应 12~24 小时后复查。压力增高可超过 200mmH_2O,细胞数高达 $1\,000 \times 10^6$/L 以上,以中性粒细胞为主。蛋白质明显增高,糖和氯化物降低。

3. 免疫学检查 检测脑脊液或血清中的脑膜炎奈瑟菌特异多糖抗原;或检测血清中的特异抗体,恢复期效价较急性期增高 4 倍以上有辅助诊断价值。

4. 核酸检测 可检测早期血清和脑脊液中细菌 DNA。具有敏感性高和特异性强及快速的特点,且不受抗生素的影响,还可对细菌进行分型。

5. 神经影像学检查 颅脑 CT、MRI 等在需要排除脑肿瘤、脓肿形成、脑卒中等疾病时可酌情使用。

【诊断及鉴别诊断】

1. 诊断标准

(1) 疑似病例:①流行病学史:冬春季节发病,1 周内有流脑患者密切接触史,或当地有本病发生或流行;既往未接种过流脑疫苗。②临床表现及 CSF 检查符合化脓性脑膜炎表现。

(2) 临床诊断病例:①有流脑流行病学史。②临床表现及 CSF 检查符合化脓性脑膜炎表现,伴有皮肤黏膜瘀点、瘀斑。或虽无化脓性脑膜炎表现,但在感染中毒性休克表现的同时伴有迅速增多的皮肤黏膜瘀点、瘀斑。

(3) 确诊病例:在临床诊断病例的基础上,加上细菌学或流脑特异性血清免疫学检查阳性。

2. 鉴别诊断

(1) 其他细菌所致的化脓性脑膜炎:多散发,无明显季节性;有急性或慢性炎症病灶;起病、发展、疗效反应较缓慢;皮肤瘀点、瘀斑少见。确诊有赖于脑脊液和血液的细菌学检查。

(2) 隐球菌性脑膜炎:起病缓慢,临床表现及 CSF 改变与结核性脑膜炎相似,墨汁染色找到隐球菌则可确诊。

（3）流行性乙型脑炎：有严格的季节性，多发生于 7~9 月份，以高热、惊厥、意识障碍等脑实质损害表现为主，无皮肤瘀点。CSF 细胞数多在 (50~500)×10⁶/L 以内，早期以中性粒细胞为主，后期淋巴细胞增多，糖和氯化物正常。病原学检查有助鉴别。

【治疗】

1. 普通型流脑的治疗

（1）病原治疗：一旦高度怀疑流脑，应在 30 分钟内给予抗菌治疗。尽早、足量应用细菌敏感并能透过血 - 脑屏障的抗菌药物。

1）青霉素：治疗脑膜炎奈瑟菌感染的首选药物。成人剂量：2 000 万 ~2 400 万 U/d，儿童 20 万 ~40 万 U/(kg·d)，分 3 次（每 8 小时 1 次）加入 5% 葡萄糖溶液中快速静滴。疗程 5~7 天。

2）第三代头孢菌素：对脑膜炎奈瑟菌抗菌活性强，易透过血 - 脑屏障，且毒性低，已成为首选药物之一。头孢噻肟成人剂量 6~8g/d，儿童 0.1~0.2g/(kg·d)，分 2~4 次静脉快速滴注；头孢曲松成人剂量 2~4g/d，儿童 0.1g/(kg·d)，分 1~2 次静脉滴注。疗程 7 天。

3）氯霉素：用于不能使用青霉素或病原菌不明者。剂量成人每日 50mg/kg，儿童每日 50~75mg/kg，分次滴注或肌内注射，疗程 5~7 天。

4）氨苄西林：对脑膜炎奈瑟菌、肺炎球菌及流感杆菌脑膜炎均有较强的抗菌活性，适用于病原未明的重症患者。剂量成人 8~12g/d，儿童 0.2g/(kg·d)，分 2~3 次静滴。疗程 5~7 天。

以上各种抗菌药物的疗程均为 5~7 天。用药 1~2 天病情不见缓解或加重者，应调整抗菌治疗方案。

（2）对症治疗：对高热、呕吐、躁动、抽搐者，应予对症处理。颅内压增高者，行脱水疗法。中毒症状重者，用肾上腺皮质激素。静脉补液，维持水、电解质、酸碱平衡。高热时可用物理及药物降温；惊厥时可用地西泮，颅内高压应予脱水剂。

2. 暴发型流脑的治疗 休克型的治疗以抗菌、抗休克为重点。抗菌治疗以青霉素为首选，剂量用法同上。脑膜脑炎型的治疗，除及时应用大剂量抗菌药物外，减轻脑水肿，防治脑疝和呼吸衰竭是治疗本型的重点。混合型参照上述两型处理。

3. 中医药治疗 本病属中医"风温""春温"范畴，治疗上可按照温病辨证论治。依据卫气营血辨证分型，根据疾病所在的阶段可选用银翘散、白虎汤、黄连解毒汤、参附龙牡救逆汤等方剂加减。

【预后】

由于早期诊断和及时抗菌治疗，流脑的病死率已降至 5% 以下，暴发型流脑的病死率仍在 10% 左右，婴幼儿和老年人预后较差。少数患者可因脑及周围组织的炎症或粘连并发脑神经损害，出现脑积水、硬膜下积液或肢体运动障碍。

第七节 流行性乙型脑炎

流行性乙型脑炎（epidemic encephalitis B），简称乙脑，是由乙脑病毒引起的、以脑实质炎症为主要病变的中枢神经系统急性传染病。临床以发病急骤、高热、意识障碍、抽搐、呼吸衰竭等为主要特征。

【病因及发病机制】

乙脑病毒是一种 RNA 病毒，人与许多动物（如猪、牛、马、羊等）都可成为本病的传染源。乙脑主要通过蚊虫叮咬而传播，蚊是本病的最重要传播媒介。人群对乙脑病毒普遍易感，感染后多数呈隐性感染,仅当机体免疫力低下和/或病毒数量多、毒力强时,病毒可通过血-脑屏障侵入 CNS,引起广泛性病变,发生脑炎,成为显性发病。乙脑脑组织的损伤机制包括:病毒对神经组织的直接侵袭、脂质过氧化损伤、免疫损伤,引起免疫攻击。

【病理】

乙脑患者的脑组织病变范围较广,可累及整个 CNS 灰质,但以大脑皮质、间脑和中脑病变最为严重,可累及脊髓。基本病变为神经细胞肿胀、变性及坏死,可液化形成镂空筛网状软化灶;脑实质淋巴细胞和大单核细胞浸润,胶质细胞弥漫性增生;脑实质及脑膜血管充血扩张,周围淋巴细胞浸润与胶质细胞增生。

【临床表现】

乙脑病毒侵入人体约经 4~21 天(一般为 10~14 天)潜伏期后出现神经症状。大多数患者不产生任何临床症状,部分患者仅出现发热、头痛,少数患者表现为高热、头痛、呕吐、颈项强直、惊厥、意识障碍、呼吸衰竭等典型表现。典型患者按病程可分为以下四个时期:

1. 初期 病初的 1~3 天。起病急,1~2 天内体温升高达 39℃,伴有头痛、恶心、呕吐、食欲不振、嗜睡、烦躁、结合膜及咽部充血。部分患者可有颈项强直及抽搐,但神志尚清楚。极重型患者本期经过甚短,于起病 1~2 天内就出现高热、频繁抽搐、深度昏迷而进入极期。

2. 极期 病程的第 4~10 天。患者除全身血毒症状加重外,突出表现为脑损害症状更为明显。主要表现有以下几点:

(1) 高热:此期发热到顶点,体温稽留于 39~40℃,一般持续 7~10 天,重症者达 3 周以上。发热越高,持续时间越长,病情越重。

(2) 意识障碍:多发生于病程的第 3~8 天,轻者嗜睡,重者出现昏迷。昏迷的深浅、持续时间的长短与病情的严重性和预后有关。

(3) 抽搐或惊厥:多于病程第 2~5 天出现。可有轻度的手、足、面部的抽搐,以致出现肢体阵挛性或全身强直性抽搐,历时数分钟或数十分钟不等,可反复发生。

(4) 呼吸衰竭:为本病最主要的死亡原因(占 70%~80%),多见于深度昏迷的患者。主要为中枢性呼吸衰竭,表现为呼吸表浅、节律不齐、叹息样呼吸、潮式呼吸、呼吸暂停、抽泣样呼吸等,最后呼吸停止。

(5) 颅内高压及脑膜刺激征:患者多有不同程度的颅内压增高,表现为剧烈的头痛、喷射性呕吐、血压增高、脉搏变慢。同时伴有脑膜刺激征。重者可出现脑疝,以颞叶疝(小脑幕切迹疝)较多见。

(6) 其他神经系统局灶症状:肢体痉挛性瘫痪、肌张力增强和病理征阳性,去大脑强直,体温调节障碍,大小便失禁、尿潴留、直肠麻痹等。乙脑的神经系统表现常在病程第 1 周内达高峰,第 2 周后极少出现新的神经症状和体征。

3. 恢复期 恢复期可有低热、多汗、言语障碍、吞咽困难、肢体麻痹、不自主动作、抽搐发作、表情缺失等。少数患者有智能障碍或精神异常。

4. 后遗症期 约占 5%~20%。以失语、瘫痪、癫痫及精神异常最常见,重者病例可有肢体强直、角弓反张、不自主动作、视力障碍及痴呆等。

【临床分型】

根据临床表现及临床病程经过,可分为以下四型,其中轻型和普通型最多,占 2/3。但病情可以从轻型发展成严重类型。

1. 轻型 患者神志清楚,可有轻度嗜睡。体温 39℃ 以下,有轻度头痛、恶心呕吐、嗜睡等,仅在高热时才可有抽搐,可有轻度脑膜刺激征。大多在 1 周左右恢复。

2. 中型(普通型) 体温 39~40℃,有不同程度的意识障碍(嗜睡或浅昏迷),脑膜刺激征明显,病理反射阳性,浅反射减弱或消失,或有脑神经麻痹、运动障碍等。病程 7~14 天,大多无恢复期症状。

3. 重型　昏迷,持续高热 40℃ 以上,有反复或持续性抽搐,深反射先亢进后消失,浅反射消失,病理反射阳性。脑膜刺激征明显,肢体瘫痪或出现呼吸衰竭。病程多在 2 周以上,恢复期常有明显的神经精神症状,部分患者可有后遗症。

4. 极重型(暴发型)　起病急骤,体温迅速于病后 1~2 天内上升到 40℃ 以上。深昏迷,反复或持续抽搐,迅速出现脑疝及中枢性呼吸衰竭。本型常于短期内(一般 3 天左右)出现呼吸循环衰竭而死亡,幸存者多有严重后遗症。此型占总数的 5% 左右。

【辅助检查】

1. 血常规　血白细胞增多,常达(10~30)×10^9/L,中性粒细胞增多为主,并有核左移,嗜酸性粒细胞减少,这与一般病毒感染不同。部分患者血象始终正常。

2. 脑脊液检查　脑脊液压力增高,白细胞数轻度增高,多在(50~500)×10^9/L 以上,起病后 2~5 天以中性粒细胞为主,以后则以淋巴细胞占多数。蛋白轻度增高,大多不超过 1.0g/L,糖正常或稍高,氯化物正常。较少数患者脑脊液常规与生化正常。

3. 血清学检查　乙脑的确诊有赖于血清学诊断。常用的试验包括以下几种:

(1)补体结合试验:补体结合抗体为 IgG 抗体,特异性高、灵敏度强,但出现较迟,阳性大多出现在 4~7 周,双份血清抗体效价 4 倍以上增高即为阳性。仅用于回顾性诊断和流行病学检查。

(2)血凝抑制试验:此抗体于病后 4~5 天出现,第 2 周达高峰,可持续 1 年以上。阳性率达 81% 左右,双份血清对照效价增高 4 倍以上为阳性。

(3)特异性 IgM 抗体测定:特异性 IgM 抗体于感染后第 4 天即可出现,2~3 周达到高峰。一般病后 2 周阳性率可达 70%~90%,具有较高的敏感性和特异性,可提高乙脑的早期诊断率,已被广泛采用。

4. 病原学检查　对疑诊死亡病例取脑组织或延髓穿刺取脑组织,病毒分离阳性率较高,作为回顾性诊断。病毒抗原或核酸检测:在组织、血液或其他体液中通过直接免疫荧光或 PCR 可检测到乙脑病毒抗原或特异性核酸。

【诊断及鉴别诊断】

1. 诊断标准　根据流行季节(7~9 月)发病,儿童及青少年,突然起病,有发热、头痛、呕吐、嗜睡、昏迷、抽搐、脑膜刺激征及神经系统症状体征,结合血及脑脊液(CSF)的检查,一般诊断不难。

2. 鉴别诊断　必要时可做上述血清学检查。但应注意与下述几种疾病相鉴别:

(1)化脓性脑膜炎:早期或未彻底治疗的化脓性脑膜炎,CSF 不易与乙脑区别,应反复进行血液及 CSF 细菌学检查,若阴性,可进一步做血清学检查。凡不能排除化脓性脑膜炎者,应毫不迟疑地应用抗生素治疗。

(2)钩端螺旋体病脑膜脑炎型:钩端螺旋体病多有疫水接触史,早期肌痛及腓肠肌压痛明显,眼结膜多充血,嗜睡多见,而昏迷抽搐者少,CSF 改变轻。血清学检查可与乙脑相区别。

(3)单纯疱疹病毒性脑炎:由疱疹病毒Ⅰ型引起,病情重,病死率高达 30% 左右。本病特殊定位在颞叶及额叶,故可出现脑局灶症状。可用 CSF 中病毒分离、CT 及脑组织中 HSV 抗原检查确诊。

【治疗】

1. 本病目前尚无特效的抗病毒治疗药物。宜密切观察病情变化,积极采取对症治疗和中西医结合治疗,正确处理高热、惊厥、控制脑水肿和呼吸衰竭等危重症状,预防并发症与继发感染。

2. 中医中药治疗　基本上按温病辨证施治,可采用清热解毒、芳香化湿相结合的方法,依据卫气营血分型论治。常选用银翘散、白虎汤、黄连解毒汤、清营汤等方剂加减。

【预后】

本病病死率较高,达 10% 左右。且本病尚无特效的抗病毒药物。重症患者可出现呼吸衰竭而死亡,幸存者多有严重后遗症。

（汪　瀚）

复习思考题

1. 临床上如何确诊单纯疱疹病毒性脑炎? 如何治疗?
2. 老年人结核性脑膜炎有哪些特点?
3. 新型隐球菌感染的临床表现有哪些?
4. 何谓朊粒病? CJD 的临床诊断标准是什么?
5. 简述流行性脑脊髓膜炎的主要分型及临床表现。
6. 简述流行性乙型脑炎的鉴别诊断要点。

第十六章

神经系统其他变性疾病

> **学习目标**
>
> 1. 掌握神经系统变性疾病的定义及共同点；运动神经元病及多系统萎缩的定义、典型临床表现及诊断要点。
> 2. 熟悉运动神经元病的类型、辅助检查和治疗；多系统萎缩的共同病理特征、辅助检查和治疗。
> 3. 了解运动神经元病及多系统萎缩的病因、发病机制、病理。

神经系统变性疾病（neurodegenerative disease）是遗传性或尚未确定的内外源性因素引起的进行性神经细胞变性，导致运动功能障碍、自主神经障碍和认知功能障碍的一类疾病。本组疾病有许多共同点：常选择性损害特定的神经结构；病理表现为神经元丧失、非特异性组织及细胞反应；临床多为隐匿起病，呈缓慢进展，病程较长，部分病例可有家族遗传史，无有效的治疗方法。

神经系统变性疾病种类较多，主要有认知障碍性疾病如阿尔茨海默病、路易体痴呆、额颞叶痴呆等，运动障碍性疾病如帕金森病、运动神经元病、进行性核上性麻痹、纹状体变性等，多系统变性如多系统萎缩。属于认知障碍性疾病的阿尔茨海默病和运动障碍性疾病的帕金森病请参考专门章节，本章主要叙述运动神经元病和多系统萎缩。

第一节 运动神经元病

运动神经元病（motor neuron disease，MND）是一组病因未明的选择性侵犯脊髓前角细胞、脑干后组运动神经元、皮质锥体细胞及锥体束的慢性进行性神经变性疾病。临床上表现为上、下运动神经元受损症状体征的不同组合，其特征性的表现有：进行性肌无力和肌萎缩、延髓麻痹、锥体束损害，通常无感觉障碍，其他脑功能如动眼神经和括约肌功能一般很少受影响。肌萎缩侧索硬化（amyotrophic lateral sclerosis，ALS）是临床最常见的运动神经元病类型，呈全球性分布，年发病率约 2/10 万，人群患病率（4~6）/10 万，90% 以上为散发病例。成人 MND 通常在 30~60 岁起病，男性多见。20%~50% 的 MND 患者会发生认知损害，而有 5%~15% 的患者会发生额颞叶型痴呆。MND 患者的死亡原因多为呼吸衰竭和肺部感染，从出现临床症状到死亡的时间平均为 2~4 年，但有 5%~10% 的患者可以生存 10 年或更长。

【病因及发病机制】

本病的确切病因尚未完全明确，目前较为一致的认识是，在一定遗传易感性的基础上，兴奋性毒性作用和氧化应激损害导致了运动神经细胞以线粒体和细胞骨架的破坏为主的损害。

5%~10% 的患者有遗传性,称为家族性肌萎缩侧索硬化(familial amyotrophic lateral sclerosis,FALS),成人型属常染色体显性遗传,青年型为常染色体显性或隐性遗传,临床上与散发病例难以区别。家族性 ALS 患者的平均发病年龄为 43~52 岁,而散发性患者为 58~63 岁。90% 以上为散发病例。个人发生 ALS 的风险是 1/350~1/500,男性、年龄以及遗传倾向是主要的危险因素。目前研究已确定常染色体显性遗传型与铜/锌超氧化物歧化酶(SOD1)基因突变有关,突变基因位于 21 号染色体长臂(21q22.1-22.2),常染色体隐性遗传型突变基因位于 2q33-q35,但这些基因突变患者仅占 FALS 的 20%,其他 ALS 基因尚待确定。

散发性病例的病因及发病机制不清,尚未发现确切的环境危险因素,可能与下列因素相关:①中毒因素:兴奋性毒性神经递质如谷氨酸盐可能参与神经元的死亡导致 ALS 发病;②免疫因素:抗甲状腺原抗体、GM1 抗体和 L- 型钙离子通道蛋白抗体等多种抗体可能选择性以运动神经元为靶细胞;③病毒感染:ALS 可能与脊髓灰质炎样病毒性感染有关,但患者的脑脊液、血清及神经组织均未发现病毒或相关抗原及抗体;④其他因素:如某些金属元素含量的异常、营养障碍、神经营养因子缺乏等。

【病理】

本病最显著的特征是运动神经元选择性死亡,以舌下、舌咽、迷走和副神经等最常受累,动眼神经核和骶髓支配膀胱、直肠括约肌的副交感神经元一般不受累。

ALS 病理诊断的标准:运动皮质的大锥体细胞消失,脊髓前角和脑干的运动神经元脱失并出现异常的细胞病理改变,皮质脊髓束变性和脱髓鞘改变。

【临床表现】

本病起病隐匿,常进展缓慢。临床上根据功能缺损分布(四肢或延髓肌)及性质(上、下运动神经元),MND 一般分为以下四种类型:

1. 肌萎缩侧索硬化(ALS)　肌萎缩侧索硬化是最常见的类型,脊髓前角细胞、后组脑神经核及锥体束受累,无论最初累及上或下运动神经元,最后均表现肢体和延髓上、下运动神经元损害并存。①多在 40 岁以后发病,男性多于女性;首发症状常为手指运动不灵或力弱,随后大小鱼际肌和蚓状肌等小肌肉萎缩,渐向前臂、上臂及肩胛带肌发展,萎缩肌群出现粗大肌束震颤;伸肌无力较屈肌显著,颈膨大前角细胞严重受损,上肢腱反射减弱或消失,双上肢同时或先后相隔数月出现;与此同时或先后出现下肢痉挛性瘫痪、剪刀步态、肌张力增高、腱反射亢进和 Babinski 征阳性等,少数病例从下肢起病,渐渐延及双上肢。②延髓麻痹通常晚期出现,即使脑干功能严重障碍,眼外肌也不受影响,不累及括约肌。③可有主观感觉异常如麻木、疼痛等,但即使疾病晚期也无客观感觉障碍。④病程持续进展,最终因呼吸肌麻痹或并发呼吸道感染死亡。本病生存期短者数月,长者 10 余年,平均 3~5 年。

2. 进行性脊髓性肌萎缩(progressive spinal muscular atrophy,PSMA)　仅由脊髓前角细胞变性所致。①发病年龄约 30 岁,稍早于 ALS,男性多见。②隐匿起病,表现肌无力、肌萎缩和肌束震颤等肢体下运动神经元功能缺损症状体征;首发症状常为一手或双手小肌肉萎缩、无力,逐渐累及前臂、上臂和肩胛带肌,远端萎缩明显,肌张力和腱反射减弱,无感觉障碍,括约肌功能不受累。③波及延髓而发生延髓麻痹者存活时间短,常死于肺部感染。

3. 进行性延髓麻痹(progressive bulbar palsy,PBP)　病变主要侵及延髓和脑桥运动神经核。①多在中年后发病,表现饮水呛咳,吞咽困难,咀嚼、咳嗽和呼吸无力,构音障碍;上腭低垂、咽反射消失、咽部唾液积存、舌肌明显萎缩伴肌束震颤。②皮质延髓束受累出现下颌反射亢进,后期伴强哭强笑,表现真性与假性延髓麻痹并存。③进展较快,预后不良,多在 1~3 年死于呼吸肌麻痹和肺部感染。

4. 原发性侧索硬化（primary lateral sclerosis，PLS） 极罕见，选择性损害皮质脊髓束，导致肢体上运动神经元功能缺损。①中年或更晚起病，首发症状为双下肢对称的痉挛无力，缓慢进展，逐渐波及双上肢，出现四肢肌张力增高、腱反射亢进及病理征，无肌萎缩，不伴肌束震颤，感觉正常；②皮质延髓束变性出现假性延髓麻痹，伴情绪不稳、强哭强笑；③多为缓慢进行性病程，偶有长期生存报告。

不管最初的起病形式如何，ALS、PSMA、PBP 和 PLS 现在都被认为是相关的疾病。PSMA 和 PBP 通常都会最终进展为 ALS。MND 是否为单一病因、表型不同的疾病尚不完全清楚，但 ALS 肯定是其中最为常见和最易识别的表型。既往认为本病仅有运动系统受损的表现，但近年来部分临床报道提示一小部分 MND 患者伴有运动系统以外的表现，如感觉异常、认知障碍、括约肌功能障碍等，其确切机制不清。

> **知识链接**
>
> ### 肌束震颤
>
> 肌萎缩性侧索硬化和进行性脊髓性肌萎缩的患者常伴有肌束震颤，在临床上表现为肌肉跳动，是一群肌肉细胞自发收缩的表现。肌束震颤常提示脊髓前角病变，其发生机制为下运动神经元细胞膜兴奋性增高，自发性去极化，相应运动单位所有肌肉纤维收缩所致。部分没有运动神经元病变的正常人也会出现肌束震颤，常发生在运动或劳累后，称为良性肌束震颤。

【辅助检查】

1. 神经电生理检查 肌电图呈典型神经源性改变。静息状态下可见纤颤电位、正锐波，有时可见束颤电位；小力收缩时运动单位电位时限增宽、波幅增大、多相波增加，大力收缩呈现单纯相。神经传导速度正常。运动诱发电位有助于确定上运动神经元损害。

2. 肌肉活检 有助于诊断，但无特异性，早期为神经源性肌萎缩，晚期在光镜下与肌源性肌萎缩不易鉴别。

3. 神经影像学检查 颅脑 CT 和 MRI 可见大脑皮质不同程度的萎缩，40% 的 ALS 患者 MRI 在 T_2 加权像上皮质出现高信号。PET 可显示患者大脑葡萄糖代谢降低，尤其可见于感觉运动皮质和基底节。

4. 其他 生化、脑脊液检查多无异常，肌酸磷酸激酶（CK）活性可轻度异常。

【诊断及鉴别诊断】

目前，ALS 的临床诊断仍主要依靠病史及临床表现，肌电图检查对早期明确诊断非常重要。实验室检查及影像学检查，如 MRI，虽不能作为主要诊断依据，但在排除其他潜在可治性疾病的方面非常有用。

经典的 ALS 诊断标准是 El Escorial 标准（El Escorial criteria，EEC），此标准最早发表于 1994 年，1998 经 Brooks 等人进行了修改，本标准虽有较高的准确性，但经其诊断的患者多处于疾病晚期。鉴于其敏感性较低，De Carvalho 等人在 2008 年对 El Escorial 标准进行了修改（即 Awaji 标准），此标准强调肌电图结果与临床症状具有同样的诊断价值，修订后的新标准敏感性较前标准有所增加。

上述两个标准均遵循 ALS 一般性诊断原则 A 和 B：

A：诊断肌萎缩侧索硬化需具备以下特征：①临床、电生理或神经病理检查证实存在下运动神经元变性;②临床检查证实存在上运动神经元变性;③病史或检查证实症状或体征进展加重,可以局限于单个部位,或从一个部位扩展至其他部位。

B:除外以下情况:①电生理或病理检查发现存在可引起上或下运动神经元变性的其他疾病;②神经影像学发现存在可引起临床和电生理异常的其他疾病。

1. 诊断要点　根据中年以后隐匿起病,慢性进行性病程,表现为肌无力、肌萎缩和肌束震颤,伴腱反射亢进、病理征等上、下运动神经元受累征象,无感觉障碍,典型神经源性改变肌电图,通常可临床诊断。

EEC 诊断标准在 ALS 一般性诊断原则(A+B)基础上,根据临床特征分为不同的诊断类别,即临床肯定的(definite)、临床很可能的(probable)、实验室支持的及临床可能的(possible)。临床确定的(definite)ALS:单纯通过临床症状判断同时存在上、下运动神经元损害表现,涉及延髓+至少2个脊髓部位,或存在上下运动神经元损害表现,损害部位涉及3个脊髓区域;临床很可能的(probable)ALS:单纯通过临床症状判断同时存在上、下运动神经元损害表现,损害区域涉及至少2个部位,同时某些上运动神经元症状高于下运动神经元症状。

2. 鉴别诊断　非典型病例需要与下列疾病相鉴别:

(1) 脊髓性肌萎缩(spinal muscular atrophy,SMA):为选择性累及下运动神经元的常染色体隐性遗传病,致病基因定位于5号染色体长臂近端运动神经元维存(survival motor neuron,SMN)基因,编码蛋白对穿越核膜的 RNA 复合物形成和运输有重要作用。病变以脊髓前角细胞为主,易误诊为进行性脊髓性肌萎缩(PSMA)。SMA 为遗传性疾病,肌无力和肌萎缩多从四肢近端开始,根据年龄分为婴儿型(SMA-Ⅰ型)、慢性儿童型(SMA-Ⅱ型)、青少年型(SMA-Ⅲ型),婴儿型进展较快,青少年型和成年型进展缓慢,可存活20年。

(2) 脊髓型颈椎病:椎骨骨质增生和椎间盘退行性病变导致脊髓压迫性损伤。发病年龄和临床表现与 MND 相似,呈慢性进行性病程,两者鉴别有时困难。颈椎病肌萎缩局限于上肢,常伴感觉减退,可有括约肌功能障碍,肌束震颤少见,无延髓麻痹;胸锁乳突肌及胸椎椎旁肌肌电图检查无异常,ALS 异常率可高达94%,有助于鉴别。

(3) 多灶性运动神经病(multifocal motor neuropathy,MMN):是慢性进展的区域性下运动神经元损害,肌无力呈不对称分布,上肢为主,不伴锥体束受损表现,感觉障碍罕见,伴多灶性运动传导阻滞(MCBs)和纤颤波,血清单克隆或多克隆抗神经节苷酯 GM1 抗体滴度升高,静脉注射免疫球蛋白可有明显疗效。MMN 与 PSMA 发病机制和预后不同,鉴别诊断非常重要,阶段运动神经传导测定(inching 技术)是最重要的鉴别手段。

(4) 脊髓延髓性肌萎缩(肯尼迪病):X-连锁的下运动神经元病,男性中年起病,进行性肢体和延髓肌肉无力和萎缩,可伴有男子女性型乳房和生育能力下降,锥体束通常不受累,部分患者有轻微感觉性神经病。本病为 X 染色体上雄性激素受体基因第一个外显子的三核苷酸(CAG)重复序列扩增,从外周血提取 DNA 可以检出,CAG 重复数量与本病发病年龄存在负相关。

(5) 脊髓空洞症:见双手小肌肉萎缩、肌束震颤、锥体束征和延髓麻痹等,进展很慢,常见节段性分离性痛温觉缺失,多合并 Arnold-Chiari 畸形等。MRI 可以显示空洞。

(6) 良性肌束震颤:常人有时可见广泛粗大的肌束震颤,没有肌无力和肌萎缩,肌电图正常。

(7) 青少年上肢远端肌萎缩(平山病):日本学者平山惠造于1959年首次报道该病,以一侧或双侧上肢远端肌肉无力、萎缩为主要表现,与上肢起病的肌萎缩侧索硬化相似。该病发病年龄较 ALS 早,常为15~30岁,男性多于女性,症状常不对称,常有"寒冷麻痹"现象,病变只影响颈髓,为自限性疾病,常于2~3年后病情稳定不再加重,其影像学特征为颈部屈曲位

笔记栏

时 MRI 检查示背侧硬脊膜向前移位及硬膜外间隙增宽。

【治疗】

MND 的治疗应包括病因治疗、对症治疗和非药物支持治疗等。

1. 病因治疗　目前的治疗主要有抗兴奋性氨基酸毒性、抗氧化和清除氧自由基、神经营养因子、基因治疗、神经干细胞移植。常用药物为利鲁唑（riluzole），可通过减少中枢神经系统内谷氨酸释放，减低兴奋性毒性作用，推迟 ALS 患者发生呼吸功能障碍时间及延长存活时间，但不能改善运动功能和肌力。适用于轻中度患者，但价格较昂贵。成人剂量 50mg 口服，每日 2 次，连用 18 个月。另外，氧自由基清除剂依达拉奉注射液在一定程度上也能够延缓本病的发展。

2. 对症治疗　本病患者易产生流涎、束颤、痉挛、疼痛及吞咽困难和营养障碍，最终导致呼吸衰竭而死亡。故对症治疗对改善患者的生活质量非常重要。如流涎多可给予抗胆碱药如山莨菪碱、阿托品和苯海索等；肌痉挛可给予安定、氯苯胺丁酸、氯唑沙宗等；应积极预防肺部感染。支架或扶车可以提高患者运动能力，被动运动和物理疗法可防止肢体挛缩。呼吸肌肌力减弱很容易导致呼吸困难，需要考虑在用力肺活量测量值下降之前使用非侵入性通气治疗。

3. 心理治疗　在意识始终清醒的前提下，从健康者逐渐走向本病的终末期，对每一位患者都是一种精神和心灵上的巨大挑战，发现和认识与疾病相随的神经心理反应并予以正确的处理，增进与患者的沟通和交流，加强"人文关怀"，是本病治疗过程中不可缺少的组成部分。

4. 支持治疗　对保证患者足够营养和改善全身状况颇为重要。严重吞咽困难需给予半流食，通过胃管鼻饲或经皮胃造瘘术维持正常营养和水分摄入。当患者出现呼吸困难时，呼吸支持可延长患者生命，家庭可以经口或鼻正压通气缓解较年轻患者的高碳酸血症和低氧血症，晚期严重呼吸困难患者需依靠气管切开维持通气。新近发明的可产生人工咳嗽的呼吸装置对患者非常有益，可有效地清理呼吸道，防止吸入性肺炎的发生。

5. 中医药治疗　尽管目前中医药治疗本病还缺乏循证医学证据的支持，但临床实践中，轻中度患者采取中医药、针刺治疗，在改善症状方面有一定效果，但需要辨证用药、选穴处方。本病属于中医"痿证"范畴，临床上以脾肾亏虚、肝肾不足、湿热浸淫三型较为常见。中医治疗多遵《黄帝内经》"治痿独取阳明"之旨，结合患者个体情况，辨证施治。

【预后】

本病预后与病变类型、起病年龄相关。原发性侧索硬化进展缓慢，预后较好；进行性延髓麻痹和肌萎缩侧索硬化患者预后差，从出现临床症状到死亡的时间平均为 2~5 年，患者多死于呼吸肌麻痹和肺部感染。高质量的护理可以延长患者的生存时间，部分患者可以生存10 年或更长。

第二节　多系统萎缩

多系统萎缩（multiple system atrophy, MSA）是一组原因不明的散发性成年起病的进行性神经系统变性疾病，主要累及锥体外系、小脑、自主神经、脑干和脊髓等多部位。本病由 Graham 和 Oppenheimer 于 1969 年首先提出，它包括以帕金森病样症状为主的纹状体黑质变性（striatonigral degeneration, SND）、以小脑症状为主的橄榄体脑桥小脑萎缩（olivopontocerebellar atrophy, OPCA）和以自主神经系统功能障碍为突出表现的夏伊 - 德拉格综合征(Shy-Drager syndrome,SDS)等三部分。随着对本病的认识不断深入,临床上发现MSA伴有帕金森症状和 / 或小脑性共济失调症状的患者均有不同程度的自主神经功能症状。因此,1998 年 Gilman 等提出取消夏伊 - 德拉格综合征的分型,将本病分为 MSA-P 亚型和 MSA-C 亚型。随着本病特征性病理标志物——少突胶质细胞包涵体的发现,每一部分都有特征性临床症状,随着病情发展,各部分由于损害部位不同组合,临床症状可出现交替重叠,最终发展为三个系统全部受损的病理和临床表现。目前我国尚无确切的流行病学资料,国外的流行病学研究表明 40 岁以上人群 MSA 患病率约为 7.8/10 万,50 岁以上人群中 MSA 患病率为 3/10 万人,其发病平均年龄为 60 岁,约 1/3 的患者最初误诊为特发性帕金森综合征,MSA 的高发病年龄为 52.5~55 岁。男女发病率基本持平。

【病因及发病机制】

病因不明。在神经胶质细胞,特别是少突胶质细胞等胞浆内发现包涵体,免疫组化研究发现,这些包涵体内含有免疫活性的细胞周期依赖性激酶、有丝分裂原活化蛋白激酶等。少突胶质细胞包涵体在 MSA 的不同亚型中均有发现,具有较强特异性,其分布范围、密度与病变的严重程度呈正相关,它从病理学上证实了 SND、OPCA 和 SDS 是具有不同临床表现的同一组疾病,现已成为确诊 MSA 的病理学指标。此外,MSA 的发病机制还可能与神经元凋亡和酶代谢异常相关。

【病理】

本组疾病共同的病理特征是,在神经胶质细胞中有 α 突触核蛋白(α-synuclein)阳性包涵体的聚集,中枢神经系统广泛的神经元萎缩、变性、脱失及反应性胶质增生等。MSA 病变主要分布于小脑浦肯野细胞、脑桥核、下橄榄核、尾状核、壳核、苍白球、黑质、蓝斑、前庭核、迷走神经背核、脊髓前角细胞交感及副交感神经核、胸髓中间外侧核等。白质中存在寡树突神经胶质缠结样嗜银包涵体,皮质脊髓束变性及髓鞘脱失,骶髓 Onuf 核严重变性。63% 的 MSA 患者多巴胺受体缺失,小脑型 MSA 可见小脑、脑干萎缩。

由于 α 突触核蛋白也是路易体的主要成分,可见于部分帕金森病、路易体痴呆及极少数有成簇路易体聚集的阿尔茨海默病患者,这说明 MSA 与这些变性病之间可能有一定的相关性。但是,少突胶质细胞包涵体的 α 突触核蛋白与在大多数阿尔茨海默病和进行性核上性麻痹患者中发现的 tau 蛋白不同,且病理表现缺乏老年斑和神经原纤维缠结,而后两者是阿尔茨海默病的特征性病理改变,所以 MSA 是具有特征性病理改变的一组疾病。

【临床表现】

MSA 患者成年期发病,平均发病年龄是 53 岁,起病缓慢,逐渐进展,临床表现复杂多样,主要表现为自主神经功能障碍、帕金森综合征、小脑性共济失调和锥体束功能损害等。目前临床上,依据主要症状,分为两个亚型:MSA-P 型,以帕金森病样症状为主要表现,即以往所称的 SND;MSA-C 型,以小脑症状为主要表现,即以往所称的 OPCA。

1. MSA-P 型 中年起病,男性多见。主要表现为帕金森病样症状,如进行性肌强直、运动迟缓、步态障碍。震颤很轻或缺如,可有位置性震颤,表现酷似帕金森病,但大部分患者用左旋多巴治疗无效。值得注意的是,起病年龄小于 49 岁的患者在疾病早期运用左旋多巴治疗,可取得较好的效果。随着病情发展出现步态不稳、共济失调等小脑体征,以及尿频、尿急、尿失禁、尿潴留、发汗障碍、体位性晕厥和性功能不全等自主神经功能障碍。

颅脑 CT 显示双侧壳核低密度灶。MRI 显示壳核、苍白球 T_2 低信号,提示铁沉着早期病例可与帕金森病区别。PET 显示壳核和尾状核 ^{18}F-6-fluorodopar 和 ^{11}C-nomifensin 提取较正常减低,而帕金森病这两种显像相对正常。

2. MSA-C 型 本型一般为成年起病,男女均可受累,缓慢进展。以明显的脑桥及小脑萎缩为病理特点,多为散发病例,部分病例呈家族性发病,为常染色体显性遗传,称为家族性OPCA。

主要表现为小脑症状,如明显步态不稳、基底加宽、眼球震颤和意向性震颤,后期出现肌张力增高、腱反射亢进、巴宾斯基征阳性等锥体束征,波及延髓肌出现吞咽困难、呛咳、构音障碍和舌肌束颤。可见僵直、震颤、运动迟缓等锥体外系症状。可有性功能不良、尿失禁、晕厥,以及视神经萎缩等。

病程晚期 MRI 可清晰显示小脑、脑干萎缩,第四脑室和脑池扩大。

3. 自主神经功能障碍　常常是 MSA 的首发症状,MSA-P 亚型和 MSA-C 亚型患者均伴有一定自主神经功能障碍。

MSA 的自主神经功能障碍,主要表现为心血管系统和泌尿生殖系统的功能障碍。①心血管系统功能障碍:主要表现为直立性低血压,晕厥和一般无心率改变为较常见的先兆症状。早期症状轻,直立时出现头晕、眼花和下肢发软,较重者眩晕、体位不稳,严重者直立即发生晕厥,需要长期卧床。②泌尿生殖系统功能障碍:如性功能障碍、尿失禁或尿潴留等。勃起功能障碍是男性最早出现的症状,而女性最早出现的症状是尿失禁。③其他自主神经功能障碍:如局部或全身无汗或汗出不对称、便秘或顽固性腹泻、体表温度异常等;颈交感神经麻痹可引起 Horner 综合征;迷走神经背核受损可引起声音嘶哑、吞咽困难和心跳骤停而猝死。

4. 其他　MSA 患者早期可出现睡眠障碍,常见的表现有快速眼动睡眠行为障碍、睡眠呼吸暂停、白天过度嗜睡、下肢不宁综合征。大约 50% 的患者伴有夜间吸气性喘鸣,20%~30% 患者可出现认知功能障碍、注意力缺陷,情绪失控等行为异常。

知识链接

夏伊 - 德拉格综合征

夏伊 - 德拉格综合征是多系统萎缩的常见症状,因 Shy 和 Drager 于 1960 年首次报道而命名。本病由多系统变性所致,常侵犯脑干、小脑、基底节,大脑皮质和脊髓运动神经也可受累,特别是迷走神经背侧核、下橄榄核、蓝斑核、黑质尾端、壳核背侧部的病变更为明显。直立性低血压是本病特征性的临床表现,常伴有性功能障碍、尿失禁、出汗异常等自主神经功能障碍,临床上还可伴有小脑共济失调或帕金森综合征。

【辅助检查】

1. 卧立位血压检测　需对可疑 MSA 的患者常规行卧立位血压检测,分别测量平卧位及由卧位站起后不同时间的血压,同时测量心率变化,站立 3 分钟内收缩压下降≥30mmHg和 / 或舒张压下降≥15mmHg,而心率无明显变化者为阳性。

2. 神经电生理检查　肛门括约肌肌电图能反映 Onuf 核的变化,不论分型、分期是否有泌尿及肛门直肠功能异常,均可有较高的阳性率,有助于本病的早期诊断。此外,多导睡眠图(PSG)在几乎所有的患者中可检测到 REM 睡眠行为异常。

3. 影像学检查　MRI 显示的主要异常征象有:①幕下结构的异常,表现为脑干形态变细,小脑体积变小,沟裂增宽加深,半球小叶变细变直呈枯树枝状。脑池和脑室扩大,脑桥小脑中角以及小脑 T_2WI 对称高信号。"十字征"是 T_2WI 上脑桥十字形异常高信号影(图 16-1),对 MSA-C 的诊断有重要意义。②基底节的异常,表现为壳核萎缩、壳核背外缘 T_2WI 低信号

图 16-1　一例 43 岁女性 MSA-C 患者 T_2 加权像：左图显示脑桥部位的"十字征"，右图显示小脑蚓部萎缩

或外侧缘缝隙样高信号，这种"壳核裂隙征"改变多不对称，临床上有助于早期诊断，特别是 MSA-P 的诊断。

至少 20% 的 MSA 患者可以有上述 MRI 表现。PET 也可发现中枢神经系统纹状体、黑质、橄榄、脑桥和小脑等多处代谢降低。

4. 膀胱功能评价　用于早期发现神经源性膀胱功能障碍。尿动力学实验可发现患者逼尿肌兴奋性增高、尿道括约肌功能减退及残余尿量增多；膀胱 B 超可辅助诊断膀胱排空障碍。

5. 量表评估　目前评估本病严重程度和检测病情变化多采用欧洲 MSA 研究组于 2004 年建立的"统一多系统萎缩评估量表（unified MSA rating scale，UMSARS）"，此量表不仅有助于对患者进行及时准确的诊断和病情监测，而且其量化指标也使多中心研究成为可能，为神经保护干预治疗临床试验提供了较为可靠的评估手段。

【诊断及鉴别诊断】

1. 诊断要点　目前世界范围内应用最多的诊断标准是 2008 年由美国学者 Gilman 等组织制定的 MSA 诊断标准，尸检病理研究证实，本标准具有很高的早期诊断价值及临床诊断准确性。Gilman 诊断标准提出 MSA 有 4 组临床特征，包括：

（1）自主神经功能障碍：表现为直立性低血压（收缩压下降 30mmHg 或舒张压下降 15mmHg）和 / 或小便失禁（持续的不自觉部分或全部膀胱排空，伴男性勃起功能障碍）。

（2）帕金森病样症状：表现为运动减少，加上强直、姿势不稳或位置和 / 或静止性震颤 3 项中至少 1 项。

（3）小脑性共济失调：表现为小脑性共济失调性步态，加上共济失调性构音障碍、肢体性共济失调或持续侧视诱发的眼震 3 项中至少 1 项。

（4）锥体束功能障碍：表现为巴氏征阳性、腱反射亢进。

依据上述 4 种临床特征，MSA 的诊断标准如下：

（1）可能的多系统萎缩（possible MSA）：有一组临床特征加上另外两个分属不同系统的体征，但如果该临床特征为帕金森病样症状，对左旋多巴反应差可当作一个体征，即只需附加一个体征。

（2）很可能的多系统萎缩（probable MSA）：第一组临床特征加上对多巴胺反应差的帕金

森病样症状或小脑性共济失调。

（3）确定的多系统萎缩（definite MSA）：需神经病理学检查证实存在广泛分布的异常折叠的 α 突触核蛋白阳性的寡树突胶质细胞包涵体。

2. 鉴别诊断

（1）老年性直立性低血压（senile postural hypotension，SPH）：为单纯的自主神经功能障碍，不伴帕金森病样症状和小脑症状，与老年人血压增高以及老年人对血浆去甲肾上腺素随体位改变的反应增强有关，常由低血容量性、药物性、排尿性等低血压反应诱发。

（2）帕金森病（PD）：主要由于黑质纹状体系统多巴胺神经细胞脱失引起，临床表现为静止性震颤、僵直、少动。可一侧起病，随后发展至双侧。帕金森病可有自主神经功能不全，但不如 MSA 严重，且多巴胺类制剂对其有较好疗效。MSA 虽有帕金森病样症状，但以僵直为主而少有震颤，临床上有时区分困难。可通过头颅 MRI 了解颅脑形态改变、肛门括约肌肌电图了解 Onuf 核损害情况、经颅超声成像探测中脑黑质回声强度等辅助检查，进一步鉴别 MSA-P 型和 PD。

（3）进行性核上性麻痹（PSP）：有类似帕金森病样症状，表现步态不稳、步距增宽、肢体震颤、语言含糊和吞咽困难，可合并认知功能障碍，对多巴胺类制剂反应较差。但其肌张力障碍主要是轴性增高，有较强特征性的临床表现如站立和行走中身体向后倾倒和双眼垂直性注视麻痹等。MRI 检查显示中脑顶盖部和四叠体区明显萎缩，可见“蜂鸟征”（图 16-2）。

图 16-2　一例 54 岁男性 MSA-C 型患者 MRI 的冠状位 T_2 加权像和一例 70 岁女性 PSP 患者 MRI 矢状位 T_2 加权像：左图显示上脑桥的十字形异常高信号影（白色箭头所指），右图显示上橄榄、脑桥、小脑萎缩，呈蜂鸟嘴样改变（白色箭头所指）

【治疗】

MSA 目前尚无特效疗法，主要以对症治疗、精神护理为主。

1. 帕金森病样运动障碍　尽管患者对左旋多巴反应较差是 MSA 诊断标准的一条，但至少在疾病的初期其有效性仍可达到 40% 以上。因此，在未出现反应低下时使用的目标剂量可以达到 1g/d；同时，也可给予单胺氧化酶抑制剂或多巴胺受体激动剂，不过疗效同样有限。然而，经常因过度的直立性低血压、恶心或困倦而限制左旋多巴的剂量，甚至需要多潘立酮改善，因此推荐以 100mg、每日 3 次的初始剂量缓慢滴定到目标剂量，即 200~250mg，每日 1 次。偶尔，对多巴胺药物无反应的 MSA 患者在撤用此类药物后会有显著的、迟发性运动功能恶化，因此，不建议多巴胺药物的快速或完全停药，除非有严重的副作用发生。

2. 自主神经功能障碍　直立性低血压可采取物理手段,如穿紧身衣、弹力袜、腹绷带等,以及适当高盐饮食及多饮水增加血容量。若用药物治疗,可试用 α_1 肾上腺素受体激动剂盐酸米多君(midodrine)口服,可提高患者收缩压,改善因血容量不足引起的头晕及直立性低血压。开始为每次 2.5mg,每日 2~3 次,口服用量酌情增减。

3. 中医药治疗　可以采取辨证施治进行治疗。中医认为,自主神经功能障碍表现的汗出、湿冷、血压低下、阳痿为肾阳亏虚、不能温养所致,行动减少、动作缓慢、肌肉僵硬为肝血亏虚、筋膜失养所致。可选用温补肾阳和滋肝养血中药治疗,如熟地、山茱萸、巴戟天、枸杞、人参、麦冬、五味子等,有一定疗效。

4. 非药物疗法　康复作业疗法,即通过参加一些工作活动以增进和维持健康、评估行为特点、治疗和训练躯体或精神疾病患者的方法。这类疗法被认为可以促进 MSA 患者的日常生活能力。物理疗法也被证明有利于患者步态及平衡功能的保持。

【预后】

本病一经确诊,多数患者预后不良。其中,泌尿系统感染是本病死亡的主要原因。常于病后 7.3~9.3 年死亡,在出现运动症状后,80% 的患者将在 5 年内卧床不起,只有 20% 的患者生存期可超过 12 年,其平均生存时间为 6 年。研究发现,患者自主神经功能障碍的进展速度越快,患者的预后越差,其生存时间将平均缩短 2.3 年。

（陈　维）

复习思考题

1. 什么是运动神经元病?
2. 肌萎缩侧索硬化的主要临床特点是什么?
3. 运动神经元病应与哪些疾病进行鉴别,如何鉴别?
4. 多系统萎缩常见类型的临床特点是什么?

PPT 课件

第十七章

神经系统发育异常性疾病

> **学习目标**
>
> 1. 掌握脑性瘫痪、先天性脑积水、颅颈区畸形的定义和临床表现。
> 2. 熟悉神经系统发育异常性疾病的病因及发病机制、辅助检查、诊断与鉴别诊断。
> 3. 了解神经系统发育异常性疾病的病理、治疗原则。

第一节 概 述

神经系统发育异常性疾病(developmental diseases of the nervous system)也称神经系统先天性疾病,是指在神经系统发育旺盛的妊娠前 3 个月内,胎儿受到母体内外环境各种致病因素的侵袭,引起神经系统发育障碍、迟滞或缺陷,造成出生后神经组织及其覆盖被膜和颅骨的各种畸形和功能异常。

神经系统发育异常性疾病的病因复杂,目前研究证实,感染、药物、辐射、躯体疾病、社会心理等母体内外环境因素,会对胚胎发育产生影响,造成胎儿发育异常。

第二节 脑 性 瘫 痪

脑性瘫痪(cerebral palsy),简称脑瘫,是一组持续存在的中枢性运动和姿势发育障碍、活动受限综合征,是由于发育中的胎儿或婴幼儿脑部非进行性损伤所致。脑性瘫痪常伴有感觉障碍,以及癫痫和继发性肌肉、骨骼功能及发育异常。

【病因及发病机制】

本病病因复杂,可发生在出生前、围生期及出生后。

1. 出生前 胚胎期脑发育异常,孕妇妊娠期间患重症感染、严重营养缺乏等,均可影响胎儿脑发育,而致永久性脑损害。

2. 围生期 早产、缺氧、颅内出血等均可引起本病。早产为最主要的脑瘫致病因素,且出生体重愈低,胎龄愈小,发病率则愈高。

3. 出生后 中枢神经系统感染、头部外伤、重度窒息等均可引起脑性瘫痪。

【病理】

最常见为弥漫性不同程度大脑皮质发育不良或萎缩性脑叶硬化,其次为大脑白质局限性硬化和巨大的脑穿通畸形。脑内可有点状或局灶性出血。

【临床表现】

脑性瘫痪临床表现各异,以运动障碍为特征,主要为锥体系统损伤所致,可见不同程度的瘫痪、肌张力增高、腱反射亢进和病理征阳性等。可出现小脑、脑干、脊髓等损伤症状,亦可伴癫痫发作、视听障碍、行为异常及认知障碍等。临床上可分为以下五种类型:

1. 痉挛型脑瘫 占脑瘫患儿的60%~70%,是脑瘫中最常见的一类。主要是以锥体系受损为主,牵张反射亢进是本型的特征。分为痉挛型四肢瘫、痉挛型双瘫、痉挛型偏瘫三种类型。①痉挛型四肢瘫:患儿常表现为四肢肌张力增高,上肢背伸、内收、内旋,拇指内收,躯干前屈,下肢内收、内旋、交叉、膝关节屈曲、剪刀步、尖足、足内外翻,拱背坐,腱反射亢进、踝阵挛、折刀征和锥体束征等;②痉挛型双瘫:症状同痉挛型四肢瘫,主要表现为双下肢痉挛及功能障碍重于双上肢;③痉挛型偏瘫:症状同痉挛型四肢瘫,表现在一侧肢体。

2. 强直型脑瘫 临床查体可见其伸张反射呈特殊亢进状态,腱反射正常或减弱,常伴有智力及语言障碍。

3. 不随意运动型脑瘫 以锥体外系受损为主,该型最明显的特征是非对称性姿势,头部和四肢出现不随意运动,该型肌张力可高可低,可随年龄改变。

4. 共济失调型脑瘫 以小脑受损为主,以小脑功能障碍为主要特征。

5. 混合型脑瘫 具有两型以上的特点。

【辅助检查】

1. 颅脑 MRI、CT 扫描 是脑瘫诊断有力的支持,可了解脑瘫患儿颅内结构异常情况。MRI 在病因学诊断上优于 CT;弥散加权成像(DWI)可以提供早期脑瘫患儿的影像信息。

2. 脑电图检查 疑为惊厥或癫痫发作者可做脑电图检测。

3. 脑诱发电位检测 可发现患儿的视听功能异常。

4. 智力及语言等相关检查 可发现患儿智力、语言等异常。

【诊断及鉴别诊断】

1. 诊断要点 目前主要依靠脑性瘫痪的临床症状与体征进行诊断。根据《中国脑性瘫痪康复指南(2015)》拟定的诊断标准如下:

(1) 必备条件

1) 中枢性运动障碍持续存在:婴幼儿脑发育早期发生运动障碍,或显著发育落后。运动障碍是持久性、非进行性,但并非一成不变。

2) 运动和姿势发育异常:包括动态和静态,以及卧位、坐位和立位时的姿势异常,运动时出现运动模式的异常。

3) 反射发育异常:主要表现有原始反射延缓消失,立直反射及平衡反应的延迟出现或不出现,可有病理反射阳性。

4) 肌张力及肌力异常:大多数脑瘫患儿的肌力是降低的,痉挛型脑瘫肌张力增高,不随意运动型脑瘫肌张力有变化(在运动或兴奋时增高,安静时降低)。

(2) 参考条件

1) 有引起脑瘫的病因学依据。

2) 可有头颅影像学佐证(52%~92%)。

脑瘫的诊断应具备以上四个必备条件,参考条件可帮助寻找病因。

2. 鉴别诊断

(1) 遗传性痉挛性截瘫:多有家族史,儿童期起病,进展缓慢,可伴有弓形足畸形,无智能障碍。

(2) Louis-Barr 综合征:又称毛细血管扩张性共济失调综合征,病因不明,属常染色体隐性遗传性疾病,病程呈进行性,除锥体外系症状以外,可伴有眼-结膜-毛细血管扩张。

(3) 小脑退行性病变:具有共济运动障碍的表现、随年龄增长而加剧的特点。

(4) 先天性肌张力不全:与迟缓型双侧脑瘫相似,都有肌张力低下,但先天性肌张力不全患者腱反射消失,无智能障碍,也无不自主运动和其他锥体束损害征。

【治疗】

脑性瘫痪迄今尚无有效的病因学治疗。

1. 康复训练及物理治疗 通过对患儿现有能力的鉴定,制定综合性治疗方案,给予康复、理疗等治疗,以提高患儿的智能,使其运动功能达到最大程度的改善。

2. 药物治疗 主要应用对症治疗的药物,如合并癫痫发作者,可给予抗癫痫药物治疗等。亦可应用促进脑代谢的神经细胞营养药物,以利于患儿神经功能的恢复。

3. 高压氧治疗 有循证医学证据表明高压氧疗法可以改善新生儿缺氧缺血性脑病(HIE)预后、降低死亡率,推测高压氧疗法对脑瘫患儿也是安全有益的。

4. 中医药治疗 本病在中医学中归属"五迟""五软"等范畴,病因或由先天禀赋不足,或后天失于濡养,或难产窒息、药物损害等致病。主要分为肝肾不足证、心脾两亏证,可根据不同临床证型,予以补肾养肝、健脾养心的中药制剂治疗。针刺能够调和阴阳、疏通经络、解痉缓急、提高肌力、降低肌张力,改善大脑气血循环,提高机体功能状态,促进脑瘫患儿身体康复。

第三节 先天性脑积水

先天性脑积水(congenital hydrocephalus),也称婴儿性脑积水,是由于脑脊液分泌过多、循环受阻或吸收障碍,导致脑脊液在脑室系统及蛛网膜下腔内积存不断增长,继发脑室扩张、颅内压增高及脑实质萎缩。

【病因及发病机制】

临床可分为交通性脑积水和阻塞性脑积水两类:

1. 交通性脑积水(communicating hydrocephalus) 脑脊液能从脑室系统至蛛网膜下腔,但脑脊液吸收功能障碍。

2. 阻塞性脑积水(obstructive hydrocephalus) 脑脊液梗阻在脑室系统之内,多伴有脑室扩张。大多数先天性脑积水为阻塞性脑积水。

【病理】

病理上突出特点为脑室扩张,脑实质相应变薄,脑回平坦,脑沟变浅,胼胝体、锥体束、基底节、四叠体等因长期受压而萎缩。

【临床表现】

本病早期可不影响患儿的生长发育,晚期可出现生长停顿、智力低下、表情呆滞,严重者呈现痉挛性瘫痪、共济失调或去大脑强直。部分病情发展到一定时期即自行停止,而称之为"静止性脑积水"。主要临床表现如下:

1. 头颅形态异常 头颅呈进行性异常增大是本病最重要的体征。患儿头颅与躯干生长比例失衡,呈现出头颅大、颜面小、前额突出、下颌尖细的容貌。

2. 颅内压改变 由于颅内压增高及静脉回流受阻,可见患儿前囟扩大、张力增高、颅缝裂开,头皮静脉明显怒张,颅骨变薄,呈现特殊头形,且叩诊时出现破壶音(MacEwen征)。

3. 神经功能障碍 若第三脑室后部松果体侧隐窝扩张明显,压迫中脑顶盖部时,可出现眼肌麻痹,表现双眼球向下旋转,上部巩膜时常暴露,可见眼球下半部被下眼睑遮盖,称之为"落日征",是先天性脑积水的特有体征。

【辅助检查】

1. 头围一般测量三个径,三径异常增大:

(1) 周径:自眉间至枕外隆凸间,为最大头围。

(2) 前后径:自眉间沿矢状线至枕外隆凸。

(3) 横径:两耳孔经前囟连线。

2. 影像学检查

(1) 头颅平片:颅腔扩大,颅骨变薄,颅缝分离,前后囟扩大。

(2) 颅脑 CT:交通性脑积水可见额区及额顶区蛛网膜下腔增宽,鞍上池等基底池增大。梗阻性脑积水时脑室系统扩大,脑实质显著变薄。

(3) MRI 扫描:可清晰显示颅脑影像,为明确脑积水的病变部位及性质提供直接的影像依据。

【诊断及鉴别诊断】

根据患儿出生后头颅进行性异常增大、颅内压增高症状、特征性"落日征"、叩诊破壶音等作出诊断。颅脑 CT、MRI 检查可进一步明确病因,确诊本病。

本病应注意与以下疾病相鉴别,如巨脑症、佝偻病、婴儿硬膜下血肿等。

【治疗】

本病应以手术治疗为主,尤其对进展性脑积水更应尽早手术。

1. 手术治疗 是主要治疗手段,包括解除病变部位梗阻及脑脊液分流术。

2. 药物治疗 一般作为暂时对症或手术治疗的辅助治疗,不宜长期使用。

3. 中医药治疗 本病在中医学中归属"解颅"范畴。发病原因有虚有实,亦有虚中夹实。主要有肾气亏损证、肾虚肝旺证、脾虚水泛证、热毒壅滞证,分别予以补肾益髓之补肾地黄丸、益肾平肝之知柏地黄丸合三甲复脉汤、补脾利水之附子理中丸合五苓散、清热通络之集成沉瀣丹。

第四节 颅颈区畸形

颅颈区畸形是指发生于颅底、枕骨大孔和上位颈椎区的畸形,伴或不伴有神经系统损害。在胚胎发育的过程中,颅颈区神经管闭合最晚,故此处最易发生先天性畸形。包括扁平颅底、颅底凹陷症、小脑扁桃体下疝畸形、颈椎融合、寰椎枕化和寰枢椎脱位等。在临床中以前三种最为多见。

一、扁平颅底

扁平颅底是指颅前窝、颅中窝和颅后窝的颅底部,特别是鞍背至枕大孔前缘处,自颅腔内向上凸,使颅底变得扁平,蝶骨体长轴与枕骨斜坡构成的颅底角度变大超过 145°。扁平颅底为颅颈区较常见的先天性骨畸形,常与颅底凹陷症合并存在。

【病因及发病机制】

本病多为原发性先天性发育缺陷,少数有遗传因素存在。如不伴有其他畸形存在,不损害颅底骨质或周围支持组织,病理上可无明显变化。

【临床表现】

扁平颅底单独存在时可无临床症状,或仅有短颈、蹼状颈等外观。

【辅助检查】

头颅 X 线侧位片测量:

1. 颅底角测量　指颅骨侧位片上由鼻根至蝶鞍中心连线与蝶鞍中心向枕骨大孔前缘连线所形成的夹角,成人正常值为 125°~145°。

2. Boogard 角测量　指枕骨大孔的平面与斜坡之间的角度,成人正常值为 119°~131°。

【诊断及鉴别诊断】

临床诊断主要根据头颅 X 线侧位片测量颅底角或 Boogard 角做出诊断。颅底角超过 145°或 Boogard 角超过 131°对扁平颅底有诊断意义。

【治疗】

1. 单纯扁平颅底无须治疗。

2. 中医药治疗　辨证施治,以扶正祛邪。

二、颅底凹陷症

颅底凹陷症(basilar invagination)是临床常见的颅颈区畸形,常伴有椎动脉供血不足表现。

【病因及发病机制】

本病主要因枕骨大孔狭窄、颅后窝变小,引起延髓、小脑、高位颈髓、后组脑神经和颈神经根受压迫或刺激,影响椎动脉供血和脑脊液循环,从而出现各种神经症状和体征。若脑脊液循环通路受阻,则可致梗阻性脑积水。颅内压增高可致小脑扁桃体下疝导致死亡。

【临床表现】

成年后起病,进展缓慢,逐渐加重;常伴有短颈、蹼颈、后发际低、头颈部活动受限等异常外观;临床多表现为枕骨大孔区综合征症状与体征:

1. 颈神经根症状　枕项部疼痛,一侧或双侧上肢麻木、肌无力、肌萎缩、腱反射减弱或消失等。

2. 后组脑神经症状　吞咽困难、饮水呛咳、声音嘶哑、舌肌萎缩等。

3. 高位颈髓及延髓症状　四肢乏力或瘫痪、锥体束征、感觉障碍、吞咽及呼吸困难等。

4. 小脑症状　常见为眼球震颤,晚期可见小脑性共济失调。

5. 颅内压增高症状　早期一般无颅内压增高征象,晚期由于脑脊液循环障碍可见头痛、呕吐、视神经盘水肿等颅内压增高症状,可合并小脑扁桃体下疝或出现椎 - 基底动脉供血不足等表现。

【辅助检查】

1. 头颅 X 线平片测量　测量枢椎齿状突的位置是确诊本病的重要依据。

2. 颅脑 CT 检查　可见脑室扩大、脑积水等异常表现。

3. MRI 扫描　可发现中脑导水管狭窄、小脑扁桃体下疝及延髓、脊髓空洞症等畸形。

【诊断及鉴别诊断】

根据临床表现症状及体征,可作出诊断。颅脑 CT 或 MRI 检查可提供重要依据,尤其 MRI 检查有助于本病的早期诊断。

本病应与延髓、脊髓空洞症、后颅窝或枕骨大孔区占位性病变、多发性硬化等疾病相鉴别。

【治疗】

1. 手术治疗　对有脑脊液循环通路受阻、颅内压增高者,头颅 X 线平片示合并寰枢椎脱位者,应以手术治疗为主。

2. 中医药治疗 无临床症状或症状轻微者,可考虑应用中医药治疗,观察病情变化。

三、小脑扁桃体下疝畸形

小脑扁桃体下疝畸形又称 Arnold-Chiari 畸形,主要为枕骨大孔区先天性发育异常,颅后窝容积变小,小脑扁桃体、延髓下段及第四脑室下部疝入到颈椎椎管内,引起枕大池变小或闭塞,蛛网膜粘连肥厚等改变。

【病因及发病机制】

本病病因不清,可能与胚胎第 3 个月时,神经组织过度生长或脑组织发育不良及脑室系统与蛛网膜下腔之间脑脊液动力学紊乱有关。常合并枕部脑膜脑膨出、第四脑室囊肿、小脑发育不全、脊椎裂、脊髓脊膜膨出、脊髓空洞症等多种畸形。

【临床表现】

临床上依据畸形的特点及轻重程度可分为 Chiari I 型、II 型、III 型、IV 型,I 型多见于儿童与成人,II 型多见于婴儿,III 型多在新生儿期发病,IV 型罕见,在婴儿期发病。

女性多于男性,多以发作性头部或颈枕部疼痛为首发症状。随病情进展,可伴随颈枕部疼痛,出现延髓、上颈髓受压,脑神经、颈神经、小脑损伤及颅内压增高等症状。

【辅助检查】

1. 颅脑 MRI 扫描 可清晰直观地显示小脑扁桃体下疝,以及继发囊肿、脑积水、脊髓空洞症等,是诊断的重要依据。

2. 头颅颈椎 X 线片检查 可显示枕骨大孔区、头颅、颈椎骨畸形异常,如颅裂、脊椎裂、寰枢区畸形。

【诊断及鉴别诊断】

根据患者的发病年龄、临床症状及体征,特别是 MRI 影像学征象,可明确诊断。

本病应与颈椎病、脊髓空洞症、运动神经元病、多发性硬化及小脑性共济失调等疾病相鉴别。

【治疗】

1. 手术治疗 Arnold-Chiari 畸形的主要治疗手段为手术治疗,其目的在于解除压迫与粘连,缓解症状。

2. 对症治疗 对于病情较轻或仅有颈枕部疼痛的患者保守对症治疗,通常能起到止痛、改善症状的作用,但对减轻神经损害无作用。

3. 中医药、针灸治疗 适当地应用中医药、针灸治疗,在一定程度上能够对神经功能的恢复起到促进作用。

(胡 斌)

复习思考题

1. 脑性瘫痪的临床类型有哪些?
2. 试述脑性瘫痪各临床类型的主要表现特点。

第十八章

◇◇◇   ◇◇◇

神经系统遗传性疾病

📖 **学习目标**

1. 掌握神经系统遗传性疾病的定义、遗传方式、诊断要点和预防措施。
2. 了解遗传性共济失调和腓骨肌萎缩症的病因及发病机制和预后。

第一节 概 述

神经系统遗传性疾病是由于生殖细胞或受精卵里的遗传物质(染色体、基因和线粒体)在数量、结构或功能上发生改变所致的,主要累及神经系统的遗传病。

神经系统遗传性疾病是人类遗传性疾病的重要组成部分,在遗传性疾病中 80% 累及神经系统。神经系统遗传性疾病具有种类多、发病率低、家族性和终生性的特征。

第二节 遗传性共济失调

遗传性共济失调(hereditary ataxia,HA)是一组以慢性进行性侵犯小脑、脑干及脊髓为特征的遗传变性病,常具有遗传背景,以共济失调为特征性表现,以脊髓、小脑、脑干损害为主要病理改变。本组疾病症状复杂且交叉重叠,分类困难,传统分为脊髓型、小脑型和脊髓小脑型。

【病因及发病机制】

本病病因迄今未明,可能与 DNA 修复功能缺陷、生化缺陷、免疫障碍、红细胞膜异常等有关。

1. 弗里德赖希共济失调(Friedreich ataxia,FRDA) 曾称少年脊髓型遗传性共济失调,系 9 号染色体长臂(9q13-21.1)frataxin 基因非编码区 GAA 三核苷酸重复序列异常扩增所致。正常人 GAA 重复扩增 42 次以下,患者异常扩增 66~1 700 次,形成异常螺旋结构抑制基因的转录。

2. 小脑性共济失调(cerebellar ataxia,CA) 以橄榄-脑桥-小脑萎缩常见,为常染色体显性遗传,近年来部分亚型基因已被克隆和测序,显示因致病基因三核苷酸(如 CAG)重复序列动态突变,拷贝数逐代增加致发病。

3. 脊髓小脑性共济失调(spinocerebellar ataxia,SCA) 是较常见的神经系统遗传病,分子遗传学研究已定位了 29 种基因型,克隆了 15 个疾病基因,其中 SCA$_3$/MJD 基因型最常见。

知识链接

小脑性共济失调起源

小脑性共济失调以橄榄脑桥萎缩最常见。本病由 Mendel（1891 年）首先描述一例 28 岁男性患者，表现为肢体及步态共济失调、吞咽困难和构音障碍，但反射保留。18 年后尸检发现小脑明显萎缩，主要累及小脑中脚（桥臂）、脑桥和橄榄核，齿状核和小脑上角受累较轻。Dejerine 和 Andre-Thomas（1900）报道类似 Mendel 的散发病例，尸检所见与 Mendel 病例相似，但脊髓正常，首次将本病命名为橄榄体脑桥小脑萎缩。

【病理】

1. FRDA　可见整个脊髓发育细小，主要为脊髓后索、脊髓小脑束、皮质脊髓束及后根神经节严重变性和继发性胶质增生，胸段损害最严重。晚期可见锥体束变性。脊髓侧束、脑干内前庭、耳蜗等神经核内可见散在退行性变。

2. CA　病理改变常累及小脑及其传入和传出径路。肉眼见延髓橄榄核、脑桥腹侧、小脑半球、小脑中脚及部分小脑下脚明显萎缩。显微镜下见小脑浦肯野细胞、节细胞和脑桥灰质神经元脱失、变性。

3. SCA　共同的病理改变主要是小脑、脑干和脊髓变性、萎缩，动眼神经、舌下神经、脊髓前角细胞等均可累及。

【临床表现】

1. FRDA　少年期缓慢起病，症状进行性加重。首发症状为双下肢进展性共济失调、行走不稳、步态蹒跚、左右摇晃和易于跌倒；渐而累及上肢，出现动作笨拙和意向性震颤；在早期阶段膝腱反射和踝反射消失，出现小脑性构音障碍甚至呈暴发性语言，亦可见舞蹈样及假性手足徐动症状。查体可见跟膝胫试验和闭目难立征阳性。

2. CA　最初表现为步态不稳和平衡障碍，渐而四肢随意运动缓慢而不灵活，精细动作欠准确，肌张力减低或增强。语言含糊不清，头及躯干摇摆，构音障碍，亦可见"软腭震颤"，吞咽困难，眼震，眼肌及面肌瘫痪。

3. SCA　常以下肢共济失调为首发症状表现，走路摇晃、突然跌倒和发音困难，继而出现双手笨拙、意向性震颤、眼球震颤、痴呆和远端肌萎缩等；查体可见肌张力障碍、腱反射亢进、病理征阳性、痉挛步态及振动觉丧失等。

【诊断及鉴别诊断】

1. 诊断要点　本病的诊断主要依据两个共同特征。一是缓慢发生（少数是急性发作或间歇发生）和进行性的对称性共济失调，合并不同的神经系统及神经系统以外的症状，这些往往是诊断不同类型疾病的主要依据；二是遗传家族史，诊断的一般顺序是：首先确定患者的主要特征是共济失调并收集家族史资料，其次排除非遗传性病因，并检测有无特定的生化异常，最后做基因学检测。

（1）FRDA：①青少年期起病，进展缓慢；②下肢有明显的共济失调症状和体征，伴有膝、踝反射消失，Babinski 征阳性和深感觉障碍；③常有骨骼畸形（弓形足、脊柱侧弯或后凸），心脏病变，部分伴有糖尿病，可有白内障、蓝巩膜、听力下降；④心电图和超声心动图异常改变，血脂升高或糖耐量试验异常，肌电图示神经感觉传导速度减慢，CT 或 MRI 示脊髓变细；⑤应与遗传性痉挛性共济失调及各种不典型 FRDA 相鉴别；⑥属常染色体隐性遗传，可有阳性家族史；⑦基因诊断，检测 9q13~21.1 内 CAA 重复扩增突变有助于确诊。

笔记栏

（2）CA：①起病较迟，多在 30~60 岁起病，有常染色体显性遗传家族史；②进行性加重的共济失调，醉酒样步态，部分伴有吞咽困难、言语障碍、情绪不稳等；③双下肢无力，肌张力增高，腱反射亢进或减退，可有病理反射阳性；④无心脏异常及弓形足，骨骼影像学检查正常；⑤排除其他类型共济失调及脑瘫、运动神经元疾病、癌性小脑共济失调。

（3）SCA：①发病年龄较晚，有常染色体显性遗传家族史；②缓慢进展并加重的共济失调，可伴有构音障碍、锥体束征等；③MRI 检查示小脑、脑干萎缩；④排除其他累及小脑和脑干变性的疾病。

2. 鉴别诊断

（1）多发性硬化：可见多发病灶，可有脊髓和小脑病变，出现小脑性共济失调及锥体束征，但病程常缓解与复发相交替，脑脊液中免疫球蛋白增高。颅脑 CT 或 MRI 可见病损部位有斑块异常信号，可对称性散发于脑室周围、大脑中央白质区、脑干和小脑等。

（2）小脑肿瘤：多见于儿童，缓慢起病的小脑性共济失调，但易发生颅内压增高症状和体征，且无遗传史。颅脑 CT 或 MRI 检查可见小脑区域内肿瘤病灶。

【治疗】

本组疾病尚无特效治疗，目前以药物对症治疗、支持疗法及功能训练为主。主要目标是减轻症状、缓解病情进展、维持日常生活自理能力。临床常用的方法有以下几种：

1. 西医治疗

（1）FRDA：轻症患者可用支持疗法和功能训练，重症患者可行矫形手术，如肌腱切断术以纠正足部畸形。药物治疗可选用促神经细胞代谢剂胞磷胆碱或毒扁豆碱。

（2）CA：注重预防，如进行产前诊断以避免患儿出生。药物治疗如胞磷胆碱、毒扁豆碱以促进乙酰胆碱合成或增强乙酰胆碱作用，氯硝西泮缓解肌阵挛性小脑协调障碍。

（3）SCA：药物治疗可选用左旋多巴缓解强直等锥体外系症状，毒扁豆碱或胞磷胆碱促进乙酰胆碱合成或增强乙酰胆碱作用，氯苯胺丁酸减轻痉挛，金刚烷胺改善共济失调，共济失调伴肌阵挛首选氯硝西泮。

2. 中医药治疗　本病在中医学中属"痿证""痿躄""颤证"等范畴，基本病机为肝风内动，筋脉失养。主要有风阳内动、痰热风动、气血亏虚、髓海不足、阳气虚衰等证，可分别予以镇肝息风之镇肝熄风汤，清热化痰之导痰汤，益气养血之人参养荣汤，填精补髓之龟鹿二仙膏，补肾助阳之地黄饮子。

【预后】

本组疾病因缺乏有效治疗方法，故预后不佳。脊髓型进展缓慢，患者可在出现症状 5 年内不能独立行走，10~20 年内卧床不起，有症状后平均患病期约 25 年，平均死亡年龄约 35 岁。

🔍 知识链接

遗传性共济失调的基因定位

运用分子生物学技术进行基因突变分析和连锁分析是目前研究的热点。已明确基因定位的隐性遗传性共济失调有：Friedreich 共济失调（FA）的基因突变是位于 9q13-q21.1 上 X-25 基因的 GAA 三核苷酸重复序列的扩增；共济失调毛细血管扩张症（AT）是位于 11q22-23 的基因突变使相关蛋白失活；Charlevoix-Saguenay 常染色体隐性遗传性痉挛性共济失调（ARSACS）定位于 13q11，与 γ- 肌聚糖基因间隔区的多态性连锁等。

第三节　腓骨肌萎缩症

腓骨肌萎缩症又称为沙尔科 - 马里 - 图思病（Charcot-Marie-Tooth disease，CMT），亦称为遗传性运动感觉神经病（hereditary motor-sensory neuropathy，HMSN），是一组临床表型相同的遗传异质性疾病。本病的显著特点是对称性、缓慢进行性、髓鞘脱失和轴索变性不成比例。根据神经传导速度（NCV）的不同，CMT 分为 CMT1 型（脱髓鞘型）和 CMT2 型（轴突型）。基因定位后，CMTI 型分为 1A、1B、1C 和 1D 等亚型，CMT2 型分为 2A、2B、2C 和 2D 等亚型。临床上以 CMT1A 型最常见。

【病因及发病机制】

1. CMT1 型　主要为常染色体显性遗传，少部分为常染色体隐性遗传、X- 性连锁显性遗传和 X- 性连锁隐性遗传。CMT1A 基因位于染色体 17p11.2-12，该基因的重复突变导致 PMP22 基因过度表达引起髓鞘脱失或再生；CMT1B 基因位于染色体 1q22-23，主要为 PMP22 基因的点突变（编码髓鞘 Po 蛋白）。

2. CMT2 型　主要为常染色体显性遗传。CMT2A 基因定位于染色体 1p35-36，突变基因是 KIF1B 和 MFN2；CMT2B 定位于 3q13-22，突变基因是 Rab-7；CMT2C 定位于 5q；CMT2D 定位于 7p14，突变基因是 GARS，编码甘氨酰 tRNA 合成酶。

【病理】

CMT 周围神经轴突和髓鞘均受累，远端重于近端。CMT1 型神经纤维呈对称性节段性脱髓鞘，部分髓鞘增生，Schwann 细胞和成纤维细胞增生形成"洋葱头"样结构，神经粗大，导致运动、感觉神经传导速度减慢。CMT2 型为轴突变性和有髓纤维慢性进行性减少，运动感觉传导速度改变不明显，前角细胞数量轻度减少，累及感觉后根纤维时薄束变性比楔束严重，自主神经保持相对完整，肌肉呈失神经支配改变，为簇状萎缩。

【临床表现】

1. CMT1 型　多在儿童晚期或青春期发病，开始部位常为足和小腿，首先累及趾长伸肌、腓骨肌和足固有肌，产生马蹄内翻足、爪形趾和锤状趾畸形，常伴弓形足和脊柱侧弯，腓肠肌神经变性行走时垂足，呈跨阈步态。病情进一步发展可累及小腿全部肌群和大腿的下 1/3，呈倒立的香槟酒瓶状，称"鹤腿"。深、浅感觉减退呈手套 - 袜套样改变，受累肢体腱反射减弱或消失。

2. CMT2 型　发病较晚，成年开始出现肌萎缩，症状及出现部位与 CMT1 型相似，但程度较轻。

【辅助检查】

1. 电生理学检查　CMT1 型为神经传导速度明显减慢，CMT2 型为神经传导速度轻度减慢或正常。

2. 神经活检　CMT1 型的周围神经改变主要是脱髓鞘和 Schwann 细胞增生形成"洋葱头"，CMT2 型主要是轴突变性。

【诊断及鉴别诊断】

1. 诊断要点

（1）儿童期或青春期出现缓慢进行性对称性双下肢无力。

（2）"鹤腿"、垂足、弓形足，可有脊柱侧弯，伴感觉障碍，腱反射减弱或消失。

（3）常有家族遗传病史。

（4）周围神经运动传导速度减慢，神经活检可见"洋葱头"样改变（CMT1型）或轴索变性（CMT2型）及神经源性肌萎缩。

（5）基因检测CMT1A型基因重复及相应基因点突变。

2. CMT1型

（1）在10岁以内发病，慢性进展性病程，严重程度不同，周围神经对称性进行性变性导致肢体远端肌无力和肌萎缩，自足和下肢开始，CMT1出现内翻马蹄足和爪形足畸形，数月至数年波及手肌和前臂肌，伴或不伴感觉缺失，常伴脊柱侧弯、垂足，呈跨阈步态，病程缓慢，病程长时期稳定，部分患者虽有基因突变，但不出现肌无力和肌萎缩，仅有弓形足或神经传导速度减慢，甚至无临床症状。

（2）检查可见小腿和大腿下1/3肌萎缩，形似鹤腿，或倒立的香槟酒瓶状，手肌萎缩变成爪形状，可波及前臂肌，受累肢体腱反射减弱或消失，深浅感觉减退呈手套、袜套样分布，伴自主神经功能障碍和营养障碍，约50%的病例可触及神经变粗，脑神经通常不受累。

（3）正中神经运动NCV减慢为38m/s以下（正常50m/s），CSF蛋白正常或轻度增高，肌活检可见神经源性肌萎缩，神经活检显示周围神经脱髓鞘和Schwann细胞增生形成洋葱头样结构。

3. CMT2型

（1）发病晚，成年开始出现肌萎缩，症状及出现部位与CMT1型相似，程度较轻。

（2）正中神经运动NCV正常或接近正常，CSF蛋白正常或轻度增高，神经活检主要为轴突变性。

4. 鉴别诊断

（1）遗传性共济失调伴肌萎缩（hereditary ataxia with muscular atrophy）：又称鲁西 - 莱维综合征（Roussy-Lévy syndrome）。儿童期缓慢起病，表现为腓骨肌萎缩，弓形足和脊柱侧弯，四肢腱反射减弱或消失，肌电图运动传导速度减慢，需与CMT鉴别，但患者同时有站立不稳、震颤等小脑体征。

（2）慢性进行性远端型脊髓性肌萎缩：多于15~30岁发病，起病隐匿，遗传形式可以为常染色体显性、常染色体隐性及散发病例。可表现为肢体远端对称性肌无力和肌萎缩，多以手部小肌肉萎缩开始，无感觉及营养障碍。

【治疗】

1. 西医治疗　本病目前西医尚无特殊治疗，主要是对症和支持疗法，垂足和足畸形可做矫形手术或穿矫形鞋。药物治疗可用维生素类促进病变神经功能改善，神经肌肉营养药物有一定帮助。注意保暖，勿过度劳累。

2. 中医药治疗　针灸、理疗、推拿等可增强肌肉伸缩功能。临床多治以行气活血，濡养筋脉。取穴常以手阳明、足阳明经穴及夹脊穴为主，如肩髃、曲池、手三里、合谷、髀关、伏兔、足三里、三阴交及颈、腰夹脊等。

【预后】

本病预后尚好，病程进展缓慢，大多数患者发病后仍能存活数十年，对症治疗可提高患者生存质量。本病可因心脏损害引起急性心衰而导致猝死。

🔍 知识链接

CMT治疗进展

随着对CMT特别是CMT1A的深入研究，发现某些药物可能有助于治疗CMT。如维生素E可通过减轻对神经系统的过氧化损伤从而改善患者的症状。分子机制研究发现维生素 C 可以修复 CMT 患者受损的神经,并抑制突变基因的表达,从而使 CMT1A 大鼠模型运动功能明显改善且使寿命显著延长。

（石　磊）

复习思考题

1. 遗传性共济失调各型的临床表现有哪些?
2. 腓骨肌萎缩症的发病特征、诊断依据有哪些? 如何预防?

附　篇

◆◆◆ **第一章** ◆◆◆

神经病学的临床方法

📎 **学习目标**

1. 掌握神经系统体格检查的内容、顺序及方法;掌握体格检查的临床意义。
2. 熟悉神经系统疾病的病史采集方法及其与一般内科疾病病史采集的不同。

第一节　病　史　采　集

在神经系统疾病的诊断中,尤其是对疾病的定性诊断,病史采集十分重要。某些神经系统疾病如偏头痛、三叉神经痛、晕厥及原发性癫痫发作等,在发作间歇期常查不到阳性体征,病史可能是诊断的唯一线索。故完整准确的病史资料是诊断疾病的重要依据。神经系统病史的采集方法与一般内科疾病相同,亦包括现病史、既往史、个人史和家族史等。

一、现病史

现病史是病史中最重要的部分,是对疾病进行临床分析和诊断的最重要途径。病史采集过程中应重点询问以下几方面问题:症状发生情况,包括初发症状的发生时间、发病形式(急性、亚急性或慢性;发作性、间歇性或周期性)和可能原因或诱因;症状特点包括症状的性质、部位、范围和严重程度;症状发展和演变情况;伴随症状及其相互关联;既往诊治情况;与现病有关的躯体疾病情况;是否合并存在心、肝、肺、肾等重要器官疾病,以及与现病发生、发展和变化的关系。

神经系统常见症状:

1. 头痛　头痛是神经系统最常见的症状,也是几乎每个人都有过的体验,询问病史需重点了解头痛的部位、发作形式、性质、程度、伴发症状、先兆症状,以及头痛与体位姿势、情绪波动、劳累程度、季节、饮食的关系等。

2. 抽搐　应重点询问抽搐初发年龄、诱发因素、发作先兆、抽搐部位、抽搐形式、伴随症状、抽搐后状态、发作频率、以往诊断和治疗情况等。

3. 瘫痪　应注意询问瘫痪起病形式、部位、性质和程度,伴随症状如有无肢体麻木、疼痛、抽搐和肌肉萎缩等,以及括约肌功能障碍和阳痿等。

4. 感觉异常　如麻木、冷热感、蚁行感、针刺感和电击感等,注意分布的范围、发作性或持续性,以及加重的因素。

5. 视力障碍　应注意询问视力障碍发生的情况、持续时间、具体表现,是否伴有复视或眼震。

6. 眩晕　眩晕是一种主观症状,患者感到自身或周围物体旋转、飘浮或翻滚。询问时应注意与头晕或头昏相鉴别:头晕是头重脚轻、眼花和站立不稳感,但无外界物体或自身位置变化的错觉。头昏是脑子昏昏沉沉,而无视物旋转。对眩晕的患者,应询问有无恶心、呕吐、出汗、耳鸣和听力减退、心慌、血压和脉搏的改变,以及发作的诱因、持续时间以及眩晕和体位的关系。

7. 意识障碍　重点询问意识障碍发生的诱因、发生的频率和持续时间、有无心血管和呼吸系统症状,有无四肢抽搐、舌咬伤、尿便失禁等伴随症状,意识丧失转醒后有无后遗症状。

8. 睡眠障碍　患者是思睡还是失眠。如有失眠,应询问是入睡困难、易醒还是早醒,是否存在多梦或醒后再睡困难,以及失眠的诱因或影响因素等。

9. 疼痛　疼痛是神经系统常见症状,应了解疼痛部位、性质,是急性疼痛还是慢性疼痛,是发作性还是持续性,疼痛影响因素以及伴随症状等。

二、既往史

既往史的采集同内科疾病一样,但应特别注意与神经系统疾病相关的病史,如脑血管病、高血压、心脏病、糖尿病、结核病、风湿病、肿瘤、血液病、中毒、头部外伤以及手术史。除了曾经明确诊断的疾病外,还应注意询问曾经发生但未接受诊治的疾病表现。须对发生时间、详细过程和治疗情况加以记录。对婴幼儿患者还应询问胚胎期和出生时的情况。

三、个人史

询问的基本内容包括出生地、居住地、文化程度、职业、是否到过疫区、生活习惯和性格特点等。对儿童患者应询问围生期和生长发育情况。对女性患者应询问月经史和婚育史。此外,还需要进一步了解可能接触的化学物质、嗜烟和/或嗜酒的情况,是否存在药物或毒物依赖、有无冶游史等。

四、家族史

许多神经系统疾病是遗传造成或与遗传相关,故询问家族史对诊断有重要价值。神经系统遗传病发生在有血缘关系的家族成员中,常可出现相似疾病,如同胞中有两个以上在相近年龄出现相似疾病时,应考虑到遗传病的可能。

第二节　神经系统检查

病史采集完成之后,即开始对患者进行神经系统体格检查和全身体格检查。神经系统体格检查包括一般检查、脑神经、运动系统、感觉系统、反射、自主神经系统等内容。神经系统体格检查应当与全身体格检查同步进行。先对患者的精神状态进行检查;脑神经检查应与面部检查同时进行;肢体运动、感觉和反射检查,应与皮肤、关节和脉搏的检查同时进行。一般情况下,应按身体部位自上而下的顺序进行检查。对于肢体而言,可按运动、感觉和反射的顺序来检查。如果患者病情较重或处于昏迷状态,在必要的重点检查后应立即抢救,待患者病情稳定后再做补充检查。

一、一般检查

在某些情况下神经系统症状是全身性疾病表现的一部分,因此不能忽视全身体格检查。

有关全身体格检查的详细内容和方法可参阅《诊断学》,本节仅简述与神经系统疾病关系密切的部分。

1. 生命体征　检查体温、心率、呼吸及血压。

2. 意识状态检查　详见本书意识状态检查。

3. 精神状态检查　观察受检者是否有认知、情感、意志和行为异常。并从记忆力、语言能力、注意力、定向力、计算力等方面判断有无智能障碍。

4. 皮肤检查　有无瘀斑、皮疹、条纹、毛细血管扩张等。

5. 头面部检查　观察有无头颅畸形、局部肿块或压痛。注意有无面部发育异常、眼睑浮肿、眼球突出、巩膜黄染、结膜充血、外耳道分泌物、鼻窦和乳突压痛等,其中眼底检查见脑神经检查。

6. 颈部检查　注意有无颈部血管杂音、痉挛性斜颈和强迫头位等,颈动脉或椎动脉狭窄的患者可在颈部闻及血管杂音;颅底凹陷患者可有短颈、发际低等表现。检查有无脑膜刺激征,检查方法见本章脑膜刺激征检查。

7. 胸背部检查　进行心肺的叩诊与听诊,乳腺及淋巴结检查。

8. 腹部检查　进行肝脾和淋巴结检查,肠鸣音及血管杂音检查。

9. 直肠和泌尿生殖系统检查　有无大便带血,有无肿块或触痛,阴毛分布情况等。

10. 脊柱和四肢　重点观察脊柱有无活动受限、前凸、后凸、侧弯等。有无肢端肥大、四肢有无疼痛或放射痛。四肢运动检查见本章运动功能检查。

通过 Lasegue 征确定有无神经根受刺激表现:受检者仰卧,双下肢伸直,检查者一手置于受检者膝关节部保持下肢伸直,另一手握足跟部将下肢抬起,正常可抬高 70° 以上,如抬高不到 30° 出现由上而下的放射性疼痛,为 Lasegue 征阳性。见于坐骨神经痛、腰椎间盘突出症或腰骶神经根病变等。

二、脑神经检查

脑神经(cranial nerve)检查是神经系统检查的重要组成部分,具有重要的定位诊断价值。

(一) 嗅神经(olfactory nerve)

嗅神经是特殊的感觉神经,嗅觉通过鼻腔上部嗅黏膜的嗅细胞传向嗅球。

检查者先询问受检者有无嗅幻觉等主观嗅觉障碍。然后让受检者闭目,闭塞其一侧鼻孔,用松节油、杏仁等挥发性物质或香皂、牙膏和香烟等置于患者受检鼻孔,令其说出是何种气味。注意醋酸、酒精和福尔马林等刺激性物质可刺激三叉神经末梢,不宜用于嗅觉检查。

临床意义:嗅觉障碍常表现为嗅觉减退或缺失,偶可嗅觉过敏或嗅觉倒错。①一侧或两侧嗅觉丧失多由于鼻腔局部(嗅神经和鼻部)病变所致;嗅沟脑膜瘤等压迫嗅球、嗅束可引起单侧嗅觉减退或缺失;头部外伤伴有嗅觉失灵应考虑前颅凹颅底骨折。②颞叶嗅中枢病变不引起嗅觉丧失,可引起幻嗅发作。③嗅觉过敏多见于癔症。

(二) 视神经(optic nerve)

视神经通过神经节细胞将视网膜感受细胞的神经冲动传向视觉中枢。视神经检查的主要内容有视力、视野、眼底等。

1. 视力　代表视网膜黄斑中心凹的视敏度,分为远视力和近视力,分别用国际远视力表或近视力表检查。视力明显减退者,可在不同的距离让其辨识手指数目,视力更差者,可在眼前试其有无光感。

2. 视野　是眼球向前方正视时所能看到的空间范围,可反映周边视力。①大体视野测定:嘱患者双眼注视检查者的双眼,检查者将双手向外伸出约 50cm,高于眼水平 30cm,并伸出双食指,此时检查者双手指应出现在患者双上颞侧视野。问患者哪一侧手指在动,是左、右还是双侧。然后在眼水平以下 30cm 重复本动作。若检查者双手运动而患者只看到一侧,即存在视野缺损。②单眼视野测定:采用手动法(对向法)粗略测试,患者与检查者相距约 60cm 对面而坐,测试患者左眼时患者应遮住右眼,用左眼注视检查者右眼,检查者遮住自己的左眼,检查者用食指或示标在两人中间等距离处,分别从上、下、颞侧、鼻侧、颞上、颞下、鼻上、鼻下八个方向自周围向中心移动,嘱患者看到食指或示标后立即告知。检查者以自己的视野作为标准而与患者比较,即可测知患者的视野有无缺损。

3. 眼底　可不散瞳用检眼镜直接检查。检查时受检者背光而坐,眼球正视前方,检查右眼时检查者站在受检者右侧,右手持检眼镜用右眼观察眼底;左眼恰相反。检查应记录视神经盘的形状、大小、色泽、边缘,以及视网膜血管有无动脉硬化,视网膜有无出血、渗出等。

临床意义:单眼失明急性发病者,病变应在视交叉前,如视神经盘充血、水肿,多为视神经盘炎,无充血、水肿多为球后视神经炎;双眼原发性视神经萎缩且伴有双颞侧偏盲者,病变在视交叉,多由垂体瘤、颅咽管瘤、视交叉蛛网膜炎引起;双眼视神经盘水肿,如为急性发病且视力障碍者,多为视神经盘炎,如为慢性发病且不伴有明显视力障碍者,提示颅高压;一眼呈视神经萎缩而另一眼呈视神经盘水肿者常因鞍旁或一侧额叶底面的肿瘤引起;完全性同侧偏盲者病变在对侧视束、外侧膝状体、膝距束及枕叶之间;上 1/4 同侧偏盲者病变多在对侧颞叶,下 1/4 同侧偏盲的病变多在对侧顶叶。

(三) 动眼神经(oculomotor nerve)、滑车神经(trochlear nerve)及展神经(abducent nerve)

动眼神经支配眼球的内直肌、上直肌、下直肌、下斜肌、上睑提肌、睫状肌及瞳孔括约肌。滑车神经支配上斜肌。展神经支配外直肌。三组神经共同支配眼球运动,故称眼外肌运动神经,可同时检查。

检查者嘱受检者向正前方平视,观察其眼裂大小,是否对称,有无上睑下垂,眼球位置,有无斜视。令受检者头部保持不动,其眼球注视前方约一尺处检查者的手指,并随其做上、下、左、右和旋转运动,观察有无运动受限,然后再检查受检者双侧瞳孔大小、形状及边缘,并进行两侧对比。用电筒分别照射双侧瞳孔,观察受光线直接照射的瞳孔是否收缩,此为"直接对光反射",再将两眼以不透明纸板隔开,当照射一侧瞳孔而另一侧未被照射的瞳孔也收缩时称为"间接对光反射"。嘱受检者双眼注视远方,此时其瞳孔应开大,令其迅速将视线注视近前方,此时其瞳孔应很快缩小,称为瞳孔调节反射。当受检者平视远后突然将视线注视自己鼻根部的近物时,两眼内聚,称为辐辏反射。

临床意义:一侧动眼神经麻痹时,可出现同侧上睑下垂、眼球转向外下方,有外斜视和复视,向内、向上、向下活动均受限,瞳孔散大,直接、间接对光反射及调节辐辏反射均丧失。急性颅内压增高伴有动眼神经麻痹时,应考虑海马回疝。慢性颅内压增高并发动眼神经麻痹时无定位意义,称为假定位征。滑车神经麻痹时眼球向下外转动受限,当向下注视时复视更为明显,患者常感下楼困难。展神经麻痹时眼球不能外展,出现内斜视和复视。动眼、滑车、展神经全麻痹时眼球固定于中央位,同时上睑下垂、瞳孔散大、对光反射消失,提示病变在眶上裂附近。一侧瞳孔缩小且眼裂变小,眼球轻微内陷,并伴有同侧面部少汗或无汗现象,称为霍纳(Horner)综合征,提示病变在脑干被盖部或 C_8~T_1 脊髓侧角及其发出纤维终止的交感神经节等处。瞳孔直接对光反射消失而调节反射存在称为阿 - 罗瞳孔(Argyll Robertson pupil),多发性硬化、神经梅毒可呈现此种瞳孔。松果体区肿瘤压迫四叠体上丘,早期可出现双眼不能向上注视,晚期上下视均不能。如受检者一侧动眼神经麻痹合并对侧半身瘫痪,常示同侧中脑的病变,如双眼同向注视障碍常表示同侧脑桥或对侧额叶的凝视中枢受累。

（四）三叉神经（trigeminal nerve）

三叉神经是混合神经，运动纤维支配咬肌、颞肌及翼内、外肌，三叉神经感觉支主管面部皮肤及口腔、鼻黏膜的痛、温、触觉。检查内容包括感觉、运动和反射三方面。

检查者用针、棉签及盛冷热水的试管分别测试面部皮肤的痛觉、温觉及触觉。两侧及内外对比。注意区分周围性与核性感觉障碍，前者（眼支、上颌支、下颌支）病变区各种感觉缺失，后者呈葱皮样分离性感觉障碍。观察受检者的咀嚼肌和颞肌有无萎缩，然后用手触按受检者的咀嚼肌和颞肌，让受检者做咀嚼动作，比较两侧肌力。再嘱受检者张口，观察下颌有无偏斜。

检查角膜反射时，检查者用细棉絮轻触受检者角膜外缘，正常表现为双眼瞬目动作；受试侧瞬目称为直接角膜反射，对侧瞬目为间接角膜反射；角膜反射通路为：角膜→三叉神经眼支→三叉神经感觉主核→双侧面神经核→面神经→眼轮匝肌；如受试侧三叉神经麻痹，双侧角膜反射消失，健侧受试双侧角膜反射存在；检查下颌反射时，令受检者略微张口，检查者将左手食指横放在受检者下颌中部，检查者用叩诊锤叩击食指，引起下颌上提。

临床意义：三叉神经刺激性病变时，受损分布区可有剧烈疼痛，称为三叉神经痛。三叉神经损伤时，同侧面部浅感觉障碍和颞肌、咀嚼肌萎缩、肌力减弱，角膜反射消失，张口时下颌偏向患侧。常见海绵窦病变、颅底或桥小脑角肿瘤和脑桥病变等。双侧皮质延髓束病变时下颌反射亢进。

（五）面神经（facial nerve）

面神经是混合神经，以支配面部表情肌运动为主，尚有部分味觉纤维支配舌前 2/3 的味觉。

检查内容如下：

1. 运动　让受检者做抬额、皱眉、闭眼、示齿、鼓腮和吹哨等动作，观察额纹、眼裂、鼻唇沟及口角两侧是否对称。疑有轻度面肌瘫痪时，可嘱患者用力闭眼和鼓腮并加以阻力。眼轮匝肌用力收缩时，受检者可见睫毛不能被眼睑完全包裹而有部分睫毛露出，或可触及眼睑肌收缩时的震颤，称睫毛征（eyelash sign）。

2. 味觉　嘱受检者伸舌，检查者以棉签蘸少许蔗糖水、盐水、醋或奎宁溶液，分别轻涂于一侧舌前 2/3 处，受检者不能讲话、缩舌和吞咽，用手指出事先写在纸上的甜、咸、酸、苦四个字之一。先试可疑侧，再试对侧，每试一种溶液需用温水漱口。

临床意义：周围性面瘫多引起整个一侧面部肌肉瘫痪。表现为同侧眼裂变大、额纹消失、鼻唇沟变浅、病变侧不能做抬眉、皱眉、闭目、示齿、鼓腮等动作，口角歪向健侧。若面神经在鼓索支分出之前受损，可同时伴有同侧舌前 2/3 味觉障碍。如病变位于面神经支配镫骨肌分支发出之前，还会伴有同侧听觉过敏。周围性面瘫多见于特发性面神经麻痹，也可见于中耳炎、颅底脑膜炎、吉兰-巴雷综合征等。中枢性面神经麻痹者表现为病变对侧下部面肌瘫痪，即鼻唇沟变浅，示齿动作时更为明显。提示病变位于脑实质内，且在脑桥面神经核水平以上。常见于脑血管病、脑炎等。

（六）前庭蜗神经（vestibulocochlear nerve）

前庭蜗神经又称位听神经，由司听觉的耳蜗神经和司平衡的前庭神经组成。

检查方法：听觉和前庭功能应分别检查。

1. 耳蜗神经检查　耳蜗神经传导听觉，损害时出现耳鸣、耳聋。先检查外耳道有无阻塞，鼓膜有无穿孔，然后分别检查单耳听力。常用耳语、手表声或音叉进行检查。测量患者单耳（另侧塞住）能够听到声音的距离，声音由远及近，再与另侧耳比较，并与检查者比较。

耳聋可分为外耳和中耳病变所致的传导性耳聋，以及内耳及耳蜗神经病变所致的神经性耳聋。可通过音叉检查初步鉴别其为传导性或神经性:①Rinne 试验:将频率 128Hz 振动的音叉置于受检者耳后乳突上,至受检者听不到声音后将音叉置于该侧耳旁,如能听到声音,则为 Rinne 试验阳性。正常为气导大于骨导。神经性耳聋时,气导也大于骨导,但两者时间均缩短。传导性耳聋时骨导大于气导。检查时应两侧分别试验。②Weber 试验:将振动的音叉置于患者前额或颅顶正中,比较双侧骨导。正常时两侧感受相同,传导性耳聋时感到病侧较响,神经性耳聋时健侧较响。③Schwabach 试验:将振动的音叉交替置于受检者和正常人的耳后乳突部,比较受检者与正常人的骨导听力时间的长短,传导性耳聋骨导延长,神经性耳聋骨导缩短。必要时可通过电测听计进行鉴别。

临床意义:单侧或双侧的传导性耳聋均为神经系统以外的疾病引起。单侧神经性耳聋应注意内耳、脑桥小脑角病变。双侧神经性耳聋多由药物如庆大霉素、卡那霉素等中毒引起。

2. 前庭神经检查 前庭神经联系广泛,功能牵涉躯体平衡、眼球动作、肌张力、体位、脊髓反射及自主神经系统等,受损出现眩晕、呕吐、眼球震颤和平衡障碍等。

检查内容如下:

(1)平衡障碍:主要表现为步态不稳,向患侧倾倒,Romberg 征和指鼻试验均向患侧偏倚等。

(2)眼球震颤:多为前庭和小脑病变引起。前庭性眼球震颤的方向可因病变部位、性质和病程不同而不同。中枢性前庭损害(如脑干病变)时眼震方向不一,多表现为水平、垂直或旋转性。两侧眼震亦可不一致。

3. 前庭功能检查 临床常用温度刺激试验和转椅试验来判断前庭功能,可请耳鼻喉科协助完成。正常人经外耳道注入冷水(15~20℃)、温水(35℃左右)或轮椅旋转后诱发眼震,前者持续 1.5~2 分钟,后者持续约 30 秒,前庭功能障碍时,反应减弱或消失。

临床意义:脑桥小脑角肿瘤或粘连,链霉素等氨基糖苷类药物中毒等常导致单侧或双侧前庭神经功能丧失,梅尼埃病常出现患侧前庭神经功能减退。

（七）舌咽神经（glossopharyngeal nerve）、迷走神经（vagus nerve）

舌咽神经、迷走神经是感觉、运动混合神经。由于此两对神经在解剖与功能上关系密切,常同时受累,故临床上常合并检查。

检查分下面三个方面进行:

1. 运动功能 检查发音有无声音嘶哑或完全失音,观察悬雍垂在静止或运动时的位置。

软腭在发音时的运动情况。嘱受检者发"啊"音,观察双侧软腭抬举是否一致,悬雍垂是否偏斜;一侧软腭瘫痪时,发"啊"时,健侧软腭上提,病侧腭弓低垂,软腭上提差,悬雍垂偏向健侧;双侧软腭瘫痪时,悬雍垂虽居中,但双侧软腭抬举受限,甚至完全不能抬举。

2. 感觉功能 舌后 1/3 味觉检查方法同面神经的味觉检查法。

3. 反射 ①咽反射:嘱患者张口,用压舌板分别轻触两侧咽后壁,正常出现咽肌收缩和舌后缩(作呕反应),舌咽、迷走神经损害时,患侧咽反射减弱或消失;②软腭反射:嘱受检者张口,用压舌板轻触软腭或悬雍垂,正常时引起软腭提高和悬雍垂后缩。

临床意义:临床见有声音嘶哑、吞咽困难、咽反射消失和悬雍垂偏斜者,应考虑为延髓麻痹或假性延髓麻痹。常见的病因有小脑后下动脉病变、延髓肿瘤、延髓空洞症、寰枕畸形等。吉兰-巴雷综合征,运动神经元病常累及这两对神经。重症肌无力也常累及此两对神经所支配的肌群。

（八）副神经（accessory nerve）

副神经为单纯的运动神经,支配胸锁乳突肌和斜方肌。

检查者先观察受检者有无胸锁乳突肌、斜方肌萎缩、斜颈及垂肩。然后让受检者转头(胸

笔记栏

锁乳突肌)、耸肩(斜方肌),同时给予一定的阻力。一侧副神经损害可出现患侧肩下垂,胸锁乳突肌及斜方肌萎缩,病侧对耸肩、转头的对抗阻力减弱。

临床意义:单独一侧副神经麻痹少见。舌咽神经、迷走神经和副神经三条神经麻痹提示病变在同侧颈静脉孔附近或延髓的疑核附近。双侧胸锁乳突肌无力或萎缩可见于吉兰-巴雷综合征、进行性脊髓性肌萎缩等。重症肌无力可有双侧斜方肌无力,表现为不能伸直颈部,头易前倾。

(九) 舌下神经(hypoglossal nerve)

舌下神经为运动神经,支配舌部肌肉活动。

检查者首先观察舌在口腔内的位置及形态,然后嘱受检者伸舌,观察有无舌肌萎缩和肌纤维震颤,舌在口内或伸出口外时有无偏斜。

临床意义:一侧舌下神经及其核麻痹时舌在口内偏向健侧,伸舌时偏向患侧,多数患者历时2周左右出现舌肌萎缩及舌肌纤维震颤;双侧舌下神经麻痹患者舌不能伸出口外;核上性损害患者伸舌时偏向脑部病灶对侧,不伴舌肌萎缩。

三、运动系统功能检查

运动系统(motor system)功能检查包括肌容积、肌力、肌张力、不自主运动、共济运动、姿势及步态等。

1. 肌容积　肌容积异常有两种形式,一种是肌萎缩,另一种是假性肥大,通过视诊及触诊即可检出。下运动神经元损害和肌肉疾病可见肌萎缩,上运动神经元疾病引起的肌萎缩多属失用性萎缩。假性肥大表现为肌肉外观肥大,触之坚硬,力量减弱。多见于三角肌、臀大肌和腓肠肌,多与其他部位的肌萎缩并存。常见于进行性肌营养不良假肥大型。

2. 肌力(muscle force)　肌力是受试者主动运动时肌肉产生的收缩力。检查肌力主要有两种方式:①嘱患者随意活动各关节,观察活动的速度、幅度和耐久度,并施以阻力与其对抗,测试肌力大小;②让患者维持某种姿势,检查者施力使其改变,判断肌力强弱。检查肌力时应左右对比,两侧对比。在肢体肌力的左右对比时应考虑右利或左利的影响,两侧肢体(特别是上肢)肌力强弱存在正常差异。

(1) 检查法:一般以关节为中心检查肌群的伸、屈、外展、内收、旋前和旋后等功能,肌群肌力测定可分别选择下列运动:①肩关节:外展、内收;②肘关节:屈、伸;③腕关节:屈、伸;④指关节:屈、伸;⑤髋关节:屈、伸、外展、内收;⑥膝关节:屈、伸;⑦踝关节:背屈、跖屈;⑧趾关节:背屈、跖屈;⑨颈关节:前屈、后伸;⑩躯干:仰卧位抬头和肩,检查者给予阻力,观察腹肌收缩力,俯卧位抬头和肩,检查脊旁肌收缩力。对于中枢性或广泛周围神经损害的患者,应从四肢远端依次向近端逐个关节进行检查。但对单神经损害和局限性脊髓前角病变(如脊髓前角灰质炎)以及局限性肌肉病变,只需对相应的单块肌肉进行检查并与健侧对比即可。

(2) 六级(0~5级)肌力记录法:肌力检查可采用0~5级的分级法,见附篇表1-1。

附篇表1-1　肌力的分级

0级	完全瘫痪,肌肉无收缩
1级	肌肉可收缩,但不能产生动作
2级	肢体能在床面上移动,但不能抵抗自身重力,即不能抬离床面
3级	肢体能抵抗自身重力离开床面做主动运动,但不能抵抗阻力
4级	肢体能对抗阻力动作,但未达到正常
5级	正常肌力

（3）各主要肌肉的肌力检查方法：如附篇表 1-2 所示。

附篇表 1-2　各主要肌肉的肌力检查方法

肌肉	节段	神经	功能	检查方法
三角肌	$C_5 \sim C_6$	腋神经	上臂外展	上臂取水平外展位，检查者将肘部向下压
肱二头肌	$C_5 \sim C_6$	肌皮神经	前臂屈曲和外旋	维持肘部屈曲、前臂外旋位，检查者使其伸直并加阻力
肱桡肌	$C_5 \sim C_6$	桡神经	前臂屈曲和旋前	前臂旋前，之后屈肘，检查者加阻力
肱三头肌	$C_7 \sim C_8$	桡神经	前臂伸直	肘部做伸直动作，检查者加阻力
腕伸肌	$C_6 \sim C_8$	桡神经	腕部伸直	维持腕部背屈位，检查者自手背下压
腕屈肌	$C_6 \sim T_1$	正中神经、尺神经	腕部屈曲	维持腕部掌屈位，检查者自手掌上抬
指总伸肌	$C_6 \sim C_8$	桡神经	2~5 指掌关节伸直	维持指部伸直，检查者在近端指关节处加压
拇伸肌	$C_7 \sim C_8$	桡神经	拇指关节伸直	伸拇指，检查者加阻力
拇屈肌	$C_7 \sim T_1$	正中神经、尺神经	拇指关节屈曲	屈拇指，检查者加阻力
指屈肌	$C_7 \sim T_1$	正中神经、尺神经	指关节屈曲	屈指，检查者于指关节处上抬
桡侧腕屈肌	$C_6 \sim C_7$	正中神经	腕屈曲和外展	持腕部屈曲，检查者在桡侧掌部加压
尺侧腕屈肌	$C_7 \sim T_1$	尺神经	腕骨屈曲和内收	维持腕部屈曲，检查者在尺侧掌部加压
髂腰肌	$L_2 \sim L_4$	腰丛、股神经	髋部屈曲	仰卧，屈膝，维持髋部屈曲，检查者将大腿往足部推
股四头肌	$L_2 \sim L_4$	股神经	膝部伸直	仰卧，伸膝，检查者屈曲之
股收肌	$L_2 \sim L_5$	闭孔神经、坐骨神经	股部内收	俯卧，下肢伸直，两膝并拢，检查者分开之
股展肌	$L_4 \sim S_1$	臀上神经	股部外展并内旋	仰卧，下肢伸直，两膝外展，检查者并拢之
股二头肌	$L_4 \sim S_2$	坐骨神经	膝部屈曲	俯卧，维持膝部屈曲，检查者加阻力
臀大肌	$L_5 \sim S_2$	臀下神经	髋部伸直并外旋	仰卧，膝部屈曲 90°，将膝部抬起，检查者加阻力
胫前肌	$L_4 \sim L_5$	腓深神经	足部背屈	足部背屈，检查者加阻力
腓肠肌	$L_5 \sim S_2$	胫神经	足部跖屈	膝部伸直，跖屈足部，检查者加阻力
跨伸肌	$L_4 \sim S_1$	腓深神经	跨趾伸直和足部背屈	跨趾背屈，检查者加阻力
跨屈肌	$L_5 \sim S_2$	胫神经	跨趾跖屈	跨趾跖屈，检查者加阻力
趾伸肌	$L_4 \sim S_1$	腓深神经	足 2~5 趾背屈	伸直足趾，检查者加阻力
趾屈肌	$L_5 \sim S_2$	胫神经	足趾跖屈	跖屈足趾，检查者加阻力

（4）临床常用的轻瘫检查：患者可能存在轻微的瘫痪而不能确定时，可采用以下方法进行检查：①上肢平伸试验：双上肢平举，手心向下，数分钟后可见轻瘫侧上肢逐渐下垂和旋前（掌心向内）；②Barre 分指试验：令受检者分开双手五指并伸直，两手相对，数秒钟后轻瘫侧手指逐渐并拢屈曲；③小指征：双上肢平举，手心向下，轻瘫侧小指常轻度外展；④数指试验：嘱患者手指全部屈曲，然后依次伸直，做计数动作，或反之，手指全部伸直，然后一一屈曲，轻

瘫侧动作笨拙或不能;⑤手指肌力试验:令患者大拇指分别与其他各指连成环状,检查者以一个手指快速将其分开,以试手指肌力;⑥杰克逊(Jackson)征:仰卧位双腿伸直,轻瘫侧下肢常呈外展外旋位;⑦下肢轻瘫试验:仰卧位,双膝、髋关节均屈曲成直角,轻瘫侧小腿逐渐下落。

3. 肌张力(muscle tone) 肌张力是指安静状态下肌肉的紧张度。检查时嘱患者放松肌肉,触摸感受肌肉的硬度或紧张程度(静止肌张力),肌张力减低则肌肉柔软弛缓,肌张力增高则肌肉坚硬;被动屈伸肢体感知阻力,肌张力降低时阻力减低或消失、关节活动范围较大,肌张力增高时阻力增加、关节活动范围缩小。肌张力减低,见于下运动神经元病变(如多发性神经病、脊髓前角灰质炎)、小脑病变和肌肉病变等;肌张力增高,见于锥体系和锥体外系病变,前者表现为痉挛性肌张力增高,上肢屈肌和下肢伸肌张力增高明显,被动运动开始时阻力大,终了时变小,称为折刀样肌张力增高;后者表现为强直性肌张力增高,伸肌与屈肌张力均增高,向各方向被动运动时阻力均匀,称为铅管样肌张力增高(不伴震颤),如伴震颤为齿轮样肌张力增高。

4. 不自主运动(involuntary movement) 检查时须注意观察患者有无不能随意控制的舞蹈样动作、手足徐动、肌束颤动、痉挛发作、扭转痉挛、肌阵挛,以及静止性、动作性和姿势性震颤及其部位、范围、程度和规律,与情绪、动作、寒冷、饮酒等的关系,并询问家族史。

5. 共济运动 首先观察患者日常生活的随意动作有无协调障碍,如吃饭、穿衣、系纽扣、取物、书写、讲话、站立及步态等,然后检查以下共济运动试验。

(1)指鼻试验(finger-to-nose test):嘱受检者将上肢外展并伸直,以其食指指端触其鼻尖,用不同方向、速度,先睁眼后闭眼反复进行,两侧比较。小脑半球病变可见指鼻不准,接近目标时动作迟缓或出现动作(意向)性震颤,常超过目标(过指),称为辨距不良。感觉性共济失调睁眼指鼻时无困难,闭眼时出现明显异常。

(2)跟-膝-胫试验(heel-knee-shin test):取仰卧位,上举一侧下肢,用足跟触及对侧膝盖,再沿胫骨前缘下移。小脑损害抬腿触膝时出现辨距不良和意向性震颤,下移时摇晃不稳。感觉性共济失调闭眼时足跟难寻到膝盖。

(3)快复轮替试验:嘱患者用前臂快速旋前和旋后,或一手用手掌、手背连续交替拍打对侧手掌,或用足趾反复快速叩击地面等。小脑性共济失调患者动作笨拙,节律慢而不协调,称快复轮替运动不能。

(4)反跳试验:嘱受检者用力屈肘,检查者握其腕部使其伸直,然后突然松手。正常人由于对抗肌的拮抗作用,可立即制止前臂屈曲。小脑病变患者由于缺少这种拮抗作用,屈曲的前臂可反击到自己的身体。

(5)闭目难立(Romberg)征:患者双足并拢站立,双手向前平伸、闭目,共济失调患者出现摇摆不稳或倾跌。①后索病变:出现感觉性共济失调,睁眼站立稳,闭眼时不稳,为Romberg征(+);②小脑病变:睁眼、闭眼均不稳,闭眼更明显,蚓部病变向前、后倾倒,小脑半球病变向病侧倾倒;③前庭迷路病变:患者闭眼后并不立即出现身体摇晃或倾倒,经过一段时间后才出现,且摇晃程度逐渐加强,表现为身体向两侧倾倒;④周围性病变:两足并拢站立时出现身体摇晃不稳或向侧方倾倒,闭眼时可较明显。

6. 姿势与步态异常 主要有痉挛性偏瘫步态、痉挛性截瘫步态、慌张步态、肌病步态、跨越步态和小脑性步态等。详见附篇第三章第四节步态异常。

四、感觉系统功能检查

感觉系统(sensory system)功能检查的主观性强,患者理解问题的能力、教育程度、合作程度、年龄等都对结果判定有较大影响,易产生误差。检查应在环境安静,患者情绪稳定的情况下进行,注意左右、近远端对比,自感觉缺失部位查向正常部位,自肢体远端查向近端,必要时可重复检查,避免暗示性提问,并做好记录和图示。

(一) 浅感觉

1. 痛觉　用大头针的尖端和钝端交替轻刺皮肤,了解患者有无痛觉,痛觉是否迟钝。

2. 触觉　检查时令受检者闭目,检查者用棉花捻成的细条轻触受检者皮肤,询问碰触部位,或者让其随着检查者的触碰说出"1、2、3……"

3. 温觉　用装冷水和热水的两个玻璃试管交替接触患者皮肤数秒钟,辨别冷、热感。如有感觉障碍应记录部位、范围及是否对称。

(二) 深感觉

1. 运动觉　患者闭目,检查者用手指轻夹患者手指或足趾两侧,上下移动5°左右,让患者辨别"向上""向下"移动,如感觉不明显可加大活动幅度或测试较大关节。

2. 位置觉　患者闭目,检查者将其肢体摆成某一姿势,请患者描述该姿势或用对侧肢体模仿。

3. 振动觉　将振动的128Hz音叉柄置于骨隆起处,如手指、桡尺骨茎突、鹰嘴、锁骨、足趾、内外踝、胫骨、膝、髂前上棘和肋骨等处,询问有无振动感和持续时间,并两侧对比。

4. 压觉　用手指或钝物如笔杆轻触和用力压患者的皮肤,让患者鉴别压迫的轻重。

(三) 复合感觉(皮质感觉)

1. 定位觉　患者闭目,检查者用手指或棉签轻触患者皮肤后,让其指出受触的部位。正常误差在1cm之内。

2. 两点辨别觉　令患者闭目,用分开一定距离的钝双脚规接触皮肤,如患者感觉为两点时再缩小间距,直至感觉为一点为止,两点须同时刺激,用力相等。

3. 图形觉　令患者闭目,用钝针在皮肤上画出简单的图形,如三角形、圆形或1、2、3等数字,让患者辨出,应双侧对照。

4. 实体觉　患者闭目,令其用单手触摸常用物品如钥匙、纽扣、钢笔、硬币等,说出物品的形状和名称,两手比较。

5. 重量觉　以大小相同而重量不同的物体,先后放入患者一侧手中,指出孰轻孰重。

五、反射检查

反射(reflex)检查包括深反射、浅反射和病理反射等。反射的检查比较客观,较少受意识活动的影响,检查时患者应保持安静和松弛状态。生理反射强弱可用亢进(或阵挛)(++++)、活跃(或增强)(+++)、正常(++)、减弱(+)、消失(-)来描述。

(一) 深反射

深反射是肌腱和关节的反射。临床常用的深反射包括:

1. 肱二头肌反射(biceps reflex)　反射中心为C_5~C_6,经肌皮神经传导。检查时受检者肘部屈曲成直角,检查者左拇指(坐位)或左中指(卧位)置于患者肘部肱二头肌腱上,用右手持叩诊锤叩击左指甲,反射为肱二头肌收缩,引起屈肘(附篇图1-1)。

2. 肱三头肌反射(triceps reflex)　反射中心为C_6~C_7,经桡神经传导。检查时受检者上臂外展,肘部半屈,检查者托持其上臂,用叩诊锤直接叩击鹰嘴上方的肱三头肌腱,反射为肱三头肌收缩,引起前臂伸直(附篇图1-2)。

3. 桡反射(radial reflex)　反射中心为C_5~C_8,经桡神经传导。检查时受检者前臂呈半屈半旋前位,检查时叩击桡骨下端,反射为肱桡肌收缩,引起肘部屈曲,前臂旋前(附篇图1-3)。

坐位　　　　　　　　　　　　　　　　卧位

附篇图 1-1　肱二头肌反射检查

坐位　　　　　　　　　　　　　　　　卧位

附篇图 1-2　肱三头肌反射检查

坐位　　　　　　　　　　　　　　　　卧位

附篇图 1-3　桡骨膜反射检查

4. 膝反射（patellar reflex）　反射中心为 $L_2 \sim L_4$，经股神经传导。检查时受检者取坐位，小腿完全松弛下垂，与大腿成直角；卧位时检查者用左手托起双膝关节，使小腿屈成 120°，右手用叩诊锤叩击髌骨下股四头肌腱，反射为股四头肌收缩，小腿突然伸展（附篇图 1-4）。

5. 踝反射（ankle reflex）　反射中心为 $S_1 \sim S_2$，经胫神经传导。检查时受检者取仰卧位，屈膝约 90°，检查者用左手使足背屈成直角，叩击跟腱，反射为足跖屈；或俯卧位，屈膝 90°，检

坐位

卧位

附篇图 1-4　膝反射检查

查者用左手按足跖,再叩击跟腱;或患者跪于床边,足悬于床外,叩击跟腱,反射为腓肠肌和比目鱼肌收缩而致足跖屈(附篇图 1-5)。

仰卧位

俯卧位

跪位

附篇图 1-5　踝反射检查

6. 阵挛(clonus)　阵挛是腱反射高度亢进的表现,临床常见:①髌阵挛(patellar clonus):患者仰卧,下肢伸直,检查者用拇、食两指捏住髌骨上缘,突然并持续向下方推动,髌骨发生连续节律性上下颤动;②踝阵挛(ankle clonus):较常见,检查者用左手托患者腘窝,右手握足前部突然推向背屈,并用手维持压于足底,跟腱发生节律性收缩,导致足部交替性屈伸动作(附篇图 1-6)。

髌阵挛检查

踝阵挛检查

附篇图 1-6　阵挛检查

7. 霍夫曼（Hoffmann）征　反射中心为 $C_7 \sim T_1$，经正中神经传导。以往该征与罗索利莫（Rossolimo）征被认为是病理反射，实际上是牵张反射，可视为腱反射亢进的表现，也见于腱反射活跃的正常人。患者手指微屈，检查者左手握患者腕部，右手食指和中指夹住患者中指并稍向前上方提拉，以拇指快速向下拨动中指指甲，或检查者用中指急速弹其中指掌面，阳性反应为拇指屈曲内收和其他各指屈曲。前者称 Hoffmann 征，后者称为 Trömner 征。

8. Rossolimo 足部征　反射中心为 $L_5 \sim S_1$，经胫神经传导。检查时检查者用手指快速向上弹拨受检者足趾跖面或用叩诊锤叩击足趾跖面，足趾向跖面屈曲为阳性。

（二）浅反射

浅反射是刺激皮肤、黏膜、角膜等引起肌肉的快速收缩反应。角膜反射、咽反射和软腭反射见脑神经检查。

1. 腹壁反射（abdominal reflex）　反射中心为 $T_7 \sim T_{12}$，经肋间神经传导。患者仰卧，双下肢略屈曲使腹肌松弛，用钝针或竹签沿肋弓下缘（$T_7 \sim T_8$）、脐孔水平（$T_9 \sim T_{10}$）和腹股沟上（$T_{11} \sim T_{12}$）平行方向，由外向内轻划两侧腹壁皮肤，反应为该侧腹肌收缩，脐孔向刺激部分偏移，分别为上、中、下腹壁反射。肥胖者和经产妇可引不出。

2. 提睾反射（cremasteric reflex）　反射中心为 $L_1 \sim L_2$，经生殖股神经传导。用钝针自下向上或自上而下轻划股内侧皮肤，正常为该侧提睾肌收缩使睾丸上提。年老体衰患者的提睾反射可引不出。

3. 跖反射（plantar reflex）　反射中心为 $S_1 \sim S_2$，经胫神经传导。用竹签轻划足底外侧，自足跟向前至小趾根部足掌时转向内侧，反射为足趾跖屈（附篇图 1-7）。

4. 肛门反射（anal reflex）　反射中心为 $S_4 \sim S_5$，经肛尾神经传导。用竹签轻划肛门周围皮肤，反射为肛门外括约肌收缩。

（三）病理反射

巴宾斯基征（Babinski sign）：是最经典的病理反射，虽然简单，但可确切提示锥体束受损。检查方法同跖反射。姆趾背屈，有时可伴其他足趾扇形展开为阳性反应，也称伸跖反射（附篇图 1-8）。Babinski 等位征包括：①Chaddock 征：由后向前轻划外踝后下方；②Oppenheim 征：用拇指和食指沿胫骨前缘自上向下用力下滑；③Schäeffer 征：用手挤压跟腱；④Gordon 征：用手挤压腓肠肌；⑤Gonda 征：用力下压 4、5 趾，数分钟后突然放松；⑥Pussep 征：轻划足背外侧缘。阳性反应均为姆趾背屈。

附篇图 1-7　跖反射检查　　　　　　　　　　附篇图 1-8　Babinski 征检查

六、脑膜刺激征检查

1. 颈强直　患者仰卧,双下肢伸直,检查者轻托受检者枕部并使其头部前屈。如有抵抗,下颌不能触及胸骨柄,则表明存在颈强直。颈强直程度可用下颌与胸骨柄间的距离来表示。

2. 克尼格征(Kernig sign)　患者仰卧,检查者托起受检者一侧大腿,使髋、膝关节各屈曲成约 90°,然后一手固定其膝关节,另一只手握住足跟,将小腿慢慢上抬,使其被动伸展膝关节。如果患者大腿与小腿夹角不到 135° 就产生明显阻力,并伴有大腿后侧及腘窝部疼痛,则为阳性。

3. 布鲁津斯基征(Brudzinski sign)　患者仰卧,双下肢伸直,检查者托起受检者枕部并使其头部前屈,如患者双侧髋、膝关节不自主屈曲,称为布鲁津斯基颈征阳性;一侧下肢膝关节屈曲位,检查者使该侧下肢向腹部屈曲,对侧下肢亦发生屈曲,为布鲁津斯基腿征阳性。

七、自主神经系统检查

(一) 一般检查

1. 皮肤黏膜　色泽(苍白、潮红、发绀、红斑、色素沉着、色素脱失等),质地(光滑、变硬、增厚、变薄、脱屑、干燥、潮湿等),温度(发热、发凉),以及水肿、溃疡和压疮等。

2. 毛发和指甲　多毛、少毛、局部脱毛、指和趾甲变形松脆等。

3. 出汗　全身或局部出汗过多、过少和无汗等。

(二) 括约肌功能检查

有无尿潴留或尿失禁,有无大便秘结或大便失禁。

(三) 性功能检查

当自主神经低级中枢发生病变时,可出现性功能改变,如阳痿或性功能亢进等。

(四) 自主神经反射

1. 卧立位试验　平卧姿势起立后,数被检者 1 分钟的脉搏数,如增加超过 10~12 次,或直立位置改为卧位 1 分钟脉搏数减少次数超过 10~12 次,提示自主神经兴奋性增高。

2. 竖毛反射　皮肤局部受寒冷或搔划刺激,引起竖毛肌(由交感神经支配)收缩,局部出现竖毛反应,并逐渐向周围扩散,扩散至脊髓横贯性损害平面处即停止。刺激后 7~10 秒时反射最明显,以后逐渐消失。

3. 皮肤划痕试验　检查者用钝头骨针在胸腹壁两侧皮肤上画一条线,经 8~20 秒潜伏期出现一条白线。约半分钟后变为红色条纹为正常反应。如画线后的白线条持久出现,为交感神经兴奋性增高;如红线条明显增宽,甚至隆起,为副交感神经兴奋性增高或交感神经麻痹。

4. 眼心反射　检查者用中指与食指对双侧眼球逐渐施加压力 20~30 秒,正常人脉搏可减少 10~12 次 /min,如脉搏数减少超过 12 次 /min 提示副交感(迷走)神经功能增强,迷走神经麻痹则无反应。如压迫后脉率非但不减慢反而加速,则提示交感神经功能亢进。

(杨文明)

复习思考题

1. 病史采集过程中应注意哪些问题?
2. 试述面神经检查要点。
3. 临床有哪些体格检查方法可以帮助发现轻微瘫痪?
4. 肌张力增高有几种常见的类型? 病变部位如何?
5. 试述 Babinski 征的检查方法和临床意义,及其与跖反射之间的关系。

第二章

神经系统疾病的辅助检查方法

学习目标

1. 掌握神经系统疾病常用辅助检查方法;脑脊液检查项目及其临床意义;CT 及 MRI 的适应证和优缺点。

2. 熟悉脑电图、肌电图、诱发电位、颈动脉超声检查、经颅多普勒超声检查的临床应用。

第一节　腰椎穿刺及脑脊液检查

脑脊液(cerebrospinal fluid,CSF)为无色透明的液体,充满在各脑室、蛛网膜下腔和脊髓中央管内,对脑和脊髓具有保护、支持和营养作用。成人 CSF 总量平均为 130ml,生成速度为 0.3~0.5ml/min,每日生成约 500ml。脑脊液检查可测定颅内压,并对中枢神经系统感染、蛛网膜下腔出血、脑膜癌症和脱髓鞘等疾病的诊断、鉴别诊断、疗效和预后判断具有重要的价值。

【腰椎穿刺】

1. 操作方法　正确的体位是成功的关键(附篇图 2-1)。患者通常取侧卧位,屈颈抱膝,尽量使脊柱前屈,利于拉开椎间隙。背部要与检查床垂直,脊柱与床平行。常规消毒及局部麻醉后,自 L_3~L_4 椎间隙(L_2~S_1 间隙均可)穿刺,穿刺针与床面平行并稍向头侧倾斜。当进入蛛网膜下腔时,会感觉到轻轻的"落空感"。立即测量脑脊液的初压,并收集脑脊液。术后平卧 4~6 小时。

2. 压力测定　采用测压管进行压力测定。成人侧卧位正常压力为 80~180mmH$_2$O,>200mmH$_2$O 提示颅内压增高,<80mmH$_2$O 提示颅内压降低。压力增高常见于颅内占位性病变、创伤性脑损伤、颅内感染、蛛网膜下腔出血、静脉

附篇图 2-1　腰椎穿刺体位

窦血栓形成、良性颅内压增高等。压力降低常见于低颅压、脱水、休克、脊髓蛛网膜下腔梗阻和脑脊液漏等。

【脑脊液检查】

（一）常规检查

1. 性状　正常 CSF 无色透明。如 CSF 为血性或粉红色可用三管试验法加以鉴别,连续用 3 个试管接取 CSF,如前后各管为均匀一致的血色提示为蛛网膜下腔出血;前后各管的颜色依次变淡可能为穿刺损伤出血。CSF 呈云雾状,通常是细菌感染引起细胞数增多所致,见于各种化脓性脑膜炎,严重者可呈米汤样,CSF 放置后有纤维蛋白膜形成,见于结核性脑膜炎。CSF 呈黄色,可能为陈旧性出血、蛋白升高、重度黄疸,如黄色的 CSF 离体后不久自动凝固如胶冻样,称为弗鲁安综合征（Froin syndrome）,是蛋白质过多所致,常见于椎管梗阻。

2. 细胞数　正常人 CSF 中,细胞以单核、淋巴细胞为主,总数≤5×10^6/L（5 个 /mm^3）。中枢神经系统感染时,脑脊液细胞增多。病毒感染者以淋巴细胞增多为主,细胞总数以数十至数百为计;细菌感染时以中性粒细胞增多为主,细胞数以数千为计;脑的寄生虫感染时可见较多的嗜酸性粒细胞。

（二）生化检查

1. 蛋白质　正常成人 CSF 蛋白质含量为 0.15~0.45g/L。升高常见于化脓性脑膜炎、结核性脑膜炎、吉兰 - 巴雷综合征、中枢神经系统恶性肿瘤、脑出血、蛛网膜下腔出血及椎管梗阻等,尤以椎管阻塞时增高显著。

2. 糖　正常成人 CSF 糖含量为血糖的 1/2~2/3,正常值 2.5~4.4mmol/L,<2.5mmol/L 为异常。糖明显降低见于化脓性脑膜炎,轻至中度降低见于结核性或真菌性脑膜炎以及脑膜癌病。增高见于糖尿病。由于 CSF 中的糖含量会随血糖波动,故判断时须参照血糖水平。

3. 氯化物　正常人 CSF 含氯化物 120~130mmol/L。降低见于结核性、细菌性、真菌性脑膜炎及全身性疾病引起的电解质紊乱患者,尤以结核性脑膜炎最为明显。

（三）特殊检查

1. 细胞学检查　细胞学检查对于脑膜癌病、中枢神经系统白血病等的诊断有非常重要的意义。

2. 免疫学检查

（1）脑脊液 IgG 指数:正常脑脊液中免疫球蛋白含量约为血清 IgG 的 1/400,即 IgG 为 10~40mg/L,IgA 为 1~6mg/L,IgM 含量极微,测不到。脑脊液中白蛋白含量约为血清含量的 1/230,正常人含量为 200~300mg/L。中枢神经系统感染时脑脊液 IgG 含量和白蛋白均可升高。脑脊液中 IgG 升高既可由脑内神经组织的免疫反应引起,亦可由血 - 脑屏障破坏而由血清进入引起。

$$脑脊液 \mathit{IgG} \text{ 指数} = \frac{脑脊液 \mathit{IgG}/ 血清 \mathit{IgG}}{脑脊液白蛋白 / 血清白蛋白}$$

该指数是用于判断有否鞘内 IgG 合成的常用方法。凡 IgG 指数 >0.7 者提示鞘内蛋白合成,以多发性硬化为最常见。

（2）寡克隆区带（oligoclonal bands, OB）:脑脊液的 OB 测定也是检测鞘内免疫球蛋白合成的重要方法。IgG、OB 是诊断多发性硬化的重要辅助指标。

3. 病原学检测　脑脊液病原学检查是诊断中枢神经系统感染、确定感染类型的重要手段。

（1）病毒学检测:通常使用酶联免疫吸附试验方法检查病毒抗体。例如,单纯疱疹病毒、巨细胞病毒、风疹病毒和 EB 病毒等病毒抗体检测。

（2）新型隐球菌检测:常用涂片墨汁染色法,阳性提示新型隐球菌感染,墨汁染色虽然特异性高,但敏感性不够高,常需多次检查才有阳性结果。可同时采用乳胶凝集试验进行免疫学检查,该方法简单、快速、敏感性高。

(3)结核杆菌检查:CSF 涂片和结核杆菌培养是中枢神经系统结核感染的常规检查方法。涂片抗酸染色简便,但敏感性较差。CSF 结核杆菌培养是诊断中枢神经系统结核感染的金标准,但阳性率低,检查周期长(4~8 周)。

知识链接

结核感染 T 细胞斑点试验(T SPOT-TB)

酶联免疫斑点法(enzyme-linked immunospot assay,ELISPOT)技术是一种新型的免疫酶技术,由 ELISPOT 发展来的结核感染 T 细胞斑点试验(T SPOT-TB)技术,就是通过检测结核感染后 T 淋巴细胞分泌的特异性细胞因子 IFN-γ 来诊断是否存在结核感染。

对于涂片阴性的疑似患者,T SPOT-TB 有利于结核病的早期诊断与治疗。

---

(4)寄生虫抗体检测:脑脊液囊虫特异性抗体检查、血吸虫特异性抗体检测对于脑囊虫病、血吸虫病有重要诊断价值。

(5)其他细菌学检查:CSF 细菌培养结合药敏试验能准确地诊断细菌感染类型,指导抗生素的选用。

第二节　神经影像检查

【头颅平片和脊柱 X 线平片】

1. 头颅 X 线检查(X-rays examination of skull)　头颅平片主要观察颅骨的厚度、密度及各部位结构,颅缝的状态,颅底的裂和孔,蝶鞍及颅内钙化灶等。

2. 脊柱 X 线检查(X-rays examination of spine)　脊柱 X 线检查主要观察脊柱的生理弯曲,椎体有无发育异常、骨质破坏、骨折、脱位、变形或骨质增生,椎弓根的形态及椎弓根间距有无变化,椎间孔有无扩大、椎间隙有无狭窄、椎板及棘突有无破裂或脊柱裂、脊椎横突有无破坏、椎旁有无软组织阴影等。

【数字减影血管造影】

数字减影血管造影(digital substraction angiography,DSA)是将传统的血管造影与计算机相结合而派生的新型技术。通过计算机减影处理,骨骼、脑组织等影像均被减影除去,而充盈造影剂的血管图像保留下来,从而得到清晰的血管图像。目前通常采用股动脉或肱动脉插管法,行全脑血管造影术,虽然 CTA、MRA 应用广泛,但仍有学者认为 DSA 是头颈部血管病变如颅内动脉瘤、血管畸形以及颈动脉狭窄等的"金标准",其他检查方法不能完全取代之。

1. 全脑血管造影术　适应证:颅内外血管性病变,例如动脉狭窄、动脉瘤、动静脉畸形、颅内静脉系统血栓形成等;自发性脑内血肿或蛛网膜下腔出血病因检查;观察颅内占位性病变的血供与邻近血管的关系及某些肿瘤的定性;为血管内介入治疗提供更多的影像学资料,并可Ⅰ期同时进行血管内介入治疗。

2. 脊髓血管造影术　适应证:脊髓血管性病变;脊髓富血性肿瘤;脊髓内血肿;可以了解脊髓肿瘤与血管的关系。

【计算机断层扫描】

计算机断层扫描(computed tomography,CT)是计算机数字成像技术与X线断层扫描技术相结合的医学影像技术。CT对中枢神经系统疾病有重要的诊断价值,主要用于创伤性脑损伤、脑出血、脑梗死、脑肿瘤、脑积水、脑萎缩以及某些椎管内疾病的诊断。CT具有操作简便、迅速,价格便宜的优点,特别在显示钙化灶方面,较MRI具有独特的优势。还可用碘造影剂增强组织显影,以明确诊断。特殊情况下,可以进行CT血管成像(computed tomography angiography,CTA)和脑灌注成像(computed tomography perfusion,CTP)检查。CTA是指经周围静脉高速团注碘对比剂,在目标血管中对比剂浓度最佳时刻,进行CT扫描,最后通过计算机后处理技术对目标血管进行三维影像重建的技术。CTA不但能显示颅内血管,诊断脑动脉瘤和动静脉血管畸形,而且能清晰地显示主动脉弓—颈总动脉分叉部的血管结构,对诊断颈动脉狭窄具有重要价值。

1. 脑血管疾病　由于其快速和安全性,CT扫描是大部分脑血管病的首选检查手段。然而,对于小脑幕下(小脑和脑干)的病变,由于骨伪影干扰影响其分辨率,诊断效果不理想。

(1)脑出血:CT扫描可诊断早期脑出血(附篇图2-2)。脑内血肿的CT表现和病程有关。新鲜血肿为边缘清楚、密度均匀的高密度病灶,血肿周围可有低密度水肿带;约1周后,高密度灶向心性缩小,周边低密度带增宽;约4周后变成低密度灶。CTA检查可明确病因,排除脑动脉瘤、脑血管畸形等继发性脑出血。

(2)脑梗死:CT表现为低密度病灶。继发出血时可见高、低密度混杂病灶。值得注意的是,CT扫描对于幕下病变显示效果较差;脑梗死发生后24小时内,由于梗死灶尚未完全形成,CT往往不能发现明显异常。CTA可准确快速评估Willis环周围血管的狭窄和阻塞,为急性脑缺血的早期诊断和早期干预提供了可靠的依据,

附篇图2-2　脑出血CT表现

2. 颅内肿瘤　CT可见占位病变,伴有灶周水肿、囊变、坏死、钙化等不同表现。增强后的病变形态是重要的诊断依据。

3. 颅脑创伤　CT可发现颅内血肿和脑挫伤,骨窗可发现颅骨骨折。

【磁共振成像】

磁共振成像(magnetic resonance imaging,MRI)是20世纪80年代初用于临床的一种生物磁学核自旋成像技术。与CT比较,MRI有如下优势:对人体无放射性损害,能显示人体任意断面的解剖结构,对软组织的分辨率高,图像清晰,不出现颅骨伪影,可清楚显示脊髓、脑干及后颅窝等病变。不足之处:MRI检查时间较长,体内有金属置入物的患者不能接受MRI检查。对于急性创伤性脑损伤、颅骨骨折、急性出血病变和钙化灶等的检查,MRI不如CT敏感。

知识链接

磁共振成像技术发展

1946年美国学者Bloch和Purcell发现磁共振成像基本原理,1952年两人因这一贡献而获得诺贝尔物理学奖。时隔27年后,英国学者Lauterbur利用这一原理,通过在

主磁场中附加一个梯度磁场,并逐点诱发磁共振无线电波,然后经过复杂的计算机处理与重建,获得一幅二维的磁共振图像。此后,又经过 5 年的研究,1978 年 5 月英国诺丁汉大学和阿伯丁大学的物理学家们终于获得了第一幅人体头部的磁共振图像。

今天,随着计算机技术、电子技术和超导技术的飞速发展,MRI 技术亦日臻成熟与完善,其应用范围也已从头部扩展到全身,从而使我们对许多疑难病变的诊断与鉴别成为可能。

MRI 主要用于脑梗死、脑炎、脑肿瘤、颅脑先天发育畸形和颅脑外伤等的诊断;除此之外,MRI 图像对脑灰质与脑白质可产生明显的对比度,常用于脱髓鞘疾病、脑白质病变及脑变性疾病的诊断;对脊髓病变如脊髓肿瘤、脊髓空洞症、椎间盘脱出、脊椎转移瘤和脓肿等诊断更有明显的优势。某些特殊成像方法更是拓展了 MRI 的使用范围,例如:磁共振脑血管成像(MRA),由于方法安全无创,不需要注射对比剂,因此被用于临床筛查发现未破裂动脉瘤;磁共振静脉成像(MRV)可清晰显示颅内静脉窦内对比剂填充,主要用于诊断脑静脉系统病变,临床用于静脉窦血栓形成的诊断;磁共振波谱成像(MRS)主要用于脑肿瘤与脑脓肿、血管病、多发性硬化(MS)的鉴别诊断以及不同肿瘤类型的甄别,其次有助于明确放疗后的病变是肿瘤复发还是放射性坏死。

1. 脑梗死　弥散加权成像(DWI)用于缺血性脑血管病的早期诊断,可发现 2 小时内的缺血改变,为早期治疗提供了重要信息(附篇图 2-3)。

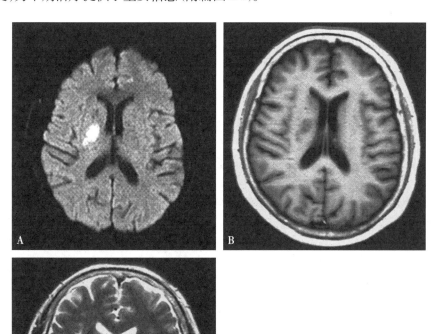

附篇图 2-3　急性脑梗死 MRI 表现
A. DWI 示高信号;B. T_2 示高信号;C. T_1 示稍低信号

2. 脑出血　脑出血不同时期 MRI 信号不同,取决于含氧血红蛋白、脱氧血红蛋白、正铁血红蛋白和含铁血黄素的变化。一般来说,出血后 7 天内,MRI 诊断准确性不及 CT。但某些特殊序列,如磁敏感加权成像(SWI)对出血灶高度敏感,可以清晰显示微小出血灶。

3. 脑肿瘤　MRI 在发现低分化的、比较小的肿瘤以及转移瘤方面优于 CT。增强扫描有助于肿瘤诊断,特别是对后颅凹肿瘤、脑膜和脊膜转移瘤的诊断有很大帮助。

4. 椎管和脊髓病变　MRI 是目前检查椎管和脊髓的最佳手段。对椎管狭窄、椎管内肿瘤、炎症以及脊髓空洞症等疾病有重要的诊断价值。

第三节　神经电生理检查

【脑电图】

脑电图(electroencephalography,EEG)是脑生物电活动的检查技术,通过测定自发的、有节律的生物电活动以了解脑功能状态。一般在头皮规定部位放置 15~21 个电极,通过放大器放大并记录大脑半球电活动。脑电图是评价癫痫和脑病的重要工具。

(一) 正常成人 EEG

正常成人在清醒、安静、闭眼状态下,脑电的基本节律为 8~13Hz 的 α 波,波幅为 20~100μV,主要分布在枕部和顶部;β 波频率为 14~25Hz,波幅 5~20μV,主要分布在额叶和颞叶;部分正常人在大脑半球前部可有少量 4~7Hz 的 θ 波;频率在 4Hz 以下为 δ 波,只在睡眠时出现。

频率 8Hz 以下的脑电图称为慢波。如慢波增多或清醒时出现 δ 波为病理现象,慢波表示该电极处的神经元受损或功能受抑制。

(二) 儿童 EEG

儿童脑电活动以慢波为主。随着年龄增长,慢波逐渐减少,α 波逐渐增多,14~18 岁时基本上接近成年人的脑电图。

(三) 异常 EEG

根据异常脑电波出现是弥漫性的还是局限性的,可以判断病变范围。EEG 虽不能确定病灶的性质,但动态观察可帮助判断进行性病变。目前脑电图检查主要用于以下几种情况:

1. 癫痫的诊断、鉴别诊断和药物治疗评估　癫痫患者的脑电图异常表现有:①棘波;②尖波;③多棘波;④暴发性快节律;⑤3Hz 棘 - 慢复合波;⑥高度节律失常等。这些癫痫波形的出现统称为痫样放电。50% 以上患者癫痫发作间歇期可有阳性发现。

2. 意识障碍的皮质功能判断　脑外伤、脑缺氧、急性脑血管意外等患者,长期昏迷或植物状态时可做 EEG 检查,观察有 α 波、θ 波或 δ 波的存在。脑电图也可作为判断脑死亡的参考指标。

3. 其他　如克 - 雅病、肝昏迷等动态观察亦有助于诊断。

【肌电图】

肌电图(electromyography,EMG)是应用电生理技术记录周围神经支配骨骼肌过程中的电活动变化。广义的肌电图检查除普通肌电图、单纤维肌电图(SFEMG)外,还包括神经传导速度、重复电刺激、H 反射和 F 波等。

1. 肌电图　常规肌电图指用同心圆针电极记录的肌肉安静状态下和不同程度随意收缩状态下各种电活动的一种技术。EMG 主要用于神经源性损害和肌源性损害的诊断及鉴别诊断。四肢、胸锁乳突肌和脊旁肌 EMG 对运动神经元病的诊断有重要价值。

（1）插入性电活动：过多的插入性电活动见于神经源性损害和肌源性损害，因此并无特异性。

（2）自发性电活动：正常肌肉是处于电静息状态，自发性肌纤维收缩（纤颤电位和正向尖波）和自发性运动电位放电（肌束震颤）常常预示着肌肉失神经支配。在急性神经损伤（如神经根受压）后，自发性电活动常常持续 2 周。肌强直是以运动单位持续放电为特征，为高频率、波幅逐渐增大至最大值后又逐渐降低，产生一种"轰炸机俯冲"的声音。

（3）运动单位电位（MUP）：神经源性损害可见 MUP 时限增宽、波幅增高及多相波百分比增高。肌源性损害可见 MUP 时限缩短、波幅降低及多相波百分比增高。

（4）募集电位：神经源性损害可见单纯相和混合相，肌源性损害可见病理干扰相。

2. 神经传导速度　神经传导速度（NCV）是通过在皮肤上放置电极并应用电脉冲刺激神经来评定周围神经传导功能的一项诊断技术。

NCV 异常包括传导速度减慢和波幅降低，前者主要反映髓鞘损害，后者主要反映轴索损害，严重的髓鞘脱失也可继发轴索损害。

F 波是超强电刺激神经干在 M 波（复合动作电位，CMAP）后的一个晚成分，由运动神经回返放电引起。F 波缺失、延迟或传导速度减慢等，通常提示周围神经近端病变。反映神经根的功能，如神经根受压，潜伏期可延长或消失。

H 反射是利用较小电量刺激神经，冲动经感觉神经纤维向上传导至脊髓，再经单一突触连接传入运动神经元而引发肌肉电活动。它是单突触反射。H 反射消失表示该神经根或其相关的反射弧病损。

3. 重复神经刺激（repetitive nerve stimulation，RNS）　指超强重复刺激神经干后在相应肌肉记录复合肌肉动作电位，是检测神经肌肉接头功能的重要手段。根据刺激的频率分为低频（≤5Hz）RNS 和高频（10~30Hz）RNS。

重症肌无力表现为低频或高频刺激波幅递减；Lambert-Eaton 综合征表现为低频刺激波幅递减，而高频刺激波幅递增。

【诱发电位】

诱发电位（evoked potential，EP）是指人体的感觉器官或神经系统的某一部位接受相应刺激后，人体另一特定部位记录到的电位变化。

1. 视觉诱发电位（VEP）　指通过轮流交替的方格图案或动态的闪光刺激视觉，经头皮记录枕叶皮质产生的电活动。VEP 检查是视神经和视束通路中亚临床病变早期诊断的主要手段，用于视神经炎、视神经脊髓炎、多发性硬化等的辅助诊断。

2. 脑干听觉诱发电位（BAEP）　指通过耳机产生"咔嚓"声刺激听神经，经头皮记录的电位。根据波形出现的完整性和潜伏期时间的改变，可以有效地为病变损害的部位、听神经或脑干损害提供证据。BAEP 可用于脑桥小脑角肿瘤的诊断、手术中监测、脑干脱髓鞘及血管性疾病的诊断和动态监视，亦用于昏迷患者的脑功能检查、预后评估。

3. 躯体感觉诱发电位（SEP）　指刺激肢体末端深感觉神经，在躯体感觉上行通路不同部位记录的电位。可用于各种感觉通路受损的诊断和客观评价，也可用于昏迷患者的脑功能检查、预后评估以及某些外科手术的术中监护。

4. 运动诱发电位（MEP）　指经颅磁刺激大脑皮质运动细胞、脊神经根及周围神经运动通路，在相应的肌肉上记录的复合肌肉动作电位。用于运动通路病变的诊断。

5. 事件相关电位（ERP）　指人对某种事件或信息进行认知加工时，通过叠加和平均技术在头颅表面记录的大脑电位，又称"认知电位"。是人对外界或环境刺激的心理反应，潜伏期在 100ms 以上，属于长潜伏期电位，用于各种大脑疾病引起的认知功能障碍的评价。

笔记栏

第四节　血管超声检查

【颈动脉超声检查】

颈动脉超声检查是一项无创性检测手段,可客观检测颈部动脉的结构和动脉硬化斑块形态。对头颈部血管病变,特别是缺血性脑血管疾病的诊断具有重要意义。

1. 观测指标

(1) 二维图像的检测指标:血管的位置,血管壁结构,血管内径的测量等。

(2) 彩色多普勒血流显像检测指标:血流方向,彩色血流的显像与血管病变的观察等。

2. 临床应用

(1) 颈动脉粥样硬化:表现为内膜不均匀增厚、斑块形成、血管狭窄或闭塞等,根据血管的残余管径及血流动力学参数变化,计算血管狭窄的程度。

(2) 颈动脉瘤:根据动脉瘤的病理基础和结构特征可分为真性动脉瘤、假性动脉瘤和夹层动脉瘤。

(3) 大动脉炎:表现为血管壁内膜、中膜及外膜结构分界不清,动脉内膜和中膜的结构融合,外膜表面粗糙,管壁均匀性增厚,管腔向心性狭窄。

【经颅多普勒超声检查】

经颅多普勒超声(TCD)检查能够直接测量颅内大动脉近端的血流速度、流量等。

1. 观测指标

(1) 血流速度:包括收缩期峰流速、舒张期末峰流速和平均流速等。

(2) 动脉参数:包括收缩与舒张比值、阻力指数、动脉指数和动脉传递指数。

血流速度和动脉指数是 TCD 检测最常用和最有意义的指标。

2. 临床应用

(1) 诊断颅内外段脑动脉狭窄或闭塞。

(2) 评价蛛网膜下腔出血患者脑血管痉挛情况。

(3) 脑血管畸形:有助于脑深部脑动静脉畸形定位,确定供养血管和引流静脉。

(4) 脑动脉血流微栓子监测:TCD 可以探测到在血流中经过的固体颗粒,通常大脑中动脉是检测微栓子的监测血管。进行微栓子检测的目的是了解缺血性卒中的栓塞机制。

第五节　放射性同位素检查

放射性同位素检查是一类能反映功能和代谢的显像方法,包括单光子发射计算机体层摄影(single photon emission computed tomography,SPECT)和正电子发射体层摄影(positron emission tomography,PET)。

【SPECT】

SPECT 大多使用能通过血 - 脑屏障的放射性药物,显示局部脑血流的分布,因此,脑 SPECT 血流灌注显像又称为功能性脑显像。和 CT、MRI 等结构性影像相比,SPECT 显像可获得前两者无法获得的脑功能资料,对于某些疾病诊断有一定的优越性。

1. 短暂性脑缺血发作　发现相应区域局部脑血流量降低。

2. 癫痫　发作期病灶区的局部脑血流量增高,而在发作间歇期局部脑血流量降低。

3. 痴呆　阿尔茨海默病患者表现为对称性颞顶叶局部脑血流量降低；血管性痴呆可见散在、多个局部脑血流量减低区。

4. 锥体外系疾病　帕金森病可见纹状体的局部脑血流量降低。

【PET】

PET 是显示脑代谢和功能的图像，如局部脑葡萄糖代谢、氨基酸代谢、氧代谢和脑血流，还可显示神经受体的位置、密度及分布。PET 弥补了单纯解剖形态成像的不足，能反映局部脑功能的变化，在疾病还未引起脑的结构改变时就能发现脑局部代谢的异常，临床上有很重要的用途。

1. 癫痫　难治性癫痫需外科治疗时，PET 能帮助确定低代谢活动的癫痫病灶，有助于外科手术切除癫痫病灶的定位。

2. 痴呆　PET 可用于痴呆的鉴别诊断，阿尔茨海默病可表现为单侧或双侧颞顶叶代谢减低；血管性痴呆表现为多发性、非对称性代谢减低；额颞叶痴呆则以额叶代谢减低为主。

3. 帕金森病　联合应用多巴胺转运蛋白（DAT）和多巴胺 D2 受体（D2R）显像能完整地评估帕金森病的黑质 - 纹状体通路变性程度，对帕金森病的早期诊断、鉴别诊断和病情严重程度评估有一定价值。

4. 肿瘤　主要用于脑肿瘤放射治疗后，辐射坏死与肿瘤复发或残存的鉴别诊断。在检测脑部原发性肿瘤方面也很有价值，能敏感地发现早期病灶，帮助判断肿瘤的恶性程度。

第六节　脑、神经和肌肉活组织检查

脑、神经和肌肉活组织检查的主要目的是明确病因或做出特异性诊断，或通过病理检查结果进一步解释临床和神经电生理改变。随着病理诊断技术不断发展，组织化学、免疫组化及 DNA 等技术应用，病理诊断阳性率不断提高。然而，活组织检查也有一定的局限性，如受取材部位和大小的限制，散在病变的病理结果阴性不能排除诊断，当病变较轻或与正常组织难于鉴别时应慎下结论。

【脑活组织检查】

适用于临床病史、神经影像、神经电生理及放射性同位素等检查均不能明确疾病性质的脑部疾病患者。常用方法以立体定向或导航技术取出病灶区小块组织，做病理光镜、电镜检查，亦可做组织分子生物学检查，为脑部变性、寄生虫病、包涵体脑炎、疱疹病毒感染及其他代谢异常性遗传病等提供依据。

【神经活组织检查】

经电生理检查尚不能确诊周围神经病变类型者，可做周围神经活检。常用活检的选择部位为下肢的腓神经末端或上肢的前臂外侧皮神经。根据所取神经可做特殊髓鞘染色、光镜和电镜观察，亦可做各种特异抗原的抗体染色，为周围神经疾病的病因诊断提供依据。

【肌肉活组织检查】

肌肉活检是骨骼肌肉疾病诊断的重要手段之一。取材部位应当是有肌肉萎缩但不完全的部位。取骨骼肌肉时应当纵行切开肌纤维，然后切下 0.5cm×1.0cm×0.5cm 大小为好。取下肌肉后应立即拉平，防止卷缩。肌肉标本应做组织化学、光镜、免疫组化、电镜检查和基因分析等。肌肉活检用于神经源性与肌源性疾病的鉴别，以及不同类型肌肉疾病的诊断。

第七节　基 因 诊 断

神经系统遗传病约占人类遗传病的 60%,具有家族性和终生性的特点。基因诊断可以弥补神经系统遗传性疾病临床(表型)诊断的不足,利于早期诊断,并为遗传病的分类提供新的方法和依据,为遗传病的治疗提供新的出路。常用的基因诊断方法包括:核酸分子杂交技术、聚合酶链反应、基因测序和基因芯片。

根据受累遗传物质的不同分类,神经系统遗传性疾病主要包括单基因遗传病、多基因遗传病、线粒体遗传病和染色体病,目前基因诊断主要用于单基因遗传病。基因诊断在神经系统遗传性疾病中的应用主要包括:①单基因遗传病的诊断、鉴别诊断及病因的确定:如 Duchenne 型进行性肌营养不良、亨廷顿病、遗传性脊髓小脑共济失调、脊髓性肌萎缩、腓骨肌萎缩症、肝豆状核变性、遗传性肌张力障碍、强直性肌营养不良等;②为表型多样性疾病的基因分型提供依据:如脊髓小脑共济失调;③对单基因和多基因遗传性疾病易感人群进行早期诊断和干预:如检测肝豆状核变性基因和阿尔茨海默病的载脂蛋白 E 基因,确定易感人群进行早期干预,阻止或延缓出现临床症状;④神经系统遗传性疾病的产前诊断和咨询。

第八节　神经心理检查

认知障碍和痴呆的神经心理学表现分为认知功能障碍、社会和日常能力减退、精神行为症状三部分,需要通过神经心理检查进行评估、诊断、鉴别诊断。以下介绍几种常用的神经心理检查量表:

1. 简易精神状态检查(mini mental state examination,MMSE)　由美国 Folstein 等人于 1975 年制定,是目前国内外应用最广泛的认知筛查量表。该表由 10 题组成,共 30 项,可以测查定向力(时间和地点)、记忆力(即刻记忆和延迟记忆)、注意计算力、语言能力(命名、复述、听理解、阅读、书写)和视空间能力。正确回答 1 项 1 分,量表总分范围为 0~30 分。国外常将痴呆的划界分定为≤24 分,对高学历的人可提高到 27 分。MMSE 简短,易于操作,具有良好的信度和效度,对痴呆患者敏感度和特异度较高,均达到 80% 以上,其中时间定向和延迟回忆项目对 AD 尤其敏感。缺点:①存在天花板效应,对轻度患者不够敏感,不能发现早期轻度认知障碍患者;②受教育程度的影响大,高教育者可能出现假阴性,低文化程度者可能出现假阳性;③有些条目检查不够(如记忆、语言等),不能反映被试者的真实水平;④对右侧大脑半球损害不敏感;⑤对皮质下认知障碍不敏感。

2. 蒙特利尔认知评估(Montreal cognitive assessment,MoCA)　由 Nasreddine 等人于 2005 年构建的一个简短认知筛查工具,旨在较好地识别 MCI 患者。量表共 14 项,约需 10 分钟。MoCA 涵盖的认知域较 MMSE 广,包括:注意与集中、执行功能、记忆、语言、视空间结构技能、抽象思维、计算力和定向力。总分 30 分,分数越高提示认知能力越好。国外划界分为 26 分。

3. 日常生活活动量表(activity of daily living scale,ADL)　ADL 是常用的评价老年人日常活动能力的工具。该量表共 20 项,前 8 项测查基本日常能力(BADL),后 12 项评估复杂的工具性日常能力(IADL)。每项评分标准为 4 级,1 分 = 自己完全可以做;2 分 = 有些困难,自己尚能完成;3 分 = 需要帮助;4 分 = 根本没法做。总分 20~80 分,分数越高能力越差。40~65 岁年龄段以 21 分为划界分,75 岁以上为 25 分;文盲组划界分为 23 分,大学及以上学历者为21分。

4. 临床痴呆评定量表(clinical dementia rating,CDR) CDR 为一半定式量表,对认知功能、日常能力和精神行为等同时进行评估,能够对患者的病情严重程度做整体的界定。由临床医生分别会晤知情者和患者本人,通过获得的信息,对患者以下6个方面进行评估:记忆力、定向能力、判断与解决问题能力、社会事务能力、家务与业余爱好、个人自理能力。

（费智敏）

复习思考题

1. 临床常用的脑脊液检查有哪些? 有什么临床意义?
2. 颅脑 CT 及 MRI 的适应证与优缺点有哪些?
3. 神经系统疾病的常用辅助诊断方法有哪些?

◆◆◆ 第三章 ◆◆◆

神经系统疾病的常见症状

> **学习目标**
>
> 　　掌握神经系统常见症状的分类、成因、临床表现及鉴别诊断;掌握神经系统常见症状规律,提高神经系统疾病的临床诊治能力。

第一节　躯体感觉障碍

躯体感觉(somatic sensation)指作用于躯体感受器的各种刺激在人脑中的反应。一般感觉包括浅感觉、深感觉和复合感觉。

【分类】

（一）刺激性或阳性症状

当感觉传导通路的兴奋性增高或受到刺激时将出现刺激性感觉症状,常见的有以下几种:

1. 感觉过敏　指由于感觉敏感度增高或神经兴奋阈值下降,轻微刺激即可引起强烈的感觉。

2. 感觉过度　是一种对痛性刺激的夸大反应,感觉刺激阈增高,不立即产生疼痛,时间延后,对刺激的精细辨别及分析力丧失,具有潜伏期长、刺激阈增高,刺激呈暴发性、扩散性和出现"后作用"等特点。常见于丘脑损害。

3. 感觉异常　在无任何外界刺激时却能出现异常自发性感觉(如麻木感、蚁走感、肿胀感、电击感、冷或热感、刺痛或灼热感等),客观检查无感觉障碍。常见于自主神经或周围神经病变。

4. 感觉倒错　对刺激感受到性质相反或发生错误的感觉(仅限于浅感觉),如把触觉误认为疼痛;把冷误认为热等,在临床上少见。

5. 疼痛　疼痛是机体对损伤组织或潜在损伤产生的一种不愉快的反应,是一种复杂的生理心理活动,是临床上最常见的症状之一。根据病变的部位及性质不同,疼痛可分为:①局部疼痛;②放射痛;③扩散性疼痛;④牵涉痛;⑤异常性疼痛。内脏疾病与发生疼痛相应节段的关系如附篇表3-1所示。

（二）抑制性症状

当感觉传导通路受到破坏或者功能受到限制时将出现抑制性感觉症状,临床上常见的有以下几种:

1. 感觉缺失　患者在意识清楚的情况下对任何强度的刺激均不能感知,是感觉的完全

附篇表 3-1 内脏疾病与发生疼痛相应节段的关系

内脏	能发生疼痛和感觉过敏的节段	内脏	能发生疼痛和感觉过敏的节段
心脏	$T_{1~3}$	②膀胱壁	$T_{11}~L_1$
胃	$T_{6~9}$	睾丸、卵巢	T_{10}
肠	$T_{9~12}$	子宫	
肝脏和胆囊	$T_{7~10}$	①体部	$T_{10}~L_1$
肾脏和输尿管	$T_{11}~L_1$	②颈部	$S_{1~4}$
膀胱			
①膀胱颈	$S_{2~4}$		

丧失。根据感受器种类不同可分为痛觉缺失、温度觉缺失、触觉缺失和深感觉缺失等。同一部位的各种感觉均缺失称为完全性感觉缺失,同一部位仅有某种感觉缺失而其他感觉保存称为分离性感觉障碍。

2. 感觉减退 患者感觉的程度降低,感受的刺激性质不变,是由于神经兴奋阈值增高,对较强的刺激才能感知。

3. 感觉迟钝 通常是指感觉变化,并非指感觉缺失或感觉减退伴疼痛。

4. 本体感觉受损 导致肌肉、肌腱、韧带及关节感受的位置觉和运动觉障碍,并可引起共济失调与假性手足徐动症。

【分型及临床特点】

1. 末梢型 末梢型感觉障碍多见于末梢神经炎、多发性神经炎、酒精中毒、糖尿病性周围神经损伤等病变(附篇图 3-1)。

临床主要表现有以下几点:①双侧对称性、四肢末梢为主的手套及袜套样感觉障碍;②受损区域内各种感觉皆有障碍,但感觉障碍的程度不同,有的感觉消失,有的感觉减退,或末梢端消失而近端减退;③远端重于近端,往往下肢重于上肢;④常在感觉障碍区内出现感觉异常、疼痛、自主神经障碍等症状;⑤可出现受损区域不同程度的瘫痪、肌萎缩及腱反射减弱或消失等。

2. 神经干型 又称为"单一周围型感觉障碍",此种感觉障碍的范围与周围神经支配的皮肤区域相吻合,多见于桡神经麻痹、尺神经麻痹、腓总神经麻痹等单神经病。

主要临床表现有:①受损神经干的分布区域内的各种感觉都发生障碍;②感觉障碍的区域内常伴有疼痛或感觉异常;③可出现运动障碍、反射障碍及自主神经功能障碍。

附篇图 3-1 末梢型感觉障碍

3. 神经丛型 当任何一个神经丛发生损伤时,该神经丛支配区内可出现各种感觉减弱或消失,还多伴有麻木、疼痛、肌力减弱、肌肉萎缩、肌张力减低、腱反射减弱或消失及自主神经功能障碍等(附篇图 3-2)。

4. 后根型 受损部位于神经后根、脊神经节,主要由炎性病变及压迫性病变导致,常伴有剧烈疼痛(根痛)。常见于椎间盘脱出、脊髓外肿瘤、脊髓空洞症及外伤等情况。

主要临床表现有:①感觉障碍呈节段分布,在躯干呈环状,在四肢呈带状,出现完全性感觉减退或感觉消失,无感觉分离现象;②常伴有根性疼痛。

5. 后角型　由脊髓后角病变所引起,因部分触觉纤维及深部感觉纤维绕后角进入脊髓后索,故临床上具有特征性表现。其主要特点是:病灶同侧出现节段性、分离性感觉障碍,其所支配区域内出现痛觉及温度觉障碍,但触觉大致正常,深部感觉仍保存。此型感觉障碍多见于脊髓空洞症、脊髓内肿瘤等(附篇图3-3)。

6. 白质前连合型　呈双侧对称性节段性分离性感觉障碍,痛温觉障碍,触觉存在,深部感觉正常(附篇图3-4),见于脊髓中央部病变如髓内肿瘤早期、脊髓空洞症等。

7. 传导束型　当传导束发生病变时可产生传导束型感觉障碍。

(1) 脊髓后索损害:即薄束及楔束的纤维受损。病变侧病灶水平以下出现深部感觉障碍,出现感觉性共济失调,见于糖尿病、脊髓痨、亚急性联合变性等。

(2) 侧索病变:主要侵及脊髓丘脑侧束(痛、温觉传导束),

附篇图 3-2　神经丛型感觉障碍

附篇图 3-3　后角型感觉障碍

附篇图 3-4　白质前连合型感觉障碍

在病灶水平以下对侧发生痛、温觉障碍,而触觉和深感觉保存(分离性感觉障碍)。

(3) 脊髓半切综合征:同侧病灶水平以下中枢性瘫痪及深部感觉缺失,对侧病灶水平以下出现痛、温觉缺失,见于髓外肿瘤早期、脊髓外伤等。

(4) 脊髓横贯性损害:病灶水平以下所有感觉均缺失或减弱,平面上部可有过敏带,病变在颈胸段可伴有锥体束损伤体征,常见于脊髓炎和脊髓肿瘤等。

8. 脑干型

(1) 延髓病变:①可出现同侧三叉神经分布区痛、温觉缺失与对侧上、下肢及躯干的所有感觉缺失;②若延髓一侧的中心部受损,可出现深浅感觉分离障碍(对侧深部感觉障碍);③若延髓一侧的外侧部受损,可出现交叉性痛、温觉障碍,表现为同侧面部三叉神经支配区与对侧上、下肢及躯干的痛、温觉障碍。

(2) 脑桥、中脑病变:内侧丘系与脊髓丘脑侧束在脑桥开始至中脑一段内两者彼此靠近,自内向外的排列次序为深部感觉纤维、触觉纤维与痛、温觉纤维。临床表现类似在延髓病变时描述的感觉改变,同时伴有脑桥、中脑的脑神经体征与症状。

9. 丘脑型 主要临床表现有:①对侧偏身(包括面部)完全性感觉缺失或减退,特点是深感觉和触觉障碍重于痛温觉,远端重于近端;②常伴发病灶对侧肢体自发痛,呈持续性。常见于脑血管病变、肿瘤等。

10. 内囊型 病灶对侧偏身(包括面部)感觉缺失或减退,常伴有偏瘫和偏盲,即"三偏"综合征。常见于脑血管病等。

11. 皮质型感觉障碍 身体各部在大脑皮质感觉中枢呈头足倒置的支配关系,顶叶皮质损害可出现病灶对侧的复合觉(精细感觉)障碍,如为局限性损害可出现对侧单肢的感觉障碍。皮质型感觉障碍主要有刺激性病变与破坏性病变。

(1) 刺激性病变:主要引起局限性感觉性癫痫(发作性感觉异常)。若向皮质邻近的区域扩散,则可引起全面性发作。

(2) 破坏性病变:可出现复杂感觉(实体觉、皮肤定位觉等)的障碍。

各种感觉障碍的分布图如附篇图 3-5 所示。

附篇图 3-5 各种感觉障碍

第二节　瘫　痪

瘫痪（paralysis）是指随意运动功能减低或丧失，可分为神经源性、神经肌肉接头性及肌源性。本节主要叙述神经源性瘫痪。

【分类及临床表现】

（一）上运动神经元病变

上运动神经元包括额叶中央前回运动区的大椎体细胞及其轴突组成的皮质脑干束和皮质脊髓束。上运动神经元病变指大脑皮质运动中枢及皮质脊髓束通路任一部位损伤，产生中枢性瘫痪，特点是腱反射亢进，肌张力增高，病理反射阳性。

1. 大脑皮质运动区病变

（1）刺激性病变：临床上主要表现为局限性癫痫。如果局限性癫痫反复多次出现，可以导致发生癫痫的肢体发生暂时性轻瘫，这种情况称为 Todd 瘫痪。

（2）破坏性病变：主要表现为单瘫，并常伴有感觉障碍。

2. 内囊病变　是运动纤维最集中的部位，较小的病灶可能造成整个皮质脑干束和皮质脊髓束损伤，病灶较大时多出现"三偏"综合征：偏盲、偏瘫、偏身感觉障碍。但临床上偏瘫与偏身感觉障碍比"三偏"多见。

3. 脑干病变　一侧脑干损伤，累及同侧脑神经运动核和未交叉的皮质脊髓束，产生交叉性瘫痪，即同侧脑神经周围性瘫痪，病灶对侧肢体中枢性瘫痪。可分为中脑病变、脑桥病变、延髓病变。

（1）中脑病变：表现为 Weber 综合征和 Benedikt 综合征。

（2）脑桥病变：表现为 Millard-Gubler 综合征和 Foville 综合征。

（3）延髓病变：延髓背外侧综合征，又称 Wallenberg 综合征。病变位于延髓上段外侧部，多由小脑后下动脉或椎动脉血栓导致。其临床表现主要有：①眩晕、垂直性眼震、恶心、呕吐等；②Horner 综合征；③疑核、舌咽和迷走神经损害的表现；④病侧面部痛、温、触觉障碍；⑤病灶对侧肢体及躯干的痛、温、触觉障碍；⑥病侧肢体共济失调。

4. 脊髓病变

（1）半切损害：出现病灶同侧水平以下上运动神经元瘫痪和深感觉障碍，对侧病变水平以下痛温觉障碍，双侧病灶水平以下触觉轻度减退或正常。

（2）横贯性损害：出现病灶水平以下中枢性瘫痪，病灶水平以下所有感觉均缺失，大小便障碍。颈膨大以上的横贯性病变产生四肢上运动神经元瘫痪，颈膨大病变累及双侧前角与皮质脊髓束引起双上肢下运动神经元瘫痪与双下肢上运动神经元瘫痪。

（二）下运动神经元病变

病变导致周围性瘫痪，特点是腱反射减弱或消失，肌张力减退，病理征阴性以及肌萎缩等。

1. 前角细胞病变　表现为节段性、弛缓性瘫痪，多伴有肌萎缩与肌纤维震颤。前角细胞病变常由脊髓前角灰质炎、进行性脊髓性肌萎缩、脊髓空洞症等引起。

2. 前根的病变　病变位于前根，其症状和体征与前角细胞损害时相似，后根常可同时受累，伴根性疼痛和节段性感觉障碍。

3. 神经丛　病变引起一个肢体多数周围神经瘫痪、感觉障碍及自主神经功能障碍。

4. 周围神经病变　周围神经为混合神经，病变时可出现弛缓性瘫痪、疼痛、感觉障碍与自主神经障碍,并且感觉障碍的范围与周围神经的支配区一致,可据此作出周围神经病变的定位诊断。

上运动神经元损伤和下运动神经元损伤的鉴别见附篇表 3-2。

附篇表 3-2 上运动神经元损伤和下运动神经元损伤的鉴别

临床检查	上运动神经元损伤	下运动神经元损伤
瘫痪分布	整个肢体为主	肌群为主
肌张力	增高,呈痉挛性瘫痪	降低,呈迟缓性瘫痪
浅反射	消失	消失
腱反射	增强	减弱或消失
病理反射	阳性	阴性
肌萎缩	无或有轻度失用性萎缩	明显
皮肤营养障碍	多数无障碍	常有
肌纤维颤动	无	可有

第三节 肌 萎 缩

肌萎缩(muscular atrophy)是指横纹肌体积缩小,肌纤维变细甚至消失。通常在失神经支配后 1~2 周较早出现,失神经支配后 3~4 个月时肌萎缩显著,肌肉容积可减少至原来的 20%~30%,其后进展缓慢,最终可全部由结缔组织替代,呈肌肉挛缩和关节固定,常见于下运动神经元疾病或肌肉疾病。

【分类及临床表现】

1. 神经源性肌萎缩　是下运动神经元病变所致。

(1) 脊髓前角细胞病变:肢体远端节段性肌萎缩,可不对称,伴肌力减低、腱反射减弱或消失、病理征阴性和肌束震颤,无感觉障碍。常见于急性脊髓灰质炎、进行性脊髓性肌萎缩和肌萎缩侧索硬化等。

(2) 神经根、神经丛、神经干及周围神经病变:肌萎缩常伴支配区腱反射消失,肌电图和神经传导速度有相应改变。常见于吉兰 - 巴雷综合征、周围神经肿瘤等。

2. 肌源性肌萎缩　是肌肉病变所致。

肌萎缩与神经分布不一致,多为身体近端对称性肌萎缩,少数为远端型;伴肌无力,无感觉障碍和肌束震颤。肌电图呈肌源性损害。常见于进行性肌营养不良、强直性肌营养不良和肌炎等。

此外,上运动神经元损伤时,由于患者长期失用可发生程度较轻的失用性肌萎缩;肌肉血管病变可导致缺血性肌萎缩。

第四节 步 态 异 常

步态异常(gait disorders)可因运动或感觉障碍引起,见于许多神经系统疾病,对某些特定疾病有提示意义。步态异常有以下几种:

笔记栏

1. 偏瘫步态(hemiplegic gait)　偏瘫侧上肢屈曲、内旋,下肢伸直,行走时下肢向外侧画圈,常见于脑卒中或脑瘫。

2. 痉挛性截瘫步态(spastic paraplegic gait)　患者双下肢呈伸直位,用足尖站立,步行时用足前半和趾底部着地,躯干前倾,起步时伸出的下肢各关节屈曲,躯干向伸足的反方向倾斜并稍扭转,如此交替进行,走路时几乎双腿交叉,呈剪刀样步态。见于轻度截瘫。

3. 跨越步态　或称垂足步态、雄鸡步态或马步,是胫骨前肌和腓骨肌麻痹所致,患者足不能背屈并外翻,行走时步伐规则平稳,迈步时可见足下垂,脚趾直指地面,髋部过度屈曲,下肢过度抬高,尽量使足离开地面,见于多发性神经炎或腓总神经麻痹,腓骨肌群瘫痪患者不能用足跟站立。

4. 慌张步态　为震颤麻痹之特征步态,步伐短小、拖曳、起步迟疑,弯腰姿势,冻结状或整体旋转。一旦开始,小步急行如跑,有前倾跌倒之势。

5. 醉酒步态　是乙醇中毒或巴比妥中毒的特征性表现,患者步伐不规律,表现出明显的可变性和多变性,但可于短距离内在窄基底面上行走并保持平衡。

6. 感觉性共济失调步态　特征是下肢动作大,抬足较高,抬足后突然抛出,足跟强打地面,掷地有声,步伐长短、高低不规则,身体呈轻度弯曲状,落脚笨拙且不能快速纠正,落脚偏离正常点很远,表现出不同程度站立和行走困难,常用视觉校正落脚点,闭目难立征(Romberg sign)阳性。常见于脊髓、Friedreich 共济失调、脊髓小脑性共济失调、亚急性联合性后索变性、梅毒性脑脊髓膜炎、慢性感觉性多发性神经病、多发性硬化以及脊髓压迫症等。

7. 摇摆步态　由于下肢及骨盆肌肌萎缩,站立时腹部前挺,步行时骨盆左右摇摆,也称为鸭步、臀步或特伦德伦堡(Trendelenburg)步态。

8. 癔病性步态　步态奇特,表现多变且无法解释,以拖步较多见,虽无瘫痪也不能站立与行走,神经系统检查无阳性体征。

第五节　不自主运动

不自主运动是指患者在意识清醒的状态下,出现的不受主观控制的无目的异常运动。

1. 静止性震颤　是主动肌与拮抗肌交替收缩引起的一种节律性颤动,可出现在四肢、唇和手指等处,休息时明显,活动后可减轻,通常频率是 3~6 次 / 秒。如手指的震颤状如搓丸样,频率 4~5 次 / 秒,静止时出现,紧张时加重,随意运动时减轻,睡眠时消失,是帕金森病(PD)的特征性体征之一。

2. 舞蹈症(chorea)　是肢体及头面部迅速、不规则、无节律、粗大的不能随意控制的动作,表现为转颈、耸肩、手指间断性屈伸、摆手和伸臂等舞蹈样动作,上肢较重;随意运动或情绪激动时加重,安静时减轻,睡眠时消失。常见于风湿性舞蹈症、亨廷顿病、药物如神经安定剂(吩噻嗪类、氟哌啶醇)诱发的舞蹈症。局限于身体一侧的舞蹈症称为偏侧舞蹈症,常见于中风、肿瘤等。

3. 手足徐动症(athetosis)　指肢体远端游走性的肌张力增高或减低的动作,表现缓慢的如蚯蚓爬行样的扭转样蠕动,并伴有肢体远端过度伸张如腕过屈、手指过伸等,且手指缓慢逐个相继屈曲;由于过多的自发动作使受累部位不能维持在某一姿势或位置,随意运动严重扭曲,出现奇怪的姿势和动作,可伴有异常舌运动的怪相、发音不清等。可见于多种神经系统变性疾病,最常见的为亨廷顿病、Wilson 病、Hallervorden-Spatz 病等,也见于肝性脑病、吩噻嗪类及氟哌啶醇等慢性中毒。

4. 偏侧投掷症（hemiballismus）　是由于丘脑底核或联系路径受损导致肢体抛掷样不随意运动，影响一侧躯体称之为偏侧投掷症。通常急性起病，表现为有力、粗大、形式多变、迅速、无目的的投掷动作，常见于面、颈、躯干和肢体等，偏侧投掷症累及一侧上下肢。仅出现于觉醒状态，情绪激动时加重，睡眠时停止。

5. 扭转痉挛（torsion spasm）　临床以肌张力障碍及四肢、躯干以致全身剧烈不随意扭转为特征。分为原发性及继发性，以原发性多见，表现为手过伸或过屈、头侧屈或后伸、躯干屈曲扭转等。病变位于基底节，可见于亨廷顿病、Wilson 病、Hallervorden-Spatz 病、帕金森综合征、吩噻嗪等药物中毒等。

6. 抽动秽语综合征（Gilles de la Tourette syndrome）　又称 Tourette 综合征。起病年龄多在 2~15 岁，90% 在 10 岁以前，男女之比为 3∶1。以多部位突发性快速无目的重复性肌肉抽动为特征，常伴有暴发性、不自主发声和秽语；抽动频繁者一日可达十几次至数百次。症状呈波动性，在数周或数月内症状的程度可有变化。

🔍 知识链接

什么是 Hallervorden-Spatz 病

　　苍白球黑质红核色素变性也称 Hallervorden-Spatz 病，为儿童晚期和青少年期遗传代谢性疾病。主要累及锥体外系统，也是罕见的与铁元素代谢障碍有关的神经变性病。本病由 Hallervorden 和 Spatz 于 1922 年首先报道，以后就以两人的名字命名此病。

　　本病为常染色体隐性遗传。由于铁盐沉积于双侧苍白球、黑质网状部，甚至红核，导致神经变性，伴有神经元脱失和胶质化。主要临床表现为儿童和青少年中缓慢进展的强直、少动、肌张力障碍、锥体束征、痴呆及色素性视网膜炎，并可有视盘萎缩。

第六节　共济失调

　　共济失调（ataxia）是小脑、本体感觉及前庭功能障碍所致的运动笨拙和不协调，可累及四肢、躯干及咽喉肌，引起姿势、步态和语言障碍。

【分类及临床表现】

（一）小脑性共济失调

　　表现为随意运动的速度、节律、幅度和力量的不规则，即协调运动障碍，还可伴有肌张力减低、眼球运动障碍及言语障碍。

1. 平衡障碍　平衡障碍为小脑基底部的病变所致，表现为两脚完全并拢站立时身体摇摆不定，睁眼或闭眼对此种平衡障碍不发生影响，多伴有眼球震颤。

2. 意向性震颤　小脑病变，特别是齿状核病变可引起活动时的动作性震颤，动作越接近目标时震颤越明显，称为意向性震颤。除了意向性震颤，头和整个身体都可出现静止性震颤。

3. 协调运动障碍　在小脑病变时因缺乏协调动作而向后倾倒，多见于蚓部病变时。

4. 眼球震颤　小脑病变时出现的眼球震颤有水平性、垂直性及旋转性三种，以水平性较多见，向病变侧注视时最为明显。眼球震颤发生的原因是侵及前庭及小脑之间的联系所致。

5. 肌张力减低　多见于小脑半球病变。表现为病灶同侧肌张力减低,被动运动过程中关节伸屈过度。

6. 构音障碍　由于发音器官唇、舌、喉肌共济失调所致,表现为言语缓慢、发音不清、断续或顿挫呈暴发式,一般以发音和韵律异常为特征,表现吟诗样或暴发性语言。

（二）大脑性共济失调（cerebral ataxia）

1. 额叶性共济失调　出现于额叶或额桥小脑束病变时,表现如同小脑性共济失调,但为对侧肢体,常伴有锥体束征如腱反射亢进、肌张力增高、病理反射阳性,以及精神症状、强握反射等额叶损害表现。

2. 顶叶性共济失调　表现为对侧患肢不同程度的共济失调,闭眼时症状明显,深感觉障碍多不重或呈一过性;两侧旁中央小叶后部受损可出现双下肢感觉性共济失调及大小便障碍。

3. 颞叶性共济失调　症状较轻,可表现一过性平衡障碍,不易早期发现。

（三）感觉性共济失调（sensory ataxia）

深感觉障碍时患者不能辨别肢体的位置及运动方向,并破坏运动反馈机制,产生感觉性共济失调。脊髓后索损害时症状最明显,其特点是:睁眼时共济失调不明显,闭眼时明显,即视觉辅助可使症状减轻;闭目难立征（Romberg sign）阳性;检查音叉振动觉及关节位置觉缺失或减弱。

（四）前庭性共济失调（vestibular ataxia）

以平衡障碍为主,特点是动作前即不能维持身体稳定,向病侧倾斜,眩晕、眼震明显,四肢共济运动多为正常。前庭功能检查如内耳变温试验或旋转试验反应减退或消失。病变越接近内耳迷路部位,共济失调症状越明显,脑干前庭神经核及颞叶病变症状较轻。

第七节　视觉障碍和眼球运动障碍

一、视觉障碍

视觉障碍包括:视力下降和视野缺损。可由于视觉感受器到枕叶视中枢的传导路径中任何一处损害造成。

（一）视觉障碍

1. 单眼视力障碍

（1）突然视力丧失:可见于:①眼动脉或视网膜中央动脉闭塞;②单眼一过性黑矇,见于颈内动脉系统短暂性缺血发作（TIA）及典型偏头痛时脑血管痉挛引起的视网膜供血不足。

（2）进行性视力障碍:①视力障碍在数小时或数日达到高峰,多见于球后视神经炎、视神经脊髓炎和多发性硬化等;②先有不规则视野缺损,然后出现视力障碍或失明,常由于视神经压迫性病变引起,如出现视神经萎缩多见于肿瘤、动脉瘤等。

2. 双眼视力障碍

（1）双眼一过性视力障碍:常见于双侧枕叶视中枢短暂性脑缺血发作;双侧视中枢病变所致的视力障碍又称皮质盲。

（2）进行性双眼视力障碍:①可见于中毒或营养缺乏性视神经病如异烟肼、酒精和铅等重金属中毒,维生素 B_{12} 缺乏;②原发性视神经萎缩,见于球后视神经炎后遗症、多发性硬化、视神经直接受压等;③慢性视神经盘水肿,见于颅内占位性病变引起的颅内压增高,晚期可继发视神经萎缩。

（二）视野缺损

视野是眼球向正前方凝视不动时所能看到的空间范围，是与中心视力相对而言的周围视力。视野缺损是视神经病变引起的全盲，视交叉及其后视径路病变产生偏盲或象限盲。

二、眼球运动障碍

眼球运动障碍包括：眼肌麻痹和瞳孔调节障碍。支配眼球运动的神经有动眼、滑车和展神经。

（一）眼肌麻痹（ophthalmoplegia）

1. 周围性眼肌麻痹（peripheral ophthalmoplegia）

（1）动眼神经麻痹（oculomotor nerve palsy）：可出现其所支配的全眼肌麻痹。眼外肌麻痹表现为上睑下垂、外斜视，眼球不能向上、向内及向内下运动或受限，并出现复视；眼内肌麻痹表现为瞳孔散大、瞳孔对光反射及调节反射消失。

（2）滑车神经麻痹（trochlear nerve palsy）：可表现为眼球向外下方运动受限，并有复视，多合并动眼神经麻痹。

（3）展神经麻痹（abducens nerve palsy）：呈内斜视，眼球不能向外方转动，有复视。

2. 中枢性眼肌麻痹（central ophthalmoplegia） 是大脑皮质眼球同向运动中枢病变所致，引起病灶对侧凝视麻痹，具有三个特点：无复视、两眼同时受累、瘫痪眼肌反射性运动保存。

（二）瞳孔调节障碍（pupil adjustment disorder）

瞳孔的大小是由支配瞳孔括约肌的动眼神经副交感纤维和支配瞳孔散大肌的来自颈上交感神经节的交感纤维共同调节的。在普通光线下瞳孔的正常直径为 2~4mm。

1. 瞳孔对光反射（pupillary light reflex） 是用光刺激一侧瞳孔后，出现双侧瞳孔同时缩小的反射，被刺激侧瞳孔缩小称为直接对光反射，另一侧称为间接对光反射。

2. 调节反射（accommodation reflex） 也称集合反射，是指注视近物时双眼会聚及瞳孔缩小的反应。会聚不能可见于帕金森病及中脑病变，缩瞳丧失可见于睫状神经损伤或累及中脑的炎症。

3. 瞳孔散大（mydriasis） 单有瞳孔散大而不伴眼外肌麻痹，可出现在钩回疝早期，是由于副交感纤维位于动眼神经表面最先受累；瞳孔散大伴失明见于视神经损害。

第八节 面 肌 瘫 痪

【分型及临床表现】

1. 中枢性面神经麻痹 由上运动神经元损伤所致，病灶在一侧中央前回下部或皮质脑干束。表现为病灶对侧下部面肌麻痹、上部面肌（额肌、眼轮匝肌）不受累，即病灶对侧鼻唇沟变浅或消失、口角轻度下垂、额纹不消失（附篇图 3-6）。单独出现中枢性面神经麻痹者甚为少见，只在额叶后下部或中央前回下部局限性损害时出现。多与偏瘫同时出现，如内囊血管病变、脑肿瘤、多发性硬化及脑外伤等。

2. 周围性面神经麻痹 由下运动神经元损伤所致，病灶在面神经核或核以下周围神经。临床表现为同侧上、下部面肌麻痹，即病灶侧额纹变浅或消失，不能皱眉、蹙额，眼睑闭合无力，眼裂变大。当用力闭眼时眼球向上外方转动，露出白色巩膜，称为 Bell 征。病灶侧鼻唇沟变浅，鼓腮、示齿不能，口角下垂，进食时食物留存于牙龈与颊部之间（附篇图 3-7）。

附篇图 3-6　中枢性面瘫

附篇图 3-7　周围性面瘫

第九节　眩　晕

眩晕（vertigo）是一种自身或外界物体的运动性幻觉,是对自身的平衡觉和空间位象觉的自我体会错误。表现为患者主观感觉自身或外界物体呈旋转感或升降、直线运动,倾斜,头重脚轻等感觉。

临床上根据病变部位的不同及眩晕的性质,将眩晕分为系统性眩晕与非系统性眩晕。

一、系统性眩晕

系统性眩晕是由前庭系统病变引起的,是眩晕的主要病因,还可伴有共济失调、眼球震颤及听力障碍。根据病变部位及临床表现不同可分为以下几型:

1. 周围性眩晕　是前庭器官病变,前庭感受器及前庭神经颅外段病变引起。表现为:①眩晕:突然发生,为剧烈旋转性或上下左右摇晃感,每次持续时间短(数十分钟、数小时、数天),与变换头位或体位有关,闭目后不减轻;②眼球震颤:为眼球不自主有节律地、短促地来回摆动,幅度小,水平性或伴旋转,绝无垂直性;③平衡障碍:多为旋转性或上下左右摇摆性运动感,站立不稳;④自主神经症状:严重恶心、呕吐、出汗及面色苍白等;⑤常伴有明显的耳鸣、听力减退、耳聋等症状。

2. 中枢性眩晕　由前庭神经颅内段、前庭神经核、核上纤维、内侧纵束、皮质和小脑的前庭代表区病变所致。表现为:①眩晕:程度较周围性眩晕轻。性质为旋转性或向一侧运动感,闭目后可减轻,持续时间长(可达数周、数月,甚至数年),与头部或体位改变无关。②眼球震颤:粗大,持续存在,与眩晕程度不一致。③平衡障碍:表现为旋转性或向一侧运动感,站立不稳。④自主神经症状:不如周围性明显。⑤无明显耳鸣、听力减退、耳聋等症状。眩晕也可作为颞叶癫痫的一种征兆。

二、非系统性眩晕

非系统性眩晕是由前庭系统以外的全身系统疾病引起,如眼部疾病、贫血、血液病、心功能不全、感染、中毒及神经功能失调等。其特点是头晕眼花或轻度站立不稳,无眩晕感,很少伴有恶心、呕吐,亦无眼震。

第十节　意识障碍

意识（consciousness）障碍是中枢神经系统（CNS）对内、外环境刺激的反应减低甚至无反应的状态，通常伴运动与感觉功能缺失，仅保留自主神经功能。

意识的内容即为大脑皮质的高级神经活动，包括定向力、感知力、注意力、记忆力、思维、情感和行为等。维持意识的结构包括脑干上行性网状激活系统及其投射至双侧丘脑的纤维以及大脑半球，累及以上结构的损害就可导致意识障碍；其次是中枢整合机构，弥漫性的大脑皮质损害会引起意识水平下降或昏迷。

【临床分类】

1. 意识水平下降的意识障碍

（1）嗜睡（somnolence）：是意识障碍的早期表现，表现为睡眠状态过度延长，呼唤或推动患者肢体可唤醒，能进行正确的交谈或执行指令，停止刺激后又进入睡眠。

（2）昏睡（lethargy）：是一种比嗜睡程度更深的觉醒障碍，高声呼唤或较强的疼痛刺激方可唤醒，可做简单模糊的回答，刺激减弱后迅速进入睡眠状态。

（3）昏迷（coma）：意识完全丧失，对言语和疼痛刺激无反应；可分为浅、中、深昏迷。

1）浅昏迷：随意活动消失，睁眼反应消失或偶见半闭合状态，无自发言语和有目的的活动。疼痛刺激时可有回避动作和痛苦表情，脑干反射基本保留，生命体征多无明显变化。

2）中度昏迷：对外界一般刺激无反应，强烈疼痛刺激时可见防御反射活动，角膜反射减弱或消失，生命体征轻度变化。

3）深昏迷：对任何刺激均无反应，全身肌肉松弛，腱反射消失，眼球固定，瞳孔散大，脑干反射消失，生命体征发生明显变化。

格拉斯哥昏迷量表（Glasgow coma scale）由格拉斯哥大学神经外科教授 Graham Teasdale 和 Jennett 在 1974 年共同发表，用来作为评价头部损伤后意识状态的客观评分标准（附篇表 3-3）。

附篇表 3-3　格拉斯哥昏迷量表

反应	功能状态	得分
睁眼反应	有目的、自发性地	4
	口头命令	3
	疼痛刺激	2
	无反应	1
口语反应	定向正确、可对答	5
	定向不佳	4
	不恰当的词汇	3
	含混的发音	2
	无反应	1
运动反应	服从医嘱	6
	对疼痛刺激、局部感到痛	5
	逃避疼痛刺激	4
	刺激时呈屈曲反应（去皮质强直）	3
	刺激时呈伸展反应（去大脑强直）	2
	无反应	1

（注：正常：15分；轻度昏迷：14~12分；中度昏迷：11~9分；重度昏迷：8分以下）

2. 伴意识内容改变的意识障碍

（1）意识模糊：或称朦胧状态，意识轻度障碍。表现为意识范围缩小，常有注意力、定向力减退，情感淡漠，随意活动减少，言语不连贯，思睡。对光、声、疼痛等刺激表现有目的简单动作反应。

（2）谵妄状态：较意识模糊严重，定向力和自知力均有障碍，注意力涣散，言语增多，思维不连贯，多伴有睡眠 - 觉醒周期紊乱，与外界不能正常接触。常有错觉、幻觉，以错视为主，甚至有恐惧、外逃或伤人行为。急性谵妄状态常见于高热或中毒，如阿托品类中毒；慢性谵妄状态多见于慢性酒精中毒。

第十一节　失语症、失认症和失用症

一、失语症

失语症（aphasia）是意识清楚状态下，由优势侧大脑皮质言语中枢病变引起的言语功能障碍，即后天获得性的对各种语言符号（口语、文字等）的表达及认识能力的减弱或丧失。优势半球外侧裂周围病变通常会引起言语及语言障碍。

1. 运动性失语　又称表达性失语或 Broca 失语。表现为能听懂别人的言语，也可理解书面文字，但不能言语或只能讲单字。病变位于优势半球额下回后部。

2. 感觉性失语　又称听觉性失语或 Wernicke 失语。表现为发音正常，不能理解别人的言语，常答非所问。病变多位于优势半球颞上回后部。

3. 传导性失语　表现为口语清晰，能自发讲出句子，听理解正常，特征是不能复述自发讲话时说过的词或句，或以错语复述。病变多位于优势半球缘上回。

4. 完全性失语　是失语症最严重的类型，也称为混合性失语。患者所有语言功能均严重受损，表现为刻板单音、单词或短语，听理解障碍严重，命名、复述、阅读与书写均不能完成。

5. 命名性失语　表现为命名不能。言语缺乏实质词，表现为赘语与空话，可以接受选词提示，听理解、复述、阅读和书写障碍均较轻。

二、失认症

失认症（agnosia）是指患者在无视觉、听觉、躯体感觉、智能和意识障碍情况下，不能通过某一种感觉辨认以往熟悉的物体，却能通过其他感觉识别。

三、失用症

失用症（apraxia）是指患者并无任何运动麻痹、共济失调、肌张力障碍和感觉障碍，也无意识及智能障碍等原因，在企图做出有目的或细巧的动作时不能准确执行其所要做的随意性动作。如不能按要求做伸舌、吞咽、刷牙、划火柴和系扣子等简单动作，但患者在不经意的情况下却能自发地做这些动作。左侧顶叶缘上回病变可产生双侧失用症。

第十二节 晕厥与癫痫发作

一、晕厥

晕厥(syncope)是指因全脑血流量突然减少而致短暂性发作性意识丧失,常伴有姿势性张力丧失而不能维持自主体位,可迅速自行恢复。

【临床分类】

1. 反射性晕厥 因调节血压及心率的反射弧功能障碍及自主神经功能不全导致血压急骤下降、心输出量突然减少所致。包括血管减压性晕厥、颈动脉窦性晕厥、排尿性晕厥、咳嗽性晕厥、仰卧位低血压综合征等。

2. 心源性晕厥 发生迅速,常无预感,患各种心脏病是独有特点,心排血量减少导致全身及脑血流量暂时下降,脱水和失血导致血容量大量减少也可引起近晕厥症状。心源性晕厥包括心律失常、急性心腔排出受阻、肺血流受阻等。

3. 脑源性晕厥 严重脑血管闭塞疾病、主动脉弓综合征、高血压脑病、基底动脉型偏头痛,以及脑干病变如炎症、肿瘤等中枢病变所致。

4. 其他晕厥 如低血糖性晕厥、严重贫血性晕厥、哭泣性晕厥和过度换气综合征等所致。

二、癫痫发作

癫痫发作(epileptic seizure)也可表现为发作性意识障碍,是由于大脑神经元过度异常放电引起的短暂的神经功能障碍。癫痫发作的临床表现形式多种多样,可为意识障碍、运动性发作、感觉异常发作,以及情绪、内脏、行为及自主神经功能异常发作等。

最能提示癫痫发作的两个特点是:与局灶性起始癫痫发作有关的征兆和全面性强直 - 阵挛发作后意识模糊状态。癫痫发作时脑电图有特征性的改变。

癫痫发作与晕厥的临床特点比较见附篇表 3-4。

附篇表 3-4 癫痫发作与晕厥的临床特点比较

临床特点	癫痫发作	晕厥
先兆症状	短暂(数秒)	可较长(数十秒)
与体位关系	无关	多在站立时发作
发作时间	睡眠时较多	白天多
发作时皮肤颜色	青紫或正常	苍白
伴尿失禁或舌咬伤	常有	少见
发作后意识模糊	常有	无或少见
神经系统定位体征	可有	无

(石 磊)

复习思考题

1. 失语症如何分类?各类型失语症的主要特点是什么?

2. 试述各型感觉障碍的临床表现。

3. 试述脑干交叉瘫的名称、病变部位及临床表现。

4. 试述上、下运动神经元瘫痪的鉴别诊断。

5. 试述共济失调的概念、分类及临床表现。

6. 试述各类型步态的表现及常见疾病。

第四章

神经康复学

学习目标

1. 熟悉神经康复学的理论基础;熟悉脑卒中、脊髓损伤的康复原则、康复评定、康复治疗、康复护理方法。

2. 了解神经康复学的定义、发展史。

第一节 概　　述

神经系统疾患可导致神经组织损害和相关神经功能障碍,如躯体感觉功能、运动功能、语言和认知功能等障碍,这些障碍可使患者的生活质量降低。神经康复学是研究神经系统疾患所致的功能障碍,并进行相关的康复预防、康复评定和康复治疗的一门学科。神经康复是临床康复的重要分支,是神经系统疾患临床治疗的重要组成部分,它主要研究神经系统因病或因伤,特别是中枢神经系统损伤后,如何恢复或提高已经丧失或减弱的神经系统功能,使患者即使存在着某些损伤,仍然可能提高活动能力和社会参与能力。

神经康复的目标是采用以功能训练为主的多种有效措施加快神经功能的恢复进程,减轻神经系统病损后导致的功能残疾或残障程度,使患者回归家庭和社会,以提高患者的生活质量。

20 世纪初,Ramony Cajal 研究发现成年哺乳动物的神经元损伤后不可能再生,从而形成了中枢神经系统是一个不可改变的稳态的理论。这一理论一直持续到 20 世纪 60~70 年代。在 1973 年,神经解剖学家 Acf Brodal 提出以下观点:"虽然没有确切的证据表明哺乳动物轴索横贯性破坏后的再生,但多数情况下,是未受损的神经纤维代替了受损的部分。"研究人员发现,成年动物中枢神经系统损伤后,神经可生长和重组。早期的研究奠定了中枢神经可塑性的理论基础。

随着基础理论和科学技术的发展,神经康复的理论在神经生理学和发育学理论的基础上将脑的可塑性和大脑功能重组理论不断完善。

【理论基础】

神经生理学研究发现,神经系统具有很强的可塑性(plasticity),即可修饰性(modifiability),损伤后会产生一系列变异和适应过程。神经系统可塑性可以简单地定义为神经系统在形态结构与功能活动上的修饰。在概念上可以理解为神经系统对机体内、外环境变化进行适应或应变而发生的结构与功能变动,表现为对特殊环境的学习与适应,生理活动的训练与调制,乃至组织损伤后的代偿、修复与重建。

第二节　脑卒中康复

脑卒中具有高发病率、高致残率、高死亡率和高复发率的特点。2018 年,我国居民脑卒中的死亡率为 149.49/10 万,造成约 157 万人死亡,占总死亡人数的 22.33%。在所有死亡原因中,脑卒中位列第三,仅次于恶性肿瘤(160.17/10 万)和心脏病(156.73/10 万)。

经循证医学论证,卒中后及时进行康复治疗是降低卒中致残率最有效的方法,正确的康复治疗有助于减少患者卒中后各种功能障碍的产生,提高患者的日常生活能力和生活质量,促使患者更好地回归家庭和社会,同时有利于降低潜在的医疗护理费用,为国家卫生系统减负。

脑卒中三级康复网络的建立有助于为脑卒中患者提供系统化、规范化的康复治疗体系,符合我国分层分级康复医疗服务体系的基本要求。其中,一级康复是指脑卒中急性期(通常指发病后 1~2 周)患者进入综合医院神经内科或脑卒中单元(stroke unit)进行康复治疗,患者经过卒中急性期治疗病情稳定后,由康复团队进行康复评定并按照康复方案开展康复治疗,在防治并发症的同时,为下一步受损功能恢复创造良好条件;二级康复是指卒中患者在卒中亚急性期(通常指发病后的 3~4 周)转入康复科或康复专科医院继续进行全面康复,促使卒中患者受损功能得到最大程度改善,提高患者日常生活能力;三级康复是指在脑卒中恢复慢性期(包括脑卒中恢复中后期及后遗症期,通常指发病 4 周以后)患者转入社区医院或者在家庭中进一步开展康复治疗,促使患者进一步回归社会和家庭生活。

【康复原则】

1. 选择合适的康复时机,康复应尽早进行。在缺血性脑卒中时,只要患者神志清楚、生命体征平稳、病情不再发展,48 小时后即可进行康复治疗。脑出血一般宜在 10~14 天后进行康复治疗。

2. 康复的实质是"学习、锻炼、再学习、再锻炼"的过程。调动剩余脑组织的功能重组和强化残余功能,增强代偿能力。要求患者理解并积极投入才能取得良好的康复效果。

3. 除运动康复外,尚应注意言语、认知、心理、职业与社会康复等。

4. 脑卒中的特点是"障碍与疾病共存",故康复应与治疗并进。同时进行全面的监护与治疗。

5. 在急性期,康复运动主要是抑制异常的原始反射活动,重建正常运动模式,其次才是加强肌肉力量的训练。卒中康复是一个改变"质"的训练,旨在建立患者的主动运动。在这一阶段要注意保护患者,防止并发症的发生。

6. 要严密观察和关切卒中患者有无抑郁、焦虑等情感障碍,及时干预。因为它们的存在会严重影响康复的进行和效果。

7. 脑卒中患者再发的概率是正常人的 9 倍,约 40% 的脑卒中患者可复发,对此应加强相应预防措施,并做好告知工作。

8. 避免使用一些对脑功能恢复有害的药物。

【康复评定】

康复评定是康复治疗的基础。它类似于临床医学的诊断过程,但又不完全相同。康复评定是客观、准确地检查、判断患者功能障碍的性质、部位、范围、程度,确定尚存的代偿能力情况,估计功能障碍的发展、转归和预后,明确康复目标,制定康复措施,判定康复效果,决定患者去向的过程。患者入院后 5 天内进行初期评价,住院期间根据功能变化情况可进行一次或多次中期评价,出院前进行末期评价。

1. 神经功能损伤程度评价 格拉斯哥昏迷量表(GCS)用以判断脑卒中患者急性损伤期的意识状况,评定患者是否昏迷以及昏迷严重程度;脑卒中患者临床神经功能缺损程度评分标准,是目前我国用于评定脑卒中患者临床神经功能缺损程度使用最广泛的量表之一;美国国立卫生研究院卒中量表(NIH stoke scale,NIHSS)是国际上公认的标准化的脑卒中神经功能损伤程度评定量表。

2. 躯体功能评价 包括 Brunnstrom 评价、Fugl-Meyer 运动功能评价(Fugl-Meyer assessment scale,FMA)、改良 Ashworth 肌张力分级评定、关节活动度(range of motion,ROM)评价、感觉评价、平衡功能评价、协调评价、肢体形态评价、上肢功能评价、疼痛评价、肌力评价、辅助器具适配性评价等。可步行者需进行步态分析。

3. 精神心理评价 存在相关问题者进行认知功能评价(可先用认知筛查、成套认知评价表、知觉障碍筛查表进行评价,然后针对具体情况进行定向、记忆、注意、思维、失认症专项评价)、人格评价、情绪评价,存在行为障碍者进行专门行为障碍评价。

4. 言语、吞咽功能评价 首先进行失语症和构音障碍筛查,对存在或可疑存在失语症或构音障碍者需进一步进行失语症标准检查和构音障碍检查,部分患者需进行吞咽障碍评价、肺活量检查。

5. 日常生活活动量表(ADL)评价 一般均用国际上公认的 Barthel 指数,也可应用北美地区广泛应用的功能独立性评定量表(functional independence measure,FIM),其优点是不仅能评估躯体功能,还评价了语言、认知、社会功能,比 Barthel 指数更客观全面。

6. 社会方面的评价 要评估患者的家庭及其他赡养者的情况、经济和保险情况、住房或环境状况,以及就业状况等社会问题。

7. 残疾的评定 一般应用残疾等级评分表(Rappaport's disability rating scale,DRS)对脑损伤患者的残疾程度进行评估,本表从意识状态、功能水平、工作能力等几个方面进行了评估,可对患者的病情进展提供连续的信息,是作为预后判断的一个比较公认的量表,具有很高的可信度。

8. 康复效果的评定 疗效的结果判定是指末次评估与初次评估分值之差,标准如下:显效:分值差≥8;有效:分值差在 1~7 分之间;无效:分值差为 0。

【康复治疗】

康复治疗注意循序渐进,要有脑卒中患者的主动参与及其家属的配合,并与日常生活和健康教育相结合。

1. 物理治疗

(1) 运动治疗:早期主要进行床上良肢位摆放、翻身训练、呼吸训练、关节活动度训练(被动活动、牵伸等)、坐位平衡训练、转移训练等。恢复期继续进行关节主、被动运动,牵伸训练,呼吸训练,体位变换训练等,并进行患侧肢体的运动控制训练,以及各种体位间的变换及转移训练,同时进行站立床治疗及坐、跪、站立位的平衡训练和步行训练等。后期在继续加强前期治疗的基础上,根据患者运动控制能力、肌力、平衡功能等情况,循序渐进地进行减重步行、辅助步行、独立步行及步态训练等。

(2) 物理因子治疗:选用电子生物反馈疗法、偏振光照射、中药熏药治疗、超声波治疗、超短波治疗、中频脉冲电治疗等。

2. 作业治疗

(1) 认知训练:对有认知障碍者,根据认知评价结果进行定向、记忆、注意、思维、计算等训练,严重病例早期可进行多种感觉刺激和提供丰富的环境以提高认知功能,有条件的单位可使用电脑辅助认知训练。

（2）知觉障碍治疗：对存在知觉障碍者进行相应的失认症训练和／或失用症训练,训练内容根据知觉评价结果可选择视扫描、颜色、图形、图像辨认、空间结构、位置关系训练等,提供必要的辅助训练标识或器具,并结合实际生活和工作场景进行训练。

（3）日常生活活动（ADL）训练：早期可在床边进行平衡、进食、穿衣、转移、步行、如厕、洗澡、个人卫生等方面的训练。要在实际生活环境中或尽量模拟真实生活环境进行训练。

（4）上肢功能训练：通过有选择地作业活动来提高运动控制能力、维持和改善上肢关节活动度（ROM）、降低肌张力、减轻疼痛、提高手灵活性和实用功能。

（5）功能训练指导：包括日常生活活动指导,辅助器具使用训练和指导,并对有需要的患者进行环境改造指导和环境适应训练。

3. 语言治疗　对有构音障碍者进行构音训练、发音训练、交流能力训练等,对存在失语症的患者需进行听、说、读、写、计算、交流能力等内容的语言训练等,部分患者需进行摄食-吞咽训练,存在言语失用者进行针对性训练。

4. 良肢位的摆放　鼓励患者采用患侧卧位,适当采取健侧卧位,应尽可能少采用仰卧位,避免半卧位。

（1）患侧卧位：患侧卧时,使患肩前伸,将患肩拉出,避免受压和后缩,肘关节伸直,前臂外旋,指关节伸展,患侧髋关节伸展,膝关节微屈,健腿屈曲向前置于体前支撑枕上。该体位可以增加患侧感觉输入,牵拉整个偏瘫侧肢体,有助于防治痉挛（附篇图4-1）。

（2）健侧卧位：健侧卧位是患者最舒适的体位,患肩前伸,肘、腕、指各关节伸展,放在胸前的枕上,上肢向头顶方上举约100°,患腿屈曲向前放在身体前面的另一支撑枕上,髋关节自然屈曲,足不要内翻（附篇图4-2）。

附篇图4-1　患侧卧位

（3）仰卧位：因受颈紧张反射和迷路反射的影响,异常反射活动较强,也容易引起骶尾部、足跟外侧或外踝部发生压疮,因此,脑卒中患者应以侧卧位为主。必须采取仰卧位时,患臂应放在体旁的枕上,肩关节前伸,保持伸肘,腕背伸,手指伸展,患侧臀部和大腿下放置支撑枕,使骨盆前伸,防止患腿外旋,膝下可置一小枕,使膝关节微屈,足底避免接触任何支撑物,以免足底感受器受刺激,通过阳性支撑反射加重足下垂。应避免半卧位,因该体位的躯干屈曲和下肢伸直姿势直接强化了痉挛模式（附篇图4-3）。

5. 中医康复治疗

（1）针刺治疗：采取分期治疗与辨证治疗相结合,取头穴配合体穴。脑卒中早期患者以迟缓性瘫痪为主要表现,"治痿独取阳明",体针选穴以阳明经经穴为主,可结合电针,促进

附篇图4-2　健侧卧位

附篇图4-3　仰卧位

患者肌力尽快恢复。在脑卒中恢复中后期,卒中患者偏瘫侧肢体多以痉挛为主,容易出现上肢屈肌痉挛和下肢伸肌痉挛为主要表现的异常运动模式,针刺体针选穴应主要在偏瘫侧肢体相应拮抗肌上,通过兴奋拮抗肌以纠正偏瘫侧肢体的痉挛状态。

(2) 推拿治疗:一般在中风后两周开始推拿治疗,以益气血、通经络、调补肝肾为原则,选穴参照针刺穴位,手法施以擦法、按法、揉法、搓法、擦法等。

(3) 其他治疗:电针、头皮针、艾灸、梅花针、穴位注射、穴位贴敷、穴位埋线、火罐、中药治疗等。

6. 辅助技术　早期或严重病例需配置普通轮椅,大部分患者需配备踝-足矫形器(ankle-foot orthosis,AFO),部分患者步行时需借助四脚杖或手杖,部分患者需配置必要的生活自助具(如修饰自助具、进食自助具等)。预防或治疗肩关节半脱位可使用肩托,部分患者需使用手功能位矫形器或抗痉挛矫形器。

【常见并发症的治疗】

1. 感染　包括呼吸系统、泌尿系统等感染的防治。

2. 痉挛　去除诱因;各类抗痉挛口服药、神经阻滞、矫形器应用或手术治疗。

3. 精神障碍　选用精神药物及行为心理治疗等。

4. 压疮　体位处理、换药,必要时手术治疗等。

5. 深静脉血栓　溶栓、抗凝药物应用等。

6. 肩痛、肩关节半脱位、肩手综合征　消炎镇痛药物,矫形器配置等。

7. 其他并发症的防治　如肌萎缩、骨质疏松、关节挛缩、异位骨化、直立性低血压、水肿等的防治。

【康复护理】

1. 康复护理评估　包括皮肤状况、压疮发生危险因素、意外伤害危险因素、二便功能及对伤病知识掌握程度的评价。

2. 康复护理

(1) 体位护理:良肢位摆放、体位变换、体位转移等。

(2) 膀胱与肠道功能训练,二便管理。

(3) 康复延伸治疗:根据康复治疗师的意见,监督和指导患者在病房进行关节活动度(ROM)、日常生活活动(ADL)、吞咽、语言交流等延续性训练。

(4) 并发症的预防及护理:预防继发性损伤的护理(如摔伤、烫伤等),各类感染的预防护理,防压疮护理,预防深静脉血栓、关节挛缩及失用综合征的护理,脑室腹腔流管阻塞的防治护理及癫痫发作的救治与护理。

3. 心理护理、家庭康复及社区康复护理指导。

第三节　脊髓损伤康复

【康复原则】

尽早(伤后6小时内)、预防并发症、有效制动固定、重建稳定(早期手术),尽可能保留残存功能。

【康复评定】

1. 脊髓损伤程度评定

完全性:脊髓休克结束后骶段感觉、运动功能仍完全消失。

不完全性:骶段保留部分感觉和/或运动功能(肛门黏膜皮肤连接处或深部肛门有感觉,或肛门外括约肌有自主收缩)。

2. ASIA 脊髓功能损害分级

(1) 完全损伤:骶段 S_4、S_5 无任何运动、感觉功能保留。

(2) 不完全损伤:脊髓损伤平面以下至骶段 S_4、S_5 无运动功能而有感觉的残留。

(3) 不完全损伤:脊髓损伤平面以下,有运动功能保留,但一半以下关键肌的肌力在 3 级以下。

(4) 不完全损伤:脊髓损伤平面以下,有运动功能保留,且一半以上关键肌的肌力均大于或等于 3 级。

(5) 正常:运动、感觉功能正常。

3. 脊髓休克评定

脊髓休克:脊髓受到外力作用后短时间内损伤平面以下的脊髓神经功能完全丧失。

休克期结束:远端骶反射出现或损伤平面以下出现肌张力升高或病理征。

4. SCI 平面评定

(1) 神经平面:身体双侧正常感觉和运动功能的最低脊髓节段(总损伤平面)。

(2) 感觉平面:感觉完全正常的最低脊髓节段。

(3) 运动平面:肌力 >3 级且该节段以上节段肌力≥4 级的神经节段。

感觉和运动平面可以不一致,左右两侧可不对称。神经平面的综合判断以运动平面为主要依据。T_2~L_1 损伤无法评定运动平面,所以主要依赖感觉平面来确定。C_4 损伤可以采用膈肌作为运动平面的主要参考依据。

5. 感觉检查　感觉检查必查项目:感觉检查包括身体两侧各自的 28 个皮区关键点。每个关键点要检查 2 种感觉,即针刺觉和轻触觉,并按以下等级分别评定打分。即:①0= 缺失;②1= 障碍(部分障碍或感觉改变,包括感觉过敏);③2= 正常;④NT= 无法检查。

针刺觉检查常用一次性安全针。轻触觉检查用棉花。在针刺觉检查时,不能区别钝性和锐性刺激的感觉应评为 0 级。除对两侧关键点的检查外,还要求检查者做肛门指检测试肛门外括约肌。感觉分级为存在或缺失。该检查用于判定损伤是完全性还是不完全性。

6. 运动检查　必查项目为检查身体两侧各自 10 对肌节中的关键肌。检查顺序为从上向下。除此之外,肛门括约肌检查(以肛门指检感觉肛门外括约肌收缩,评定分级为存在或缺失)有助于判断是否为完全性损伤。

【康复治疗】

1. 肌力训练　肌力训练的重点是肌力 3 级的肌肉,可以采用渐进抗阻练习;肌力 2 级时可以采用滑板运动或助力运动;肌力 1 级时只有采用功能性电刺激的方式进行训练。肌力训练的目标是使肌力达到 3 级以上,以恢复实用肌肉功能。脊髓损伤者为了应用轮椅、拐杖等助行器,在卧位、坐位时要重视锻炼肩带肌力,包括上肢支撑力训练、肱三头肌和肱二头肌训练和握力训练。对于采用低靠背轮椅者,还需要进行腰背肌的训练。步行训练的基础是腹肌、髂腰肌、腰背肌、股四头肌、内收肌等训练。卧位时可采用举重、支撑,坐位时利用倒立架、支撑架等。

2. 坐位训练　正确的独立坐是进行转移、轮椅和步行训练的前提。床上坐位可分为长坐(膝关节伸直)和短坐(膝关节屈曲)。实现长坐才能进行床上转移训练和穿裤、袜及鞋的训练,其前提是腘绳肌必须牵张度良好,髋关节活动超过 90°。坐位训练还应包括平衡训练,躯干向前、后、左、右侧平衡以及旋转活动时的平衡。这种平衡训练与中风和脑外伤时平衡训练相似。

笔记栏

3. 转移训练 包括独立转移和帮助转移。帮助转移指患者在他人的帮助下转移体位,可有两人帮助和一人帮助。独立转移指患者独立完成转移动作,包括从卧位到坐位转移、床上或垫上横向和纵向转移、床至轮椅和轮椅至床的转移、轮椅到凳或凳到轮椅的转移,以及轮椅到地和地到轮椅的转移等。在转移时可以借助一些辅助具,例如滑板。

4. 轮椅训练 患者可以选择合适的姿势:可采用身体重心落在坐骨结节上方或后方(后倾坐姿)或相反的前倾坐姿。前倾坐姿的稳定性和平衡性更好,而后倾姿势较省力和灵活,要注意防止骨盆倾斜和脊柱侧弯。轮椅操纵:上肢力量及耐力是良好轮椅操纵的前提。在技术上包括前后轮操纵,左右转进退操纵,前轮翘起行走及旋转操纵,上一级楼梯训练以及下楼梯训练。注意每坐 30 分钟,必须用上肢撑起躯干,或侧倾躯干,使臀部离开椅面减轻压力,以免坐骨结节发生压疮。

5. 步行训练 步行训练的目标是:①社区功能性行走:终日穿戴矫形器并能耐受,能上下楼,能独立进行日常生活活动,能连续行走 900m;②家庭功能性行走:能完成上述活动,但行走距离不能达到 900m;③治疗性步行:上述要求均不能达到,但可借助矫形器进行短暂步行。

(1) 完全性脊髓损伤患者:行走的基本条件是上肢有足够的支撑力和控制力。如果要具有实用步行能力,则神经平面一般在腰或以下水平。

(2) 脊髓不完全性损伤者:要根据残留肌力的情况确定步态的预后。步行训练的基础是坐位和站位平衡训练,重心转移训练和髋、膝、踝关节控制能力训练。关节控制肌的肌力经过训练仍然不能达到 3 级以上水平者,一般需要使用适当的矫形器以代偿肌肉的功能。达到站位平衡后患者可以开始平行杠内练习站立及行走,包括三点步和四点步、二点步,并逐步过渡到助行器或扶杖行走。耐力增强之后可以练习跨越障碍、上下台阶、摔倒及摔倒后起立等。

6. 作业治疗 根据患者的功能障碍特点,从日常生活活动、生产劳动或闲暇活动中有针对性地选取一些作业活动,对患者进行训练,提高患者身体的综合协调能力和精细动作能力,使患者掌握进食、穿衣、如厕等日常生活动作,并学会一些基本的职业技能,在出院后能适应个人生活、家庭生活、社会生活和劳动的需要。

7. 康复工程 为患者定做一些必要的支具或矫形器,借助双杠、助行器或拐杖,使患者恢复站立能力,并能在小范围内步行。

8. 中医康复治疗 中医学认为,脊髓损伤属中医学"痿证"的范畴,《素问·痿论》提出了"治痿独取阳明"的论点。阳明即足阳明胃经,"治痿独取阳明"是强调脾胃在治疗痿证中的作用。脾胃亏虚,气血不足,则宗筋失养,纵缓不收,而见肌肉、关节痿弱不用。督脉为诸阳经之会,督脉受损则阳经运行受阻,阳经久病必然损及阴经,出现阴阳俱虚。临床上根据病情发展和轻重缓急,进行辨证论治。针法、灸法可起到通经活络、畅行气血、滋补肝肾、强壮筋骨、通调任督二脉的作用。

【常见并发症的治疗】

1. 肺不张和肺炎 应加强预防措施,包括定时翻身、湿化气道,并在保持脊柱稳定的前提下进行体位引流。要鼓励或帮助患者咳嗽排痰。

2. 下肢深静脉血栓 预防措施主要包括以下几项:

(1) 物理疗法:指用机械压迫装置如弹力袜、气囊等改善下肢静脉血液回流。

(2) 抗凝药物:应在伤后 72 小时内开始应用。

3. 泌尿系统感染

(1) 选择合适的导尿管:避免尿道黏膜损伤,插管时要充分润滑,动作轻柔,见尿后再插入 3~5cm 再行充水固定,避免对尿道黏膜的损伤,可降低留置导尿细菌逆行引发的感染发生率。

(2) 减少细菌黏附:鼓励患者多饮水,每天摄入 2 000ml 以上液体,多排尿,进行生理性膀胱冲洗,以减少细菌黏附作用。避免引流管扭曲、受压而增加细菌停留的机会,保持引流通畅,做好尿道口的清洁,防止感染发生。

(3) 腔外环境:预防腔外感染,注意个人卫生,保持外阴及尿道口周围皮肤清洁干燥,用 0.25% 碘伏消毒尿道口、尿管及周围皮肤。引流管及引流袋应低于膀胱位置。引流管脱开后要严格消毒后再连接,更换导尿管时严格无菌操作,每 3 天更换引流袋 1 次。

4. 自主神经功能紊乱

(1) 临床表现:高血压、头痛、出汗、面红、恶心、皮肤充血和心动过缓等。

(2) 治疗:及时检查发现并祛除诱因,将患者移至床上取坐位。轻症者可以口服钙拮抗剂,较严重时可静脉注射交感神经阻滞剂或硝酸甘油类药物,以直接扩张血管,但要注意血压反跳现象。

【康复护理】

1. 床和床垫 对脊椎稳定者可使用减压床、皮垫床或一般床上加气垫。

2. 翻身 强调每 2 小时翻身一次,防止皮肤压疮。

3. 体位 患者可以采用平卧或侧卧,但要求身体与床接触的部位全部均匀地与床接触,避免局部压力过重,以免发生压疮。病情许可的前提下,逐步让患者由平卧位向半卧位和坐位过渡。

4. 个人卫生活动 协助患者梳洗,注意采用中性肥皂。大小便及会阴护理,注意避免局部潮湿,以减少发生压疮的可能性。大小便后软纸擦拭,避免皮肤擦伤。

5. 保证呼吸 急性高位脊髓损伤后由于呼吸功能障碍,排痰能力下降,可造成肺炎等并发症。可以采用胸部轻叩击和体位引流的方法促进排痰,提倡腹式呼吸。

（郑 晖 胡 斌）

复习思考题

1. 脊髓损伤康复治疗方式有哪些?

2. 谈谈对脊髓损伤康复的中医康复治疗的认识。

3. 脊髓损伤常见并发症及治疗方式有哪些?

主要参考书目

1. 孙忠人.神经定位诊断学[M].2版.北京:中国中医药出版社,2017.
2. 吴江,贾建平.神经病学[M].3版.北京:人民卫生出版社,2015.
3. Randolph S.Marshall,Stephan A. Mayer.神经内科值班医生手册[M].3版.元小东,主译.北京:北京大学医学出版社, 2009.
4. 田金洲.阿尔茨海默病的诊断与治疗[M].北京:人民卫生出版社,2009.
5. 杨文明,蔡永亮.神经系统疾病中医临床精要[M].合肥:安徽科学技术出版社,2009.
6. Paul W.Brazis,Joseph C. Masdeu,Jose Biller.临床神经病学定位[M].7版.王维治,王化冰,主译.北京:人民卫生 出版社,2018.
7. 贾建平,陈生弟.神经病学[M].8版.北京:人民卫生出版社,2018.
8. 王维治.神经病学[M].2版.北京:人民卫生出版社,2013.
9. 史玉泉,周孝达.实用神经病学[M].3版.上海:上海科学技术出版社,2004.
10. 匡培根.神经系统疾病药物治疗学[M].2版.北京:人民卫生出版社,2008.
11. 朱镛连,张皓,何静杰.神经康复学[M].2版.北京:人民军医出版社,2010.
12. 杨文明.中西医结合神经病学临床研究[M].北京:人民卫生出版社,2019.

复习思考题
答案要点

模拟试卷

彩图 1 K-F 环

彩图 2 阿尔茨海默病脑内病理表现
A. 神经炎性斑;B. 神经原纤维缠结